U0395779

临床护理思维与实践

主编　袁　菲　杨翠翠　张金荣　陈小英
　　　张　晶　韩桂莲　战　俊

上海科学普及出版社

图书在版编目（CIP）数据

临床护理思维与实践／袁菲等主编. —上海：上海科学普及出版社，2023.5

ISBN 978-7-5427-8448-3

Ⅰ.①临… Ⅱ.①袁… Ⅲ.①护理学 Ⅳ.①R47

中国国家版本馆CIP数据核字（2023）第076791号

统　　筹　张善涛

责任编辑　陈星星

整体设计　宗　宁

临床护理思维与实践

主编　袁　菲　杨翠翠　张金荣　陈小英

张　晶　韩桂莲　战　俊

上海科学普及出版社出版发行

（上海中山北路832号　邮政编码200070）

http://www.pspsh.com

各地新华书店经销　　山东麦德森文化传媒有限公司印刷

开本　787×1092　1/16　印张 29　插页 2　字数 749 000

2023年5月第1版　　2023年5月第1次印刷

ISBN 978-7-5427-8448-3　定价：168.00元

本书如有缺页、错装或坏损等严重质量问题

请向工厂联系调换

联系电话：0531-82601513

前 言
FOREWORD

护理是一门实践性很强的综合性应用科学，其发展离不开两个要素：一是护理实践活动符合社会需求、体现时代特征；二是大批富有积极性和创造性的护理人才。简而言之，护理专业要有更广阔的发展，就必须符合广大患者的利益和社会的需求，同时必须兼顾广大护士的切身利益和自身需求，这正是优质护理服务要努力实现的目标，即"让人民群众得实惠，让医务人员受鼓舞"。在各级卫生行政机构以及医院的高度重视下，经过广大护理工作者的共同努力，优质护理服务已然成为各级医疗机构改革的亮点之一，护理工作也因此受到前所未有的关注，以"优质护理服务"为内容的护理改革为护理专业的快速健康发展带来了机遇。

为抓住机遇，促进护理工作健康科学发展，进一步满足人民群众日益增长的健康服务需求，"优质护理服务"作为优化医疗服务、加强医疗体系管理、改善患者体验的切入点在我国护理行业全面启动。然而，社会上尚缺乏一本以优质护理服务为护理工作指导理念，引导护理人员完善临床护理思维，将近年来更新的理论知识与实践相结合的护理学书籍，由此，我们特邀请一批经验丰富的护理专家编写了《临床护理思维与实践》一书。

本书旨在通过帮助护理人员补齐短板弱项、加强护理人员队伍建设，来达到持续深化优质护理、优化护理资源布局、完善护理服务体系的目的。内容编写上，首先全面叙述了临床常用的护理操作及常见症状的护理等内容，为读者提供临床护理基础知识；然后，较为详细地讲述了各科室常见病护理的重点、难点问题，以体现整体护理的观念，强调个体化护理的重要性。本书内容丰富，讲解通俗易懂，适合各级医院的护理人员阅读。

由于编者编写时间仓促，学识水平及经验有限，且护理学知识也在不断更新，书中难免存在不足之处，敬请广大读者不吝批评指正，以便日后修订。

《临床护理思维与实践》编委会
2023 年 3 月

目 录
CONTENTS

第一章　护理学概论 ……………………………………………………………… (1)

　　第一节　护理学的概念 ……………………………………………………… (1)

　　第二节　护理学的性质、任务和范畴 …………………………………… (4)

　　第三节　护理人员的职业道德 …………………………………………… (9)

　　第四节　护理工作模式 …………………………………………………… (14)

第二章　护理操作 ……………………………………………………………… (17)

　　第一节　铺床法 …………………………………………………………… (17)

　　第二节　清洁护理 ………………………………………………………… (22)

　　第三节　血压的测量 ……………………………………………………… (27)

　　第四节　脉搏的测量 ……………………………………………………… (30)

　　第五节　肌内注射 ………………………………………………………… (33)

　　第六节　皮下注射 ………………………………………………………… (34)

　　第七节　皮内注射 ………………………………………………………… (35)

　　第八节　静脉输液 ………………………………………………………… (36)

　　第九节　心电监护 ………………………………………………………… (38)

　　第十节　雾化吸入 ………………………………………………………… (40)

　　第十一节　机械吸痰法 …………………………………………………… (41)

　　第十二节　气管插管与气管切开护理 …………………………………… (42)

第三章　常见症状的护理 ……………………………………………………… (47)

　　第一节　呼吸困难 ………………………………………………………… (47)

　　第二节　发热 ……………………………………………………………… (52)

　　第三节　腹泻 ……………………………………………………………… (54)

　　第四节　疼痛 ……………………………………………………………… (57)

第四章　急诊科护理 …………………………………………………………… (69)

　　第一节　中暑 ……………………………………………………………… (69)

第二节　冻伤 …………………………………………………………（72）

第三节　昏迷 …………………………………………………………（75）

第四节　急性心肌梗死 ………………………………………………（83）

第五节　心源性猝死 …………………………………………………（96）

第六节　心力衰竭 ……………………………………………………（101）

第七节　肺血栓栓塞症 ………………………………………………（103）

第八节　急性呼吸窘迫综合征 ………………………………………（110）

第九节　呼吸衰竭 ……………………………………………………（116）

第五章　心内科护理 ……………………………………………………（125）

第一节　高血压 ………………………………………………………（125）

第二节　心律失常 ……………………………………………………（134）

第三节　心绞痛 ………………………………………………………（141）

第四节　心包疾病 ……………………………………………………（146）

第五节　心肌炎 ………………………………………………………（151）

第六章　呼吸内科护理 …………………………………………………（157）

第一节　肺炎 …………………………………………………………（157）

第二节　肺间质纤维化 ………………………………………………（165）

第三节　肺脓肿 ………………………………………………………（167）

第四节　慢性阻塞性肺疾病 …………………………………………（169）

第七章　消化内科护理 …………………………………………………（177）

第一节　反流性食管炎 ………………………………………………（177）

第二节　胃炎 …………………………………………………………（180）

第三节　消化性溃疡 …………………………………………………（183）

第四节　脂肪性肝病 …………………………………………………（188）

第五节　病毒性肝炎 …………………………………………………（193）

第六节　急性胰腺炎 …………………………………………………（203）

第七节　慢性胰腺炎 …………………………………………………（208）

第八章　神经外科护理 …………………………………………………（213）

第一节　颅内压增高 …………………………………………………（213）

第二节　脑脓肿 ………………………………………………………（216）

第三节　颅内动脉瘤 …………………………………………………（220）

第四节　脑膜瘤 ………………………………………………………（225）

第五节　听神经鞘瘤 ……………………………………………………… (229)

第六节　椎管内肿瘤 ……………………………………………………… (235)

第九章　胸外科护理 ……………………………………………………… (241)

第一节　气道异物 ………………………………………………………… (241)

第二节　食管异物 ………………………………………………………… (244)

第三节　支气管扩张 ……………………………………………………… (247)

第四节　脓胸 ……………………………………………………………… (249)

第五节　肺大疱 …………………………………………………………… (251)

第十章　普外科护理 ……………………………………………………… (255)

第一节　单纯性甲状腺肿 ………………………………………………… (255)

第二节　甲状腺肿瘤 ……………………………………………………… (260)

第三节　甲状腺功能亢进症 ……………………………………………… (265)

第四节　原发性甲状旁腺功能亢进症 …………………………………… (270)

第五节　胃癌 ……………………………………………………………… (276)

第六节　胆囊结石 ………………………………………………………… (278)

第七节　肝脓肿 …………………………………………………………… (282)

第十一章　骨科护理 ……………………………………………………… (287)

第一节　肱骨干骨折 ……………………………………………………… (287)

第二节　尺桡骨干双骨折 ………………………………………………… (291)

第三节　股骨颈骨折 ……………………………………………………… (294)

第四节　股骨干骨折 ……………………………………………………… (299)

第十二章　眼科护理 ……………………………………………………… (303)

第一节　泪囊炎 …………………………………………………………… (303)

第二节　睑腺炎 …………………………………………………………… (306)

第三节　睑板腺囊肿 ……………………………………………………… (307)

第四节　角膜炎 …………………………………………………………… (308)

第五节　结膜疾病 ………………………………………………………… (313)

第六节　葡萄膜、视网膜疾病 …………………………………………… (319)

第十三章　耳鼻喉科护理 ………………………………………………… (327)

第一节　外耳疾病 ………………………………………………………… (327)

第二节　中耳疾病 ………………………………………………………… (332)

第三节　内耳疾病 ………………………………………………………… (337)

第四节　鼻炎…………………………………………………………………（340）

第五节　鼻窦炎………………………………………………………………（342）

第六节　鼻息肉………………………………………………………………（345）

第七节　喉炎…………………………………………………………………（347）

第八节　喉外伤………………………………………………………………（349）

第九节　喉梗阻………………………………………………………………（350）

第十节　喉癌…………………………………………………………………（352）

第十四章　精神科护理………………………………………………………（359）

第一节　临床护理观察与记录………………………………………………（359）

第二节　器质性精神障碍……………………………………………………（363）

第三节　网络成瘾症…………………………………………………………（368）

第四节　神经症………………………………………………………………（376）

第五节　精神分裂症…………………………………………………………（378）

第六节　精神发育迟滞………………………………………………………（391）

第七节　儿童孤独症…………………………………………………………（395）

第八节　儿童少年期情绪障碍………………………………………………（400）

第十五章　康复科护理………………………………………………………（405）

第一节　康复护理程序………………………………………………………（405）

第二节　常用康复护理评定…………………………………………………（411）

第三节　痉挛…………………………………………………………………（417）

第四节　排尿功能障碍………………………………………………………（420）

第五节　脑卒中………………………………………………………………（423）

第六节　帕金森病……………………………………………………………（431）

第七节　颅脑损伤……………………………………………………………（434）

第十六章　消毒供应室护理…………………………………………………（441）

第一节　物品的回收、分类…………………………………………………（441）

第二节　物品的清洗、消毒、保养干燥……………………………………（443）

第三节　物品的检查、制作、包装…………………………………………（447）

第四节　物品的灭菌、储存、发放…………………………………………（450）

参考文献………………………………………………………………………（455）

第一章

护理学概论

第一节　护理学的概念

护理学是一门以自然科学和社会科学为理论基础的综合性应用科学,它从出现到发展而成为一门独立学科走过了一百多年的历程,也就是英国人弗罗伦斯·南丁格尔兴办护理教育、创建护理事业以来的历史过程。在这较长的历史进程中,随着医学科学与相关科学的发展和在某个特定时期人们对健康定义的认识和需求的不断提高,护理概念的演变大致经历了以疾病护理为中心、以患者护理为中心、以人的健康护理为中心的三个历史阶段。这些理论认识的进步,是在护理实践的积累和对护理学总体研究的基础上发展的结果。

一、以疾病护理为中心的阶段

这个阶段的初期护理,仅作为一种劳务为患者提供一些生活、卫生处置方面的服务。随着护理教育的开展,护理人员能将简单的护理知识与技术应用于临床,如为患者进行口腔护理、皮肤护理等。在人们心目中,护理只是一种操作或一种技艺,是医疗工作中的辅助性劳动。随着自然科学的不断发展及各种科学学说的创立,医学科学理论和临床实践逐渐摆脱了宗教和神学的束缚,人们开始用生物医学模式的观点来解释疾病,即疾病是由细菌感染或外来因素袭击导致的损伤和(或)脏器与组织功能障碍,此阶段,人们仅以机体是否有损伤作为健康与不健康的界定标准。在这种健康概念的指导下,医疗行为着眼于对躯体或患病部位疾病的诊断和治疗,从而形成了以疾病为中心的指导思想。在这种思想的影响下,人们认为护理是依附于医疗的,因此,护士扮演着医嘱执行人的角色,把协助医师对疾病进行检查、诊断、治疗看成是护理工作的主要内容;把认真执行医疗计划、协助医师除去患者躯体上的"病灶"和修复脏器、组织功能作为护理工作的根本任务、目标和职责。护理工作处在附属、被动的地位,这在相当程度上影响了护理学的理论发展,护理学没有自己完整的理论体系,护理学教程基本上是套用医疗专业基础医学、临床医学理论外加疾病护理常规和技术操作规程的内容。因此,以疾病护理为中心的护理模式,决定了护理人员是医师助手的附属地位,造成了护理人员被动执行医嘱的局面。

对事物的认识都是在不断实践中发展的,又在发展中加以验证的。以疾病为中心的护理模式是护理学发展过程的第一个历史阶段,这一时期的护理实践及其发挥的作用具有以下特点:①护理工作虽处于从属地位,但与医疗工作分工比较明确,责任界定比较清楚,护理工作在整个生命科学中占有重要的地位;②在一个较长时期的护理实践中,经过前辈们的努力,总结、建立了一整套护理制度、疾病护理常规、技术操作规程等,为护理学的发展提供了理论依据和实践基础;③以基础医学、临床医学、疾病护理为主的课程的开办,为完善现代护理学科的理论体系奠定了良好的基础;④以疾病为中心的护理,因对疾病的发生、发展、转归与患者的心理、情绪、精神,以及社会等因素的关系不了解,使护理过程只局限在患者躯体、局部病灶上,而忽略了对患者心理及其他因素的护理。这个阶段延续到了 20 世纪 60 年代。

二、以患者护理为中心的阶段

一般认为,以患者护理为中心的理论来源于美国籍奥地利理论生物学家贝塔朗菲的系统论、美国玛莎·罗杰斯的护理概念理论、美国心理学家马斯洛的需求层次论、生态学家纽曼的人和环境的相互关系的学说等。这些学说为人们提供了重新认识健康与心理、情绪、精神、社会环境几者关系的理论依据。例如,马斯洛认为,对人合理的基本需要的满足可以预防疾病,不能满足需要就孕育着疾病,而恢复这些需要可以治疗疾病。也就是根据人体的整体系统性和需要层次性来对患者进行身心护理,就能更好地帮助患者提高健康水平。1948 年,世界卫生组织(WHO)对人的健康作出了新的定义,"健康不仅仅是没有躯体上的疾病和缺陷,还要有完整的心理和社会适应状态",这一健康观念的更新,使护理内容得到了充实,使护理范畴得到了延伸,为护理学的研究开辟了新领域。1955 年,美国的莉迪亚·霍尔提出在护理工作中应用护理程序这一概念。程序是事物向一定目标进行的系列活动,护理程序则是以恢复或促进人的健康为目标,进行的一系列前后连贯、相互影响的护理活动。护理程序的提出,是第一次将系统的、科学的方法具体用于护理实践,使护理工作有了新的发展。随着高等教育的设立及一些护理理论的相继问世,护理专业达到了一个新的高度。

20 世纪 60 年代,美国护士玛莎·罗杰斯首次提出:"应重视人是一个整体,除生物因素外,心理、精神、社会、经济等方面的因素都会影响人的健康状态和康复程度。"70 年代,美国罗彻斯特大学医学家恩格尔提出了生物、心理社会这一新的模式,引起了健康科学领域认识观的根本改变,在护理学领域产生了深刻的影响。这一模式强化了身心是一元的,形神是合一的,两者是不可分割的整体,身心疾病和心身疾病是交互的,既可"因病致郁"又可"因郁致病",只不过主次、先后转化不同而已,进一步阐明了人是一个整体的概念。在这种新要领的指导下,护理工作由对疾病护理为中心转向了以患者护理为中心的护理方式。应用护理程序全面收集患者生理、心理、社会等方面的资料,制订相应的护理计划,实施身心整体护理。新的医学模式给护理学注入了新的活力,使护理理论、护理内容、活动领域拓宽到了心理、行为、社会、环境、伦理等范畴。护理概念、护理研究任务和研究内容、学科知识体系等发生了根本性变化,并肩负起了着特定的任务和目标,护理学得到了充实和发展。这一阶段是护理学开始形成独立的、较完整的理论体系和实践内容的重要历史时期,对未来护理事业的发展产生了深远的影响,给现实护理工作带来了诸多变化。

(一)护理内容、护理范畴的转化和延伸

(1)从单纯的医院内床边护理转向医院外为社区、家庭提供多种服务。

(2)从单纯的治疗疾病护理转向对一个完整的人的护理,也就是根据人的整体系统性和需要层次性来满足患者各种合理的需要,并进行健康咨询、保健指导。

(3)护士由单纯执行医嘱、实施医疗措施转向卫生宣教、心理护理、改变环境条件等,独立完

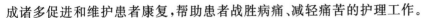

成诸多促进和维护患者康复,帮助患者战胜病痛、减轻痛苦的护理工作。

(二)护患关系由主动和被动向指导合作及共同参与的方向转化

以疾病护理为中心阶段,由于生物医学模式观念的影响,护士主动做的是协助医师解决患者躯体上的病,而不是护理患病的人,在这种情况下,患者也只能被动地接受治疗和护理。其心理、精神、情绪、家庭等方面的问题,得不到护理人员的帮助和照顾,更不可能参与疾病治疗、护理方案的决策。由于护患之间缺乏交流和沟通,导致彼此关系冷漠,患者无法起到在恢复健康、预防疾病方面的主观能动作用。在以患者护理为中心阶段,由于健康概念的更新,医护人员认识到患者是一个系统的整体,故在护理过程中除完成一般诊疗护理计划,更多的是对患者进行心理疏导、康复教育,以及满足患者的需求。在制订医疗护理计划时,重视对患者的意见和要求的采纳,这样可以增强患者的参与意识,取得更好的治疗效果。

(三)护理人员的知识结构发生了根本性变化

随着医学模式的转变、健康定义的更新和护理学的自成体系,护理人员所掌握的知识内容必须发生相应的变化,否则就不能适应新的护理模式的要求。如护理学教育的课程设置由原来单纯以疾病为中心的医学知识,转向以医学知识为基础,增加了一些自然科学、心理学、人际关系学、行为学、伦理学、美学、管理学等知识,开始建立起以人的健康为中心的护理学教育模式,并为护理学的进一步发展奠定了理论基础。

(四)护理管理指导思想的转变

以疾病护理为中心阶段,护理管理尤其病房管理多以方便护理工作为出发点。因此,规章制度限制患者这样那样活动的内容占有一定的比重,给患者带来诸多不便;而在以患者护理为中心阶段制定的护理制度、护理措施是以把患者看成一个统一的整体为出发点,处处以患者需要为准则,重视患者的个体差异,因人施护。在病房管理工作中,积极争取患者的参与并尊重他(她)们的意见。对护理人员工作质量的评价中,除了需要具有娴熟的专业知识和技术,还要考查其对患者的服务是否具有系统性和全面性。

(五)护理学的研究方向、研究范围、研究内容发生了很大变化

随着医学模式的转变、健康定义的更新,护理学的功能面临新的挑战,为完成新时期的护理任务,促进护理学科的发展,除需对基础护理、专科护理、新业务、新技术的理论进行研究,还要开展对人整体系统性的研究,如人的心理、精神、情绪、社会状况与健康的关系;医院环境对患者康复的影响,以及护理过程中人际关系的研究,如医师与护士、护士与患者之间的关系,这是护理过程中基本的人际关系;未来社会人们的健康状况及对护理学的要求,疾病谱的变化给护理学带来的影响等。

三、以整体人的健康保健为中心的阶段

随着健康定义的更新,人们的保健意识也发生了相应的变化,健康保健已成为每个公民的迫切需求。在以疾病护理为中心的阶段,人们在患病后才感到健康受到损害并寻求治疗,在局部病灶治愈后则认为自己完全恢复了健康。在这种观念的影响下,医疗保健的重点是面向急、危、重症的少数患者。另外,随着医学科学的进步和新药物的问世,传统的疾病谱发生了很大的变化,由细菌所致的疾病得到了很好的控制,但与心理、情绪、行为、环境等因素有关的疾病却大为增加,如心脑血管病、恶性肿瘤、糖尿病等,这再次说明了疾病具有整体性。

1978 年,世界卫生组织正式公布了在人类健康保健方面的战略目标,即"2000 年人人享有卫

生保健"。这一目标的提出,促使世界各国政府不得不重新考虑本国的卫生工作方向,以及将财政开支、人力资源转移至农村、社区、家庭的问题。1980年,美国护士协会(AMA)根据护理学的发展和人类对健康保健的需求,对护理实践的性质、任务和范畴下了一个科学性的定义,即"护理是诊断和治疗人类对现存的和潜在的健康问题的反应",这一定义再次肯定了护理工作的整体观。从定义中可以看出护理的着重点是人类对健康问题的"反应",而不是健康问题和疾病本身,这就限定了护理是为人类健康服务的专业,也是与医疗专业相区别之处。

定义指出,护理是诊断和治疗人类对健康问题反应的活动过程。"诊断"是找出问题或确定问题的过程;"治疗"是解决问题的过程;"反应"是多方面的,如生理的、病理的、心理的、行为的反应等,这些反应均发生在整体的人身上。因此,护理的对象是整体的人,而不是单纯某局部的病,定义还提到护理对象是有"现存的和潜存的健康问题"的人,"健康问题"是指与人类健康有关的各种问题,也就是对维持或恢复人类健康状态有损害作用的各种因素,这些因素或问题现存于或潜在于人们的机体、生理、心理、自然环境及社会环境中。这就意味着,护理对象不仅是已经生病的患者,还包括尚未生病但有潜在致病因素或存在健康问题的人。定义中指出的"人类对健康问题的反应",是针对健康问题的,即患者在康复过程中也会存在影响健康的问题,这就不难看出"问题"和"疾病"是两个不同的概念。因此,护士比医师需要解决的问题更多。定义中的"健康问题"及"人类对健康问题的反应",适应了新的健康定义和医学模式的转变,护理学开始涉及人类学、哲学、心理学、自然科学等学科领域。这不仅有助于护理学成为一门专业,延伸了护理学的活动范畴,提高了护理实践的深度,还在理论上使护理人员获得了前所未有的自主决策权。护理学在理论和实践的发展中又进入了一个新的历史时期。这一时期的护理任务是促进健康、预防疾病、帮助康复、减轻痛苦,提高全人类的健康水平。为此,要加强护理学教育,调整护理学教育,调整护理人员的知识结构,提高护理队伍的整体素质,使护理人员能更好地完成时代赋予的护理任务。

美国护士协会对护理的定义对护理工作的影响是广泛的、深刻的,它使护理学成了现代科学体系中的一门综合自然科学,为人类健康服务的应用科学;使护理工作任务由原来对患者的护理,拓宽了到从人类健康至疾病护理的全过程;使工作范畴从医院延伸到了社区、家庭,从个体延伸到了群体。护理的工作方法是通过收集资料、制订护理方案、落实护理计划、评价护理效果。进行护理诊断和治疗是一个自主性、独立性很强的活动过程,与传统的被动执行医嘱形成了明显的反差。这种护理模式解决了以往传统护理中被忽略却又客观存在的大量健康问题,使护理成为人类健康有力的科学保证。

(袁 菲)

第二节 护理学的性质、任务和范畴

一、护理学的性质

护理学是一种什么性质的科学,不同的护理概念会有不同的解释。随着护理概念的更新,护理学有了新的内涵。我国著名研究者周培源认为,"护理学是社会科学、自然科学理论指导下的一门综合性的应用科学"，"护理学是医学科学中分出来的一个独立学科，它不仅有自己完整的理论体系，而且在应用新技术方面有许多新的发展。护理学在医学中越来越占有重要地位"。我国护理专家林菊英认为，"护理学是一门新兴的独立学科"，"护理理论逐渐自成体系，有其独立的学说与理论，有明确的为人民保健服务的职责"。顾英奇曾说过，"护理学是一门独立的学科，它在整个生命科学中占有重要的地位"。著名护理专家安之璧也曾对护理的性质下过定义："护理学是医学科学领域中的一项专门的学科，是医学科学的重要组成部分，又是临床医学的一个重要方面（因为它属于医学领域中的一门学科，涉及临床医学内容较多，但又不完全属于临床医学的内容）。正因为它与其他科学有一定的横向联系，因此，它又是社会科学、自然科学相互渗透的一门综合性的应用科学"。

国外护理界一些知名人士对护理学的性质也有各种各样的见解。伊莫金•金认为，"护理是行动、反应、相互作用和处理的过程，护士帮助各种年龄和社会经济地位的人在日常生活中满足他们的基本需要，并在生命的某些特殊时期应付健康和疾病的问题"。美国《Journal of Aduanced Nursing》的一篇文章《关于四种护理理论的提法的比较》，认为护理是一门科学，它可帮助人们达到最完善的健康状态。英国人弗罗伦斯•南丁格尔对护理学虽未予以明确定义，但她认为，"人是各种各样的，由于社会、职业、地位、民族、信仰、生活习惯、文化程度的不同，所得的疾病和病情也不同，要使千差万别的人都能达到治疗和康复所需要的最佳身心状态，本身就是一项最精细的艺术"。

虽然国内外研究者对护理学的性质看法不一，概括语句和角度不尽相同，但均涉及关于护理学性质的三个问题：护理学是不是一门科学？护理学是不是一门独立的学科？护理学是不是一门自然科学、社会科学的综合性应用科学？

（一）护理学是一门科学

在说明护理学是一门科学之前，首先要明确什么是科学。概括地讲，科学是自然、社会和思维的知识体系，它是通过人们的生产、社会实践发展起来的。科学的任务是揭示事物发展的规律，是对实践经验的总结和升华，是实践经验的结晶。每一门科学都只是研究客观世界发展过程中的某一阶段或某种运动方式。这就说明科学有经验科学与理论科学的区别，科学与科学理论有密切的联系，有内涵的重叠。护理学是一个实践性、技术性很强的专业，是以一定的科学原理为依据，又在活动中不断总结经验，促进理论升华的。如以疾病护理为中心、以患者护理为中心、以整体人的健康保健为中心的护理模式的演变，是在新的护理理论指导下完成，又在实践中不断总结经验，不断完善的。这就是说明在护理学的整体活动中，既要有理论科学又要有经验科学，才能完成护理任务。

根据以上客观现实和理论，护理学就是一门科学。但由于护理学尚属一门新兴科学，它的兴起与发展只经历了一百余年的历史，前八九十年的发展比较缓慢，后四五十年发展虽较快，但它的理论才刚刚形成，学科建设还在起步中，大量的护理实践经验还未能被更好地总结，护理模式尚需要进一步验证。尽管如此，护理学是一门科学的观念是不可动摇的。只有树立护理学是一门科学的观念，才能振奋护理人员的精神，推动护理事业的发展。

（二）护理学是一门独立学科

在论证护理学是一门科学的同时，还应讨论护理学是不是一门独立学科，这对确定护理学的性质是至关重要的。护理学是不是一门独立学科，不同的研究者持有不同的理论和观点。有人认为护理学既不完全依赖其他学科，也不是完全独立的学科；有人则认定根据护理学的知识体系、服务对象和任务,可以说护理学是一门独立的学科。我们认为后一种说法是有道理的。论证护理学是不是独立学科,首先要对"独立"有个正确的理解。所谓"独立",其含义只能是相对的,而不是绝对的。在新发明、新发现并应用到实际工作中去的周期日益缩短,科学知识急剧增加的今天,学科相互渗透是必然的。不与其他学科发生任何关系、不借用其他学科的成就来充实自己的情况是不存在的。把护理学理解为如此的"独立"是不恰当的,对任何一个独立学科采取如此的看法,也是不符合客观现实的。

那么为什么有的人对护理学是不是一门独立学科会产生疑问呢?原因首先是将"独立"理解得太绝对,没有认真地分析"独立"的含义;其次是因为临床护理和预防保健工作的理论支持多以医学的若干学科为基础。因此,有人认为护理学既然运用的是医学理论,就应该是附属于医学的,而不是独立的。诚然,护理工作中的基础护理、专业护理等,这是根据基础医学和有关临床医学的理论延伸、发展而来的,但在运用过程中不是简单的重复,而是在护理学领域中通过实践形成了自身的特定内容、目标和任务,旨在为治疗患者的身心疾病、减轻患者的痛苦、满足患者的需要、促进人类的健康创造优良的环境和条件。由此看来,护理学要完成本学科的既定任务,除了需要医学理论外还要借助自然科学、社会科学、行为科学及心理学等理论的支持,这些理论既丰富了护理学的知识体系,又构成了护理学的特定内容体系。这就说明,护理学有自己的理论与观点,有自己的活动领域与活动范围,有自己的研究任务与研究内容,因此护理学已自成体系,完全有理由认定护理学是一门独立学科。

在论证护理学是一门独立学科的同时,还应明确其属性问题,这对确定护理学的性质是有意义的。要认识护理学的属性,必须对其承担的任务和达到目标所采取的手段进行分析。前面已经讲过"护理是诊断和治疗人类对现存的和潜在的健康问题的反应",这是护理与医疗专业相区别之处。但是在完成本学科任务时,除了需要借助社会学、心理学、行为学等理论外,在很大程度上还要以医学理论和方法为基础,来满足患者恢复健康和帮助健康人提高健康水平的各种需求。另外,为做好上述工作,护理人员须为患者创造良好的心理环境和周围环境,也就是说护理任务的完成不仅需要运用医学知识提供的手段,而且需要运用心理学、社会学和行为学方面的知识提供的手段。再有,从"人是一个整体"这一观念出发,护理的对象不仅是生病的人,还包括尚未生病但有潜在致病因素或存在健康问题的人。这就说明健康不仅意味着人体生物学变量的偏离被纠正,而且也包括建立心理和社会状态的平衡。综上所述,护理学是自然科学、社会科学理论指导下的综合性应用科学,它具有自然科学和社会科学的双重性。

二、护理学的任务和范畴

(一)护理学的任务

随着护理事业的发展,护理概念的更新,护理的任务和职能正经历着深刻的变化。如美国研究者卡伦·克瑞桑·索伦森和茹安·拉克曼合著的《基础护理》一书,在"护士作用的变化"一节中提到:"早在1948年,护士埃丝特·露西尔·布朗(Esther Lncille Brown)就告诉护士们要把她们的作用看成是变化的,是朝气蓬勃的,而不是固定不变的。当代护理正处在变化和适应时期,对扩大或护士作用扩大这种词正开展着讨论"。国内外研究者对护理学的任务给予了充分的关注,纷纷阐述了各自的看法和观点。1965年,德国法兰克福会议上讨论修订的《护士伦理学国际法》规定,护理学任务是"护士护理患者,担负着建立有助康复的、物理的、社会的和精神的环境,并着重用教授和示范的方法预防疾病,促进健康。他们为个人、家庭和居民提供保健服务,并与其他行业合作"。1978 年,世界卫生组织在德国斯图加特召开的关于护理服务、提高护理学理论水准的专题讨论会上议定:"护士作为护理学这门学科的专业工作者的唯一任务就是帮助患者恢复健康,并帮助健康人提高健康水平"。1980 年,美国护士协会提出了现代护理学定义:"护理是诊断和治疗人类对现存的和潜在的健康问题的反应"。1986 年,我国在南京召开的全国首届护理工作会议上,原卫生部副部长顾英奇在讲话中指出,"护理工作除配合医疗执行医嘱外,更多更主要的是对患者的全面照顾,促进其身心恢复健康……护理学就是要研究社会条件、环境变化、情绪影响与疾病发生、发展的关系,对每个患者的具体情况进行具体分析,寻求正确的护理方式,消除各种不利的社会、家庭、环境、心理等因素,以促进患者康复……随着科学技术的进步,社会的发展,人民生活水平的提高,护士将逐步由医院走向社会,更多地参与防病保健。因此护理学有其明确的研究目标和领域,在卫生保健事业中与医疗有着同等重要的地位"。

以上这些论述表明,随着时代的进步和在某个特定时期人们对健康定义的认识和对保健需求的提高,护理学的任务、功能、作用和服务对象发生了很大的变化。这些变化是传统护理学向现代护理学过渡的重要标志,是护理概念更新的重要依据。主要变化有以下几个方面。①护理不再是一项附属于医疗的、技术性的职业,而是独立、平等地与医师共同为人类健康服务的专业。美国研究者卡伦·克瑞桑·索伦森和茹安·拉克曼认为:"护士的独特作用是帮助患者或健康人进行有益于健康的活动或使之恢复健康"。②新的护理的任务,已经不只是对患者的护理,而是扩展到了对人的保健服务。护理人员除了需要完成对病的护理,还担负着心理、社会方面的治疗任务。护理的目标除了谋求纠正患者局部或脏器功能变异外,还要致力于保证患者心理的平衡。这就说明护理对象既包括在生理方面有疾病的人,也包括未患疾病但有健康问题的人或既有现存的也有潜在的健康问题的人。这就使得护理任务由对患者的护理扩展到了从健康到疾病的全过程。③由于护理学是为人类健康服务的专业,就要设法消除各种不利健康的社会、家庭、心理等因素,创造一个使人愉快和有利于治疗疾病及恢复健康的环境。这就说明,护理工作的场所不再限定在医院床边,而要拓宽至社会、家庭和所有有人群的地方,开展卫生教育,进行健康咨询和防病治病。

(二)护理学的范畴

随着护理观念的更新,护理任务及作用的改变,护理学的研究方向、研究任务、研究内容也发生了相应的转变。在以疾病护理为中心阶段,护理学的研究主要围绕疾病护理和技术护理开展,因此,在疾病专科护理、常规护理、技术操作方面积累了较丰富的经验,形成了较系统的内容,为现代护理学研究奠定了理论和实践的基础。随着健康定义的更新,为更好地实现人类健康这一总目标,护理任务、活动领域、服务对象都在发生着相应的变化。因此,护理学的研究方向、研究内容必须发生改变,人们需要用科学的理论、实践适应和促进护理学的发展。护理学应在以下几方面进一步加强研究。

(1)更新传统的研究内容。疾病护理、护理技术等方面的研究,过去有较好的基础,现今面临的任务是进一步总结、创新、引进各种先进的经验和方法,使之更加科学、严谨和规范,引导护理技术现代化。不断发现各新病种的护理理论和护理技术并应用于临床,特别是与心理、行为、精神、环境密切相关的疾病,如心脑血管病、恶性肿瘤、糖尿病及老年病等,应加强研究,攻克护理中的难点。

(2)充实关于人的研究。人是生理、心理、精神、文化的统一体,是动态的,又是独特的。随着健康观念的更新,如何开展人的心理(包括患者心理)、精神、社会状况、医院环境(包括护患关系)对疾病发生、发展、转归,以及对健康影响的研究,是现代护理学研究的核心问题。只有对这些问题进行深入的研究,才能引导护理人员全面地为整体的动态的健康人、有潜在健康问题的人和患者提供高质量的护理。

(3)新的护理定义决定了护理学是为人的健康服务的专业。因此,以患者护理为中心必须向以整体人健康护理为中心的方向转化。这就要求护理人员在工作中既要重视人类现存的健康问题,还要顾及潜在的影响健康的因素,更要做好预防保健和卫生宣教工作。这就不难看出,护理工作的对象不仅是患者,还有存在致病因素的人和健康的人;护理工作的活动领域从医院延伸至社区、家庭和有人群的地方。这就很自然地改变了传统的工作程序、内容和模式。为使护理工作适应变化的情况,面对新问题提出的挑战,护理人员必须履行新的职责,进行新的研究和探索。①成立什么样的管理机构,组织协调财政开支、转移人力资源,使护理人员从医院走向社区、家庭和有人群的地方;用什么方法激励护理人员自身的积极性,培养其责任心,使其能主动开展卫生教育,做好健康咨询和防病治病工作;根据人群的文化素养、生活条件、地理条件和周围环境的不同应制订些什么计划和措施,怎样组织实施。②要使护理人员适应变化的工作环境和内容,更好地承担起为人类健康服务的职责,必须进行专业培训或护理学继续教育。对于采取什么方式和进行哪些教育,应进行研究和探索。在这方面不仅需要理论研究,还要在实践中不断探索,尽快总结出一套符合中国国情的护理模式。③对一些特殊领域的人群,如长时间位于水下和地层深处作业、宇航人员等,健康保健怎样开展;由于环境特殊,对护理提出哪些新的要求。这些都是需要研究的新领域、新课题。

(4)新的护理定义反映了护理的整体观念。在实施中遇到的具体问题,如医疗诊断与护理诊断是一种什么关系、护理诊断与护理问题是一个什么概念、护理程序与护理过程有什么区别、整体护理与心身疾病护理有什么差异,这些均属概念性问题。只有概念明确了,才有可能做好工作。因此,必须进行理论和实践方面的研究,求得正确的答案。

(5)护理学是医学领域里的一门独立学科,已被社会所承认,其任务和服务范围在不断向纵深延伸,传统的知识体系(学科群)不再适应新形势的要求,因此,必须加以充实、补充和调整。从我国护理教育现状来看,虽然一些护理专家努力进行了探索和改革的尝试,护理学发生了一些可喜的变化,但仍未完全摆脱传统的知识体系模式。设置一个什么样的学科群才能适应现代护理学的要求,是值得大家思考的问题。著名护理专家林菊英认为:"在各类护士学校的课程内,既有加强护士基本素质的人文科学,如文学、美学、音乐、伦理学科,也有社会科学,如社会学、行为科学等,还有为护理学提供基础的医学基础课。但这些课的安排不是按医学生需要的内容和学时,而是按护理学的要求,从人的生老病死全过程讲起。同时结合社会保健组织中护士的作用、对不同人群所需的护理保健知识,其中包括对患者的护理技术"。正确认识这些问题并解决这些问题,对建设护理学科、开拓护理事业、培养护理人才是十分重要的。

(袁　菲)

第三节 护理人员的职业道德

一、护理职业道德的概念

道德是一种社会意识形态,属上层建筑的范畴。它是依靠社会舆论、内心信念和传统习惯力量,来调整人们相互之间关系的行为规范的总和,作为一种精神力量,调动着人们生产或工作的积极性,影响着人们之间的关系。

职业道德是从事一定职业的人,在特定的工作或劳动中的行为规范,是一般社会道德在职业生活中的特殊表现。职业道德主要包括对职业价值的认识、职业情感的培养、敬业精神的树立、职业意志的磨练,以及良好职业行为的形成。职业道德是促进人们自我修养、自我完善的重要保证,它可影响从事这一职业的人的道德理想、道德行为和职业的发展方向,影响和促进整个社会道德的进步。我国广泛开展的精神文明建设,实际上就是对各行各业的工作者或劳动者进行的职业道德教育。职业道德可影响和决定本职业对社会的作用。

职业道德是人类社会所特有的道德现象,这种现象包括两方面的内容,即职业道德意识和职业道德行为。职业道德意识是职业道德的主要方面,包括职业道德的观念、态度、情感、信念、意志、理想及善恶概念等。职业道德行为是在道德意识指导下进行的职业活动。护理人员的职业道德是一种特殊的意识,是护理人员在履行自己职责的过程中,调整个人与他人、个人与社会之间关系的行为准则和规范的总和。在护理实践中,这些行为标准和规范又可作为对护理人员及其行为进行评价的一种标准存在,影响着护理人员的心理意识,以至形成护理人员独特的、与职业相关的内心信念,从而构成护理人员的个人品质和职业道德境界。因此,也可以说,护理职业道德是护理人员在实施护理工作中,以好坏进行评价的原则规范、心理意识和行为活动的总和。

随着医学模式的转变,护理概念和健康定义的更新,以及护理学作为独立学科的确立(原为附属专业),规定了护理学是为人的健康服务的专业。护理工作任务和目标发生了根本性转变,由单纯以疾病护理、以患者护理为中心,转变为以整体人的健康护理为中心。护理对象既包括有心理又有生理问题的人,还有未患疾病但有潜在健康问题的人。护理工作范畴由单纯的医院内护理,拓宽至社区、家庭和有人群地方的防病治病和卫生保健。为更好地适应这些转变,完成护理任务,护理人员的职业道德也应从调整个体人际关系,扩大到包括调整护理事业与社会关系在内的更广阔的领域。因此,护理人员职业道德的内涵和外延,正在向着更深入更广泛的范畴发展。

强调护理人员的职业道德是事业的需要,是促进人类健康的需要。其意义体现在预防和治疗患者的疾病,以及促进人类健康。根据"护理是诊断和治疗人类对现存的和潜在的健康问题的反应"的定义,不难看出现代护理学的根本任务有着新的内涵和外延,由此,也决定了新的护理内容和方法。基于这种情况,护理已不再是一种单纯的应用性操作技术,而是一门完整独立的科学体系。护理也绝非生物医学护理与心理医学护理的简单相加,而是要做到心身是一元的、形神是合一的,两者必须有机结合形成系统的整体护理,因此,护理必须具有更高的要求和囊括更丰富的内容。为此,护理人员必须有独特的角色、责任和任务,而这角色、责任的体现和任务的完成,直接取决于护理人员的专业能力和道德水平。这就要求护理人员既要有高深的专业知识和技术,又要有高度的责任心、同情心、事业心和使命感。唯有如此,才能不断提高护理质量,满足患者不同层次的需求。为促进人类健康提供专科护理、健康咨询、膳食营养,以及安全舒适环境等,这些工作的完成质量都与护理人员的道德水准有关,而道德水准差、对人类健康事业漠不关心、缺乏敬业精神和责任感、工作马虎、作风懒散的护理人员的护理质量不会达标,甚至会因为工作失误给患者造成严重后果。衡量护理人员职业道德水准的标准,就是护理质量和效果,就是在护理全过程中能否尽职尽责地履行职业道德责任,达到保护生命、减轻痛苦、促进人类健康的目的。

二、护理人员的职业道德要求

护理工作的服务对象是人,包括患者、有潜在健康问题的人和健康人。要尽最大可能满足这些人的卫生保健需要,主要因素是护理人员的专业理论、专业技术和道德水平,而这些因素又是相互促进、相互转化的。其中护士的道德理想、道德信念和道德品行,影响和决定着护士对待服务对象的根本态度,以及护士的护理行为。通过护理人员的自觉意识,并借助社会舆论的支持,促进护士业务技能的发挥和对服务对象的同情心和责任感,使护理工作得以正常进行并能保持优良的质量。另外,护理工作的全过程充分体现着科学性和服务性的特点。科学性表现在护理学已形成了理论体系和新概念,每项专业护理、基础护理、技术操作均有理论依据,每项措施均有严格的时间性、连续性、准确性,而且有规范的工作程序和标准要求。服务性表现在对服务对象全面的照顾,包括提供理想的生活、治疗、休养环境、膳食营养、防病治病知识、临终关怀等。在完成上述任务的过程中,往往会发生患者病情危重、昏迷和无人监督的情况,因此,只有靠护理人员高尚的职业良心,牢固树立社会主义的人道主义思想,遵循全心全意为人类健康服务的宗旨,才能做好护理工作。

(一)热爱护理事业

热爱护理事业要求护士有敬业精神,具有一生献身护理事业的愿望和情感,树立在护理岗位上全心全意为促进人类健康贡献毕生的决心。热爱护理事业来源于对护理工作正确与深刻的认识,来源于对护理工作价值与作用的体验。护理是促进人类健康的专业,保护劳动力重要因素的医学科学的组成部分,通过保护生命、减轻痛苦、预防疾病、促进健康的间接形式促进社会的发展,护士是不可缺少的社会角色。在我们国家,在现实生活中,人人都是被服务对象,人人又都为他人服务,而且每个人只有在为他人、为社会服务中才能实现个人的价值,才能取得生存的物质基础。护理工作虽然具体而又繁忙,但正是这种平凡的工作在为社会做贡献,为人类谋幸福。在中外护理史上有不少护理工作者,由于热爱护理事业,在自己的工作岗位上留下了可歌可泣的事迹,受到了人们的颂扬和爱戴。

(二)热爱服务对象

护理服务对象是有生理功能、思维能力和情感的人。不仅有健康人,更有躯体上、精神上、心理上受疾病折磨的人,甚至有在死亡线上挣扎的人。这些人寄希望于医护人员,护士的职业行为直接关系到人们的生老病死,关系到千家万户的悲欢离合。因此,护理人员一定要满腔热忱地关心患者的疾苦,爱护患者,把患者利益放在第一位。要做到这一点,必须树立高度的同情心和责任感。同情心、责任感是护理人员的一种道德素质,是心灵的表露,是护理人员必须具备的品行。对患者深切的同情和认真负责的精神是一切高尚行为的基础,同情患者就要设身处地体察患者的痛苦,帮助患者;同情患者就不能对患者的痛苦麻木不仁,无动于衷;同情患者就应该以患者为

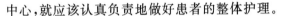

中心,就应该认真负责地做好患者的整体护理。

热爱服务对象,就应该与服务对象心心相印,对他们不能不理不睬,不能嫌烦怕乱,更不能不尊重他们,应做到有问必答,有事必帮,尊重他们维护健康的权利,采纳他们的建议,欢迎他们积极参与防病治病和卫生宣教工作,以提高全民族的健康水平,这些都是护理人员应遵守的基本职业道德规范。

(三)严格遵守护理制度

护理制度是护理人员在长期的护理实践中,根据护理工作的性质、任务、特点、工作程序、技术标准、信息传递,以及与这些内容有关的人力、物力、设备、人际关系等的管理,经过反复实践与验证制定出来的确保患者安全和护理质量的有关规定,经卫生行政部门按照组织程序确定下来的制度。

由此可见,护理制度是护理工作规律的客观反映,是各项护理工作的保证。因为护理工作除了具有分工细、内容多、范围广、人际接触广的特点,全程护理工作还要严格遵循科学性、技术性、服务性的要求。如何使护理工作正常运转,做到护理人员坚守岗位、忠于职守,确保医疗、护理计划准确,保证患者在接受治疗、检查、护理过程中的安全,以及更好地为患者提供生活、心理、休养环境和膳食营养护理等,必须有一套完整、系统、科学、有效的制度作保证。例如,交接班制度、查对制度、分级护理制度、岗位责任制度、预防院内感染制度、差错事故管理制度、膳食管理制度,以及物品管理制度等。有了护理制度才能保证护理教学、护理科研和继续护理学教育等的贯彻执行。因此,护理人员必须严格遵守各项护理制度,这不仅是护士的基本职业要求,也是制约护理人员履行职责的重要保证。

1.严密细致地观察患者病情变化

观察患者病情变化是护理人员的一项重要职责,是护理人员必须具备的道德要求。护理人员必须以高度的责任感,耐心细致地观察病情,及时准确地捕捉每一个瞬息变化。观察病情及时准确对患者的康复是至关重要的,可根据病情制定有针对性的医疗、护理计划,可为危重患者赢得抢救时间,挽救生命,还可发现和预防并发症的发生。观察病情时,夜班护理人员更要加强责任心,因为病情变化发生在夜间的机会相对较多,但夜班人员少,工作忙,容易忽略病情变化,再加上夜间缺乏监督,思想容易松懈,护理人员如不保持警惕,可能会忽略患者的病情变化,在这种情况下,职业道德就会起着主导作用。

2.严格遵守操作规程

护理工作是为人类健康服务的,要求护理人员对每项操作都持审慎的态度。"审",即详细、周密、明察;"慎",即小心、谨慎、精确。"审慎"就是要求护理人员对操作认真负责,一丝不苟,严查细对,并以这种严肃认真的负责态度,给患者以安全感,保证操作质量,取得患者的信任。"审慎"是护士责任的一个重要心理素质,也是高尚道德的一种表现。哲学家伊壁鸠鲁认为:"最大的善乃是审慎,一切美德乃由它产生"。这就说明,一个人对待工作持审慎态度是重要的,护理工作更是如此。在医院里,绝大部分的医疗、护理措施都要护理人员执行,如口服给药、肌内给药、静脉给药、灌肠、导尿、气管插管、人工呼吸、心外按压、呼吸机应用、正压给氧、心脏电击复律等,这些操作均有严格的操作规程要求。护理工作中出现的打错针、服错药、输错血、灌错肠、插错胃管等,无一不是违反操作规程造成的。就查对程序来说,操作中如不按程序查对,或不按要求全部查对,或不认真查对,就可能发生差错事故,给患者造成痛苦、残疾甚至死亡,这方面的教训是极其深刻的。因此,护理人员在进行工作时必须严格执行操作规程,实行医疗、护理措施时,必须做到严禁工作马虎、草率从事,对患者要有高度的同情心、责任心、细心和耐心,才能做到一丝不苟地遵守操作规程,这也是职业道德的要求。

(四)努力钻研专业理论和技术,提高自身专业水平

一个职业道德良好的护理人员,不仅要有热爱护理事业、维护患者利益、自觉遵守各项护理制度的优秀品质,还必须具有扎实的护理医学理论基础、精湛的护理技术水平和解决护理疑难问题的能力,才能很好地完成工作任务。现代科学技术发展迅速,不断出现新学科、新理论、新技术、新领域。据有关资料介绍,近年来科学技术的新发明、新发现比过去两千多年的总和还要多,而且科学技术的发明、发现被应用至实际工作中的周期日趋缩短。有人分析医学知识量大约每10年翻一番,这样,知识更新的周期必然缩短。18世纪,科学技术更新的周期约为80年,而现代只有5～10年,自然,知识废旧率相应提高。一个人一生的工龄为30～40年,在这漫长的时间里,仅靠在学校学习的知识,而不进行知识更新、不钻研专业知识显然跟不上科学技术发展的步伐,适应不了工作的需要。有人统计,一个人在工作岗位上获得的知识占全部知识的80%～90%,这就说明护理人员在职钻研业务知识对提高自身素质是何等重要。随着护理观念的更新、独立学科的建立、服务领域的拓宽,以及健康教育的开展等,不提高自身的专业水平,就不可能更好地完成保护生命、减轻痛苦、促进健康的任务。

(五)认真做好心理护理

随着医学模式的转变,人们逐渐认识到疾病和健康不仅与先天因素、理化因素及生物因素有关,与社会环境、地理因素、工作条件、人际关系、心境状态有密切关系。因此,不仅通过药物和医疗手段能治病,健康的情绪和良好的心境更有利于健康和疾病的康复。有些疾病需要心理和药物治疗同时进行才能痊愈,甚至在某些情况下心理治疗可起到药物治疗所起不到的作用。因此,护理人员要从"人是一元的""形神是合一的"观念出发,认真、细致地做好心理护理。弗罗伦斯·南丁格尔认为:"护理工作的对象不是冷冰冰的石块、木头和纸片,而是有热血和生命的人类。"因此,护理人员在进行心理护理时,必须以高度的同情心、责任感,从心理学的角度了解、分析患者的综合情况,在制订心理护理计划时应掌握以下原则。

1.对患者的心理需求要有预见性

这就是要求护理人员全面了解患者所受社会、心理、生理因素的相互影响,以敏锐的观察力发现患者情绪的波动、语言语调的变化、饭量的增减、睡眠的好坏,预测每个患者可能出现的心理问题和心理需求,以便及时、准确地为患者解除痛苦,满足需求。

2.心理护理要体现个体差异

由于服务对象的年龄、性格特征、文化修养、民族习惯、社会地位、经济状况、所患疾病种类等的不同,所产生的心理问题或心理需求亦不一样,故在进行心理护理时一定要有针对性,充分体现个体差异,对患者进行区别对待,才能获得好的效果。

3.心理护理要着眼于消除患者的消极情绪和有碍健康的心境

通过对患者进行心理疏导、安慰、解释、鼓励、启发、劝解,以及努力创造良好的治疗、休养环境(柔和充足的光线、适宜的温度和湿度、清新的空气、和谐的色彩、悦耳的音响等)和膳食条件,提高患者生活质量、树立其信心,使其主动配合治疗。临床实践证明,情绪能影响机体的免疫功能,恐惧、紧张、抑郁、悲观等情绪可使机体免疫功能低下,而欢快、乐观等情绪可提高机体的免疫功能,起到防病治病的作用。进行心理护理,就是使患者能够保持最佳心理状态,起到保持健康、预防疾病和治疗疾病的目的。

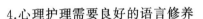

4.心理护理需要良好的语言修养

语言不仅是表达思维、表达感情的工具,也是交流思想、传递意志的工具。语言疏导是护理人员做好心理护理的重要手段,护理人员必须加强语言修养,亲切的语言可给服务对象以安慰、鼓舞和信任;能调动患者战胜自身疾病的勇气和信心;能给同事间以协调、合作、和谐的感受,增强友善、团结和理解。职业语言应有以下原则和要求。

(1)说话要文明礼貌。说话文明礼貌能给服务对象以信任感和安全感。询问病情、解答问题、卫生宣教、指导自我护理及进行某些检查时,说话要耐心、诚恳、准确。对患者要有称呼,如同志、大爷、大娘、先生、小姐等,患者配合检查、治疗后应道声谢谢。

(2)说话语调要温和,避免生硬。护理艺术也和其他艺术一样,有情才能感人。护理人员对服务对象要有高度的同情心,说话自然就会有感情,就能做到说话亲切、语调温和,患者愿意与之交流。一个好的护理人员应该通过语言激励患者振奋精神,坚定其与病魔做斗争的信心,切忌生硬的刺激性语言,任何缺乏感情的语言都会使患者感到伤心、不安和丧失战胜疾病的信心。

(3)要注意保守秘密。患者是带着痛苦和期望来医院就诊的,为了解除身心的痛苦,因为信任医护人员,会把不给父母、亲人说的话或隐私都给医护人员倾吐,如生理上的缺陷、心理上的痛苦等。医护人员应怀着高度的同情心和责任感,帮助患者解除身心的痛苦,不可任意传播,对一些预后不良的患者,应根据其心理承受能力,与医师共同协商如何对其作恰如其分的解释,必要时需保守秘密。

(4)说话要看对象,不能千篇一律。患者来自四面八方,他们所受的教育、文化素养、社会地位、民族习惯、经济状况、性格特征、病情轻重,均有一定差异。因此,为使心理护理能有针对性,说话方式和分寸不能千篇一律,用什么词、什么口气说话需要斟酌。对性格豁达、开朗的患者就可以随便一点,甚至幽默一点;对性格内向的人,说话就要谨慎,避免发生误会;对农民或文化水平低的患者,特别是老年人,说话要通俗易懂或用方言;对病情重或预后不好的患者,视具体情况而定。

总之,护理人员在运用语言进行护理时,要坚持保护性、科学性、艺术性、灵活性相统一的原则,根据不同对象和具体情况灵活运用语言,表达意志要清楚贴切,防止恶性、刺激性语言,以获得理想的心理护理效果。

(六)团结友善通力合作

护理工作任务重、内容多、分工细,活动领域宽,独立性小,适应性大。在对服务对象实施医疗、护理计划,进行系统性整体护理时,不是孤立、封闭的,而是要与多方面相互联系、相互制约、相互支持才能完成。特别是在当今社会,医院由传统的管理转入经济核算,所提供的服务和应用的卫生材料,均向着以质论价或以价论质的方向进行转变,这本身就增加了护理工作的复杂性,而且在完成护理任务的全过程中,要与医疗、医技、总务后勤、器械设备、行政、财会等部门发生联系,需要得到他们的帮助和支持。为做好护理工作,最大限度地满足患者身心的需求,应主动与有关部门联系,调节关系,形成团结协作、相互理解、共同促进的工作气氛,使得大家都能心情舒畅地完成各自的任务,这也是职业道德的基本要求。

（袁　菲）

第四节　护理工作模式

护理工作模式是指为了满足患者的护理要求,提高护理工作的质量和效率,根据护理人员的数量和工作能力,设计出各种结构的工作分配方式。同时,应根据不同的工作环境、工作条件、工作量等因素来选择适合本院、本地区,符合国情的护理工作制度。随着时代的变迁、人类文明程度的提高,以及医学科学的发展,医学经历了由神灵医学模式、自然哲学医学模式、生物医学模式,到 20 世纪 70 年代以来的生物-心理-社会医学模式的漫长发展历程。而在这个漫长的过程中,对医学科学影响较大的模式为生物医学模式和生物-心理-社会医学模式,护理学科深受其影响,相应出现了个案护理、功能制护理、责任制护理和现代的系统化整体护理等一系列工作模式。

一、护理模式与护理工作模式

(一)模式、护理模式与护理工作模式

模式是一组关于陈述概念之间关系的语言,说明各概念间的关联性,初步提出如何应用这些内容解释、预测和评价各种不同行为的后果;模式被认为是理论的雏形,因此,护理学中有关的"护理模式"是指用一组概念或假设来阐述与护理活动有关的现象,以及护理的目标和工作范围。而"护理工作模式"是指为了满足患者的护理要求,提高护理工作的质量和效率,根据护理人员的数量和工作能力,设计出的各种结构的工作分配方式。

模式有两种含义:一种是作为抽象的概念,指对事物简化与抽象的描述,对一类事物总的看法,具有对这类事物的指导作用,是一种思想,如自理模式、系统模式及人际关系模式等都属于此类;另一种含义是指某种事物的标准形式或样式,如模板病房、试点病房。在一个时期一般只有一种指导思想,而其形式可以有许多种,例如,功能制护理不是理论,也不是指导思想,只是一种临床护理工作的组织形式,而整体护理是一种理论,是一种指导思想。因此,功能制护理就属于护理工作模式,同位概念还有责任制护理、小组制护理等。明确护理工作模式这一概念利于护理学的发展。

(二)护理模式与护理工作模式间的关系

护理模式与护理工作模式间存在的关系:护理模式是护理工作模式的核心,是护理理论,对护理工作模式起指导作用;护理工作模式是为实现护理模式所采取的一种组织管理形式,是方法论,只有通过一定的护理工作模式,护理模式才能得以实现,且护理工作模式能直接影响护理模式的实现程度。合理、适当的护理工作模式可以使护理模式得以有效地实现,反之则会阻碍它的完成。

护理工作模式的提出与应用不仅可以解释在护理学中存在的关于护理模式的一些模糊认识,而且有利于临床整体护理的实施。护理模式属于纯理论研究范畴,是院校护理教育人员研究的重点;而护理工作模式则属于方法论,当新的护理模式理论出现后,临床就应该有相应的护理工作模式与之相对应,这是临床护理管理者研究的重点。这样既澄清了概念又丰富了护理学理论,同时也利于消除目前临床工作中出现的形式主义导向,使临床护理管理者能更加有的放矢地开展工作。

二、护理工作模式转变的背景

护理工作模式的转变主要受护理人员护理观的影响。护理观是护理人员在护理实践中应确立的指导思想、价值观和信念。保护患者的合法权益已成为护理人员帮助他们维护生命的重要内容。自第二次世界大战以来，随着医学模式的转变，护理学科受到了来自各方面的冲击，逐步形成了当代的护理观，即以患者为中心的护理理念，由此带来了护理工作模式的一系列改革。

(一)护士角色的转变

无论是融资、支付、医疗技术、住院时间、老年慢性疾病的发病率，还是卫生保健等各方面正经历着急剧的变化，由此所导致的健康保健管理和实施系统也经历了一系列的改革。卫生专业委员会指出"在过去的 50 年中，护士在卫生保健实施系统中，已逐渐从一个支持性群体转变了一个承担许多独立、复杂责任的角色"。由于卫生保健人员（包括护士）的不足、医疗资源的短缺及对医疗护理质量的关注，使得护士的角色转变更加复杂。的确，经济的发展驱使着医疗护理的改变，比如，由以往的"健康照护"转变为现今的"健康管理"，护理人员的工作实践内容大大增加，然而患者对于护理服务及安全的需求才是医疗护理改革的关键。

(二)护理价值的转变

健康保健领域的领导者们越发觉得真正的改革应加强患者的安全。2006 年，亨里克森（Henricksen）等人将卫生保健方面的改革定义为组成或完善一个组织或工作单元的过程，并根据外界环境的改变不断改变自身，使之成为更完善的整体。可以发现，一些新的技术和设备都要求临床护士能熟练掌握其使用方法，另外还包括临床护理质量的持续改进，护士们需要参与患者护理计划的制定与实施等，这些已变得日益重要。以往，医院提供的医疗照护通常是为了方便自己的员工，每位员工都有不同的分工，实施功能制的照护，比如，门诊和住院部是合并在一起的，如果一位患者需要到门诊看病，必须走过许多个住院病房。为了满足患者不断变化的需求、护士自身及医院对护理事业的要求，护理经历了极大的改变，其中，护士角色的重新定义是针对护士短缺、其他医疗专业改革及护理人员薪金所制定的最普遍的措施。

(三)以患者为中心的理念

根据以患者为中心的理念，护理工作的计划和实施应以患者的需求为主要出发点，实施健康照护。作为健康照护者，护士和其他医务人员认为有必要制订一个照护系统，并保证这一系统以患者、家庭和社区为中心运作。护理人员可以针对每一位患者制订一个跨学科的护理计划，并与患者共同探讨计划的合理性和可行性，最后根据此计划实施护理措施，使患者满意。护理过程中，以患者为中心、安全和质量三者达到了空前的一致。

(四)不同护理工作模式的产生

20 世纪 50 年代以后的短短几十年中，一批护理理论家们通过积极尝试和不断探索，相继建立了许多护理模式或理论，如奥瑞姆的自理理论、罗伊的适应模式、纽曼的健康系统模式、华生的关怀照护理论、金的达标理论、佩皮劳的人际关系模式、莱宁格的多元文化护理模式等。随着护理概念由以疾病护理为中心向以人的健康为中心演变，以上护理理论或模式也不断完善，以人为中心的护理，由这些理论/模式指导的护理工作模式的发展也经历了同样的变化，即由功能制护理过渡至小组制护理，并进一步向责任制护理及整体护理过渡，并依次出现了个案护理、功能制护理、小组制护理、责任制护理、"按职称上岗-责任制-学分制"三位一体的护理综合护理模式，以及适应整体护理为指导思想的各种护理工作模式等。

（袁　菲）

第二章

护 理 操 作

第一节 铺 床 法

病床是病室的主要设备,是患者睡眠与休息的必须用具。患者,尤其是卧床患者与病床朝夕相伴,因此,床铺的清洁、平整和舒适,可使患者心情舒畅,增强治愈疾病的自信心,并可预防并发症的发生。

铺床总的要求为舒适、平整、安全、实用、节时、节力。常用的病床有3种。①钢丝床:有的可通过支起床头、床尾(二截或三截摇床)而调节体位,有的床脚下装有小轮,便于移动。②木板床:为骨科患者所用。③电动控制多功能床:患者可自己控制升降或改变体位。

病床及被服类规格要求具体为以下几点。①一般病床:高 60 cm,长 200 cm,宽 90 cm。②床垫:长宽与床规格同,厚 9 cm。以棕丝制作垫芯为好,也可用橡胶泡沫、塑料泡沫制作垫芯;垫面选帆布制作。③床褥:长宽同床垫,一般以棉花制作褥芯,棉布制作褥面。④棉胎:长 210 cm,宽 160 cm。⑤大单:长 250 cm,宽 180 cm。⑥被套:长 230 cm,宽 170 cm,尾端开口缝四对带。⑦枕芯:长 60 cm,宽 40 cm,内装木棉或高弹棉、锦纶丝绵,以棉布制作枕面。⑧枕套:长 65 cm,宽 45 cm。⑨橡胶单:长 85 cm,宽 65 cm,两端各加白布 40 cm。⑩中单:长 85 cm,宽 170 cm。以上各类被服均以棉布制作。

一、备用床

(一)目的
铺备用床为准备接受新患者和保持病室整洁美观。
(二)用物准备
床、床垫、床褥、枕芯、棉胎或毛毯、大单、被套或衬单及罩单、枕套。
(三)操作方法
1.被套法
(1)将上述物品置于护理车上,推至床前。
(2)移开床旁桌,距床 20 cm,并移开床旁椅置床尾正中,距床 15 cm。
(3)将用物按铺床操作的顺序放于椅上。
(4)翻床垫,自床尾翻向床头或反之,上缘紧靠床头。床褥铺于床垫上。

17

(5)铺大单,取折叠好的大单放于床褥上,使中线与床的中线对齐,并展开拉平,先铺床头后铺床尾。①铺床头:一手托起床头的床垫,一手伸过床的中线将大单塞于床垫下,将大单边缘向上提起呈等边三角形,下半三角平整塞于床垫下,再将上半三角翻下塞于床垫下。②铺床尾:至床尾拉紧大单,一手托起床垫,一手握住大单,同法铺好床角。③铺中段:沿床沿边拉紧大单中部边沿,然后,双手掌心向上,将大单塞于床垫下。④至对侧:同法铺大单。

(6)套被套。①S形式套被套法(图2-1):被套正面向外使被套中线与床中线对齐,平铺于床上,开口端的被套上层倒转向上约1/3。棉胎或毛毯竖向三折,再按S形横向三折。将折好的棉胎置于被套开口处,底边与被套开口边平齐。拉棉胎上边至被套封口处,并将竖折的棉胎两边展开与被套平齐(先近侧后对侧)。盖被上缘距床头15 cm,至床尾逐层拉平盖被,系好带子。边缘向内折叠与床沿平齐,尾端掖于床垫下。同上法将另一侧盖被理好。②卷筒式套被套法(图2-2):被套正面向内平铺于床上,开口端向床尾,棉胎或毛毯平铺在被套上,上缘与被套封口边齐,将棉胎与被套上层一并由床尾卷至床头(也可由床头卷向床尾),自开口处翻转,拉平各层,系带,余同S形式。

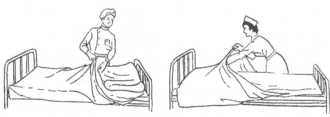

图 2-1 S形式套被套法

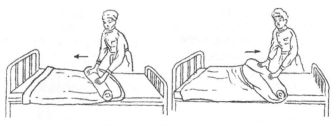

图 2-2 卷筒式套被套法

(7)套枕套,于椅上套枕套,使四角充实,系带子,平放于床头,开口背门。

(8)移回桌椅,检查床单,保持整洁。

2.被单法

(1)移开床旁桌、椅,翻转床垫、铺大单,同被套法。

(2)将反折的大单(衬单)铺于床上,上端反折10 cm,与床头齐,床尾按铺大单法铺好。

(3)棉胎或毛毯平铺于衬单上,上端距床头15 cm,将床头衬单反折于棉胎或毛毯上,床尾同大单铺法。

(4)铺罩单,正面向上对准床中线,上端与床头齐,床尾处则折成斜45°,沿床边垂下。转至对侧,先后将衬单、棉胎及罩单同上法铺好。

(5)余同被套法。

(四)注意事项

(1)铺床前先了解病室情况,若患者进餐或做无菌治疗时暂不铺床。

（2）铺床前要检查床各部分有无损坏,若有则修理后再用。

（3）操作中要使身体靠近床边,上身保持直立,两腿前后分开稍屈膝以扩大支持面增加身体稳定性,既省力又能适应不同方向操作。同时手和臂的动作要协调配合,尽量用连续动作,以节省体力消耗,并缩短铺床时间。

（4）铺床后应整理床单及周围环境,以保持病室整齐。

二、暂空床

（一）目的
铺暂空床供新入院的患者或暂离床活动的患者使用,保持病室整洁美观。

（二）用物准备
同备用床,必要时备橡胶中单、中单。

（三）操作方法
（1）将备用床的盖被四折叠于床尾。若被单式,在床头将罩单向下包过棉胎上端,再翻上衬单做 25 cm 的反折,包在棉胎及罩单外面。然后将罩单、棉胎、衬单一并四折,叠于床尾。

（2）根据病情需要铺橡胶中单、中单。中单上缘距床头 50 cm,中线与床中线对齐,床沿的下垂部分一并塞床垫下。至对侧同上法铺好。

三、麻醉床

（一）目的
（1）铺麻醉床便于接受和护理手术后患者。

（2）使患者安全、舒适和预防并发症。

（3）防止被褥被污染,并便于更换。

（二）用物准备
1.被服类

同备用床,另加橡胶中单、中单两条。弯盘、纱布数块、血压计、听诊器、护理记录单、笔。根据手术情况备麻醉护理盘或急救车上备麻醉护理用物。

2.麻醉护理盘用物

治疗巾内置张口器、压舌板、舌钳、牙垫、通气导管、治疗碗、镊子、输氧导管、吸痰导管、纱布数块。治疗巾外放电筒、胶布等。必要时备输液架、吸痰器、氧气筒、胃肠减压器等。天冷时无空调设备应备热水袋及布套各2只、毯子。

（三）操作方法
（1）拆去原有枕套、被套、大单等。

（2）按使用顺序备齐用物至床边,放于床尾。

（3）移开床旁桌椅等同备用床。

（4）同暂空床铺好一侧大单、中段橡胶中单、中单及上段橡胶中单、中单,上段中单与床头齐。转至对侧,按上法铺大单、橡胶中单、中单。

（5）铺盖被。①被套式:盖被头端两侧同备用床,尾端系带后向内或向上折叠与床尾齐,将向门口一侧的盖被三折叠于对侧床边。②被单式:头端铺法同暂空床,下端向上反折和床尾齐,两侧边缘向上反折同床沿齐,然后将盖被折叠于一侧床边。

(6)套枕套后将枕头横立于床头,以防患者躁动时头部碰撞床栏而受伤(图2-3)。

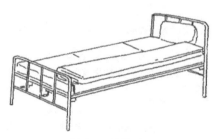

图 2-3　麻醉床

(7)移回床旁桌,椅子放于接受患者对侧床尾。

(8)麻醉护理盘置于床旁桌上,其他用物放于妥善处。

(四)注意事项

(1)铺麻醉床时,必须更换各类清洁被服。

(2)床头一块橡胶中单、中单可根据病情和手术部位需要铺于床头或床尾。若下肢手术者将床单铺于床尾,头胸部手术者铺于床头。全麻手术者为防止呕吐物污染床单则铺于床头。一般手术者,只铺床中部中单即可。

(3)患者的盖被根据医院条件增减。冬季必要时可置热水袋两只加布套,分别放于床中部及床尾的盖被内。

(4)输液架、胃肠减压器等物放于妥善处。

四、卧有患者床

(一)扫床法

1.目的

(1)使病床平整无皱褶,患者睡卧舒适,保持病室整洁美观。

(2)随扫床操作协助患者变换卧位,又可预防压疮及坠积性肺炎。

2.用物准备

护理车上置浸有消毒液的半湿扫床巾的盆,扫床巾每床一块。

3.操作方法

(1)备齐用物,推护理车至患者床旁,向患者解释,以取得合作。

(2)移开床旁桌椅,半卧位患者,若病情许可,暂将床头、床尾支架放平,以便操作。若床垫已下滑,须上移与床头齐。

(3)松开床尾盖被,助患者翻身侧卧背向护士,枕头随患者翻身移向对侧。松开近侧各层被单,取扫床巾分别扫净中单、橡胶中单后搭在患者身上。然后自床头至床尾扫净大单上碎屑,注意枕下及患者身下部分各层应彻底扫净,最后将各单逐层拉平铺好。

(4)助患者翻身侧卧于扫净一侧,枕头也随之移向近侧。转至对侧,以上法逐层扫净拉平铺好。

(5)助患者平卧,整理盖被,将棉胎与被套拉平,掖成被筒,为患者盖好。

(6)取出枕头,揉松,放于患者头下,支起床上支架。

(7)移回床旁桌椅,整理床单位,保持病室整洁美观,向患者致谢意。

(8)清理用物,归回原处。

(二)更换床单法

1.目的

(1)使病床平整无皱褶,患者睡卧舒适,保持病室整洁美观。

(2)随扫床操作协助患者变换卧位,又可预防压疮及坠积性肺炎。

2.用物准备

清洁的大单、中单、被套、枕套,需要时备患者衣裤。护理车上置浸有消毒液的半湿扫床巾的盆,扫床巾每床一块。

3.操作方法

(1)适用于卧床不起,病情允许翻身者(图2-4)。①备齐用物推护理车至患者床旁,向患者解释,以取得合作。移开床旁桌椅,半卧位患者,若病情许可,暂将床头、床尾支架放平,以便操作。若床垫已下滑,须上移与床头齐。清洁的被服按更换顺序放于床尾椅上。②松开床尾盖被,助患者侧卧,背向护士,枕头随之移向对侧。③松开近侧各单,将中单卷入患者身下,用扫床巾扫净橡胶中单上的碎屑,搭在患者身上再将大单卷入患者身下,扫净床上碎屑。④取清洁大单,使中线与床中线对齐。将对侧半幅卷紧塞于患者身近侧,半幅自床头、床尾、中部先后展平拉紧铺好,放下橡胶中单,铺上中单(另一半卷紧塞于患者身下),两层一并塞入床垫下铺平。移枕头并助患者翻身面向护士。转至对侧,松开各单,将中单卷至床尾大单上,扫净橡胶中单上的碎屑后搭于患者身上,然后将污大单从床头卷至床尾与污中单一并丢入护理车污衣袋或护理车下层。⑤扫净床上碎屑,依次将清洁大单、橡胶中单、中单逐层拉平,同上法铺好。助患者平卧。⑥解开污被套尾端带子,取出棉胎盖在污被套上,并展平。将清洁被套铺于棉胎上(反面在外),两手伸入清洁被套内,抓住棉胎上端两角,翻转清洁被套,整理床头棉被,一手抓棉被下端,一手将清洁被套往下拉平,同时顺手将污棉套撤出放入护理车污衣袋或护理车下层。棉被上端可压在枕下或请患者抓住,然后至床尾逐层拉平后系好带子,掖成被筒为患者盖好。⑦一手托起头颈部,一手迅速取出枕头,更换枕套,助患者枕好枕头。⑧清理用物,归回原处。

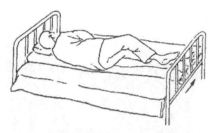

图2-4 卧有允许翻身患者床换床单法

(2)适用于病情不允许翻身的侧卧患者(图2-5)。①备齐用物推护理车至患者床旁,向患者解释,以取得合作。移开床旁桌椅,半卧位患者,若病情许可,暂将床头、床尾支架放平,以便操作。若床垫已下滑,需上移与床头齐。清洁的被服按更换顺序放于床尾椅上。②2人操作。一人一手托起患者头颈部,另一人一手迅速取出枕头,放于床尾椅上。松开床尾盖被,大单、中单及橡胶中单。从床头将大单横卷成筒式至肩部。③将清洁大单横卷成筒式铺于床头,大单中线与床中线对齐,铺好床头大单。一人抬起患者上半身(骨科患者可利用牵引架上拉手,自己抬起身躯),将污大单、橡胶中单、中单一起从床头卷至患者臀下,同时另一人将清洁大单也随着污单拉至臀部。④放下上半身,一人托起臀部,一人迅速撤出污单,同时将清洁大单拉至床尾,橡胶中单放在床尾椅背上,污单丢入护理车污衣袋或护理车下层,展平大单铺好。⑤一人套枕套为患者枕好。一人备橡胶中单、中单,并先铺好一侧,余半幅塞患者身下至对侧,另一人展平铺好。⑥更换被套、枕套同方法一,两人合作更换。

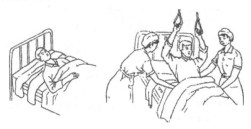

图 2-5　卧有不允许翻身患者床换床单法

(3)盖被为被单式更换衬单和罩单的方法:①将床头污衬单反折部分翻至被下,取下污罩单丢入污衣袋或护理车下层;②铺大单(衬单)于棉胎上,反面向上,上端反折 10 cm,与床头齐;③将棉胎在衬单下由床尾退出,铺于衬单上,上端距床头 15 cm;④铺罩单,正面向上,对准中线,上端和床头齐;⑤在床头将罩单向下包过棉胎上端,再翻上衬单做 25 cm 的反折,包在棉胎和罩单的外面;⑥盖被上缘压于枕下或请患者抓住,在床尾撤出衬单,并逐层拉平铺好床尾,注意松紧,以防压迫足趾。

4.注意事项

(1)更换床单或扫床前,应先评估患者及病室环境是否适宜操作。需要时应关闭门窗。

(2)更换床单时注意保暖,动作敏捷,勿过多翻动和暴露患者,以免患者过劳和受凉。

(3)操作时要随时注意观察病情。

(4)患者若有输液管或引流管,更换床单时可从无管一侧开始,操作较为方便。

(5)撤下的污单切勿丢在地上或他人床上。

(谷慧萍)

第二节　清 洁 护 理

清洁是患者的基本需求之一,是维持和获得健康的重要保证。清洁可以清除微生物及污垢,防止细菌繁殖,促进血液循环,有利于体内废物排泄,同时可使人感到愉快、舒适。

一、口腔护理

口腔护理的目的有以下几方面。

(1)保持口腔的清洁、湿润,使者舒适,预防口腔感染等并发症。

(2)防止口臭、口垢,促进食欲,保持口腔的正常功能。

(3)观察口腔黏膜和舌苔的变化、特殊的口腔气味,可提供病情的动态信息,如肝功能不全患者出现肝臭,常是肝昏迷的先兆。

常用的漱口液有生理盐水、朵贝尔溶液(复方硼酸溶液)、1%～3%过氧化氢溶液、2%～3%硼酸溶液、1%～4%碳酸氢钠溶液、0.02%呋喃西林溶液、0.1%醋酸溶液。

(一)协助口腔冲洗

1.目的

协助口腔手术后使用固定器,或对有口腔病变的患者清洁口腔。

2.用物准备

治疗碗、治疗巾、弯盘、生理盐水、朵贝尔溶液、口镜、抽吸设备、压舌板、手电筒、20 mL 空针及冲洗针头。

3.操作步骤

(1)洗手。

(2)准备用物携至患者床旁。

(3)向患者解释。协助患者采取半坐位式,并于胸前铺治疗巾及放置弯盘。①装生理盐水及朵贝尔溶液于溶液盘内,并接上,用 20 mL 注射器抽吸并连接针头。②协助医师冲洗。③冲洗毕,擦干患者嘴巴。④整理用物后洗手。⑤记录。

4.注意事项

为了避免冲洗中弄湿患者,必要时给予手电筒照光,冲洗时须特别注意齿缝、前庭外,若有舌苔,可用压舌板外包纱布予以机械性刮除,冲洗中予以持续性的低压抽吸,必要时协助更换湿衣服。

(二)特殊口腔冲洗

1.用物准备

(1)治疗盘:治疗碗(内盛含有漱口液的棉球 12～16 个,棉球湿度以不能挤出液体为宜;弯血管钳、镊子)、压舌板、弯盘、吸水管、杯子、治疗巾、手电筒,需要时备张口器。

(2)外用药:按需准备,如液状石蜡、冰硼散、西瓜霜、金霉素甘油、制霉菌素甘油等,酌情使用。

2.操作步骤

(1)将用物携至床旁,向患者解释以取得合作。

(2)协助患者侧卧,面向护士,取治疗巾,围于颌下,置弯盘于口角边。

(3)先湿润口唇、口角,观察口腔黏膜有无出血、溃疡等现象。对长期应用抗生素、激素者应注意观察有无真菌感染。活动义齿应取下,一般先取上面义齿,后取下面义齿,并放置容器内,用冷开水冲洗刷净,待患者漱口后戴上或浸入清水中备用(昏迷患者的义齿应浸于清水中保存)。浸义齿的清水应每天更换。义齿不可浸在乙醇或热水中,以免变色、变形和老化。

(4)协助患者用温开水漱口后,嘱患者咬合上下齿,用压舌板轻轻撑开一侧颊部,以弯血管钳夹有漱口液的棉球由内向门齿纵向擦洗。同法擦洗对侧。

(5)嘱患者张口,依次擦洗一侧牙齿内侧面、上颌面、下内侧面、下颌面,再弧形擦洗一侧颊部。同法擦洗另一侧。洗舌面及硬腭部(勿触及咽部,以免引起恶心)。

(6)擦洗完毕,帮助患者用洗水管以漱口水漱口,漱口后用治疗巾拭去患者口角处水。

(7)口腔黏膜如有溃疡,酌情涂药于溃疡处。口唇干裂可涂擦液状石蜡。

(8)撤去治疗巾,清理用物,整理床单。

3.注意事项

(1)擦洗时动作要轻,特别是对凝血功能差的患者要防止碰伤黏膜及牙龈。

(2)昏迷患者禁忌漱口。需用张口器时,应从臼齿放入(牙关紧闭者不可用暴力张口)。擦洗时须用血管钳夹紧棉球,每次一个,防止棉球遗留在口腔内。棉球蘸漱口水不可过湿,以防患者将溶液吸入呼吸道。

(3)传染病患者的用物按隔离消毒原则处理。

二、头发护理

(一)床上梳发

1.目的

梳发、按摩头皮,可促进血液循环,除去污垢和脱落的头发、头屑,使患者清洁舒适和美观。

2.用物准备

治疗巾、梳子、30%乙醇溶液、纸袋(放脱落头发)。

3.操作步骤

(1)铺治疗巾于枕头上,协助患者把头转向一侧。

(2)将头发从中间梳向两边,左手握住一股头发,由发梢逐渐梳到发根。长发或遇有打结时,可将头发绕在示指上慢慢梳理。避免强行梳拉,造成患者疼痛。如头发纠集成团,可用30%乙醇湿润后,再小心梳理,同法梳理另一边。

(3)长发酌情编辫或扎成束,发型尽可能符合患者所好。

(4)将脱落头发置于纸袋中,撤下治疗巾。

(5)整理床单,清理用物。

(二)床上洗发(橡胶马蹄形垫法)

1.目的

同床上梳发、预防头虱及头皮感染。

2.用物准备

治疗车上备一只橡胶马蹄形垫,治疗盘内放小橡胶单,大、中毛巾各一条,眼罩或纱布,别针,棉球两只(以不吸水棉花为宜),纸袋,洗发液或肥皂,梳子,小镜子,护肤霜,水壶内盛40～45 ℃热水,水桶(接污水)。必要时备电吹风。

3.操作步骤

(1)备齐用物携至床旁,向患者解释,以取得合作。根据季节关窗或开窗,室温以24 ℃为宜。按需要给予便盆。移开床旁桌椅。

(2)垫小橡胶单及大毛巾于枕上,松开患者衣领向内反折,将中毛巾围于颈部,以别针固定。

(3)协助患者斜角仰卧,移枕于肩下,患者屈膝,可垫膝枕于两膝下,使患者体位安全舒适。

(4)置马蹄形垫垫于患者后颈部,使患者颈部枕于突起处,头在槽中,槽形下部接污水桶。

(5)用棉球塞两耳,用眼罩或纱布遮盖双眼或嘱患者闭上眼。

(6)洗发时先用两手掬少许水于患者头部试温,询问患者感觉,以确定水温是否合适;然后用水壶倒热水充分湿润头发,倒洗发液于手掌上,涂遍头发,用指尖揉搓头皮和头发。用力要适中,揉搓方向由发际向头顶部,使用梳子除去落发,置于纸袋中,用热水冲洗头发,直到冲净为止。观察患者的一般情况,注意保暖,洗发完毕,解下颈部毛巾,包住头发,一手托头,一手撤去橡胶马蹄

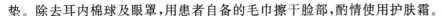

垫。除去耳内棉球及眼罩,用患者自备的毛巾擦干脸部,酌情使用护肤霜。

(7)帮助患者卧于床正中,将枕、橡胶单、浴巾一起自肩下移至头部,用包头的毛巾揉搓头发,再用大毛巾擦干或电风吹干。梳理成患者习惯的发型,撤去上述用物。

(8)整理床单,清理用物。

4.注意事项

(1)要随时观察患者的病情变化,如脉搏、呼吸、血压有异常时应立即停止操作。

(2)注意室温和水温,及时擦干头发,防止患者受凉。

(3)防止水流入眼及耳内,避免沾湿衣服和床单。

(4)衰弱患者不宜洗发。

三、皮肤清洁与护理

(一)床上擦浴

1.用物准备

治疗车上备:面盆两只、水桶两只(一桶盛热水,水温在 50～52 ℃,并按年龄、季节、习惯,增减水温,另一桶接污水)、治疗盘(内置小毛巾两条、大毛巾、浴皂、梳子、小剪刀、50％乙醇、爽身粉)、清洁衣裤、被服。另备便盆、便盆布和屏风。

2.操作步骤

(1)推治疗车至床边,向患者解释,以取得合作。

(2)将用物放在便于操作处,关好门窗调节室温,用屏风或拉布遮挡患者,按需给予便盆。

(3)将脸盆放于床边桌上,倒入热水 2/3 满,测试水温。根据病情放平床头及床尾支架,松开床尾盖被。

(4)将微湿小毛巾包在右手上,为患者洗脸及颈部,左手扶患者头顶部,先擦眼,然后像写"3"字样,依次擦洗一侧额部、颊部、鼻翼部、人中、耳后下颌,直至颈部。另一侧同法。用较干毛巾依次擦洗一遍,注意擦净耳郭,耳后及颈部皮肤。

(5)为患者脱下衣服,在擦洗部位下面铺上浴巾,按顺序擦洗两上肢、胸腹部。协助患者侧卧,背向护士依次擦洗后颈部、背臀部,为患者换上清洁裤子。擦洗中,根据情况更换热水,注意擦净腋窝及腹股沟等处。

(6)擦洗的方法为先用涂肥皂的小毛巾擦洗,再用湿毛巾擦去皂液,清洗毛巾后再擦洗,最后用浴巾边按摩边擦干。动作要敏捷,为取得按摩效果,可适当用力。

(7)擦洗过程中,如患者出现寒战、面色苍白等病情变化时,应立即停止擦浴,给予适当的处理,同时注意观察皮肤有无异常。擦洗完毕,可在骨突处用50％乙醇做按摩,扑上爽身粉。

(8)整理床单,必要时梳发、剪指甲及更换床单。

(9)如有特殊情况,需做记录。

3.注意事项

护士操作时,要站在擦浴的一边,擦洗完一边后再转至另一边。站立时两脚要分开,重心应在身体中央或稍低处,拿水盆时,盆要靠近身边,减少体力消耗。操作时要体贴患者,保护患者自尊,动作要敏捷、轻柔,减少翻动和暴露,防止受凉。

(二)压疮的预防及护理

压疮是指机体局部组织由于长期受压,血液循环障碍,造成组织缺氧、缺血、营养不良而致的溃烂和坏死。导致活动受限的因素一般都会增加压疮的发生。常见的因素有压力、剪力、摩擦力、潮湿等。好发部位为枕部、耳郭、肩胛部、肘部、骶尾部、髋部、膝关节内外侧、外踝、足跟。

1.预防措施

预防压疮在于消除其发生的原因。因此,要求做到勤翻身、勤按摩、勤整理、勤更换。交班时要严格细致地交接局部皮肤情况及护理措施。

(1)避免局部长期受压:①鼓励和协助卧床患者经常更换卧位,使骨骼突出部位交替地受压,翻身间隔时间应根据病情及局部受压情况而定。一般2小时翻身1次,必要时1小时翻身1次,建立床头翻身记录卡。②保护骨隆突处和支持身体空隙处,将患者体位安置妥当后,可在身体空隙处垫软枕、海绵垫。需要时可垫海绵垫、气垫褥、水褥等,使支持体重的面积宽而均匀,使作用于患者身上的正压及作用力分布在一个较大的面积上,从而降低在隆突部位皮肤上所受的压强。③对使用石膏、夹板、牵引的患者,衬垫应平整、松软适度,尤其要注意骨骼突起部位的衬垫,要仔细观察局部皮肤和肢端皮肤颜色改变的情况,认真听取患者反映,适当给予调节,如发现石膏绷带凹凸不平,应立即报告医师,及时纠正。

(2)避免潮湿、摩擦及排泄物的刺激:①保持皮肤清洁、干燥。大小便失禁、出汗及分泌物多的患者应及时擦干,以保护皮肤免受刺激,床铺要经常保持清洁、干燥、平整无碎屑,被服污染要随时更换。不可让患者直接卧于橡胶单上。小儿要勤换尿布;②不可使用破损的便盆,以防擦伤皮肤。

(3)增进局部血液循环:对易发生压疮的患者,要常检查,用温水擦澡、擦背或用湿毛巾行局部按摩。

手法按摩。①全背按摩:协助患者俯卧或侧卧,露出背部,先以热水进行擦洗,再以两手或一手沾上少许50%乙醇按摩。按摩者斜站在患者右侧,左腿弯曲在前,右腿伸直在后,从患者骶尾部开始,沿脊柱两侧边缘向上按摩(力量要能够刺激肌肉组织)至肩部时用环状动作。按摩后,手再轻轻滑至尾骨处。此时,左腿伸直,右腿弯曲,如此有节奏地按摩数次,再用拇指指腹由骶尾部开始沿脊柱按摩至第7颈椎。②受压处局部按摩:沾少许50%乙醇,以手掌大、小鱼际紧贴皮肤,压力均匀向心方向按摩,由轻至重,由重至轻,每次3～5分钟。

电动按摩器按摩:电动按摩器是依靠电磁作用,引导治疗器头震动,以代替各种手法按摩。操作者持按摩器根据不同部位选择合适的按摩头,紧贴皮肤,进行按摩。

(4)增进营养的摄入:营养不良是导致压疮的内因之一,又可影响压疮的愈合。蛋白质是身体修补组织所必需的物质,维生素也可促进伤口愈合,因此在病情允许时可给予高蛋白、高维生素膳食,以增进机体抵抗力和组织修复能力。此外,适当补充矿物质,可促进慢性溃疡的愈合。

2.压疮的分期及护理

(1)淤血红润期:为压疮初期,局部皮肤受压或受到潮湿刺激后,开始出现红、肿、热、麻木或触痛。此期要及时除去致病原因,加强预防措施,如增加翻身次数以及防止局部继续受压、受潮。

(2)炎性浸润期:红肿部位如果继续受压,血液循环仍得不到改善,静脉回流受阻,局部静脉淤血,受压表面呈紫红色,皮下产生硬结,表面有水疱形成。对未破小水疱要减少摩擦,防破裂感染,让其自行吸收,大水疱用无菌注射器抽出泡内液体,涂以消毒液,用无菌敷料包扎。

(3)溃疡期:静脉血液回流受到严重障碍,局部淤血致血栓形成,组织缺血缺氧。轻者,浅层组织感染,脓液流出,溃疡形成;重者,坏死组织发黑,脓性分泌物增多,有臭味,感染向周围及深部扩展,可达骨骼,甚至可引起败血症。

四、会阴部清洁卫生的实施

(一)目的

保持清洁,清除异味,预防或减轻感染、增进舒适、促进伤口愈合。

(二)用物准备

便盆、屏风、橡胶单、中单、清洁棉球、大量杯、镊子、浴巾、毛巾、水壶(内盛50～52℃的温水)、清洁剂或呋喃西林棉球。

(三)操作方法

1.男患者会阴的护理

(1)携用物至患者床旁,核对后解释。

(2)患者取仰卧位,为遮挡患者可将浴巾折成扇形盖在患者的会阴部及腿部。

(3)带上清洁手套,一手提起阴茎,一手取毛巾或用呋喃西林棉球擦洗阴茎头部、下部和阴囊。擦洗肛门时,患者可取侧卧位,护士一手将臀部分开,一手用浴巾将肛门擦洗干净。

(4)为患者穿好衣裤,根据情况更换衣、裤、床单。整理床单,患者取舒适卧位。

(5)整理用物,清洁整齐,记录。

2.女患者会阴部护理

(1)携用物至患者床旁,核对后解释。

(2)患者取仰卧位,为遮挡患者可将浴巾折成扇形盖在患者的会阴部及腿部。

(3)先将橡胶单及中单置于患者臀下,再置便盆于患者臀下。

(4)护士一手持装有温水的大量杯,一手持夹有棉球的大镊子,边冲水边用棉球擦洗。

(5)冲洗后擦干各部位。撤去便盆及橡胶单和中单。

(6)为患者穿好衣裤,根据情况更换衣、裤、床单。整理床单,患者取舒适卧位。

(7)整理用物,清洁整齐,记录。

(四)注意事项

(1)操作前应向患者说明目的,以取得患者的合作。

(2)在执行操作的原则上,尽可能尊重患者习惯。

(3)注意遮挡患者,保护患者隐私。

(4)冲洗时从上至下。

(5)操作完毕应及时记录所观察到的情况。

(陈小英)

第三节 血压的测量

一、正常血压及生理性变化

(一)正常血压

血压是指血液在血管内流动时对血管壁的侧压力。一般指动脉血压,如无特别注明均指肱动脉的血压。

当心脏收缩时,主动脉压急剧升高,至收缩中期达最高值,此时的动脉血压称收缩压。当心室舒张时,主动脉压下降,至心舒末期达动脉血压的最低值,此时的动脉血压称舒张压。血压的计量单位,过去多用毫米汞柱(mmHg),后改用国际统一单位千帕(kPa)。目前仍用毫米汞柱(mmHg)。以下为两者换算公式。

$$1\ kPa = 7.5\ mmHg$$
$$1\ mmHg = 0.133\ kPa$$

在安静状态下,正常成人的血压范围为(12.00~18.50)/(8.00~11.87) kPa[(90~139)/(60~89) mmHg],脉压为 4.0~5.3 kPa(30~40 mmHg)。

(二)生理性变化

在各种生理情况下,动脉血压可发生各种变化,影响血压的生理因素有以下几点。

1.年龄

随着年龄的增长血压逐渐升高,以收缩压升高较明显。以下为儿童血压的计算公式。

$$收缩压(mmHg) = 80 + 年龄 \times 2$$
$$舒张压 = 收缩压 \times 2/3$$

2.性别

青春期前的男女血压差别不明显。成年男子的血压比女性高 0.7 kPa(5 mmHg);绝经期后的女性血压又逐渐升高,与男性差不多。

3.昼夜和睡眠

血压在上午 8~10 时达全天最高峰,之后逐渐降低;午饭后又逐渐升高,下午 16~18 时出现全天次高值,然后又逐渐降低;至入睡后 2 小时,血压降至全天最低值;早晨醒来又迅速升高。睡眠欠佳时,血压稍升高。

4.环境

寒冷时血管收缩,血压升高;气温高时血管扩张,血压下降。

5.部位

一般右上肢血压常高于左上肢,下肢血压高于上肢。

6.情绪

紧张、恐惧、兴奋及疼痛均可引起血压升高。

7.体重

正常人发生高血压的危险性与体重增加成正比。

8.其他

吸烟、劳累、饮酒、药物等都对血压有一定的影响。

二、异常血压的观察

(一)高血压

目前基本上采用世界卫生组织(WHO)和国际高血压联盟(ISH)高血压治疗指南的高血压定义:在未服抗高血压药的情况下,成人收缩压≥18.7 kPa(140 mmHg)和(或)舒张压≥12.0 kPa(90 mmHg)。95%的患者为病因不明的原发性高血压,多见于动脉硬化、肾炎、颅内压增高等,最易受损的部位是心、脑、肾、视网膜。

(二)低血压

一般认为血压低于正常范围且有明显的血容量不足表现如脉搏细速、心悸、头晕等,即可诊断为低血压。常见于休克、大出血等。

(三)脉压异常

脉压增大多见于主动脉瓣关闭不全、主动脉硬化等;脉压减小多见于心包积液、缩窄性心包炎等。

三、血压的测量

(一)血压计的种类和构造

1.水银血压计

分立式和台式两种,其基本结构都包括输气球、调节空气的阀门、袖带、能充水银的玻璃管、水银槽几部分。袖带的长度和宽度应符合标准:宽度比被测肢体的直径宽20%,长度应能包绕整个肢体。能充水银的玻璃管上标有刻度,范围为 0～40.0 kPa(0～300 mmHg),每小格表示0.3 kPa(2 mmHg);玻璃管上端和大气相通,下端和水银槽相通。当输气球送入空气后,水银由玻璃管底部上升,水银柱顶端的中央凸起可指出压力的刻度。水银血压计测得的数值相当准确。

2.弹簧式式血压计

由一袖带与有刻度 2.7～4.0 kPa(20～30 mmHg)的圆盘表相连而成,表上的指针指示压力。此种血压计携带方便,但欠准确。

3.电子血压计

袖带内有一换能器,可将信号经数字处理,在显示屏上直接显示收缩压、舒张压和脉搏的数值。此种血压计操作方便,清晰直观,不需听诊器,使用方便、简单,但欠准确。

(二)测血压的方法

1.目的

通过测量血压,了解循环系统的功能状况,为诊断、治疗提供依据。

2.准备

听诊器、血压计、记录纸、笔。

3.操作步骤

(1)测量前,让患者休息片刻,以消除活动或紧张因素对血压的影响。检查血压计,如袖带的宽窄是否适合患者,玻璃管有无裂缝,橡胶管和输气球是否漏气等。

(2)向患者解释,以取得合作。患者取坐位或仰卧,被测肢体的肘臂伸直、掌心向上,肱动脉与心脏在同一水平。坐位时,肱动脉平第 4 软骨;卧位时,肱动脉平腋中线。如手臂低于心脏水平,血压会偏高;手臂高于心脏水平,血压会偏低。

(3)放平血压计于上臂旁,打开水银槽开关,将袖带平整地缠于上臂中部,袖带的松紧以能放入一指为宜,袖带下缘距肘窝 2～3 cm。如测下肢血压,袖带下缘距腘窝 3～5 cm,将听诊器胸件置于腘动脉搏动处,记录时注明下肢血压。

(4)戴上听诊器,关闭输气球气门,触及肱动脉搏动。将听诊器胸件放在肱动脉搏动最明显的地方,但勿塞入袖带内,以一手稍加固定。

(5)挤压输气球,打气至肱动脉搏动音消失,水银柱又升高 2.7～4.0 kPa(20～30 mmHg)后,以每秒 0.5 kPa(4 mmHg)左右的速度放气,使水银柱缓慢下降,视线与水银柱所指刻度平行。

（6）在听诊器中听到第一声动脉音时，水银柱所指刻度即为收缩压；当搏动音突然变弱或消失时，水银柱所指的刻度即为舒张压。当变音与消失音之间有差异时，或危重者应记录两个读数。

（7）测量后，驱尽袖带内的空气，解开袖带。安置患者于舒适卧位。

（8）血压计右倾 45°，关闭气门，气球放在固定的位置，以免压碎玻璃管，关闭血压计盒盖。

（9）用分数式，即收缩压/舒张压记录测得的血压值，如 14.7/9.3 kPa(110/70 mmHg)。

4.注意事项

（1）测血压前，要求安静休息 20～30 分钟，如运动、情绪激动、吸烟、进食等可导致血压偏高。

（2）血压计要定期检查和校正，以保证其准确性，切勿倒置或震动。

（3）打气不可过猛、过高，如水银柱里出现气泡，应调节或检修，不可带着气泡测量。

（4）如所测血压异常或血压搏动音听不清时，需重复测量。先将袖带内气体排尽，使水银柱降至"0"，稍等片刻再行第二次测量。

（5）对偏瘫、一侧肢体外伤或手术后患者，应在健侧手臂上测量。

（6）排除影响血压值的外界因素，如袖带太窄、袖带过松、放气速度太慢测得的血压值偏高，反之则测得的血压值偏低。

（7）长期测血压应做到四定：定部位、定体位、定血压计、定时间。

（邱海英）

第四节　脉搏的测量

一、正常脉搏及生理性变化

（一）正常脉搏

随着心脏节律性收缩和舒张，动脉内的压力也发生周期性的波动，这种周期性的压力变化可引起动脉血管发生扩张与回缩的搏动，这种搏动在浅表的动脉可触摸到，临床简称为脉搏。正常人的脉搏节律均匀、规则，间隔时间相等，每搏强弱相同且有一定的弹性，每分钟搏动的次数为 60～100 次（即脉率）。脉搏通常与心率一致，是心率的指标。

（二）生理性变化

脉率受许多生理性因素影响而发生一定范围的波动。

1.年龄

一般新生儿、幼儿的脉率较成人快。

2.性别

同龄女性比男性快。

3.情绪

兴奋、恐惧、发怒时脉率增快，忧郁时则慢。

4.活动

一般人运动、进食后脉率会加快;休息、禁食则相反。

5.药物

兴奋剂可使脉搏增快,镇静剂、洋地黄类药物可使脉搏减慢。

二、异常脉搏的观察

(一)脉率异常

1.速脉

成人脉率在安静状态下>100 次/分,称为心动过速。见于高热、甲状腺功能亢进(由于代谢率增加而使脉率增快)、贫血或失血等患者。正常人可有窦性心动过速,为一过性的生理现象。

2.缓脉

成人脉率在安静状态下低于 60 次/分,称心动过缓。颅内压升高、病态窦房结综合征、二度以上房室传导阻滞,或服用某些药物如地高辛、普尼拉明、利舍平、普萘洛尔等可出现缓脉。正常人可有生理性窦性心动过缓,多见于运动员。

(二)脉律异常

脉搏的搏动不规则,间隔时间时长时短,称为脉律异常。

1.间歇脉

在一系列正常均匀的脉搏中出现一次提前而较弱的脉搏,其后有一较正常延长的间歇(即代偿性间歇),称期前收缩。见于各种心脏病或洋地黄中毒的患者,正常人在过度疲劳、精神兴奋、体位改变时也偶尔出现间歇脉。

2.脉搏短绌

脉搏短绌是指同一单位时间内脉率少于心率。由于心肌收缩力强弱不等,有些心排血量少的搏动可发出心音,但不能引起周围血管搏动,导致脉率慢于心率。特点是脉律完全不规则,心率快慢不一、心音强弱不等。多见于心房颤动者。

(三)强弱异常

1.洪脉

当心排血量增加,血管充盈度和脉压较大时,脉搏强大有力,称洪脉。见于高热、甲状腺功能亢进、主动脉关闭不全等患者,运动后、情绪激动时也常触到洪脉。

2.细脉

当心排血量减少,动脉充盈度降低时,脉搏细弱无力,扪之如细丝,称细脉或丝脉。见于大出血、主动脉瓣狭窄和休克、全身衰竭的患者,是一种危险的脉象。

3.交替脉

交替脉指节律正常而强弱交替出现的脉搏,称为交替脉。交替脉是左心室衰竭的重要体征。常见于高血压性心脏病、急性心肌梗死、主动脉关闭不全等患者。

4.水冲脉

脉搏骤起骤落,有如洪水冲涌,故名水冲脉。主要见于主动脉关闭不全、动脉导管未闭、甲状腺功能亢进、严重贫血患者。检查方法是将患者前臂抬高过头,检查者用手紧握患者手腕掌面,可明显感知。

5.奇脉

在吸气时脉搏明显减弱或消失为奇脉。其产生主要与吸气时左心室的排血量减少有关。常见于心包腔积液、缩窄性心包炎等患者,是心脏压塞的重要体征之一。

(四)动脉壁异常

由于动脉壁弹性减弱,动脉变得迂曲不光滑,有条索感,如按在琴弦上,多见于动脉硬化的患者。

三、测量脉搏的技术

(一)部位

临床上常在浅在、靠近骨骼的动脉测量脉搏,最常用、最方便的是桡动脉,患者也乐于接受。其次为颞动脉、颈动脉、肱动脉、腘动脉、足背动脉、胫后动脉和股动脉等。如怀疑患者心搏骤停或休克时,应选择大动脉为诊脉点,如颈动脉、股动脉。

(二)测脉搏的方法

1.目的

通过测量脉搏,可间接了解心脏的情况,观察相关疾病发生、发展规律,为诊断、治疗提供依据。

2.准备

治疗盘内备带秒钟的表、笔、记录本及听诊器。

3.操作步骤

(1)洗手,戴口罩,备齐用物,携至床旁。

(2)核对患者,解释目的。

(3)协助患者取坐位或半坐卧位,手臂放在舒适位置,腕部伸展。

(4)以示指、中指、无名指的指端按在桡动脉表面,压力大小以能清楚地触及脉搏为宜,注意脉律、强弱、动脉壁的弹性。

(5)一般情况下测30秒,所测得的数值乘以2,心脏病患者、脉率异常者、危重患者则应以1分钟记录。

(6)协助患者取舒适体位。

(7)将脉搏绘制在体温单上。

4.注意事项

(1)诊脉前患者应保持安静,剧烈运动后应休息20分钟后再测。

(2)偏瘫患者应选择健侧肢体测量。

(3)脉搏细、弱难以测量时,用听诊器测心率。

(4)脉搏短绌的患者,应由两人同时测量,一人听心率,另一人测脉率,由听心率者发出"开始"和"停止"的口令,计数1分钟,以分数式记录:心率/脉率。若心率120次,脉率90次,即应写成120/90次/分。

(王 培)

第五节　肌内注射

肌内注射法是将一定量药液注入肌肉组织内的方法。自肌内注射的药物可通过毛细血管壁到达血液内,吸收较完全而生效迅速。

一、目的

(1)不宜或不能做静脉注射,要求比皮下注射更迅速发生疗效时采用。

(2)用于注射刺激性较强或药量较大的药物。

二、准备

(一)操作者准备

穿戴整齐,修剪指甲,洗手,戴口罩。

(二)用物准备

皮肤消毒液、无菌棉签、2 mL 或 5 mL 注射器、按医嘱准备的药物、弯盘、医嘱本、手消毒液等。

(三)患者准备

了解注射的目的、方法及注意事项,能主动配合。

(四)环境准备

清洁、安静、光线适宜或有足够的照明。

三、操作程序

(1)查对,并向患者解释操作的目的和过程。

(2)协助患者取合适的体位,确定注射部位。如选用臀大肌内注射,用"十字法"或"连线法"定位。①"十字法":从臀裂顶点向左或向右划一水平线,再从髂嵴最高点作一垂直线,将一侧臀部分为四个象限,外上象限避开内角为注射部位;②"连线法":髂前上棘与尾骨连线的外上1/3处为注射部位。

(3)取出无菌棉签,蘸取消毒液。

(4)常规分别消毒安瓿和注射部位皮肤。

(5)用无菌纱布包住安瓿的瓶颈及以上部分,折断安瓿。

(6)检查注射器包装,取出注射器,吸取药液,排尽空气,二次查对。

(7)左手的拇指和示指绷紧皮肤,右手持注射器并固定针栓,针头与皮肤垂直,用手臂带动腕部的力量,快速刺入肌肉(切勿将针头全部刺入),左手放松绷紧的皮肤,抽动活塞观察无回血后,固定针栓并缓慢推注药物。

(8)注射完毕,用无菌棉签轻压进针处,快速拔出针头,按压片刻。

(9)再次核对,观察患者有无不良反应。

(10)整理床单位,协助患者躺卧舒适。

(11)清理用物,洗手,记录。

四、注意事项

(1)严格执行查对制度和无菌操作原则。

(2)两种药物同时注射时,应注意配伍禁忌。

(3)对2岁以下婴幼儿不宜选用臀大肌内注射,因其臀大肌尚未发育好,注射时有损伤坐骨神经的危险,最好选择臀中肌和臀小肌内注射。

(4)对需长期注射者,应交替更换注射部位,并选用细长针头,以避免或减少硬结的发生。

(5)注意职业防护,用后的针头及时放入锐器盒。

(王　培)

第六节　皮下注射

皮下注射法是将少量药液或生物制剂注入皮下组织的方法。常用的部位有上臂三角肌下缘、前臂外侧、腹部、后背和大腿外侧方。

一、目的

(1)注入小剂量药物,用于不宜口服给药而需在一定时间内发生药效时。

(2)局部麻醉用药。

(3)预防接种。

二、准备

(一)操作者准备

穿戴整齐,修剪指甲,洗手,戴口罩。

(二)用物准备

皮肤消毒液、无菌棉签、2 mL注射器、按医嘱准备药液、医嘱本、弯盘、手消毒液等。

(三)患者准备

了解注射的目的、方法及注意事项,能主动配合。

(四)环境准备

清洁、安静、光线适宜或有足够的照明。

三、操作程序

(1)查对无误后,解释操作的目的和过程,选择注射部位。

(2)将安瓿尖端的药液弹至体部。

(3)按无菌操作法取出棉签,蘸取消毒液,常规消毒安瓿。

(4)常规消毒注射部位皮肤,待干。

(5)用无菌纱布包住安瓿瓶颈及以上部分,折断安瓿。

（6）检查注射器，取出并接好针头。

（7）抽吸药液，排尽空气，二次查对。

（8）左手绷紧注射部位皮肤，右手持注射器，示指固定针栓，使针头与皮肤呈 30°～40°角，迅速将针梗 1/2～2/3 刺入皮下。

（9）固定针栓，左手抽吸活塞，如无回血即可缓慢推药。

（10）注射完毕，用棉签轻压在针刺处，迅速拔针，再次查对。

（11）处理用物，洗手、记录。

四、注意事项

（1）严格执行查对制度和无菌操作原则。

（2）对皮肤有刺激的药物一般不做皮下注射。

（3）对过度消瘦者，可捏起局部组织，适当减少穿刺角度。

（4）进针角度不宜超过 45°，以免刺入肌层。

（5）注意职业防护，用后的针头及时放入锐器盒。

（毕文桐）

第七节 皮 内 注 射

皮内注射法是将少量药液注入表皮和真皮之间的方法。

一、目的

（1）药物的皮肤敏感试验。

（2）预防接种。

（3）局部麻醉的起始步骤。

二、准备

（一）操作者准备
穿戴整齐，修剪指甲，洗手，戴口罩。

（二）用物准备
消毒溶液、无菌棉签、1 mL 注射器、弯盘、注射用药液（过敏试验时需备急救药物和注射器）、医嘱本等。

（三）患者准备
了解注射的目的、方法及注意事项。

（四）环境准备
清洁、安静、光线适宜或有足够的照明。

三、操作程序

（1）严格执行查对制度和无菌操作原则，按医嘱抽吸药液。

（2）备齐用物，携至患者床旁，仔细查对患者的姓名、床号、药名、浓度、剂量、方法、时间并解释。如做药物过敏试验，应先询问患者有无过敏史。

（3）选择注射部位，药物过敏试验一般为前臂掌侧下段。

（4）用75％乙醇常规消毒皮肤，待干。

（5）二次查对，排尽注射器内空气。

（6）针尖斜面向上与皮肤呈5°角刺入皮内，推注药液0.1 mL，局部隆起呈皮丘，皮丘变白并显露毛孔，随即拔出针头。再次查对。

（7）若为药物过敏试验，应告知患者勿离开病室（或注射室），若有不适应立即告知医师。在20分钟后观察试验结果。

（8）帮助患者取舒适体位，清理用物。

（9）洗手，记录。

四、注意事项

（1）严格执行查对制度和无菌操作原则。

（2）药物过敏试验前，应询问患者的用药史、过敏史及家族史，如患者对需要注射的药物有过敏史，应及时与医师联系，更换其他药物。

（3）药物过敏试验消毒皮肤时忌用碘伏，以免影响对局部反应的观察。

（4）在药物过敏试验前，皮试液应现配现用，剂量准确，同时应备好急救药品，以防发生意外。

（5）进针角度为针尖斜面全部进入皮内为宜，进针角度过大易将药液注入皮下，影响结果的观察和判断。

（6）药物过敏试验结果为阳性，应告知医师、患者和家属，并记录在病历上。

（毕文桐）

第八节　静　脉　输　液

一、准备

（一）仪表

着装整洁，佩戴胸牌，洗手，戴口罩。

（二）用物

注射盘内放干棉球缸、一次性输液器、网套、止血带、橡皮小枕及一次性垫巾、弯盘、0.75％碘伏、棉签、胶布、启盖器、药液瓶外贴输液标签（上写患者姓名、床号、输液药品、剂量、用法、日期、时间、输液架）。

二、操作步骤

（1）根据医嘱备齐用物，携至床旁查对床号、姓名、剂量、用法、时间、药液瓶等，并摇动药瓶对光检查。

（2）做好解释工作,询问大小便情况,备胶布。

（3）开启铝盖中心部分(如备物时加完药可省去)套网套,消毒瓶塞中心及瓶颈,挂于输液架上,检查输液器并打开,插入瓶塞至针头根部。

（4）排气,排液 3～5 mL 至弯盘内。

（5）选择血管、置小枕及垫巾,扎止血带、消毒皮肤,待干。

（6）再次查对床号、姓名、剂量、用法、时间、药液瓶。

（7）再次检查空气是否排尽,夹紧,穿刺时左手绷紧皮肤并用拇指固定静脉,见回血,松止血带及螺旋夹。

（8）胶布固定,干棉球遮盖针眼,调节滴速,开始 15 分钟应慢,无异常可调节至正常速度。

（9）交代注意事项,整理床及用物。

（10）爱护体贴患者,协助卧舒适体位。

（11）洗手、消毒用物。

三、临床应用

(一)静脉输液注意事项

（1）严格执行无菌操作和查对制度。

（2）根据病情需要,有计划地安排轮流顺序,如需加入药物,应合理安排,以尽快达到输液目的,注意配伍禁忌。

（3）需长期输液者,要注意保护和合理使用静脉,一般从远端小静脉开始。

（4）输液前应排尽输液管及针头内空气,药液滴尽前要按需及时更换溶液瓶或拔针,严防造成空气栓塞。

（5）输液过程中应加强巡视,耐心听取患者的主诉,严密观察注射部位皮肤有无肿胀,针头有无脱出,阻塞或移位,针头和输液器衔接是否紧密,输液管有无扭曲受压,输液滴速是否适宜及输液瓶内溶液量等,及时记录在输液卡或护理记录单上。

（6）需 24 小时连续输液者,应每天更换输液器。

（7）颈外静脉穿刺置管,如硅胶管内有回血,须及时用稀释肝素溶液冲注,以免硅胶管被血块堵塞;如遇输液不畅,须注意是否存在硅胶管弯曲或滑出血管外等情况。

(二)常见输液反应及防治

1.发热反应

（1）减慢滴注速度或停止输液,及时与医师联系。

（2）对症处理,寒战时适当增加盖被或用热水袋保暖,高热时给予物理降温。

（3）按医嘱给抗过敏药物或激素治疗。

（4）保留余液和输液器,必要时送检验室做细菌培养。

（5）严格检查药液质量、输液用具的包装及灭菌有效期等,防止致热物质进入体内。

2.循环负荷过重(肺水肿)

（1）立即停止输液,及时与医师联系,积极配合抢救,安慰患者,使患者有安全感和信任感。

（2）为患者安置端坐位,使其两腿下垂,以减少静脉回流,减轻心脏负担。

（3）加压给氧,可使肺泡内压力升高,减少肺泡内毛细血管渗出液的产生,同时给予 20％～30％乙醇湿化吸氧。因乙醇能降低肺泡内泡沫的表面张力,使泡沫破裂消散,从而改善肺部气体交换,迅速缓解缺氧症状。

(4)按医嘱给用镇静剂、扩血管药物和强心剂如洋地黄等。

(5)必要时进行四肢轮流结扎,即用止血带或血压计袖带做适当加压,以阻断静脉血流,但动脉血流仍通畅。每隔5～10分钟轮流放松一侧肢体的止血带,可有效地减少静脉回心血量,待症状缓解后,逐步解除止血带。

(6)严格控制输液滴速和输液量,对心、肺疾病患者及老年人、儿童尤应慎重。

3.静脉炎

(1)严格执行无菌操作,对血管壁有刺激性的药物应充分稀释后应用,并防止药物溢出血管外。同时,要有计划地更换注射部位,以保护静脉。

(2)患肢抬高并制动,局部用95％乙醇或50％硫酸镁行热湿敷。

(3)理疗。

(4)如合并感染,根据医嘱给予抗生素治疗。

4.空气栓塞

(1)立即停止输液,及时通知医师,积极配合抢救,安慰患者,以减轻恐惧感。

(2)立即为患者置左侧卧位(可使肺的位置低于右心室,气泡侧向上漂移到右心室,避开肺动脉口)和头低足高位(在吸气时可增加胸腔内压力,以减少空气进入静脉。由于心脏搏动将空气混成泡沫,分次小量进入肺动脉内)。

(3)氧气吸入。

(4)输液前排尽输液管内空气,输液过程中密切观察,加压输液或输血时应专人守护,以防止空气栓塞发生。

(毕文桐)

第九节　心　电　监　护

心电监护是通过显示屏连续动态观察心电图、血压、血氧饱和度的一种无创监测方法。

一、目的

(1)持续心率、血压、血氧饱和度动态监测,及时发现病情变化,指导临床治疗、护理及抢救工作。

(2)正确及时识别心律失常。

(3)观察心脏起搏器功能。

二、准备

(一)操作者准备
穿戴整齐,洗手。

(二)用物准备
心电监护仪、电极片、75％乙醇、棉签、医嘱本、笔、纸、垃圾桶。

(三)患者准备

采取舒适的体位,皮肤清洁,必要时剃去局部的毛发。

(四)环境准备

清洁、安静、光线适宜。

三、操作程序

(1)备齐用物,携至患者床旁,仔细查对患者的姓名、住院号,解释安置心电监护的目的,消除患者顾虑,取得合作。

(2)协助患者取舒适的体位,以平卧位或半卧位为宜。

(3)将监护仪放置床旁连接电源,打开电源开关检查备用。

(4)暴露患者胸部,正确定位。右上(RA):胸骨右缘锁骨中线第一肋间;左上(LA):胸骨左缘锁骨中线第一肋间;右下(RL):右锁骨中线剑突水平处;左下(LL):左锁骨中线剑突水平处;胸导(V):胸骨左缘第四肋间。放置电极片处皮肤用75%乙醇涂擦,保证电极片与皮肤接触良好。

(5)二次查对,将电极片连接至监护仪导联线上,按照监护仪标识贴于患者胸部正确位置。

(6)正确安置血压袖带。

(7)正确安置血氧饱和度指套(避免与血压袖带同一肢体)。

(8)选择波形显示较清晰的导联,根据患者病情,设定各项参数报警界限,打开报警系统。

(9)帮助患者取舒适体位,整理床单位,冬天注意保暖。

(10)解释注意事项,处理用物。

(11)洗手,再次查对后签字,并记录心电监护的各项数据。

四、注意事项

(1)严格执行查对制度,做好解释工作,消除患者紧张、恐惧的心理。

(2)嘱患者卧床休息,不要下床活动,更换体位时,妥善保护各连接导线。

(3)放置电极片时,应避开伤口、瘢痕、中心静脉导管、起搏器及电除颤时电极板的放置部位。告知患者不能自行移动或取下电极片,若电极片周围皮肤有瘙痒不适,应及时告知护士;注意定期更换电极片的粘贴位置。

(4)密切观察心电图波形,及时处理干扰和电极片脱落;观察心率、心律变化,如需详细了解心电图变化,需做常规导联心电图。

(5)成人、儿童、新生儿的血压袖带是有差异的,应给患者使用尺寸适当的袖带,袖带宽度为成人上臂周长的40%,婴儿的50%;袖带长度要保证充气部分绕肢体50%~80%,一般长度为宽度的2倍。

(6)血压袖带不宜安置在静脉输液或留置导管的肢体。袖带应安置在患者肘关节上1~2 cm处,松紧程度应以能够插入1指为宜,保证记号 Φ 正好位于肱动脉搏动之上;测量肢体的肱动脉应与心脏(右心房)保持水平并外展45°。

(7)血压测量时患者应避免移动,偏瘫患者应选择健侧上臂测量。

(8)注意更换血氧饱和度传感器的位置,以避免皮肤受损或血液循环受影响。休克、体温过低、低血压或使用血管收缩药物、贫血、偏瘫、指甲过长、周围环境光照太强、电磁干扰及涂抹指甲油等对血氧饱和度监测有影响。

(9)停止心电监护时,先关机,断开电源,再撤除导联线及电极片、血压袖带、氧饱和度指套等;观察贴电极片处皮肤有无皮疹、水疱等现象。

(战　俊)

第十节　雾化吸入

一、操作目的

(1)用于止咳平喘,帮助患者解除支气管痉挛。

(2)改善肺通气功能。

(3)湿化气道。

(4)预防和控制呼吸道感染。

二、操作流程

(一)评估
(1)患者的心理状态,合作程度。

(2)对氧气雾化吸入法的认识。

(3)环境整齐、安静,用氧安全的认识。

(二)准备
(1)按需备齐用物,根据医嘱备药。

(2)环境:四防(火、油、热、震)。

(3)查对、解释。

(三)雾化实施
(1)取坐位、半坐卧位。

(2)将氧气雾化吸入器与氧气连接,调节氧气流量($8\sim10$ L/min),检查出雾情况。

(3)协助患者将喷气管含入口中并嘱其紧闭双唇作深慢呼吸。

(四)处理
(1)吸毕,取下雾化器,关闭氧气开关,擦净面部,询问感觉,采取舒适卧位。

(2)观察记录:雾化吸入的情况。

(3)用物:妥善清理,归原位。

三、操作关键环节提示

(1)每次雾化吸入时间不应超过20分钟,如用液体过多应计入液体总入量内。若盲目用量过大有引起肺水肿或水中毒的可能。

(2)有增加呼吸道阻力的可能。当雾化吸入完几小时后,呼吸困难反而加重,除警惕肺水肿外,还可能是由于气道分泌物液化膨胀阻塞加重的原因。

（3）预防呼吸道再感染。由于雾滴可带细菌入肺泡,故有可能继发革兰阴性杆菌感染,不但要加强口、鼻、咽的卫生护理,还要注意雾化器、室内空气和各种医疗器械的消毒。

（4）长期雾化吸入治疗的患者,所用雾化量必须适中。如果湿化过度,可致痰液增多,对危重患者神志不清或咳嗽反射减弱时,常可因痰不能及时咳出而使病情恶化甚至死亡。如果湿化不够,则很难达到治疗目的。

（5）注意防止药物吸收后引起的不良反应。

（6）过多长期使用生理盐水雾化吸入,会因过多的钠吸收而诱发或加重心力衰竭。

（7）雾化器应垂直拿,用面罩罩住口鼻或用口含嘴,在吸入的同时应作深吸气,使药液充分到达支气管和肺内。

（8）氧流量调至 4～5 L/min,请不要擅自调节氧流量,禁止在有氧环境附近吸烟或燃明火。

（9）雾化前半小时尽量不进食,避免雾化吸入过程中气雾刺激,引起呕吐。

（10）每次雾化完后要及时洗脸或用湿毛巾抹干净口鼻部留下的雾珠,防止残留雾滴刺激口鼻皮肤,以免引起皮肤过敏或受损。

（11）每次雾化完后要协助患者饮水或漱口,防止口腔黏膜二重感染。

（战　俊）

第十一节　机械吸痰法

一、目的

清除呼吸道分泌物,保持呼吸道通畅,预防并发症发生。适用于排痰无力、痰液黏稠、意识不清、危重、老年体弱者。可通过患者口腔、鼻腔、气管插管或气管切开处进行负压吸引。

二、准备

（一）用物准备

治疗盘外:电动吸引器或中心吸引器包括马达、偏心轮、气体过滤器、压力表、安全瓶、贮液瓶、开口器、舌钳、压舌板、电源插座等。

治疗盘内:带盖缸 2 只（1 只盛消毒一次性吸痰管若干根、1 只盛有消毒液的盐水瓶）、消毒玻璃接管、治疗碗 2 个（1 只内盛无菌生理盐水、1 只内盛消毒液用于消毒玻璃接管）、弯盘、消毒纱布、无菌弯血管钳 1 把、消毒镊子 1 把、棉签 1 包、液状石蜡、冰硼散等,急救箱 1 个备用。

（二）患者、护理人员及环境准备

患者取舒适体位,稳定情绪,了解吸痰目的、方法、注意事项及配合要点。护理人员应衣帽整齐,修剪指甲,洗手,戴口罩。环境安静、整洁、光线、温度、湿度适宜。

三、操作步骤

（1）携用物至病床旁,接通电源,打开开关,调节负压,检查吸引器性能。

（2）检查患者口腔（昏迷患者可借助压舌板及开口器）、鼻腔,有无义齿,如有应先取下活动义齿,患者头部转向一侧,面向操作者。

（3）连接吸痰管,先吸少量生理盐水。用于检查吸痰管是否通畅,并润滑吸痰管前端。

（4）一手反折吸痰管末端,另一手持无菌弯血管钳或无菌镊子夹取吸痰管前端,插入口咽部 10～15 cm（过深可触及支气管处,易堵塞呼吸道）后,放松吸痰管末端,先吸口咽部分泌物,再吸气管内分泌物。吸痰时采取上下左右旋转向上提吸痰管的方法,有利于呼吸道分泌物吸出,避免损伤呼吸道黏膜。每次吸引时间少于 15 秒,防止缺氧。

（5）吸痰管拔出后,用生理盐水抽吸。防止分泌物堵塞吸痰管。

（6）观察患者呼吸道是否畅通及面部、呼吸、心率、血压等情况及吸出液的色、质、量。

（7）协助患者擦净面部分泌物,整理床单位,取舒适体位。

（8）处理用物,吸痰管玻璃接头清洁后,放入盛有消毒液的治疗碗中浸泡,或清洁后,置低温消毒箱内消毒备用。

（9）洗手,观察并记录治疗效果与反应。

四、注意事项

（1）严格无菌操作,吸痰管应即吸即弃。

（2）吸痰动作应轻柔,以防呼吸道黏膜损伤。

（3）痰液黏稠者可配合叩击、雾化吸入,提高治疗效果。

（4）储液瓶内的液体不得超过 2/3。

（5）每次吸痰时间不超过 15 秒,以免缺氧。

（6）两次吸痰间隔不少于 30 分钟。

（7）气管隆嵴处不宜反复刺激,避免引起咳嗽反射。

（焦琳琳）

第十二节　气管插管与气管切开护理

一、气管插管患者的口腔护理

（一）目的

（1）保持口腔清洁,防止感染。

（2）观察口腔黏膜、舌苔、牙龈等情况。

（3）保持呼吸道通畅。

（二）准备

1.操作者准备

着装整洁,按七步洗手法洗手,戴口罩帽子。

2.用物准备

（1）一次性口腔护理包,内放治疗碗 2 只（分别放置生理盐水棉球 16 个及生理盐水漱口液）、镊子 2 把、压舌板 1 个、液状石蜡棉球包 1 个、小纱布 1 块。

(2)弯盘 1 个、治疗巾 1 条、生理盐水 1 瓶、20～50 mL 空针 1 付、吸痰管数根、70～80 cm 系带 1 根、绢丝胶布 2 条、牙垫 1 个、手电筒 1 只、手套、医嘱执行单。

3.患者准备

取得清醒患者的配合。

4.环境准备

整洁、安全,光线适宜便于操作。

(三)操作程序

(1)备齐用物携至患者床旁,核对患者及医嘱信息,向神志清楚患者解释操作目的及注意事项,取得患者的信任与配合。

(2)评估患者气管插管的深度、卡弗气囊的压力及固定稳妥情况等,必要时予以吸痰。

(3)根据病情协助患者取合适体位(半卧位,头偏向一侧或侧卧位)。手消毒。

(4)由两名操作者共同操作:一名操作者站在患者右侧,将治疗巾铺于患者颈下胸前,将弯盘置于患者右侧颌下;另一名操作者站在患者左侧,左手固定好气管插管,观察插管刻度,右手协助另一名操作者取下患者原有的绢丝胶布、系带、牙垫。

(5)右侧操作者打开口腔护理盘,用生理盐水棉球湿润患者口唇、口角,用手电筒照射、观察口腔情况(必要时需用开口器和压舌板协助)。口腔分泌物多者先吸净口腔分泌物,并用 5 mL 空针向卡弗气囊内注入空气 1～2 mL。

(6)右侧操作者用 20 mL 或 50 mL 空针从盛有生理盐水的治疗碗中抽取生理盐水递给左侧操作者,左侧操作者向患者口腔注入生理盐水,同时右侧操作者立即吸净患者口腔内生理盐水。

(7)右侧操作者拧干棉球,用压舌板撑开左侧颊部,从内向门齿纵向擦洗左外侧面,更换棉球用同样方法擦洗右外侧面。

(8)纵向擦洗左上内侧面、左上咬合面、左下内侧面、左下咬合面以及颊部。

(9)用同样方法擦洗右侧。

(10)擦洗硬腭部、舌面及舌下,用小纱布拭去口角的水渍。

(11)在原有牙垫的对侧安置新牙垫,再次观察口腔,若有溃疡,遵医嘱涂药。

(12)检查气管插管插入的深度,确保与操作前一致,用系带缠绕固定牙垫及气管插管,并绕过后颈在下颌角上方系一活结,再用绢丝胶布呈蝶形固定好牙垫及气管插管,卡弗气囊放气 1～2 mL。

(13)口唇干裂者,可涂液状石蜡保护。

(14)撤去治疗巾,帮助患者取舒适卧位,整理床单元。

(15)清点棉球数量,收拾用物。

(16)手消毒后,再次核对患者及医嘱信息并记录、签字。

(17)规范处置用物。

(四)注意事项

(1)操作前要充分评估患者,对躁动、不配合患者遵医嘱予镇静后再操作。

(2)操作前后保持气管插管刻度一致,勿擅自调整气管插管深度。

(3)操作时动作轻柔,勿损伤口腔黏膜及牙龈。

(4)棉球湿度适宜,避免液体误入气道导致不适。

(5)神志清楚患者,应主动关心,取得患者合作,密切观察患者生命体征变化。

(6)导管固定要稳妥,松紧以一指为宜,并保持气管插管的导管中立位。

(7)操作前后清点棉球数量,避免棉球遗留患者口腔。

(8)操作前后卡弗气囊充气与放气的量要一致,并注意监测卡弗气囊压力。

二、气管切开护理

(一)目的

(1)保持切口清洁、干燥,防止感染。

(2)清除痰液,保持呼吸道通畅。

(二)准备

1.操作者准备

着装整洁,按七步洗手法洗手,戴口罩帽子。

2.用物准备

换药碗(内盛生理盐水及75％乙醇棉签或棉球)、开口纱、氧气管、无菌手套及薄膜手套各一双、听诊器、弯盘、纱布,必要时备氧气管和氧饱和度仪。金属人工气道者应另备相同规格型号的无菌内导管1个。一次性人工气道者可备人工鼻、封闭式吸痰管、生理盐水 500 mL、输液器、吸痰冲洗液标识卡。

3.患者准备

取得清醒患者的配合。意识障碍者取平卧,肩颈部垫软枕以畅通呼吸道便于操作。

4.环境准备

整洁、安全,光线适宜便于操作。

(三)操作程序

(1)备齐用物携至患者床旁,核对患者及医嘱信息,向神志清楚患者解释操作目的及注意事项,取得患者的配合。

(2)评估患者人工气道是否通畅以及固定稳妥情况,必要时予以吸痰。

(3)根据病情尽可能放低床头,垫软枕于肩颈部,充分暴露气管切开伤口部位。手消毒。

(4)用生理盐水棉签/棉球清洁导管开口及托盘处。清洁顺序为上面、对侧、近侧、下面。

(5)戴手套,先取出内导管,再取下开口纱并丢弃;一次性导管直接取下开口纱并丢弃。观察切口状况。手消毒。

(6)用生理盐水棉签/棉球再次清洁导管开口及托盘,清洁顺序为上面、对侧、近侧、下面。

(7)用生理盐水棉签/棉球半弧形依次清洁气切伤口,清洁顺序为上面、对侧、近侧、下面。

(8)用75％乙醇棉签/棉球消毒伤口周围皮肤、系带和系带下皮肤1～2次,消毒顺序为上面、对侧、近侧、下面。

(9)戴无菌手套,放置开口纱。

(10)取手套,胶布固定开口纱,注明更换日期及时间。

(11)再次评估患者有无痰液,必要时给予吸痰。安置金属导管者应放置灭菌内导管;安置一次性导管者,必要时更换封闭式吸痰管和人工鼻。

(12)再次评估系带松紧度,必要时更换系带。

(13)协助患者取舒适体位,整理用物及床单元。

(14)行健康宣教,向患者及家属讲解翻身、拍背的方法及技巧。

(15)手消毒,再次核对患者及医嘱信息并记录、签字。

(16)规范处置用物。

(四)注意事项

(1)气管切开术后患者不能发音,神志清楚者可采用书面沟通或手势表示,预防患者因急躁而自行将导管拔出。

(2)切口暴露范围为以切口为中心不少于 15 cm,注意避免受凉。

(3)棉签/棉球为一次性单向使用,干湿度适宜,避免过干刺激气管切开口及皮肤,过湿则可引起患者呛咳。

(4)操作应轻柔,并严密观察患者病情变化。

(5)固定气管导管的系带松紧度必须适宜,以插入一横指为宜,必要时可使用橡胶带穿过系带或压疮敷料保护系带下的皮肤,避免压疮发生。系带过松则可导致导管脱落甚至导管反转危及患者生命。

(焦琳琳)

第三章

常见症状的护理

第一节 呼 吸 困 难

呼吸困难是指患者呼吸时主观上自觉空气不足或呼吸急促，客观上可看到患者呼吸活动费力、辅助呼吸肌参与呼吸运动，以增加通气量。呼吸频率、深度与节律发生异常，严重时可出现张口、抬肩、鼻翼翕动、发绀甚至端坐呼吸，而引起严重不适的异常呼吸。正常人在安静状态下，因年龄不同，呼吸次数有很大的差异，一般情况下，呼吸频率随年龄的增长而减慢，但当从事运动或情绪波动时，呼吸次数也会有明显的变化。

一、病因与发病机制

(一)病因

呼吸困难的发生与呼吸运动密切相关，调节呼吸运动的机制：①神经调节，包括各种反射系统和高级中枢神经系统；②呼吸力学，主要为弹性阻力与非弹性阻力；③气体交换，通过气体交换，机体吸入氧，呼出二氧化碳。

一般来说，呼吸运动受很多因素的影响，如年龄、运动、睡眠、精神兴奋、剧痛等均可使呼吸频率减慢或增快。临床上当人体呼吸不能适应机体的需要时，则发生呼吸困难，呼吸困难常见于呼吸、循环、神经、血液系统疾病及中毒患者。

1.呼吸系统疾病

(1)喉部疾病：主要是因为肺外的通气路径即上呼吸道阻塞，如吞入异物、喉头血管性水肿、白喉等。

(2)气管、支气管疾病：支气管哮喘、毛细支气管炎、异物、肿瘤、气管或支气管受压(如甲状腺肿大、主动脉瘤、纵隔肿瘤)。

(3)肺部疾病：肺炎、肺脓肿、肺不张、肺梗死、弥漫性肺结核、肺动脉栓塞等。

(4)胸膜疾病：胸膜炎、胸腔积液、自发性气胸、血胸等。

(5)胸壁改变：多源于胸廓畸形，如漏斗胸、鸡胸，脊柱侧弯或后侧弯、后弯、前弯及脊柱炎等。

(6)呼吸肌病变：呼吸肌麻痹是由于横膈神经受损或吉兰-巴雷综合征造成支配呼吸肌的运动神经元损害。

2.心脏疾病

充血性心力衰竭,心包大量快速积液等。

3.血液变化

重度贫血,失血,一氧化碳中毒,糖尿病,尿毒症等。

4.神经精神性疾病

脊髓灰质炎,吉兰-巴雷综合征所致的肋间肌或膈肌麻痹,脑出血,癔症,重症肌无力等。

5.其他

大量腹水,气腹,腹腔内巨大肿瘤,怀孕后期等。

(二)发病机制

造成呼吸困难的机制大致分为以下几个方面。

1.通气不足

(1)呼吸道阻力增加。

(2)呼吸运动受限,胸肺顺应性降低,顺应性由弹性决定,弹性丧失,则由不顺应变为僵硬。

(3)呼吸肌的神经调节或胸廓功能障碍。

2.弥散功能障碍

肺泡中的氧透过气-血间的一切屏障进入血液并与血红蛋白结合的量下降。肺泡-毛细血管膜面积减少或肺泡-毛细血管膜增厚,均会影响换气功能而导致呼吸困难。

3.肺泡通气与血流比例失调

肺泡通气与血流比值大于或小于 0.8 时,分别造成无效通气与生理性动静脉分流,导致缺氧。

4.吸入的氧气不足

空气中的氧含量较低或组织无法利用氧,如氰化物中毒,不正常的血红蛋白无法携带氧气,虽有足够的氧气到达组织,但是却无法为组织所利用等。

由于以上因素刺激延髓呼吸中枢,增加呼吸肌的工作量,企图增加氧的供给量,从而造成呼吸困难的症状。

二、分类

(1)按其病因可分为呼吸源性、心源性、血源性、中毒性、神经精神性呼吸困难。

(2)按其发病急缓可分为突发性、阵发性和慢性呼吸困难。

(3)按其程度可分为轻度呼吸困难,即指运动时出现呼吸困难;中度呼吸困难,指安静状态下无症状,但稍微运动即造成呼吸困难;重度呼吸困难,指安静状态下也出现明显的呼吸困难。

(4)按呼吸周期可分为吸气性呼吸困难,指吸气时出现显著的呼吸困难,有明显的三凹征,即吸气时胸骨上窝、锁骨上窝、肋间隙出现凹陷;呼气性呼吸困难,指呼气费力,呼气时间延长;混合性呼吸困难,指吸气与呼气均费力。

三、临床表现

(一)呼吸困难会导致呼吸频率、节律及深度的变化

1.潮式呼吸

潮式呼吸指呼吸由浅慢至深快,再由深快至浅慢直至暂停数秒,再开始如上的周期性呼吸。

2.间停呼吸

间停呼吸即毕奥呼吸,指在有规律地呼吸几次后,突然停止呼吸,间隔一个短的时期后,又开始呼吸,如此周而复始。

3.叹息样呼吸及点头呼吸

叹息样呼吸及点头呼吸是临终性呼吸。

4.呼吸频率异常

呼吸频率异常指呼吸过快或过慢。

5.呼吸深度异常

呼吸深度异常指呼吸深大或呼吸微弱而呼吸频率不变,也可为频率、深度均异常。

(二)循环系统反应

呼吸困难刺激心脏使心率加快,心排血量增加,血压上升。但严重呼吸困难可导致血压、脉率和心排血量下降,而发生心肌缺氧、坏死、心律失常,甚至心搏骤停。表现为出冷汗、发绀、胸部压迫感、杵状指等。

(三)中枢神经系统反应

呼吸困难可致低氧血症和高碳酸血症,神经细胞对低氧极为敏感。一般说来,轻度低氧血症时,最早出现的功能紊乱表现在智力、视觉方面,短暂或轻微的缺氧后功能可迅速恢复,重而持久的缺氧则导致神经细胞死亡。严重时,可出现脑皮质功能紊乱而发生一系列功能障碍,直接威胁生命。中枢神经系统功能障碍表现为头痛、不安、空白与记忆障碍、计算障碍、精神紊乱、嗜睡、惊厥、昏迷等。

(四)泌尿系统反应

呼吸困难引起轻度缺氧时,尿中可出现蛋白、红细胞、白细胞与管型,严重时可发生急性肾衰竭,出现少尿、氮质血症和代谢性酸中毒,甚至无尿。

(五)消化系统反应

呼吸困难致严重缺氧时,可使胃壁血管收缩,降低胃黏膜的屏障作用,出现消化道出血;另外,二氧化碳潴留可增强胃壁细胞的碳酸酐酶活性,而使胃酸分泌增加。

(六)酸碱度与电解质变化反应

呼吸困难可致呼吸性酸中毒、代谢性酸中毒或呼吸性酸中毒合并代谢性酸中毒、呼吸性碱中毒。

(七)耐力反应

严重的呼吸困难致患者能量消耗增加和缺氧,故感胸闷、气急、耐力下降,而使活动量减少。

(八)心理反应

呼吸困难与心理反应是相互作用、相互影响的关系。呼吸困难的心理反应受个性、人群关系、情绪及既往经验等影响。如极度紧张会导致呼吸困难,激怒、焦虑或挫折等易加剧哮喘者的呼吸困难,惊吓、疼痛等易发生过度换气的呼吸困难。呼吸困难一般可导致表情痛苦、紧张、疲劳、失眠;严重时会有恐惧、惊慌、濒死感;慢性呼吸困难患者自觉预后差,另外,家庭经济不宽裕、家属或人群缺乏同情心也可使患者悲观、失望甚至厌世。呼吸困难的病因是否明确、其性质和发作持续时间也会使患者产生不良的心理反应。

四、治疗

(一)药物治疗

常用药物有肾上腺素,为治疗支气管哮喘药,禁用于高血压及心脏病患者,且注射时要测量患者的脉搏、血压等生命体征;异丙肾上腺素,禁用于伴冠状动脉粥样硬化性心脏病(简称冠心病)、心动过速、甲亢的支气管哮喘者,且用量不宜过大,并应舌下含服;氨茶碱,禁用于伴严重心血管病、肾脏病的呼吸困难患者,静脉注射液的配制一般为氨茶碱 0.25 g+25% 葡萄糖 20 mL,缓慢推注,同时应严密观察患者,静脉注射后至少 4 小时再开始口服治疗。本品不宜与麻黄碱或其他拟肾上腺素药同时注射,否则会增加氨茶碱的毒性作用。

(二)氧疗法

氧疗法指用提高吸入气中氧浓度的方法增加肺泡中的氧分压、提高动脉血氧分压和氧含量、改善或消除低氧血症的治疗方法。氧疗吸入气的氧浓度,低的可只稍高于空气,如 24%~28%,高的可达 100%,即"纯氧",应根据呼吸困难的程度而定。氧疗法一般包括使用鼻导管、面罩、气管插管等给氧方式。在氧疗过程中,会因使用不当而出现如下危险。

1.慢性气道阻塞患者

用氧之初,若氧的浓度太高,则有导致二氧化碳积聚的危险,因为这些病的呼吸运动是由低的血氧分压刺激外周感受器所驱动的,一旦用过高浓度氧,则消除了这种刺激,引起通气减少甚至暂停,反而导致更严重的二氧化碳积聚。

2.氧中毒

长时间使用高浓度氧将发生氧中毒。持续用氧 24 小时,胸骨会产生难受的感觉,用 36 小时则发生血氧分压下降,连续用 2 天 50% 浓度的氧,则可产生氧中毒的反应。

(三)人工机械通气法

人工机械通气是帮助重度呼吸困难者度过危险期的重要手段。使用人工通气,须用气管内插管或气管切开。机械通气类型有间歇正压通气(IPPV)、呼气末正压通气(PEEP)、连续气道正压通气(CPAP)等。

五、护理

(一)护理目标

(1)呼吸困难的程度及伴随症状减轻或消失。

(2)患者舒适感增加。

(3)患者及家属配合治疗的自我管理能力提高。

(二)护理措施

1.减轻呼吸困难

(1)维持患者呼吸道通畅:①对意识清醒、能自行咳嗽、咳痰者,应协助其翻身、叩背,指导其有效咳嗽、排痰的动作;②痰液多且黏稠时,可服祛痰药或行雾化吸入;③对于咳痰无力、痰不易咳出者,应及时给予吸痰;④对于气道部分或完全堵塞、神志不清者,应及时建立人工气道,如行气管切开或气管内插管,进行吸痰。

(2)维持患者的舒适体位:①根据病情,可借助枕头、靠背椅或床旁桌,采取半坐卧或坐位身体前倾的体位,并维持患者舒适;②若无法躺下或坐下,则可采取背靠墙、重心放于双脚、上半身前倾的姿势,使胸廓和横膈放松,以利呼吸;③少数患者也可采取特殊卧位,如自发性气胸者应取健侧卧位,大量胸腔积液患者取患侧卧位,严重堵塞性肺气肿患者应静坐,缓慢呼吸。

(3)保证休息:减少活动量,可减少氧及能量的消耗,减轻缺氧,改善心、肺功能。

(4)穿着适当:避免穿紧身衣物和盖厚重被子,以减轻胸部压迫感。

(5)提供舒适环境:保持环境安静,避免噪音,调整室内温度、相对湿度,保持空气流通、清新。

(6)稳定情绪:必要时限制探视者,并避免谈及引起患者情绪波动的事件,使患者心情平静。

(7)指导患者采取放松技巧:①吸气动作应缓慢,尽量能保持5秒以上,直至无法再吸气后,再缓慢吐气;②噘嘴呼吸以减慢呼吸速率,增加气道压力,减轻肺塌陷,缓解呼吸异常现象。

2.指导患者日常生活方式

(1)禁烟、酒,以减轻对呼吸道黏膜的刺激。

(2)进易消化、不易发酵的食物,控制体重,避免便秘、腹部胀气及肥胖,因为肥胖时代谢增加,氧耗量增加,而使呼吸困难加重。

(3)根据自我呼吸情况,随时调整运动类型及次数。

(4)避免接触可能的变应原,减少呼吸困难的诱因。

(5)保持口腔、鼻腔清洁,预防感染。

3.严密观察病情并记录

(1)观察呼吸频率、节律、形态的改变及伴随症状的严重程度等。

(2)及时分析血气结果,以判断呼吸困难的程度。

(3)记录出入水量,如心源性呼吸困难者,应准确记录出入水量,以了解液体平衡情况;哮喘引起的呼吸困难者,在不加重心脏负担的前提下,应适当进水。

4.提高患者自我管理能力

(1)指导患者掌握各种药物的正确使用方法,尤其是呼吸道喷雾剂的使用,并给予反复示教,以确定患者能正确使用。

(2)指导患者及家属执行胸部物理治疗,如呼吸锻炼、有效咳嗽、背部叩击、体位引流等,使之能早日自行照顾。

(3)向患者解释饮食的重要性,使之了解饮食习惯与呼吸困难的利害关系。

(4)教会患者观察呼吸困难的各种表现,严重时应及时就医。

(5)保持心情愉快,适当休息,避免劳累,减少谈话。

(6)向患者解释氧疗及建立人工气道的重要性,使之能理解与配合。

5.氧疗护理

正确的氧疗可缓解缺氧引起的全身各器官系统生理学改变,提高患者的活动耐力和信心。鼻导管氧气吸入较为普遍,一般流量为$2\sim4$ L/min。

(1)轻度呼吸困难伴轻度发绀,$PaO_2 > 34.6$ kPa(260 mmHg),$PaCO_2 < 6.7$ kPa(50 mmHg),可给低流量鼻导管吸氧。

(2)中度呼吸困难伴明显发绀,PaO_2为$4.7\sim6.7$ kPa(35~50 mmHg),可给低流量吸氧,必要时也可加大氧流量,氧浓度为25%~40%。

(3)重度呼吸困难伴明显发绀,$PaO_2 < 4.0$ kPa(30 mmHg),$PaCO_2 > 9.3$ kPa(70 mmHg),可给持续低流量吸氧,氧浓度为25%~40%,并间断加压给氧或人工呼吸给氧。

6.加强用药管理

用药期间应密切监测呼吸情况、伴随症状及体征,以判断疗效,注意药物不良反应,掌握药物配伍禁忌。

(杨翠翠)

第二节 发 热

发热是人体对于致病因子的一种全身性反应。正常人在体温调节中枢的调控下,机体的产热和散热过程保持相对平衡,当机体在致热源的作用下或体温调节中枢的功能发生障碍时,使产热过程增加,而散热不能相应地随之增加,散热减少,体温升高超过正常范围,称为发热。当腋下温度高于 37 ℃,口腔温度高于 37.2 ℃,或直肠温度高于 37.6 ℃,一昼夜间波动在 1 ℃以上时,可认作发热。按发热的高低可分为:低热(37.3～38.0 ℃)、中等度热(38.1～39.0 ℃)、高热(39.1～40.0 ℃)、超高热(40 ℃以上)。

一、常见病因

发热是由于各种原因引起的机体散热减少、产热增多或体温调节中枢功能障碍所致。发热的原因可分为感染性和非感染性两类,其中以感染性最为常见。

(一)感染性发热

各种病原体,如病毒、细菌、支原体、立克次体、螺旋体、真菌、寄生虫等所引起的感染。由于病原体的代谢产物或毒素作用于单核细胞-巨噬细胞系统而释放出致热源,从而导致发热。

(二)非感染性发热

(1)结缔组织与变态反应性疾病,如风湿热、类风湿病、系统性红斑狼疮、结节性多动脉炎、血清病、药物热等。

(2)组织坏死与细胞破坏,如白血病、各种恶性肿瘤、大手术后、大面积烧伤、重度外伤、急性溶血、急性心肌梗死、血管栓塞等。

(3)产热过多或散热减少,如甲状腺功能亢进(产热过多)、重度脱水(散热减少)等。

(4)体温调节中枢功能障碍失常,如中暑、颅脑损伤、颅内肿瘤等。

(5)自主神经功能紊乱,如功能性低热、感染后低热等。

二、热型及临床意义

(一)稽留热

体温恒定地维持在 39～40 ℃的高水平,达数天或数周。24 小时内体温波动范围不超过 1 ℃。常见于大叶性肺炎、斑疹伤寒及伤寒高热期。

(二)弛张热

体温常在 39 ℃以上,波动幅度大,24 小时内波动范围超过 2 ℃,但都在正常水平以上。常见于败血症、风湿热、重症肺结核及化脓性炎症等。

（三）间歇热

体温骤升达高峰后持续数小时，又迅速降至正常水平，无热期（间歇期）可持续1天至数天。如此高热期与无热期反复交替出现，见于疟疾、急性肾盂肾炎等。

（四）波状热

体温逐渐上升达39℃或更高，数天又逐渐下降至正常水平，持续数天后又逐渐升高，如此反复多次。常见于布鲁菌病。

（五）回归热

体温急剧上升至39℃或更高，数天后又骤然下降至正常水平。高热期与无热期各持续若干天后规律交替一次。可见于回归热、霍奇金病、周期热等。

（六）不规则热

发热的体温曲线无一定规律，可见于结核病、风湿热、支气管肺炎、渗出性胸膜炎等。

三、护理

（一）护理要点

体温反映机体调节产热和散热的情况。

（1）急性病期以感染性发热为多见，对发热患者应注意热型及发热前有无寒战，发热时伴随症状，有无持续高热或高热骤退现象。

（2）高热患者应卧床休息，给予易消化、高热量、高维生素流质或半流质饮食，鼓励多饮水，保持环境安静，有寒战时注意保暖。

（3）体温超过39℃需进行物理降温，如头部冷敷、冰袋置于大血管部位、冰水或酒精擦浴、4℃冷盐水灌肠、吲哚美辛栓塞肛。

（4）按医嘱应用药物（如布洛芬、吲哚美辛、柴胡注射液、清开灵）降温，但年老体弱者不宜连续使用退热剂。

（5）加强口腔护理，发热患者唾液分泌减少，机体抵抗力下降，易引起口腔黏膜损害或口腔感染，因此，应按时做好口腔护理。

（6）退热时患者常大汗淋漓，应及时补充液体，并擦身换衣，防止虚脱和受凉。

（7）如有中枢性高热服用解热剂效果较差时，可给予物理降温，以减少脑细胞耗氧量，包括盖薄被、酒精擦浴、头置冰袋或冰帽，对不宜降温者可行人工冬眠，高热惊厥者应按医嘱给抗惊厥药。

（8）重症结核伴高热者，可按医嘱在有效抗结核药治疗的同时，加用糖皮质激素，并按高热护理处理。

（二）用药及注意事项

（1）一般处理：卧床休息，补充能量，纠正水与电解质平衡。

（2）在发热的病因诊断过程中，若体温低于39℃且诊断尚未明确，可暂不用退热药物，观察体温变化曲线，以明确病因。若体温高于39℃，不管什么情况均需立即降温治疗（物理或药物方法）至39℃以下（尤其是小儿），以防高热惊厥发生。必要时可考虑转上级医院。

（3）对疑诊感染性疾病，经病原学检查后可针对性地给予敏感的抗生素、抗结核药、抗真菌及抗原虫药物等。

（4）物理降温：见"（一）护理要点"。

(5)药物降温:对高热惊厥者,除物理降温外,应配合药物降温。①小儿可使用亚冬眠疗法。②成人可用吲哚美辛、布洛芬、柴胡及复方奎宁等解热剂,亦可用激素类药物如地塞米松 5～10 mg,静脉推注或静脉滴注等。③针灸疗法:针刺合谷、曲池、太冲、大椎等穴,必要时针刺少商、委中穴出血。

(杨翠翠)

第三节 腹 泻

腹泻是指排便次数较平时增加,且粪质稀薄、容量及水分增加,并含有异常成分,如未消化的食物、黏液、脓血及脱落的肠黏膜等。腹泻时常伴有腹痛及里急后重。

排便次数因人而异,每天 2～3 次或 2～3 天一次都属正常。但每天排出水量不应超过 200 mL,粪便成形,不含有异常成分。病程不足 2 个月者为急性腹泻,超过 2 个月者为慢性腹泻。

一、病因与发病机制

每天进入肠道的水分有两个来源:其一为体外摄入,共约 2 500 mL(包括饮水 1 500 mL 及食物中含水约 1 000 mL);其二为消化器官分泌进入肠道的消化液,共约 7 000 mL(包括唾液 1 000 mL、胃液 2 000 mL、胆汁 1 000 mL、胰液 2 000 mL、小肠液 1 000 mL、大肠液 60 mL),二者合计约 9 000 mL。其中绝大部分被重吸收,空肠每天吸收水分约 4 500 mL,回肠吸收约 3 500 mL,结肠吸收约 900 mL。因此,每天从粪便排出的水分为 100～200 mL。当某些原因造成肠道分泌增加、吸收障碍或肠蠕动过快时,即可造成腹泻。但腹泻的发生常不是单一因素所致,有些腹泻是通过几种机制共同作用而产生的,根据发病机制可分为以下几种。

(一)感染性腹泻

(1)毒素,主要由于细菌毒素与肠黏膜上皮细胞的受体结合,使腺苷环化酶活力增强,细胞内 cAMP 增加,使肠黏膜细胞分泌的电解质和水增加。

(2)由于细菌直接侵犯造成肠黏膜的破坏,使肠黏膜无法吸收而造成腹泻,如霍乱、沙门氏菌属感染及葡萄球菌毒素中毒。

(二)渗透性腹泻

由于水溶性物质吸收障碍,使肠腔内渗透压增加,影响水的吸收,肠内容积增大,肠管扩张,肠蠕动加速,从而发生腹泻。引起渗透性腹泻的原因如下。

1.消化不良

消化不良可因胃、胰腺、肝胆系统疾病引起。

(1)胃原性腹泻:如胃大部分切除、空肠吻合术后,食物到达胃内未经充分消化即进入空肠,肠蠕动加快,引起腹泻。萎缩性胃炎等亦可引起腹泻。

(2)胰原性腹泻:见于慢性胰腺炎、胰腺癌等,由于胰腺分泌胰酶减少,食物中蛋白质、脂肪及淀粉的消化发生障碍,未经消化的营养物质不能被吸收而产生腹泻。

(3)肝、胆原性腹泻:常见于肝脏疾病、胆管梗阻等。因胆汁中含有胆盐和胆汁酸,对脂肪的消化和吸收具有重要作用。肝脏疾病时胆盐产生减少,胆管梗阻时胆汁不能进入肠道,皆可导致肠道胆盐缺乏,使脂肪的消化和吸收不良而发生腹泻。

2.吸收不良

吸收不良见于吸收不良综合征,是由于肠道吸收功能障碍所致,口服不易吸收的药物,如硫酸镁、甘露醇、山梨醇等引起的腹泻亦为渗透性腹泻。

(三)分泌性腹泻

此类腹泻乃因肠黏膜不但无法吸收水及电解质,反而不断地分泌水及电解质进入肠道内,这种腹泻即使在没有吃东西时也会发生。例如,心力衰竭、肝硬化门脉高压等,由于肠道静脉压升高,细胞外液容量增大,影响水分吸收也增加水的分泌,因而造成腹泻。另外还有内分泌因素,如类癌瘤释放出的血清素及组胺、儿茶酚胺、前列腺素等物质,亦可造成肠局部血管扩张及肠黏膜的分泌作用。其他胃肠道肿瘤如佐林格-埃利森综合征(分泌胃泌素的肿瘤)等也会有此类腹泻。另肠道切除后,尤其是末端回肠切除 100 cm 以上时,会造成原本应在该处吸收的盐类进入大肠,刺激大肠的分泌作用而造成腹泻。

(四)肠运动速度改变造成的腹泻

此类腹泻最常见的是肠敏感综合征,这是因为食物食入至形成粪便需要一定的时间,假使肠道运动速度太快,则水分还未在大肠吸收足够便由肛门排出而形成腹泻。最需注意的是某些时候有肿瘤或粪便堵住直肠时,如未完全堵塞反而会出现腹泻的症状,主要是因为只有水分可由堵住处通过而排出体外。此时给予止泻药物是其禁忌。

(五)假造的腹泻

假造的腹泻指本来无病,却为了逃学、休假等而吃泻药或是在正常大便中加水混合,以达到其特殊目的。

二、临床表现

腹泻可造成脱水、电解质不平衡,如低血钾、低血钠等。低血钾可造成肌肉无力、心律不齐,甚至可因心律失常而死亡。长期腹泻可造成营养不良,血中清蛋白降低,使血中渗透压不足而造成全身性水肿,肛门局部出现溃烂、疼痛。患者感觉食欲缺乏、腹鸣、呃逆、腹痛,可合并发热(感染或脱水热)、失眠、头晕、全身倦怠。腹泻可产生低渗性脱水,即细胞外渗透压低于细胞内,引起细胞外液的水分移向细胞内,严重时导致脑细胞水肿,产生颅高压,表现为头痛、视物模糊、神志不清,甚至抽搐、惊厥、昏迷。

三、护理

(一)护理目标

(1)腹泻所带来的症状减轻或消除。

(2)患者的排便次数及大便性状恢复正常。

(3)维持水、电解质平衡和良好的营养。

(4)药物治疗次数及剂量减少或停止使用。

(5)患者能说出日常生活中导致腹泻的原因、诱因及预防方法。

(6)患者能够描述腹泻时的自我照顾方法,如饮食、饮水、药物等。

(二)护理措施

1.休息

创造舒适安静的环境,避免紧张性刺激,保持身体用物及床单位的整洁、舒适,频繁腹泻、全身症状明显者应卧床休息,腹部应予保暖,以使肠蠕动减少。腹泻症状减轻后可适当运动。

2.病情观察与标本采集

严密观察生命体征变化,注意皮肤弹性、排便情况如大便次数、间隔时间、量、气味、性状等,及伴随症状如发热、恶心、呕吐、腹痛、腹胀等情况,以提供病情依据。及时采集各项检验标本如大便标本做常规、潜血及培养,采集标本时应注意不要放过那些有追踪病原菌价值的脓血便、红白冻状便等,并注意及时送检。

3.补液治疗

遵医嘱给予补液治疗和药物治疗,并观察排便情况,评估药物治疗效果。

4.肛门周围皮肤的护理

频繁的排便易造成肛门周围的皮肤擦伤而引起感染,应指导患者及家属便后用软纸轻拭并用温水清洗。有脱肛者可用手隔以消毒纱布轻揉局部,以助肠管还纳。每天用 1:5 000 PP 粉水坐浴,肛周局部涂以无菌凡士林或其他无菌油膏,保持清洁,保护局部皮肤。

5.饮食护理

(1)严重腹泻者应禁食,以后按医嘱做渐进式饮食治疗(禁食→流质饮食→半流质饮食→普通饮食)。

(2)轻症者宜摄取高蛋白、高热量、低脂、少纤维素、易消化的流质、半流质饮食,如能适应可逐渐增加食量,对食欲差者应鼓励进食。

(3)避免过冷、过热及易产气的食物。

6.心理护理

避免精神紧张、烦躁,耐心细致地给患者讲述疾病的发展、治疗及转归过程,以减轻患者的思想负担,对假造腹泻者予以疏导并矫正其行为。

7.穴位按压

取内关、公孙做穴位按压 30～50 次(2～3 分钟),通常可协助改善症状。内关位于前臂掌侧桡尺骨之间腕关节以上 2 寸,公孙位于第一跖骨基底部前下缘处。

8.健康教育

告诉患者饮食水不洁、机体抵抗力低下等都是导致腹泻的原因和诱因。指导患者及家属注意饮食卫生,如食物要洗净、煮熟;在夏秋季节,煮熟的食物不宜放置过久,食用前要再加热,生、熟食分开加工。便后及进食前要洗手等。同时,要注意吃易消化、少渣、少纤维素、低油脂的食物,如稀饭、牛奶、豆浆、豆腐等,多饮水。腹泻时暂不吃冷食、冷饮、水果。禁食酒类、油炸食物及刺激性调料等。

指导患者遵医嘱按时、按量用药,疗程足够,治疗彻底,并说明中断治疗的危害,治疗不彻底或转变成慢性腹泻,会影响今后的工作、学习和生活。只有当患者具备了有关知识才能提高自我护理能力,有利于腹泻的治愈。

(战 俊)

第四节　疼　　痛

一、概述

疼痛是一种复杂的病理生理活动,是人体对有害刺激的一种保护性防御反应。1979年国际疼痛研究会(international association of studying pain,IASP)对疼痛的定义是"疼痛是一种令人不快的感觉和情绪上的感受,伴随着现有的或潜在的组织损伤,疼痛经常是主观的,每个人在生命的早期就通过损伤的经历学会了表达疼痛的确切词汇。无疑这是身体局部状态或整体的感觉,而且也总是令人不愉快的一种情绪上的感受"。简言之,疼痛是由于现有的或潜在的组织损伤而产生的一种令人不快的感觉和情绪上的感受。这种感受是一个广泛涉及社会心理因素的问题,受个性、社会文化、宗教信仰及个人经历等因素的影响。疼痛感觉和反应因人而异,因时而异。所以每个人对疼痛的表达形式也不同。若严重的持续性疼痛,会使患者身心健康受到极大影响,因此,帮助患者避免疼痛、适应疼痛、解除疼痛,详细观察疼痛的性质和特点,有助医师正确地诊断和治疗,这是护理工作中的一项重要内容。提高疼痛护理的效果,与护士所具备的镇痛的知识、技能及对患者的态度密切相关。提高护士教育质量、加强职业培训,尤其是使护士掌握控制疼痛的有效方法,是改善疼痛护理的关键。

(一)疼痛的临床分类

临床上可以根据疼痛的病因、发病机制、病程、疼痛的程度及部位等进行不同的分类。疼痛的分类对于诊断、治疗有一定帮助,同时对于总结分析病例及治疗效果有一定参考价值。常用分类方法如下。

1.按病情缓急分类

急性和慢性痛。

2.按疼痛轻重分类

轻度痛(微痛、隐痛、触痛)、中度痛(切割痛、烧灼痛)、重度痛(疝痛、绞痛)、极度痛(剧痛、惨痛)。

3.按时间分类

一过性、间断性、周期性、持续性疼痛等。

4.按机体部位分类

躯体性痛(表面痛)、内脏痛(深部痛)。

5.按疼痛的表现形式分类

原位痛、牵涉痛、反射痛、转移性痛。

临床上可以根据以上不同的角度,作出各种疼痛的分类,但由于疼痛包含许多复杂因素,不是一种分类方式可以概括的。因此,临床上要结合具体患者,根据病因、病情的主要特点进行分类。

(二)常见疼痛的病理生理变化

1.急性疼痛

急性疼痛常有明确的病因,由疾病或损伤所致单独的或多种的急性症状,严重者伴有休克、虚脱、高热等全身症状。患者的精神和情绪常表现为处于兴奋焦虑状态,进行有防御的反应。疼痛程度较重,为锐痛、快痛,一般发病及持续时间较短,临床上见于急性炎症、心肌梗死、脏器穿孔、创伤、手术等。

2.慢性疼痛

慢性疼痛的病因可以是明确的或不明确的。患者常有复杂的精神、心理变化,常表现为精神抑郁,久病则可能出现厌世、悲观情绪。疼痛程度为轻、中度,发病慢,病程较长,常伴有自主神经功能紊乱,如表现为食欲缺乏,心动过缓,低血压等。临床上见于慢性腰腿痛、神经血管疾病性疼痛、晚期癌痛等。

3.表面疼痛

表面疼痛又称浅表痛,是指体表如皮肤、黏膜等处所感受的疼痛,如穿刺、压迫、捻挫、冷热、酸碱等物理性、化学性刺激所引起的疼痛。性质多为锐痛、快痛,比较局限,有防御反应,严重者可以产生休克等全身症状。

4.深部疼痛

肌腱、韧带、关节、骨膜、内脏、浆膜等部位的疼痛,性质一般为钝痛,不局限,患者只能笼统地申诉疼痛部位,严重者常伴有呕吐、出汗、脉缓、低血压等症状。

5.内脏疼痛

内脏疼痛是深部疼痛的一部分,疼痛刺激多由于无髓纤维传入,痛阈较高。一般由挤压、切割、烧灼等引起,并伴有自主神经症状。由于其传入通路不集中,并涉及几个节段的脊神经,故疼痛定位不精确。内脏疼痛可以产生牵涉性,因为该脏器传入纤维进入脊髓神经后根后,和躯体传入纤维在同节脊髓后角细胞水平发生聚合,从而在远距离脏器的体表皮肤发生牵涉性疼痛。

(三)疼痛对全身各系统的影响

1.精神心理状态

急性剧痛的疼痛可以引起患者精神兴奋、烦躁不安甚至强烈的反应,如大哭大喊。长时间的慢性疼痛使大部分患者呈抑制状态,情绪低落,表情淡漠。

2.神经内分泌系统

急剧强烈的刺激,中枢神经系统表现为兴奋状态,疼痛刺激兴奋了交感神经和肾上腺髓质,使儿茶酚胺和肾上腺素分泌增多;肾上腺素抑制胰岛素分泌,促进胰血糖素分泌,增强糖原分解和异生,导致血糖升高,同时出现负氮平衡;皮质醇、醛固酮、抗利尿激素、甲状腺素和三碘塞罗宁都增加。

3.循环系统

剧烈疼痛可引起心电图 T 波变化,特别是冠状动脉病变患者。在浅表痛时脉搏增快,深部痛时减慢,变化与疼痛程度有关,强烈的内脏痛甚至可以引起心搏骤停。血压一般与脉搏变化一致,高血压病患者因疼痛而促使血压升高。而剧烈的深部疼痛会引起血压下降,发生休克。

4.呼吸系统

强烈疼痛时呼吸快而浅,尤其是发生胸壁或腹壁痛时表现得更明显,而每分钟通气量通常无变化。但是与呼吸系统无关部位的疼痛,患者由于精神紧张、兴奋不安,也可产生过度换气。

5.消化系统

强烈的深部疼痛引起恶心、呕吐,一般多伴有其他自主神经症状,表现为消化功能障碍,消化腺分泌停止或被抑制。

6.泌尿系统

疼痛可引起反射性肾血管收缩及垂体抗利尿激素分泌增加,导致尿量减少。

二、疼痛的护理评估

在某些国家,学者们已经把疼痛的控制作为一门学科来研究。研究人员包括医师、护士及其他辅助治疗人员。疼痛控制是广义的概念,包括一切解除、减轻和预防疼痛的方法及措施。在对疼痛控制的过程中,疼痛的评估是一个重要环节。要选择合适的护理措施,护士不仅要客观地判断疼痛是否存在,还要确定疼痛的强度。因此,评估疼痛的强度,分析采集到的信息及选择合适的护理措施都是护士的责任。

对疼痛的反应和描述,个体差异很大,很难作为疼痛的客观指标。评估疼痛的目的:①提供疼痛的正式记录。②提供有价值的主观经历的记录。③监测缓解疼痛措施的效果。④监测治疗的不良反应。⑤认识病情进展的体征。⑥促进交流。

(一)影响疼痛表达的因素

1.主观因素

主观因素包括人的性格、精神心理状态等。

(1)个性因素:从生理和心理两方面来考虑患者的疼痛十分重要。通常,内向性格的人对疼痛的耐受性大于外向性格的人,主诉较少。

(2)注意力的集中或分散、转移:在日常生活中疼痛可以因为从事注意力集中的工作而忘却,事实表明痛冲动可以由于应用其他刺激而改变或减弱。

(3)对疼痛的态度:Beecher曾比较了战伤士兵与一般创伤患者对麻醉药的需要量,发现前者虽然创伤范围大,但所需麻醉药量却相对的少,认为这与对待创伤疼痛的不同态度有关。

(4)情绪的影响:Bronzo用辐射热法研究情绪与痛阈的关系,发现焦虑不安使痛阈降低。

(5)既往经验:对疼痛的感受,除了极少数先天性痛觉缺失患者外,过去的生活经历、疼痛的经验及对疼痛的理解都与疼痛的感受和反应有关。

(6)精神异常与疼痛:精神分裂症、神经官能症、精神抑郁症等患者,常伴有疼痛症状。据某疼痛治疗中心分析,精神抑郁症患者主诉头痛占40%,腰背痛62.5%,四肢关节痛56%,胃痛6.3%。有人认为这种没有躯体器质性损伤或病变的心因性疼痛,不是一种感觉体验而是一种复杂的心理状态。

2.客观因素

(1)环境的变化:昼夜不同的时间内疼痛的感受不同,如夜间疼痛常加重。充满噪音或强烈的光线照射可以影响患者疼痛的感受和反应。

(2)社会文化背景:每个人所受的教育程度和文化水平不同,对疼痛的耐受性和反应也不同。生活在一个推崇勇敢和忍耐精神的文化背景之中,往往更善于耐受疼痛。

(3)性别:一般认为男性的耐受性大于女性,女性比男性更易表达疼痛。

(4)年龄:一般老年患者较年轻患者主诉疼痛机会少、程度低,这可能是由于老年患者感觉降低及过去有较多的疼痛经历,因而对疼痛的耐受性增高。

3.护理人员的因素

(1)对患者的类比心理往往导致主观偏差,如认为同一种肿瘤患者的疼痛程度应该类似。

(2)凭一般经验将患者的疼痛与某些疾病种类相联系。

(3)缺乏有关疼痛的理论、实践知识。

(4)过分担心药物不良反应和成瘾性,使患者得不到必要的药物治疗。

(5)与患者缺乏思想交流,仅依据主诉来判断疼痛的存在与程度。以上这些因素往往使一部分患者的疼痛得不到及时处理。

(二)疼痛的护理评估

正确评估疼痛便于选择治疗方式和评价治疗效果。由于痛觉是主观的精神活动,旁观者无法直接察觉到,所以只能依赖间接方法的综合分析,做动态观察和多方位间接评估。

以往通常用简单的方法测量疼痛的次数和程度,或是简单地问:"你还疼吗?疼痛减轻了吗?"近年来,许多学者从多方面进行研究,试图找到测量疼痛的理想方法。目前常用的方法有以下几种。

1.详细询问病史

(1)初次疼痛的表现:出现时间,整个过程疼痛特征的变化,痛的部位、分布、强度、性质、时间特性,持续性或周期性等。

(2)相差的感觉现象:如感觉异常、感觉障碍及麻木。伴随症状常见肌萎缩、消瘦、乏力、出汗、流泪、鼻塞、头晕、眼花、视力障碍、恶心、呕吐、内脏功能障碍等。

(3)激化或触发疼痛的因素:不同体位对疼痛的影响。体力活动、社交活动、情绪、药物等对疼痛的影响。

(4)用药史:包括止痛和其他治疗史。

(5)癌性疼痛:若是癌症患者,应知道癌肿的病理诊断、手术、转移和扩散、化疗和放射治疗(简称放疗)的剂量和疗程、计算机断层扫描或磁共振扫描检查结果等。

2.视觉模拟评分测量法(VAS)

此法由日本学者发明。具体方法:在白纸上画一条粗直线,通常为 10 cm,一端为"0",表示"无痛",另一端为"10",表示"最剧烈的疼痛"(图 3-1)。患者根据自己所感受的疼痛程度,在直线上某一点作一记号,以表示疼痛的强度及心理上的冲击。从起点至记号处的距离就是疼痛的量。此评分法较多地用于衡量疼痛强度,也可作多方位的疼痛评估。它的优点是简单明白,易行易评,对疼痛强度有量的表达。此法的灵敏度较高,微细的变化均可以表示出来,可让 7 岁以上意识正常的患者自己填写疼痛的等级。

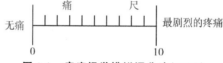

图 3-1 疼痛视觉模拟评分法(VAS)

3.马克盖尔疼痛调查表(MPQ)

这是由疼痛闸门学说的提出者 Melzack 以他所在的大学名称命名的疼痛调查表,他是在 Dallenbach 于 1939 年列出的 44 个形容疼痛性质的词的基础上,广泛地从书刊上收集有关疼痛的词汇达 102 个之多,如轻度、重度疼痛,可怕的疼痛及无法忍受的疼痛等来帮助描述自己的疼痛,使患者更好地表达疼痛。它是目前被英语国家最为广泛应用的评估疼痛的工具。由于它的合理性,已被译为法语、德语、芬兰语、意大利语、西班牙语及阿拉伯语等多种版本。

这些疼痛描绘词汇分散在三个大组中:感觉的、情感的和评价的。感觉组又分为 10 个亚小组,分别代表不同性质的疼痛,包括时间性疼痛(如搏动性痛)、空间性疼痛(如穿透样痛)、点样压力、切样压力、收缩压力、牵引压力、热感、钝性、明快性和杂类感觉。情感分为 5 个亚小组,包括紧张、油然自发的情绪、恐惧性、惩罚性、情绪-评估-感觉的杂类。评价不分类,共 16 个亚小组,61 个字。由于以上范围内的描述字汇不敷应用,故又补充 4 个亚小组,共 17 个字,供患者选择合适的描绘字(表 3-1,表 3-2)。

表 3-1　马克盖尔疼痛调查表

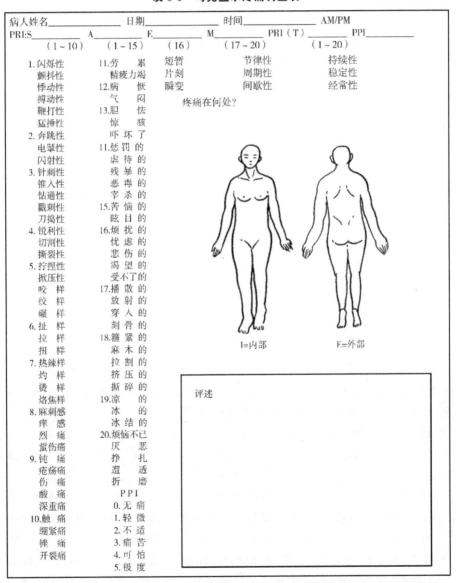

1~10 为感觉,11~15 为情感,16 为评估,17~20 为杂类,PRI 为疼痛分级指数,PPI 为目前疼痛强度。

表 3-2　马克盖尔疼痛调查表的总体评级法的举例

感觉	指数	情绪	指数	评估	指数
1.闪烁性	1	11.劳累*	1	16.烦忧的*	1
颤抖性	2	精疲力竭	2	忧虑的	2
悸动性*	3			悲伤的	3
搏动性	4			渴望的	4
鞭打性	5			受不了的	5
猛锤性	6				
亚小组评级	3/6＝0.50		1/2＝0.50		1/5＝0.20
4.锐利性	1	14.惩罚的	1		
切割性	2	虐待的*	2		
撕裂性*	3	残暴的	3		
恶毒的	4				
宰杀的	5				
亚小组评级	3/3＝1.00		2/5＝0.40		
7.热辣样*	1				
灼样	2				
烫样	3				
烙焦样	4				
亚小组评级	1/4＝0.25				
亚小组总分	1.75		0.90		0.20
小组 PRI	$\frac{1.75}{10}=0.175$		$\frac{0.90}{5}=0.18$		$\frac{0.20}{1}=0.20$
总评级	$\frac{0.175+0.18+0.20}{3}=0.185$				

注：* 选中的字；PRI 疼痛分级指数。

此调查表应用时费时 15～20 分钟，随着经验的增加，时间可缩短至 5～10 分钟。MPQ 的结果可靠有效，重复性好，而且可多方面地反映疼痛的情况。

MPQ 虽然是目前较为合理的测痛手段，但由于语言文字结构学上的问题，不能将英语的描绘字简单地直译而全盘照搬过来，在英语国家里，不少人对某些词汇也不是轻易能理解的。其他国家首先收集有关疼痛的词汇，如阿拉伯语的痛词汇为 100 个，意大利语为 203 个，然后在大批群众中进行每个字评级，如德国将 122 人分三批，意大利将 160 人分两批对痛的词汇评级。可见这是非常艰巨的工作。美国的 Memillan 设计了一份短期形式的 MPQ 疼痛估计表（SFM.P.Q），该表简化了 MPQ 调查表的内容，缩短了填写时间。由 15 个描述信息组成，11 个感觉（跳痛、针刺样痛、刀割样痛、刺骨痛、痉挛性痛、咬痛、烧灼痛、剧烈痛、触痛、痛苦的痛、撕裂样痛），4 个情感（疲劳、厌倦、恐惧、痛苦的折磨）。将每一个信息从 0～3 分为 4 个等级。我们只能采用 MPQ 的原理，制作我国自己的中文版 MPQ。

4.上海医科大学附属华山医院的疼痛评估表

参照 Karnofsky 的 100 等分法和 Keele 的 24 小时记录的方法,设计了疼痛缓解程度评价表。这是疼痛缓解百分制评分法,把患者在治疗前所感受到的最痛的程度假定为 100 分,不管患者的疼痛程度如何。在 100 分以下表示疼痛减轻,超过 100 分表示疼痛加重。记录的次数由患者自己掌握,并不严格要求患者必须每小时记录一次,但必须记录最痛和最轻的时间和程度,以免患者把注意力终日集中在疼痛上。此法的优点是,100 分法比较符合中国人的习惯,可以看到动态变化和药物治疗的关系。缺点是不能反映疼痛的程度和性质。这方面只能依靠详细的病史记录来补充。从我国人群的总体文化水平考虑,此方法是切实可行的(表 3-3)。

表 3-3　上海医科大学附属华山医院麻醉科所设计的疼痛缓解程度评价表

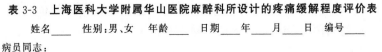

姓名____ 性别:男、女 年龄____ 日期____年____月____日 编号____

病员同志:

下表是请你对自己的疼痛作一评价,横线表示时间,从早上 6 点到第 2 天早晨 6 点,每格代表 1 小时,纵线表示疼痛程度,以原来疼痛作为 100%,将现在的疼痛与其作比较,如增加则为大于 100%,如减轻 20%,则为 80%,依次类推,每小时记录 1 次,并且,请把用药情况记录下来。

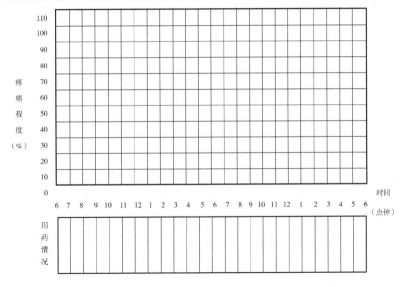

5.疼痛的监护

疼痛的监护包括心跳、呼吸、局部肌肉紧张度、掌心出汗、血浆皮质醇水平等指标,其他如表情、体位、儿童哭闹等也可间接了解疼痛的程度。

另外,学者们还研制了评估疼痛的仪器,以记录疼痛的感觉和情感的尺度及对生活的影响。尽管方法很多,但至今仍未找到理想的客观评估疼痛的仪器和方法。

护士对疼痛患者管理的重要步骤是对病史的收集,其主要内容如下:①疼痛的部位;②疼痛的程度,让患者自己描述;③疼痛的性质,即疼痛感觉像什么;④疼痛的频率和持续的时间;⑤加重或缓解的有关因素;⑥疼痛对生活的影响;⑦以前和现在缓解疼痛的方法;⑧当前患者的期望是什么。通过以上诸项调查,可较全面了解疼痛的原因,从而正确评估疼痛的程度,制定控制疼痛的措施。

(三)小儿疼痛的评估

对小儿疼痛性质和强度的客观评估是一个难题。婴儿尚未有直接表达疼痛的能力,较大儿童有口述表达的能力,但他们的词汇量是随着年龄增长而积累的。由于背景不同,所用的词汇也不同,所以医护人员一般并不信赖儿童的口述,而依赖小儿行为的表现。

1.行为评估法

对婴儿疼痛的评估,目前只限于急性疼痛,如声音的表达包括尖叫声,哭声的强度、时间,哭的周期数目、频率、音调、曲调等作为疼痛程度的标志。婴儿哭声的11个声学特性可被鉴别出来。哭声的长度及发音可用于预测哭的类型,如冷热、饥饿、疼痛。面部表情是婴儿对伤害性刺激的先天性反应,"鉴别面部活动的系统"将面部分为三个区域,即前额及眉头、眼及鼻脊、嘴等;有9种面部表情,即眉收紧、鼻唇沟加深、双唇张开、嘴垂直拉开(唇角拉紧、下巴明显下拉)、嘴水平拉大、噘嘴、舌拉紧(舌呈高耸的杯状,舌边紧锐)及下巴抖动。身体部位分为上身、手臂及双腿。疼痛动作如上身的僵硬、回缩、四肢的猛烈移动和护卫。

2.生理学的痛测试

疼痛时呼吸频率及心率增加,手掌出汗被看作焦虑的标志。

3.疼痛评估法

(1)推测式方法:此法特别适合于年龄较小的儿童。①颜色选择法。Stewart 最初让小儿从7种颜色中选择一种代表疼痛,红、黑、紫等被选为疼痛的标志,以后采用很多组的不同直径的同心圆,以红色代表疼痛、黑色代表情绪,直径长度代表强度。②Hester 的扑克牌方法。0~4选择的扑克牌以代表不同程度的疼痛,让小儿选择以表示所受痛苦的程度。

(2)直接自报法:包括口述自报、面谈、视觉模拟评分法及各种间距度量法,如表达情绪的面部变化。①口头描述法。儿童的口述难免带有偏见,或夸张,或缩小,应配合仔细观察。根据口述,了解疼痛性质、强度、部位、高峰期、持续时间等。②面谈。面谈有独特的作用,可以了解很多信息,包括疼痛原因,环境的或内源性的疼痛激化因素,家庭成员或朋友的反应,患儿对治疗的态度和祈求。③Jeans 及 Gorden 的画图法。要求54名3~13岁的健康儿童画出他们自己想象中和经历中的关于疼痛的图画。画后,和儿童们面谈,了解他们以往的疼痛经历、痛的字汇、痛的言语及应付痛的能力。根据图的内容、所用的颜色、类型、痛的来源(自伤或他伤)及意向(意外的或意料的),将图画编码。患儿画出一人或身体的一部分,选择红色或黑色代表疼痛程度,然后根据编码评分。

三、疼痛的护理措施

控制疼痛的方法很多,归纳起来主要是药物治疗、手术治疗及心理行为的治疗。

(一)疼痛护理的要点

(1)护士首先要有同情心,用亲切和蔼的态度对待患者,表现出对患者痛苦的充分理解。国外曾报道一组癌症患者通过护士及家属的鼓励,96%获得止痛效果,一般的止痛方法可能产生80%以上的效果。

(2)保持病室环境安静,尽量减少噪音,使患者充分休息。避免对患者的一切恶性刺激。在进行护理工作时,动作要轻柔,避免粗暴操作,减少疼痛刺激。

(二)药物止痛

1.常用的止痛药物

(1)抗胆碱能药:用以解痉止痛,对各种平滑肌痉挛如肠绞痛有明显效果,常用药有颠茄片、颠茄合剂、溴苯胺太林、阿托品等,服后可出现口干舌燥。

（2）解热镇痛药：用以抗风湿性解热镇痛药治疗头痛、风湿性神经痛等，常用药有阿司匹林、水杨酸钠等。

（3）镇痛药：如阿片、吗啡、可卡因、哌替啶等为全身性止痛剂，有镇痛、镇静、解痉作用，多用于严重疼痛患者，但有成瘾性。

（4）非麻醉性镇痛药：这类药物对肌肉、韧带、骨关节的疼痛有效，对内脏疼痛则无效。

（5）麻醉性镇痛药：此类药物对癌症性疼痛最有效，由于会产生耐药性与成瘾性，故倾向于作为最后的治疗手段。但深部的绞痛和胀痛，任何部位剧烈的锐痛，有时必须注射麻醉性镇痛药。针对晚期癌症患者的剧烈疼痛使用麻醉性镇痛药缓解疼痛时，不宜迟延，因为药物成瘾并不重要，最后阶段应尽一切可能让患者感到舒适。

只有依据疼痛的不同原因，选用恰当的止痛药物，采用适当的给药途径，才能获得止痛效果。

2. 给药方法

（1）经口给药：口服止痛药是最常见的方法，患者也易接受。如阿司匹林、吲哚美辛等，由于对胃肠道黏膜有一定的损伤，临床应用受到一定限制。近年来，文献报道了对慢性癌痛采用布洛芬与美沙酮痛合用取得了良好效果。

口服吗啡制剂控制癌痛已沿用多年，过去每4小时给药一次较为麻烦。多年来研究者们试图研制长效口服吗啡制剂，以克服上述剂型的缺点。近来应用控制释放硫酸吗啡片剂治疗晚期癌痛取得了较好的临床效果。

关于给药时间，以往习惯于疼痛时给药，近来研究发现，定时给药血清中浓度较稳定，止痛效果较好，同时用药总量还会减少。但不能千篇一律，如病情加重超出定时给药控制疼痛的效力时，则按需要给药更为适宜。也有一些人喜欢疼痛开始时给药。制定治疗方案时，要依据患者的意愿及影响止痛成败的各种因素做出选择。

（2）经胃肠外给药：当大量口服止痛药不能控制疼痛，或有严重的胃肠道反应如恶心、呕吐等不良反应时，需采用胃肠道外给药途径。①连续皮下输入麻醉剂。安全性和效果较好，深受患者欢迎，现已为普遍采用。②静脉给药患者自控镇痛（PCA）。用一个计数电子仪控制的注药泵——微泵，由患者或患者家属控制，在患者疼痛时给予一定剂量的止痛药物。可以提供麻醉剂的剂量、增减范围和估计两剂量的间隔最短时间及提供一个稳定的注药间隔周期。优点是能较好地控制疼痛，减少止痛药用量及不良反应，并提供患者独立地管理止痛药的机会，对改善肺功能和减少术后并发症也有帮助。适用于不同的临床病例，包括7岁以上的儿童，已日趋广泛地应用于临床。早年用于手术后止痛，近来，这一技术广泛用于意识正常而没有阿片类药物成瘾的各种癌痛患者，其安全性和止痛效果是可靠的，在使用PCA泵时应注意要有完整的医疗记录：医嘱记录、护理计划、疼痛管理计划、护理记录和医疗记录等。此外，所有医护人员都要知道患者正在实施的疼痛管理情况，有的医院是在患者的门上或病历上贴上带有PCA标志的标签，提示护理人员做好患者的疼痛管理工作。③硬膜外镇痛法（epidural inducing analgesia，EIA）。经硬膜外导管通过人工或可控性微泵持续给小剂量止痛药，方法简便有效，尤其适用于长期疼痛患者。a. 特点：提供持久的止痛效果，降低麻醉镇痛剂用量。b. 不良反应：呼吸抑制、血压降低及小腿水肿，一般呼吸抑制的危险性存在于中断给药后6～24小时。c. 减少呼吸抑制发生率可采用以下措施：高龄全身情况差者减量；避免与其他镇痛方法联合使用；注意呼吸类型。据报道，通过静脉、肌肉、吸入等途径的中枢性镇痛与通过硬膜外腔等途径的局部镇痛比较，后者效果更佳，不影响意识，无成瘾。

(三)针刺和刺激镇痛

1.针刺

这是一种值得推广的安全、简便、经济、有效的止痛方法。针刺镇痛是用特制的不锈钢针刺入机体一定的穴位来解除疼痛的一种方法。有时也采用电针刺激。经大量的临床试验和观察研究表明,针刺利用可控制的低振幅频率的电流刺激局部组织,或兴奋深部组织包括肌肉在内的牵张、压力等多种感受器,通过各种传入神经纤维将信息传入中枢神经系统,在中枢神经系统的各级水平阻遏或调制伤害性信号的传递和感受。电针的传入冲动主要进入中枢神经系统,激活内源性阿片肽镇痛系统、非阿片肽镇痛系统和经典递质系统而达到镇痛效果。

2.经皮肤电刺激神经

这是根据痛觉产生的闸门控制学说和电针镇痛而发展起来的一种方法。这种方法常被用于慢性疼痛,刺激电极可放在某些穴位、疼痛部位或邻近关节。其镇痛范围限于同一脊髓节段或同神经支配区。根据刺激脉冲的频率及强度不同,其作用机制也不尽相同,低频低强度刺激可兴奋神经干中粗的神经纤维。在脊髓水平,粗神经纤维的冲动可抑制细神经纤维或中间神经元对痛觉信号的向上传递。如果刺激较强,则可激活脑内源性镇痛系统,通过下行抑制作用抑制痛觉信息在脊髓的传递。

3.表皮刺激止痛法

冷、温湿敷法,可使神经末梢的敏感性降低而减轻疼痛。

涂薄荷脑软膏止痛法止痛的原理尚不清楚。用法:取薄荷脑软膏(如清凉油)涂在疼痛部位附近。对疼痛不易触及的"内在疼"可用以上方法或用按摩七星针敲打刺激对侧皮肤以达到止痛的目的。

4.脑刺激镇痛

在脑内某些核团如中脑水管周围灰质、下丘脑、尾核等埋藏电极,电刺激这些部位可控制癌症患者的顽痛。

(四)常用的疼痛护理措施

1.松弛

这种方法是通过各种放松训练,使患者在精神上和肉体上从应激中释放出来。放松训练包括生物反馈,进行性肌肉松弛、深呼吸等。最简单的松弛性动作,如叹气、打呵欠、腹式呼吸等。

2.想象

想象是现实和幻想在精神上的表现。它不仅包括精神上的画面,而且也包括听觉、触觉、嗅觉、味觉及运动的再现。想象包括会话式的、简单的症状替换、标准想象技术、系统的个体想象技术等。

3.分散注意力

引导患者注意其他事物,"忽视"疼痛感觉,从而提高患者疼痛阈值以减轻疼痛。这种方法能提高对痛的耐受力,但不能去除疼痛,只可短期应用。分散注意力,采用的方法:当患者疼痛很轻时,可讲述患者感兴趣的故事;选放患者喜欢的音乐,播放快速高音调的音乐,嘱患者边听边随节奏打拍并闭目,疼痛减轻时音量放小;缓慢有节奏的呼吸,嘱患者眼睛注意室内前方物体,进行深慢吸气与缓慢呼出,继续慢吸慢呼并数数,闭目想象空气缓慢进肺或意想眼前是海滨和绿色原野。

4.催眠

在有意识的状态下,由催眠师所执行的通过强化暗示改变意识状态而使行为改变的一种方法。

催眠状态是一种注意力或精神高度集中的状态,可产生多种效果。许多研究都证实催眠术对抑制疼痛十分有效,但其神经生理学基础尚不清楚。

5.音乐

选择适当的音乐,使患者放松,不仅能改善患者的疼痛,而且对克服焦虑也有效。

6.幽默

有人报道,对某些患者来说,大笑 10 分钟后,患者的疼痛可缓解 2 小时。

7.按摩

皮肤和皮下组织施以不同程度的按压,能松弛肌肉,改善循环,以减轻疼痛。

8.气功

剧烈疼痛时可先用镇痛剂,待疼痛缓解后再练功。练功可使镇痛时间延长,防止疼痛再发生。众所周知,应用药物止痛,与病因治疗无关。而气功止痛通过唤起机体的自然治愈能力,有可能达到病因治疗,使机体处于良好的内环境状态,这是气功控制疼痛的优点所在。目前,气功止痛的机制尚不清楚。

9.心理疗法

(1)生物反馈疗法:通过机器让患者本人感觉到自主神经系统反应(血压、脉搏、体温、肌电图),通过附加自发反应条件用意志控制这些功能。自我催眠疗法可减轻疼痛的感觉和苦恼,其内容是同疼痛作斗争,好像疼痛从伤口出来而消失。

(2)图像法:通过交谈制成图像以提供患者控制疼痛的感觉。Doake 初次报道了图像法可减少止痛药的使用剂量并减轻疼痛。

(张金荣)

第四章

急诊科护理

第一节 中　暑

一、中暑的病因、发病机制与分类

中暑在广义上类似于热病,泛指高温高湿环境对人体的损伤。按严重程度递增顺序可细分为热昏厥、热痉挛、热衰竭和热射病(也就是狭义的中暑概念)。其他还有先兆中暑、轻症中暑等概念,因较含糊或与许多夏季感染性疾病的早期表现难以鉴别,仅用热昏厥、热痉挛、热衰竭和热射病等诊断已可描述各种中暑类型,故本节不做介绍。

民间喜欢将暑天发生的大部分疾病往中暑上套,事实上很多仅为病毒或细菌感染的早期表现(如感冒、胃肠炎等),需注意鉴别。同时民间还盛传中暑不能静脉补液的谬论,需注意与患者沟通解释。

(一)病因与发病机制

下丘脑通过调节渴感、肌张力、血管张力、汗腺来平衡产热与散热。

1.散热受限

散热机制有 3 种:出汗、传导对流、辐射。辐射为通过红外线散射,正常时占散热的 65%,其与传导对流方式相比优点在于基本不耗能,但在高温环境下失效。而出汗在正常时占散热的 20%,在高温环境下则成为主要散热方式,但需消耗水、电解质与能量,并在高湿环境性能下降,100%相对湿度时完全失效。

(1)环境因素:高温高湿环境如日晒、锅炉房,厚重、不透气的衣物。一般温度>32 ℃或湿度>70%就有可能发生。

(2)自身体温调节功能下降:①自身出汗功能下降。肥胖、皮肤病如痂皮过厚、汗腺缺乏、皮肤血供不足、脱水、低血压、心脏病导致的心排血量下降如充血性心力衰竭导致皮肤水肿散热不良及老年人或体弱者等。②抑制出汗。酗酒、抗胆碱能药如阿托品等、抗精神病药物、三环抗抑郁药、抗组胺药、单胺氧化酶抑制剂、缩血管药和 β 受体抑制剂等。③脱水。饮水不足、利尿剂、泻药等。④电解质补充不足。

2.产热过多

强体力活动时多见于青壮年或健康人,或药物如苯环利定、麦角酸二乙酰胺、苯异丙胺、可卡

69

因、麻黄素类和碳酸锂等的使用。

3.脱水、电解质紊乱

中暑时因大量出汗、呼吸道水分蒸发和摄入水分不足造成大量失水,同时电解质丢失。但是往往丢水大于丢钠造成高渗性脱水。不同类型的脱水之间也可相互转化,如若伤员单纯补充饮用淡水会导致低渗性脱水。

(二)不同的中暑类型

1.热昏厥

脑血供不足:皮肤血管扩张及血容量不足导致突然低血压,脑及全身血供不足而意识丧失,多为体力活动后。此时皮肤湿冷,脉弱。收缩压低于 13.3 kPa(100 mmHg)。

2.热痉挛

低钠血症,为大量出汗而脱水、电解质损失,血液浓缩,然后单纯饮淡水导致稀释性低钠血症,引起骨骼肌缓慢的、痛性痉挛、颤搐,一般持续 1～3 分钟。由于体温调节、口渴机制正常,此时血容量尚未明显不足,生命体征一般尚稳定,如体温多正常或稍升高,皮肤多湿冷。

3.热衰竭

脱水、电解质缺乏造成发热、头晕、恶心、头痛、极度乏力,但体温调节系统尚能工作,治疗不及时会转变为热射病。与热射病在表现上的主要区别在于没有严重的中枢神经系统紊乱。此时口渴明显,肛温>37.8 ℃,皮肤湿,大量出汗,脉细速,可有轻度的中枢神经症状(头痛、乏力、焦虑、感觉错乱、歇斯底里),高通气(为了排出热量)而导致呼吸性碱中毒。其他症状还有恶心、呕吐、头晕、眼花、低血压等及热晕厥及热痉挛的症状。治疗关键是补液。

4.热射病

热射病是在热衰竭基础上进一步发展,由体温调节功能失调而引起的高热及中枢神经系统症状在内的一系列症状体征,在热衰竭的症状基础上会有典型的热射病三联征:超高热,标志性特点,肛温>41 ℃。意识改变是标志性特点,神志恍惚并继发突发的癫痫、谵妄或昏迷;无汗,在早期可能有汗,但很快会进展到无汗。

此外还有以下表现:血压先升后降,高通气导致呼吸性碱中毒,伴随心、肝、凝血、肾等损伤。

热射病可分为两型:经典型以上症状在数天时间内慢慢递增,多见于湿热环境或老年、慢性病伤员,此型无汗;劳累型以上症状可迅速发生,多为青壮年,伴有体力活动,但可能还会继续出汗。治疗关键是降温补液并处理并发症。

二、现场评估与救护

(1)病史、查体。了解发病原因:①环境,包括环境温度与湿度、通风情况、持续时间、动作强度、身体状况及个体适应力等;②症状:如口干、乏力、恶心、呕吐、头晕、眼花、神志恍惚等;③查体:测量生命体征,如肛温、脉搏和血压等。

(2)评估体温:接诊可能为中暑的伤员后首先评估体温,如体温是否 39 ℃以上。非如是,考虑可能为热晕厥时。通过平卧位、降温、补充水分(肠内,必要时静脉)可恢复,必要时需观察监护以发现某些潜在的疾病。

体位治疗:平卧位,可将腿抬高,保证脑血供。非如是,考虑可能为热痉挛时。通过阴凉处休息、补充含电解质及糖分的饮料可恢复,在恢复工作前一般需休息 1～3 天并持续补充含钠饮料直到症状完全缓解。同时可通过被动伸展运动、冰敷或按摩来缓解痉挛。

口服补液方法:神志清时,饮用冷的含电解质及糖分的饮料(稀释的果汁、牛奶、市场上卖的运动饮料或稀盐汤等)来补充。

若是,则可能为热衰竭或热射病。

(3)评估意识状态:若意识改变,可能为热射病,否则为热衰竭。若为热衰竭,马上开始静脉补液。补液方法为严重时需要静脉输液来补充等张盐水,0.9%生理盐水、5%葡萄糖或林格液均可。2~4小时内可补充1 000~2 000 mL液体;并根据病情判断脱水的类型,判断后续补液种类。严重的低钠血症可静脉滴注最高3%的高张盐水。有横纹肌溶解风险时可加用甘露醇或碱化尿液,监测出入量,留置导尿管,维持尿量50 mL/h以上,来预防肾衰竭。神志清时也可口服补液。若为热射病,在气道管理、维持呼吸、维持循环的基础上马上降温到39 ℃(蒸发降温),处理并发症。

评估气道、保持呼吸道通畅,维持呼吸:注意气道的开放,必要时气管插管;置鼻胃管,可用于神志不清时补液及预防误吸。给氧,高流量给氧如100%氧气吸入直到体温降到39 ℃。

降温方法:脱离湿热环境,防止病情加重。置于凉快、通风的地点(室内、树荫下);松开去除衣物,尽量多的暴露皮肤。①蒸发法降温:用冷水(15 ℃)喷到全身,并用大风量风扇对着伤员吹。其他方法还有腋窝、颈部、腹股沟、腘窝等浅表动脉处放置降温物品如冰袋等,以及冷水洗胃或灌肠,但效果不及蒸发法。有条件的使用降温毯。必要时可将身体下巴以下或仅四肢浸入冷水,直到体温降到39 ℃就停止浸泡,这对降温非常有效,但很可能会导致低血压及寒战,甚至可考虑使用肌松药来辅助降温。②寒战的控制:氯丙嗪25~50 mg静脉推注或静脉滴注,或地西泮5~10 mg静脉注射,减少产热,注意血压呼吸监护。目标是迅速(1小时内)控制体温。

非甾体抗炎药应禁用(如阿司匹林、吲哚美辛、对乙酰氨基酚等),因中暑时NSIAD类药已无法通过控制体温调节中枢来达到降温效果,反而会延误其他有效治疗措施的使用。但可考虑使用糖皮质激素。

补液方法:同热衰竭,但在神志障碍时口服补液要慎用,防止误吸。

三、进一步评估与救护

(一)辅助检查

辅助检查主要用来了解电解质及评估脏器损伤。血电解质(热痉挛:低钠;热射病:高钠、低钠、低钾、低钙、低磷均可能)、肾功能(肌酐、尿素氮升高,高尿酸)、血气分析(呼碱、代酸、乳酸酸中毒)、尿常规(比重)、血常规(白细胞增多、血小板减少)、心肌酶学、转氨酶、出凝血时间(PT延长,DIC)、心电图(心肌缺血,ST-T改变),必要时血培养。评估肾衰竭、心力衰竭、呼吸窘迫、低血压、血液浓缩、电解质平衡、凝血异常的可能。

(二)评估脱水的类型

根据病情判断是等渗、高渗还是低渗性脱水。中暑时多为高渗性脱水,但若伤员单纯饮用淡水会导致低渗性脱水。

(三)鉴别是否为药物或其他疾病引

恶性综合征,如抗精神病药物引起的高烧、强直及昏迷;恶性高热,如麻醉药引起;血清素综合征,如选择性5-羟色胺再吸收抑制剂与单胺氧化酶抑制剂合用引起;抗胆碱能药、三环抗抑郁药、抗组胺药、吸毒、甲状腺功能亢进、持续长时间的癫痫、感染性疾病引起的发热。

(四)注意病情进展

热衰竭伤员体温进一步升高并出汗,停止时会转为热射病。

(五)各种并发症的处理

呼吸衰竭如低氧、气道阻力增加时若考虑 ARDS,需呼吸机 PEEP 模式支持人工呼吸。监测血容量及心源性休克的可能,血流动力学监测如必要时漂浮导管测肺动脉楔压、中心静脉压等,低血压、心力衰竭时补液、使用血管活性药物如多巴酚丁胺。持续的昏迷癫痫需进一步查头颅 CT、腰穿、气管插管、呼吸机支持。凝血异常如紫癜、鼻衄、呕血或 DIC 等,监测出凝血血小板等,考虑输注血小板及凝血因子,若考虑 DIC 早期给予肝素。少尿、无尿、肌酐升高、肌红蛋白尿等肾衰竭表现:补液维持足够尿量,必要时透析治疗。

若在急性期得到恰当及时治疗,没有意识障碍或血清酶学升高的伤员多数能在 1～2 天内恢复。

四、健康教育

告诉公众,中暑是可预防的。避免长时间暴露于湿热环境,使用遮阳设备,多休息。暑天有条件的使用空调降温。在暑天不能把儿童单独留在车内。在进入湿热环境前及期间多饮含电解质及糖分的冷饮如稀释的果汁、市场上卖的运动饮料或 1‰稀盐汤、非碳酸饮料来补充水分电解质。特别是告诉一些老年人不要过分限制食盐摄入。避免含咖啡因的饮料,因其会兴奋导致产热增多。体力劳动者、运动员、老年、幼儿、孕妇、肥胖、糖尿病、酗酒、心脏病等及使用吩噻嗪类、抗胆碱能类等药时的人都是高危人群,不要穿厚重紧身衣物,认识中暑的早期症状体征。告诉中暑伤员曾经中暑过,以后也容易中暑,如对热过敏,起码 4 周内避免再暴露。

(韩桂莲)

第二节　冻　伤

一、概述

(一)定义

冻伤即冷损失,是指低温作用于机体的局部或全身引起的损伤,部位大多在颜面、耳郭、手、足等处。

(二)病因

在寒冷的环境中、长时间在户外,由于环境条件的限制,机体被迫保持固定的体位,或者因受冷、醉酒、患病、年老、体弱、局部血液循环障碍等原因,加之疲劳与饥饿,又遭遇意外低温、寒风和潮湿的作用,在既无御寒条件又无防冻常识的情况下发生。寒冷低温是冻伤最主要的致病原因。

(三)发病机制

冻伤的主要发病机制是血液循环障碍和细胞代谢不良。冻伤后组织充血肿胀、渗出等反应是细胞损伤,尤其是血管内皮损伤及血管功能改变的主要表现。当皮肤温度降到 0 ℃以下时,在细胞外间隙冰结晶形成。近年来对冻伤组织内皮细胞损伤研究认为,冰结晶的形成及对毛细血管和小血管,尤其是血管内皮细胞的形态、结构有直接和间接的损伤,可导致血管通透性增加、血液浓缩、血管内皮细胞受损、暴露的基底膜引起血小板黏附和凝集,诱导凝血机制的启动,使冻伤区域血栓形成,血管栓塞导致进行性缺血,毛细血管营养性血流减少,使本已受伤的细胞加快死亡。

(四)临床表现

冻伤按损伤范围可分为全身性冻伤和局部性冻伤,按损伤性质可分为冻结性冻伤和非冻结性冻伤。

1.非冻结性冻伤

长时间暴露于0~10 ℃的低温、潮湿环境所造成的局部损伤,组织不发生冻结性病理改变。包括冻疮、战壕足与浸泡足。冻疮为受冻处暗紫红色隆起的水肿性红斑,边缘呈鲜红色,界限不清,痒感明显,受热后更甚。有的可出现水疱,去除水疱表皮后可见创面发红,有渗液,如并发感染时可形成溃疡。

2.冻结性冻伤

短时间暴露于极低气温或长时间暴露于0 ℃以下低温所造成的损伤,组织发生冻结性病理改变。包括局部冻伤和冻僵。

(1)局部冻伤:常发生于颜面、耳郭、手、足等暴露部位。根据损害程度可分为四度,Ⅰ、Ⅱ度主要是组织血液循环障碍,Ⅲ、Ⅳ度常有不同程度的坏死。①Ⅰ度。损伤表皮层,为轻度冻伤,表现为局部红肿、痒感及刺痛等,愈合后不留瘢痕。②Ⅱ度。损伤真皮层,为中度冻伤,表现为局部红肿,有水疱,疼痛但麻木。水疱破后如无感染,一般2~3周干枯脱痂,一般不留瘢痕,如并发感染,创面溃烂,愈合后可有瘢痕。③Ⅲ度。损伤达皮肤全层或深达皮下组织,为重度冻伤,表现为局部皮肤和皮下组织坏死,愈合后留有瘢痕。④Ⅳ度。损伤达皮肤、皮下组织,甚至肌肉、骨骼等组织,为极重度冻伤,局部皮肤深紫黑色,皮温降低,剧痛,发生干性坏死,如并发感染将呈湿性坏疽,而导致肢端残缺。

(2)冻僵:常发生在冷水或冰水淹溺,表现为低体温,受伤早期可表现为神经兴奋,排汗停止并出现寒战,随体温持续下降,寒战停止、心动过缓、意识模糊、瞳孔散大,严重者出现昏迷、皮肤苍白或青紫、四肢肌肉和关节僵硬、脉搏和血压测不到、呼吸心跳停止等。

(五)治疗要点

1.现场急救

(1)局部冻伤:①迅速脱离冻伤现场;②保暖;③如没有再冻伤危险时,应积极对冻伤局部进行复温,以防增加组织损伤;④不可摩擦或按摩冻伤局部,以免造成继发性机械损伤,一般可用衣物、软布包裹保护受冻部位。

(2)冻僵:①迅速脱离冻伤现场;②保暖;③积极复温,在伤员的颈部、腋下等置热水袋,一般水温不超过50 ℃,有条件时可换下伤员的衣裤、鞋袜等;④尽快将患者送至医院,注意在搬动伤员时应保持水平位,动作轻柔;⑤如判断为心跳呼吸骤停时,应立即给予心肺复苏。

2.急诊治疗

(1)局部冻伤。①快速复温是救治冻伤的最好方法:可将冻伤肢体浸泡于38~42 ℃温水中,至冻伤肢体皮肤转红,尤其是指(趾)甲床潮红、组织变软为止,时间以30~60分钟为宜。对于颜面冻伤者,可用温水不断淋洗或湿热敷。复温过程中应注意保持水温,但不可对容器直接加热,以免烫伤。如手套、鞋袜与手足冻在一起时,不可强行分离,应将其浸入温水中复温,严禁火烤、雪搓或按摩患处,如复温过程中出现剧烈疼痛,可适当给予镇静剂。②局部处理:Ⅰ度冻伤,保持创面干燥。Ⅱ度冻伤,复温消毒,清洁布类或纱布包扎。Ⅲ度、Ⅳ度冻伤,保持创面清洁干燥,采用暴露疗法,待坏死组织边界清楚时予以切除。③抗感染:重度冻伤应口服或注射抗生素,并注射破伤风抗毒血清,保守治疗时应严密观察和及时处理气性坏疽等严重并发症。④改善局部微循环:滴注右旋糖酐,必要时可用抗凝剂、溶栓剂或血管扩张剂等。⑤全身支持:加强营养支持,抬高患肢,适当活动或功能锻炼等。

(2)冻僵。①复温:最好是让伤员利用自身产生的热量进行缓慢、逐渐复温,以免快速复温而导致不可逆的低血压。尤其是优先恢复中心温度(即将热量输入伤员体内,先提高内脏的温度),而不能先单纯将四肢复温,以免由于外周血管收缩解除,血压降低,引起"复温休克"。②抗休克:复温过程中易出现低血容量性休克,补液尤为重要,因此,应及时给伤员补充血容量,输入液体以葡萄糖注射液或生理盐水为宜,温度为37~40 ℃。③吸氧:以及时纠正低氧血症。④维持酸碱平衡:及时纠正酸中毒。另外,对于伤者出现高钾钾、低血钾或低血糖者应及早纠正。⑤防治并发症:如肺炎、胰腺炎、肝肾衰竭等,并预防血栓形成和继发感染。

二、护理评估与观察要点

(一)护理评估

1.一般情况

年龄、性别、婚姻、职业、饮食、睡眠、文化程度及宗教信仰等。

2.受伤史

了解患者冻伤的原因、冻伤持续时间,开始施救时间,保暖及转运途中情况等。

3.既往史

了解患者有无呼吸系统疾病、营养不良、接受化疗或应用肾上腺皮质激素等,有无吸烟及酗酒史等。

4.身体状况

(1)局部情况:冻伤局部皮肤情况、冻伤类型、分度等。

(2)评估低体温程度,复温效果。

(3)评估患者意识、脉搏、呼吸、血压等,及时判断心脏骤停。

(4)辅助检查:血常规、尿常规、血生化检查、血气分析及影像学检查等。

5.心理和社会支持情况

评估患者和家属的心理承受能力,对疾病的认识。

6.危险因素评估

压疮、跌倒、血栓危险因素评估。

7.并发症的评估

如肺炎、胰腺炎、肝肾衰竭、应激性溃疡、感染、心肌梗死、脑血管意外、深部静脉血栓形成、肺不张、肺水肿等。

(二)观察要点

1.现存问题观察

(1)密切监测体温,一般选择测肛温,另外,应严格掌握复温速度,避免因周围血管迅速扩张导致内脏缺血,或较冷的外周血流入内脏造成内脏进一步降温而致死。

（2）观察肢端血液循环情况。

（3）患者神志、瞳孔、生命体征、血氧饱和度及尿量等变化并详细记录,发现病情变化,及时通知医师,并积极配合医师采取应对措施。

2.并发症的观察

复温后的主要并发症是肺炎(包括溺水所致的吸入性肺炎)、胰腺炎、肝肾衰竭、应激性溃疡等。尤其是复温后几天,甚至几周内,机体的体温调节及其他功能仍可异常,不能准确反映感染或其他疾病的存在,应密切观察,及时对症处理,保护肝、肾、脑功能,预防血栓形成和继发感染。

三、急诊救治流程

冻伤的急诊救治流程,详见图 4-1。

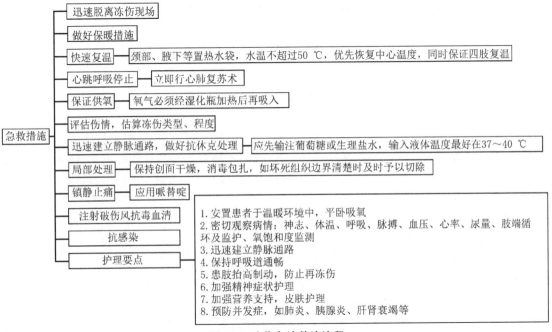

图 4-1　冻伤急诊救治流程

（韩桂莲）

第三节　昏　迷

昏迷是一种严重的意识障碍,随意运动丧失,对体内外(如语言、声音、光、疼痛等)一切刺激均无反应并出现病理反射活动的一种临床表现。在临床上,可由多种原因引起,并且是病情危重的表现之一。因此,如遇到昏迷的患者,应及时判断其原因,选择正确的措施,争分夺秒地抢救,以挽救患者生命。

昏迷的原因分为颅内、颅外因素。①颅内因素有中枢神经系统炎症(脑膜炎、脑脓肿、脑炎等),脑血管意外(脑出血、脑梗死、蛛网膜下腔出血),占位性病变(脑肿瘤、颅内血肿),脑外伤,癫病。②颅外病因包括严重感染（败血症、伤寒、中毒性肺炎等），心血管疾病（休克、高血压脑病、阿-斯综合征等），内分泌与代谢性疾病（糖尿病酮症酸中毒、低血糖、高渗性昏迷、肝昏迷、尿毒症等），药物及化学物品中毒（有机磷农药、一氧化碳、安眠药、麻醉剂、乙醚等），物理因素（中暑、触电）。

一、临床表现

昏迷是病情危重的标志，病因不同，其临床表现也各异。

（1）伴有抽搐者，见于癫痫、高血压脑病、脑水肿、尿毒症、脑缺氧、脑缺血等。

（2）伴有颅内压增高者，见于脑水肿、脑炎、脑肿瘤、蛛网膜下腔出血等。

（3）伴有高血压者见于高血压脑病、脑卒中、嗜铬细胞瘤危象。

（4）伴有浅弱呼吸者见于肺功能不全、药物中毒、中枢神经损害。

（5）患者呼出气体的气味对诊断很有帮助，如尿毒症患者呼出气体有氨气味，酮症酸中毒有烂苹果味，肝昏迷有肝臭味，乙醇中毒者有乙醇味，敌敌畏中毒有敌敌畏味。

二、护理评估

（一）健康史

应向患者的家属或有关人员详细询问患者以往有无癫痫发作、高血压病、糖尿病以及严重的心、肝、肾和肺部等疾病。了解患者发作现场情况，发病之前有无外伤或其他意外事故（如服用毒物、高热环境下长期工作、接触剧毒化学药物和煤气中毒等），最近患者的精神状态和与周围人的关系。

（二）身体状况

1.主要表现

应向患者家属或有关人员详细询问患者的发病过程、起病时有无诱因、发病的急缓、持续的时间、演变经过；昏迷是首发症状还是由其他疾病缓慢发展而来的，昏迷前有无其他表现（指原发病的表现：如有无剧烈头痛、喷射样呕吐；有无心前区疼痛；有无剧烈的咳嗽、咳粉红色痰液、严重的呼吸困难、发绀；有无烦躁不安、胡言乱语；有无全身抽搐；有无烦渴、多尿、烦躁、呼吸深大、呼气呈烂苹果味等），以往有无类似发作史，昏迷后有无其他的表现。

2.体格检查

（1）观察检查生命体征。

体温：高热提示有感染性或炎症性疾患。过高可能为中暑或中枢性高热（脑干或下丘脑损害）。过低提示为休克、甲状腺功能低下、低血糖、冻伤或镇静安眠药过量。

脉搏：不齐可能为心脏病。微弱无力提示休克或内出血等。过速可能为休克、心力衰竭、高热或甲状腺功能亢进危象。过缓可能为房室传导阻滞或阿-斯综合征。缓慢而有力提示颅内压增高。

呼吸：深而快的规律性呼吸常见于糖尿病酸中毒，称为 Kussmual 呼吸；浅而快速的规律性呼吸见于休克、心肺疾患或安眠药中毒引起的呼吸衰竭；脑的不同部位损害可出现特殊的呼吸类型，如潮式呼吸提示大脑半球广泛损害，中枢性过度呼吸提示病变位于中脑被盖部，长吸式呼吸为桥脑上部损害所致，丛集式呼吸系脑桥下部病变所致，失调式呼吸是延髓特别是其下部损害的特征性表现。

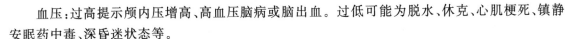

血压:过高提示颅内压增高、高血压脑病或脑出血。过低可能为脱水、休克、心肌梗死、镇静安眠药中毒、深昏迷状态等。

昏迷时不同水平脑组织受损的表现,见表4-1。

表 4-1　昏迷对不同水平脑组织受损的表现

脑受损部位	意识	呼吸	瞳孔	眼球运动	运动功能
大脑	嗜睡、昏睡、昏迷、去皮质状态	潮式呼吸	正常	游动、向病灶侧凝视	偏瘫、去皮质强直
间脑	昏睡、昏迷、无动性缄默	潮式呼吸	小	游动、向病灶侧凝视	偏瘫、去皮质强直
中脑	昏睡、昏迷、无动性缄默	过度换气	大、光反应消失	向上或向下偏斜	交叉偏、去大脑强直
脑桥	昏睡、昏迷、无动性缄默	长吸气性、喘息性	小如针尖样	浮动向病灶对侧凝视	交叉偏、去大脑强直较轻
延髓	昏睡、昏迷、无动性缄默	失调性、丛集性呼吸	小或大	眼-脑反射消失	交叉性瘫呈迟缓状态

(2)神经系统检查。

瞳孔:正常瞳孔直径为 2.5～4.0 mm,<2 mm 为瞳孔缩小,>5 mm 为瞳孔散大。双侧瞳孔缩小见于吗啡中毒、有机磷杀虫药中毒、巴比妥类药物中毒、中枢神经系统病变等,如瞳孔针尖样缩小(<1 mm),常为桥脑病变的特征,1.5～2.0 mm 常为丘脑或其下部病变。双侧瞳孔散大见于阿托品、山莨菪碱、多巴胺等药物中毒,中枢神经病变见于中脑功能受损;双侧瞳孔散大且对光反应消失表示病情危重。两侧瞳孔大小若相差 0.5 mm 以上,常见于小脑天幕病及 Horner 征。

肢体瘫痪:可通过自发活动的减少及病理征的出现来判断昏迷患者的瘫痪肢体。昏迷程度深的患者可重压其眶上缘,疼痛可刺激健侧上肢出现防御反应,患侧则无;可观察患者面部疼痛的表情判断有无面瘫;也可将患者双上肢同时托举后突然放开任其坠落,瘫痪侧上肢坠落较快,即坠落试验阳性;偏瘫侧下肢常呈外旋位,且足底的疼痛刺激下肢回缩反应差或消失,病理征可为阳性。

脑膜刺激征:伴有发热者常提示中枢神经系统感染;不伴发热者多为蛛网膜下腔出血。如有颈项强直应考虑有无中枢神经系统感染、颅内血肿或其他造成颅内压升高的原因。

神经反射:昏迷患者若没有局限性的脑部病变,各种生理反射均呈对称性减弱或消失,但深反射也可亢进。昏迷伴有偏瘫时,急性期患侧肢体的深、浅反射减退。单侧病理反射阳性,常提示对侧脑组织存在局灶性病变,如果同时出现双侧的病理反射阳性,表明存在弥漫性颅内损害或脑干病变。

姿势反射:观察昏迷患者全身的姿势也很重要。临床上常见两种类型:一种为去大脑强直,表现为肘、腕关节伸直,上臂内旋和下肢处于伸展内旋位。提示两大脑半球受损且中脑及间脑末端受损。另一种为去皮质强直,表现为肘、腕处于弯曲位,前臂外翻和下肢呈伸展内旋位。提示中脑以上大脑半球受到严重损害。这两种姿势反射,可为全身性,亦可为一侧性。

(3)检查患者有无原发病的体征:有无大小便失禁,呼气有无特殊气味,皮肤颜色有无异常,肢端是否厥冷,肺部听诊有无湿啰音,听诊心脏的心音有无低钝,有无心脏杂音,腹肌有无紧张,四肢肌肉有无松弛,四肢肌力有无减退,眼球偏向哪侧,眼底检查有无视盘水肿。

(三)心理状况

由于患者病情危重,抢救中紧张的气氛,繁多的抢救设施,常会引起患者家属的焦虑,而病情的缓解需要时间,家属可能因关心患者而对治疗效果不满意。

(四)实验室检查

1.CT 或 MRI 检查

怀疑脑血管意外的患者可采取本项目,可显示病变的性质、部位和范围。

2.脑脊液检查

怀疑脑膜炎、脑炎、蛛网膜下腔出血的患者可选择,可提示病变的原因。

3.血糖、尿酮测定

怀疑糖尿病酮症酸中毒、高渗性昏迷、低血糖的患者可选择本项目,能及时诊断,并在治疗中监测病情变化。此外,根据昏迷患者的其他病因选择相应的检查项目,以尽快作出诊断,为挽救患者生命争取时间。

(五)判断昏迷程度

由于昏迷患者无法沟通,导致询问病史困难,因此,护士能够正确地进行病情观察和判断就显得非常重要,首先应先确认呼吸和循环系统是否稳定,而详细完整的护理体检应等到对患者昏迷的性质和程度判断后再进行。

1.临床分级法

主要是给予言语和各种刺激,观察患者反应情况,加以判断,如呼叫姓名、推摇肩臂、压迫眶上切迹、针刺皮肤、与之对话和嘱其执行有目的的动作等。注意区别意识障碍的不同程度。

(1)嗜睡:是程度最浅的一种意识障碍,患者经常处于睡眠状态,唤醒后定向力基本完整,但注意力不集中,记忆稍差,如不继续对答,很快又入睡。

(2)昏睡:处于较深睡眠状态,不易唤醒,醒时睁眼,但缺乏表情,对反复问话仅能做简单回答,回答时含混不清,常答非所问,各种反射活动存在。

(3)昏迷:意识活动丧失,对外界各种刺激或自身内部的需要不能感知。按刺激反应及反射活动等可分 3 度(表 4-2)。

表 4-2 昏迷的临床分级

昏迷分级	疼痛刺激反应	无意识自发动作	腱反射	瞳孔对光反射	生命体征
浅昏迷	有反应	可有	存在	存在	无反应
中昏迷	重刺激可有	很少	减弱或消失	迟钝	轻度变化
深昏迷	无反应	无	消失	消失	明显变化

2.昏迷量表评估法

(1)格拉斯哥昏迷计分法(GCS):是在 1974 年英国 Teasdale 和 Jennett 制定的。以睁眼(觉醒水平)、言语(意识内容)和运动反应(病损平面)3 项指标的 15 项检查结果来判断患者昏迷和意识障碍的程度。以上 3 项检查共计 15 分,凡积分低于 8 分,预后不良;5～7 分预后恶劣;积分 <4 分者罕有存活。即以 GCS 分值愈低,脑损害的程度愈重,预后亦愈差。而意识状态正常者应为满分(15 分)。

此评分简单易行,比较实用。但临床发现:3 岁以下小孩不能合作;老年人反应迟钝,评分偏低;语言不通、聋哑人、精神障碍患者等使用受到限制;眼外伤影响判断;有偏瘫的患者应根据健侧作判断依据。此外,有人提出,Glasgow 昏迷计分法用于评估患者意识障碍的程度,不能反映出极为重要的脑干功能状态(表 4-3)。

表 4-3　GCS 计分法

记分项目	反应	计分
Ⅰ.睁眼反应	自动睁眼	4
	呼唤睁眼	3
	刺激睁眼	2
	任何刺激不睁眼	1
Ⅱ.语言反应	对人物、时间、地点定向准确	5
	不能准确回答以上问题	4
	胡言乱语、用词不当	3
	散发出无法理解的声音	2
	无语言能力	1
Ⅲ.运动反应	能按指令动作	6
	对刺痛能定位	5
	对刺痛能躲避	4
	刺痛时肢体屈曲(去皮质强直)	3
	刺痛时肢体过伸(去大脑强直)	2
	对刺痛无任何反应	1
总分		

(2)Glasgow-Pittsburgh 昏迷观察表:在 GCS 的临床应用过程中,有人提出尚需综合临床检查结果进行全面分析,同时又强调脑干反射检查的重要性。为此,Pittsburgh 又加以改进补充了另外 4 个昏迷观察项目,即对光反射、脑干反射、抽搐情况和呼吸状态,称之 Glasgow-Pittsburgh 昏迷观察表,见表 4-4。合计为 7 项 35 级,最高为 35 分,最低为 7 分。在颅脑损伤中,35~28 分为轻型,27~21 分为中型,20~15 分为重型,14~7 分为特重型颅脑损伤。该观察表即可判定昏迷程度,也反映了脑功能受损水平(表 4-4)。

表 4-4　Glasgow-Pittsburgh 昏迷观察表

项目		评分	项目		评分
Ⅰ.睁眼反应	自动睁眼	4		大小不等	2
	呼之睁眼	3		无反应	1
	疼痛引起睁眼	2	Ⅴ.脑干反射	全部存	5
	不睁眼	1		睫毛反射消失	4
Ⅱ.语言反应	言语正常(回答正确)	5		角膜反射消失	3
	言语不当(回答错误)	4		眼脑及眼前庭反射消失	2
	言语错乱	3		上述反射皆消失	1

项目		评分	项目		评分
	言语难辨	2	Ⅵ.抽搐情况	无抽搐	5
	不语	1		局限性抽搐	4
Ⅲ.运动反应	能按吩咐动作	6		阵发性大发作	3
	对刺激能定位	5		连续大发作	2
	对刺痛能躲避	4		松弛状态	1
	刺痛肢体屈曲反应	3	Ⅶ.呼吸状态	正常	5
	刺痛肢体过伸反应	2		周期性	4
	无反应(不能运动)	1		中枢过度换气	3
Ⅳ.对光反应	正常	5		不规则或低换气	2
	迟钝	4		呼吸停止	1
	两侧反应不同	3			

三、护理诊断

(一)意识障碍
意识障碍与各种原因引起的大脑皮质和中脑的网状结构发生有度抑制有关。

(二)清理呼吸道无效
清理呼吸道无效与患者意识丧失不能正常咳嗽有关。

(三)有感染的危险
有感染的危险与昏迷患者的机体抵抗力下降、呼吸道分泌物排出不畅有关。

(四)有皮肤完整性受损的危险
有皮肤完整性受损的危险与患者意识丧失而不能自主调节体位、长期卧床有关。

四、护理目标

(1)患者的昏迷减轻或消失。

(2)患者的皮肤保持完整,无压疮发生。

(3)患者无感染的发生。

五、救治原则

昏迷患者的处理原则主要是维持基本生命体征,避免脏器功能的进一步损害,积极寻找和治疗病因。具体包括以下内容。

(1)积极寻找和治疗病因。

(2)维持呼吸道通畅,保证充足氧供,应用呼吸兴奋剂,必要时进行插管行辅助呼吸。

(3)维持循环功能,强心,升压,抗休克。

(4)维持水、电解质和酸碱平衡。对颅内压升高者,应迅速给予脱水治疗。每天补液量

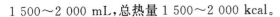

1 500～2 000 mL,总热量 1 500～2 000 kcal。

（5）补充葡萄糖,减轻脑水肿,纠正低血糖。用法是每次50％葡萄糖溶液60～100 mL静脉滴注,每4～6小时一次。但疑为高渗性非酮症糖尿病昏迷者,最好等血糖结果回报后再给葡萄糖。

（6）对症处理。防治感染,控制高血压、高热和抽搐,注意补充营养。注意口腔呼吸道、尿道和皮肤护理。

（7）给予脑细胞代谢促进剂。

六、护理措施

(一)急救护理

（1）速使患者安静平卧,下颌抬高以使呼吸通畅。

（2）松解腰带、领扣,随时清除口咽中的分泌物。

（3）呼吸暂停者立即给氧或口对口人工呼吸。

（4）注意保暖,尽量少搬动患者。

（5）血压低者注意抗休克。

（6）有条件尽快输液。

（7）尽快呼叫急救站或送医院救治。

(二)密切观察病情

（1）密切观察患者的生命指征,神志、瞳孔的变化,神经生理反射有无异常,注意患者的抽搐、肺部的啰音、心音、四肢肢端温度、尿量、眼底视神经、脑膜刺激征、病理反射等,并及时、详细记录,随时对病情做出正确的判断,以便及时通知医师并及时做出相应的护理,并预测病情变化的趋势,采取措施预防病情的恶化。

（2）如患者出现呼吸不规则(潮式呼吸或间停呼吸)、脉搏减慢变弱、血压明显波动(迅速升高或下降)、体温骤然升高、瞳孔散大、对光反射消失,提示患者病情恶化,须及时通知医师,并配合医师进行抢救。

(三)呼吸道护理

协助昏迷患者取平卧位,头偏向一侧,防止呕吐物误吸造成窒息(图4-2)。帮助患者肩下垫高,使颈部舒展,防止舌后坠阻塞呼吸道,保持呼吸道通畅。立即检查口腔、喉部和气管有无梗阻,及时吸引口、鼻内分泌物,痰黏稠时给予雾化吸入。用鼻管或面罩吸氧,必要时需插入气管套管,机械通气。一般应使 PaO_2 至少高于 10.7 kPa(80 mmHg),$PaCO_2$ 在 4.0～4.7 kPa(30～35 mmHg)。

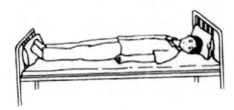

图 4-2 昏迷患者的卧位

(四)基础护理

1.预防感染

每2～3小时翻身拍背一次,并刺激患者咳嗽,及时吸痰。口腔护理3～4次/天,为防止口鼻干燥,可用0.9%氯化钠水溶液纱布覆盖口鼻。患者眼睑不能闭合时,涂抗生素眼膏加盖纱布。做好会阴护理,防止泌尿系统感染。

2.预防压疮

昏迷患者由于不能自主调整体位,肢体长期受压容易发生压疮,护理人员应每天观察患者的骶尾部、股骨大转子、肩背部、足跟、外踝等部位,保持床单柔软、清洁、平整,勤翻身,勤擦洗,骨突处做定时按摩,协助患者被动活动肢体,并保持功能位,有条件者可使用气垫床。

3.控制抽搐

可镇静止痉,目前首选药物是地西泮,10~20 mg静脉滴注,抽搐停止后再静脉滴注苯妥英钠0.5~1.0 g,可在4~6小时内重复给药。

4.营养支持

给昏迷患者插胃管,采取管喂补充营养,应保证患者每天摄入高热量、高蛋白、高维生素、易消化的流质饮食,如牛奶、豆浆或混合奶、菜汤、肉汤等。B族维生素有营养神经的作用,应予以补充。鼻饲管应每周清洗、消毒一次。

5.清洁卫生

(1)每天帮患者清洁皮肤,及时更换衣服,保持床铺的清洁干燥;如患者出现大小便失禁,应及时清除脏衣服,用清水清洁会阴部皮肤,迅速更换干净的衣服,长期尿失禁或尿潴留的患者,可留置尿管,定期开放(每4小时一次),每天更换一次尿袋,每周更换一次导尿管,每天记录尿量和观察尿液颜色,如患者意识转清醒后,应及时拔出导尿管,鼓励和锻炼患者自主排尿;如患者出汗,应及时抹干净,防止患者受凉。

(2)每天对患者进行口腔清洁,观察口腔和咽部有无痰液或其他分泌物、呕吐物积聚,如发现有,应及时清理口咽部和气管,防止患者误吸造成窒息。

(五)协助医师查明和去除病因

(1)遵医嘱采取血液、尿液、脑脊液、呕吐物等标本进行相应的检查,以查明患者昏迷的病因。

(2)及时建立静脉通道,为临床静脉用药提供方便。

(3)针对不同病因,遵照医嘱采取相应的医疗措施进行抢救。如有开放性伤口应及时止血、缝合、包扎;如消化道中毒者,及时进行催吐、洗胃、注射解毒剂;如糖尿病酮症酸中毒患者,及时应用胰岛素治疗并迅速补充液体;如癫痫持续状态患者,应及时应用苯妥英钠等药物。

(4)遵照医嘱维持患者的循环和脑灌注压,对直接病因已经去除的患者,可行脑复苏治疗(应用营养脑细胞的药物)以促进神经功能的恢复。

(六)健康教育

应向患者家属介绍如何照顾昏迷的患者,应注意哪些事项,如病情恶化,应保持镇静,及时与医师和护士联系。患者意识清醒后,应向患者和家属宣传疾病的知识,指导他们如何避免诱发原发病病情恶化的因素,并指导患者学会观察病情,及时发现恶化征象,及时就诊,以防止昏迷的再次发生。

七、护理评价

(1)患者的意识是否转清醒。

(2)患者的痰液是否有效排出。

(3)呼吸道是否保持通畅。

(4)皮肤是否保持完整,有无压疮,肺部有无感染发生。

（韩桂莲）

第四节　急性心肌梗死

急性心肌梗死（acute myocardial infarction，AMI）是急性心肌缺血性坏死，是在冠状动脉病变的基础上，发生冠状动脉血供急剧减少或中断，使相应的心肌发生严重而持久地急性缺血所致。病因通常是在冠状动脉样硬化病变的基础上继发血栓形成。非动脉粥样硬化所导致的心肌梗死可由感染性心内膜炎、血栓脱落、主动脉夹层形成、动脉炎等引起。

本病在欧美常见，20 世纪 50 年代美国本病病死率高于 3‰，20 世纪 70 年代以后降到 2‰ 以下。美国 35～84 岁人群中，男性年发病率为 71‰，女性年发病率为 22‰；每年约有 80 万人发生心肌梗死，45 万人发生心肌再梗死。在我国，本病远不如欧美多见，20 世纪 70 年代和 80 年代北京、河北、哈尔滨、黑龙江、上海、广州等省市年发病率仅为 0.2‰～0.6‰，其中以华北地区最高。

一、病因和发病机制

急性心肌梗死绝大多数（90% 以上）是由冠状动脉粥样硬化所致。由于冠状动脉有弥漫而广泛的粥样硬化病变，使管腔有 75% 以上的狭窄，侧支循环尚未充分建立，在此基础上，一旦因为管腔内血栓形成、劳力、情绪激动、休克、外科手术或血压剧升等诱因而导致血供进一步急剧减少或中断，使心肌发生严重而持久的急性缺血达 1 小时以上，即可发生心肌梗死。

冠状动脉闭塞约 0.5 小时后，心肌开始坏死，1 小时后心肌凝固性坏死，心肌间质发生充血、水肿、炎性细胞浸润，以后坏死心肌逐渐溶解，形成肌溶灶，随后渐有肉芽组织形成，1～2 周后坏死组织开始吸收，逐渐纤维化，在 6～8 周形成瘢痕而愈合，即为陈旧性心肌梗死。坏死心肌波及心包可引起心包炎；心肌全层坏死，可产生心室壁破裂，游离壁破裂或室间隔穿孔，也可引起乳头肌断裂；若仅有心内膜下心肌坏死，在心室腔压力的冲击下，外膜下层向外膨出，形成室壁膨胀瘤，造成室壁运动障碍甚至矛盾运动，严重影响左心室射血功能。冠状动脉可有一支或几支闭塞而引起所供血区部位的梗死。

急性心肌梗死时，心脏收缩力减弱，顺应性减低，心肌收缩不协调，心排血量下降，严重时发生泵衰竭、心源性休克及各种心律失常，病死率高。

二、病理生理

主要出现左心室舒张和收缩功能障碍的一些血流动力学变化，其严重程度和持续时间取决于梗死的部位、程度和范围。当心脏收缩力减弱、顺应性减低、心肌收缩不协调时，左心室压力曲线最大上升速度（dp/dt）减低，左心室舒张期末压增高、舒张和收缩末期容量增多。射血分数减低，心搏血量和心排血量下降，心率增快或有心律失常，血压下降，静脉血氧含量降低。心室重构出现心壁厚度改变、心脏扩大和心力衰竭（先左心衰竭然后全心衰竭），可发生心源性休克。右心室梗死在心肌梗死患者中少见，其主要病理生理改变是右心衰竭的血流动力学变化，右心房压力增高，高于左心室舒张期末压，心排血量减低，血压下降。

急性心肌梗死引起的心力衰竭称为泵衰竭，按 Killip 分级法可分为：Ⅰ 级，尚无明显心力衰竭；Ⅱ 级，有左心衰竭，肺部啰音出现范围小于 50% 肺野；Ⅲ 级，有急性肺水肿，全肺闻及大、小、干、湿啰音；Ⅳ级，有心源性休克等不同程度或阶段的血流动力学变化。心源性休克是泵衰竭的严重阶段，但如兼有肺水肿和心源性休克则情况最严重。

三、临床表现

(一)病史

发病前常有明显诱因，如精神紧张、情绪激动、过度体力活动、饱餐、高脂饮食、糖尿病未得到控制、感染、手术、大出血、休克等，少数在睡眠中发病。有半数以上的患者过去有高血压及心绞痛史，部分患者则无明确病史及先兆表现，首次发病即是急性心肌梗死。

(二)症状

1.先兆症状

急性心肌梗死多突然发病，少数患者起病症状轻微。1/2～2/3 的患者起病前 1～2 天至 1～2 周或更长时间有先兆症状，其中最常见的是稳定性心绞痛转变为不稳定型；或既往无心绞痛，突然出现心绞痛，且发作频繁，程度较重，用硝酸甘油难以缓解，持续时间较长。急性心肌梗死多伴恶心、呕吐、血压剧烈波动，心电图显示 ST 段一时性明显上升或降低，T 波倒置或增高。这些先兆症状如诊断及时，治疗得当，半数以上患者可免于发生心肌梗死；即使发生，症状也较轻，预后较好。

2.胸痛

胸痛为最早出现且突出的症状。其性质和部位多与心绞痛相似，但常发生于安静或睡眠时，程度更为剧烈，呈难以忍受的压榨、窒息，甚至"濒死感"，伴有大汗淋漓及烦躁不安，持续时间可长达 1～2 小时甚至 10 小时以上，或时重时轻达数天之久。疼痛用硝酸甘油无法缓解，需用麻醉性镇痛药才能减轻；疼痛部位多在胸骨后，但范围较为广泛，常波及整个心前区，约 10％的病例波及剑突下及上腹部或颈、背部，偶尔到下颌、咽部及牙齿处；约 25％病例无明显的疼痛，多见于老年、糖尿病(由于感觉迟钝)或神志不清患者，或有急性循环衰竭者，疼痛被其他严重症状所掩盖。15％～20％的病例在急性期无症状。

3.心律失常

心律失常见于 75％～95％的患者，多发生于起病后 1～2 天内，而以 24 小时内最多见。经心电图观察可发现各种心律失常，可伴乏力、头晕、晕厥等症状，且为急性期引起死亡的主要原因之一。其中最严重的心律失常是室性异位心律(包括频发性期前收缩、阵发性心动过速和颤动)。频发(＞5 次/分)、多源、成对出现或 R 波落在 T 波上的室性期前收缩可能为心室颤动的先兆。房室传导阻滞和束支传导阻滞也较多见，严重者可出现完全性房室传导阻滞。室上性心律失常则较少见，多发生于心力衰竭患者。前壁心肌梗死易发生室性心律失常，下壁(膈面)梗死易发生房室传导阻滞。

4.心力衰竭

主要是急性左心衰竭，发生率为 32％～48％，为心肌梗死后收缩力减弱或不协调所致，可出现呼吸困难、咳嗽、烦躁及发绀等症状，严重时两肺满布湿啰音，形成肺水肿，进一步则导致右心衰竭；右心室心肌梗死者可一开始就出现右心衰竭，并伴血压下降。

5.低血压和休克

仅于疼痛剧烈时血压下降，未必是休克。但如疼痛缓解而收缩压仍低于 10.7 kPa(80 mmHg)，且伴有烦躁不安、大汗淋漓、脉搏细快、尿量减少(＜20 mL/h)、神志恍惚甚至晕厥时，则为休克，主要为心源性,是由于心肌广泛坏死、心排血量急剧下降所致。而神经反射引起的血管扩张尚属次要,有些患者还有血容量不足的因素参与。

6.胃肠道症状

疼痛剧烈时,伴有频繁的恶心呕吐、上腹胀痛、肠胀气等,与迷走神经张力增高有关。

7.全身症状

主要是发热,一般在发病后 1～3 天出现,体温 38 ℃左右,持续约 1 周。

（三）体征

(1)约半数患者心浊音界轻度至中度增大,有心力衰竭时较显著。

(2)心率多增快,少数可减慢。

(3)心尖区第一心音减弱,有时伴有第三或第四心音奔马律。

(4)10％～20％的患者在病后 2～3 天出现心包摩擦音,多数在几天内又消失,由坏死波及心包面引起的反应性纤维蛋白性心包炎所致。

(5)心尖区可出现粗糙的收缩期杂音或收缩中晚期喀喇音,为二尖瓣乳头肌功能失调或断裂所致。

(6)可听到各种心律失常的心音改变。

(7)常见血压下降到正常以下(病前高血压者血压可降至正常),且可能不再恢复到起病前水平。

(8)还可伴有休克、心力衰竭的相应体征。

（四）并发症

心肌梗死除可并发心力衰竭及心律失常外,还可有下列并发症。

1.动脉栓塞

主要为左室壁血栓脱落所引起,根据栓塞的部位,可能产生脑部或其他部位的相应症状,常在起病后 1～2 周发生。

2.心室壁瘤

梗死部位在心脏内压的作用下,显著膨出。心电图常示持久的 ST 段抬高。

3.心肌破裂

少见。常在发病一周内出现,患者常突发心力衰竭甚至休克,造成死亡。

4.乳头肌功能不全

乳头肌功能不全的病变可分为坏死性与纤维性两种,在发生心肌梗死后,心尖区突然出现响亮的全收缩期杂音,第一心音减低。

5.心肌梗死后综合征

发生率约 10％,于心肌梗死后数周至数月内出现,可反复发生,表现为发热、胸痛、心包炎、胸膜炎或肺炎等症状、体征,可能为机体对坏死物质的变态反应。

四、诊断要点

（一）诊断标准

诊断 AMI 必须至少具备以下标准中的两条。

(1)缺血性胸痛的临床病史,疼痛常持续 30 分钟以上。

(2)心电图的特征性改变和动态演变。

(3)心肌坏死的血清心肌标记物浓度升高和动态变化。

(二)诊断步骤

对疑为 AMI 的患者,应争取在 10 分钟内完成诊断。

(1)临床检查(问清缺血性胸痛病史,如疼痛性质、部位、持续时间、缓解方式、伴随症状;查明心、肺、血管等的体征)。

(2)描记 18 导联心电图(常规 12 导联加 $V_7 \sim V_9$,$V_{3R} \sim V_{5R}$),并立即进行分析、判断。

(3)进行简明的临床鉴别诊断后迅速做出初步诊断(老年人突发原因不明的休克、心衰、上腹部疼痛伴胃肠道症状、严重心律失常或较重而持续性的胸痛或胸闷,应慎重考虑有无发生本病的可能)。

(4)对病情做出基本评价并确定即刻处理方案。

(5)继之尽快进行相关的诊断性检查和监测,如血清心肌标记物浓度的检测,结合缺血性胸痛的临床病史、心电图的特征性改变,做出 AMI 的最终诊断。此外,尚应进行血常规、血脂、血糖、凝血时间、电解质等检测,二维超声心动图检查,床旁心电监护等。

(三)危险性评估

(1)伴下列任一项者,如高龄(>70 岁)、既往有心肌梗死史、心房颤动、前壁心肌梗死、心源性休克、急性肺水肿或持续低血压等,可确定为高危患者。

(2)病死率随心电图 ST 段抬高的导联数的增加而增加。

(3)血清心肌标记物浓度与心肌损害范围呈正相关,可助评估梗死面积和患者预后。

五、鉴别诊断

(一)不稳定型心绞痛

疼痛的性质、部位与心肌梗死相似,但发作持续时间短、次数频繁、含服硝酸甘油有效。心电图的改变及酶学检查是与心肌梗死区别的主要依据。

(二)急性肺动脉栓塞

大块的栓塞可引起胸痛、呼吸困难、咯血、休克,但多出现右心负荷急剧增加的表现,如心室增大,P_2 亢进、分裂和心衰体征,但没有心肌梗死时的典型心电图改变和血清心肌酶的变化。

(三)主动脉夹层

该病也具有剧烈的胸痛,有时出现休克,其疼痛常为撕裂样,一开始即达高峰,多放射至背部、腹部、腰部及下肢,两上肢的血压和脉搏常不一致是本病的重要体征,可出现主动脉瓣关闭不全的体征,心电图和血清心肌酶学检查无 AMI 时的变化,X 线和超声检查可出现主动脉明显增宽。

(四)急腹症

急性胆囊炎、胆石症、急性坏死性胰腺炎、溃疡病穿孔等常出现上腹痛及休克的表现,但应有相应的腹部体征,心电图及影像、酶学检查有助于鉴别。

(五)急性心包炎

尤其是非特异性急性心包炎,也可出现严重胸痛、心电图 ST 段抬高,但该病发病前常有上呼吸道感染,呼吸和咳嗽时疼痛加重,早期即有心包摩擦音,无心电图的演变及酶学异常。

六、处理

(一)治疗原则

改善冠状动脉血液供给,减少心肌耗氧,保护心脏功能,挽救因缺血而濒死的心肌,防止梗死面积扩大,缩小心肌缺血范围,及时发现、处理、防治严重心律失常、泵衰竭和各种并发症,防止猝死。

(二)院前急救

流行病学调查发现,50%的患者在发病后 1 小时内在院外猝死,死因主要是可救治的心律失常。因此,院前急救的重点是尽可能缩短患者就诊延误的时间和院前检查、处理、转运所用的时间;尽量将患者安全、迅速地转送到医院;尽可能及时地给予相关急救措施,如嘱患者停止任何主动性活动和运动、舌下含化硝酸甘油、高流量吸氧、镇静止痛(吗啡或哌替啶),必要时静脉注射或滴注利多卡因,或给予除颤治疗和心肺复苏;对缓慢性心律失常患者给予阿托品肌内注射或静脉注射;及时将患者情况告知急救中心或医院,在严密观察、治疗下迅速将患者送至医院。

(三)住院治疗

急诊室医师应力争在 10～20 分钟内完成病史、临床检数记录 18 导联心电图,尽快明确诊断。对ST 段抬高者应在 30 分钟内收住冠心病监护病房(CCU)并开始溶栓,或在 90 分钟内开始行急诊经皮冠状动脉腔内血管成形术(PTCA)治疗。

1.休息

嘱患者卧床休息,保持环境安静,减少探视,防止不良刺激。

2.监测

在冠心病监护室进行 5～7 天心电图、血压和呼吸的监测,必要时进行床旁血流动力学监测,以便于观察病情和指导治疗。

3.护理

第一周完全卧床,加强护理,进食、漱洗、大小便、翻身等都需要别人帮助;第 2 周可从床上坐起;第 3～4 周可逐步离床和室内缓步走动。但病重或有并发症者,卧床时间宜适当延长。食物以易消化的流质或半流质为主,病情稳定后逐渐改为软食,便秘 3 天者可服轻泻剂或用甘油栓等,必须防止用力大便造成病情突变,焦虑、不安患者可用地西泮等镇静剂,禁止吸烟。

4.吸氧

在急性心肌梗死早期,即便未合并有左侧心力衰竭或肺疾病,也常有不同程度的动脉低氧血症。其原因可能是细支气管周围水肿,使小气道狭窄,小气道阻力增加,气流量降低,局部换气量减少,特别是两肺底部最为明显。有些患者虽未测出动脉低氧血症,但由于肺间质液体增加,肺顺应性一过性降低,而有气短症状。因此,应给予吸氧,通常在发病早期用鼻塞给氧24～48 小时,3～5 L/min,有利于氧气被运送到心肌,可减轻气短、疼痛或焦虑症状。严重左侧心力衰竭、肺水肿和并有机械并发症的患者,多伴有严重低氧血症,需面罩加压给氧或气管插管并机械通气。

5.补充血容量

心肌梗死患者,由于发病后出汗,呕吐或进食少,以及应用利尿药等因素,会发生血容量不足和血液浓缩,从而加重缺血和血栓形成,有心肌梗死面积扩大的危险。因此,如每天摄入量不足,应适当补液,以保持出入量的平衡。

6.缓解疼痛

发生 AMI 时,剧烈胸痛使患者交感神经过度兴奋,产生心动过速、血压升高和心肌收缩力增强,从而增加心肌耗氧量。并易诱发快速性室性心律失常,应迅速给予有效镇痛药。本病早期难以区分坏死心肌疼痛和可逆性心肌缺血疼痛,二者常混杂在一起,应先予含服硝酸甘油,随后静脉点滴硝酸甘油,如疼痛不能迅速缓解,应即用强的镇痛药,吗啡和派替啶最为常用。吗啡是解除急性心肌梗死后疼痛最有效的药物,其作用于中枢阿片受体而发挥镇痛作用,还可以阻滞中枢交感神经冲动的传出,导致外周动、静脉扩张,从而降低心脏前后负荷及心肌耗氧量,通过镇痛,减轻疼痛引起的应激反应,使心率减慢。吗啡一次给药后 10~20 分钟发挥镇痛作用,1~2 小时作用最强,持续 4~6 小时;通常静脉注射吗啡 5~10 mg,必要时每 1~2 小时重复 1 次,总量不宜超过 15 mg。吗啡治疗剂量时即可发生不良反应,随剂量增加,发生率增加,不良反应有恶心、呕吐、低血压和呼吸抑制,其他不良反应有眩晕,嗜睡,表情淡漠,注意力分散等,一旦出现呼吸抑制,可每隔 3 分钟静脉注射纳洛酮,有拮抗吗啡的作用,剂量为 0.4 mg,总量不超过 1.2 mg,一般用药后呼吸抑制症状可很快消除,必要时采用人工辅助呼吸。哌替啶有消除迷走神经作用和镇痛作用,其血流动力学作用与吗啡相似,75 mg 哌替啶相当于 10 mg 吗啡,不良反应有心动过速和呕吐,但较吗啡轻,可用阿托品 0.5 mg 对抗之;临床上可肌内注射 25~75 mg,必要时 2~3 小时重复,若过量则出现麻醉作用和呼吸抑制,当引起呼吸抑制时,也可应用纳洛酮治疗。对重度烦躁者可应用冬眠疗法,即经肌内注射哌替啶 25 mg、异丙嗪 12.5 mg,必要时 4~6 小时重复一次。

中药可用复方丹参滴丸,麝香保心丸口服,或 16 mL 复方丹参注射液加入 250~500 mL 5% 的葡萄糖溶液中静脉滴注。

(四)再灌注心肌

起病 3~6 小时内,使闭塞的冠状动脉再通,心肌得到再灌注,濒临坏死的心肌可得以存活或使坏死范围缩小,预后改善,是一种积极的治疗措施。

1.急诊溶栓治疗

溶栓治疗是 20 世纪 80 年代初兴起的一项新技术,其治疗原理是针对急性心肌梗死发病的基础,即冠状动脉血栓性闭塞。凝血酶原在异常刺激下被激活,形成凝血酶,使纤维蛋白原转化为纤维蛋白,然后与其他有形成分如红细胞、血小板一起形成血栓。机体内存在一个纤维蛋白溶解系统,由纤维蛋白溶解原和内源性或外源性激活物组成。在激活物的作用下,纤维蛋白溶酶原被激活,形成纤维蛋白溶酶,它可以溶解稳定的纤维蛋白血栓,还可以降解纤维蛋白原,促使纤维蛋白裂解、使血栓溶解,但是纤维蛋白溶酶的半衰期很短,要想获得持续的溶栓效果,只能依靠连续输入外源性补给激活物的办法。现在临床常用的纤溶激活物有两大类,一类为非选择性纤溶剂,如链激酶、尿激酶,它们除了激活与血栓相关的纤维蛋白溶酶原外,还激活循环中的纤溶酶原,导致全身的纤溶状态,因此可以引起出血并发症;另一类为选择性纤溶剂,有重组组织型纤溶酶原激活剂(αt-Pa)、单链尿激酶型纤溶酶原激活剂(SCUPA)及乙酰纤溶酶原-链激酶激活剂复合物(APSAC),它们选择性地激活与血栓有关的纤溶酶原,而对循环中的纤溶酶原仅有中度作用,这样可以避免或减少出血并发症的发生。

(1)溶栓疗法的适应证如下。①持续性胸痛超过 0.5 小时,含服硝酸甘油片后症状不能缓解。②相邻两个或更多导联 ST 段抬高 0.2 mV 以上。③发病 12 小时内,或发病虽超过 6 小时,但患者仍有严重胸痛,并且 ST 段抬高的导联有 R 波。

(2)溶栓治疗的禁忌证如下。

1)近 10 天内施行过外科手术者,包括活检、胸腔或腹腔穿刺和心脏体外按压术等。

2)10 天内进行过动脉穿刺术者。

3)颅内病变,包括出血、梗死或肿瘤等。

4)有明显出血或潜在的出血性病变,如溃疡性结肠炎、胃十二指肠溃疡或有空洞形成的肺部病变。

5)有出血性或脑栓死倾向的疾病,如各种出血性疾病、肝肾疾病、心房纤颤、感染性心内膜炎、收缩压高于 24.0 kPa(180 mmHg),舒张压高于 14.7 kPa(110 mmHg)等。

6)妊娠期或分娩后前 10 天。

7)在半年至 1 年内进行过链激酶治疗者。

8)年龄大于 65 岁。因为高龄患者行溶栓疗法引起颅内出血者多,而且冠脉再通率低于中年患者。①链激酶(streptokinase,SK):SK 是 C 类乙型链球菌产生的酶,在体内将前活化素转变为活化素,后者将纤溶酶原转变为纤溶酶,有抗原性,用前需做皮肤过敏试验。SK 静脉滴注常用量为 50~150 万单位加入 100 mL5％的葡萄糖溶液内,在 60 分钟内滴完,后每小时给予 10 万单位,滴注 24 小时。治疗前 0.5 小时肌内注射异丙嗪 25 mg,加少量(2.5~5 mg)地塞米松同时滴注可减少变态反应的发生。用药前后须进行凝血方面的化验检查,用量大时尤应注意出血倾向。冠脉内注射时先做冠脉造影,经导管向闭塞的冠状动脉内注入硝酸甘油 0.2~0.5 mg,后注入 SK 2 万单位,继之每分钟 2 000~4 000 U,再通后,继续用 2 000 U/min 的 SK 30~60 分钟。患者胸痛突然消失,ST 段恢复正常,心肌酶峰值提前出现为再通征象,可每分钟注入 1 次造影剂观察是否再通。②尿激酶(Urokinase,UK):作用于纤溶酶原使之转变为纤溶酶。本品无抗原性,作用较 SK 弱。150~200 万单位静脉滴注,30 分钟滴完。冠状动脉内应用时每分钟 6 000 U,持续 1 小时以上至溶栓后再维持 0.5~1.0 小时。③组织型重组纤维蛋白溶酶原激活剂(rt-PA):本品对血凝块有选择性,故疗效高于 SK;冠脉内滴注 0.375 mg/kg,持续 45 分钟;静脉滴注用量为 0.75 mg/kg,持续 90 分钟。

9)其他制剂还有单链尿激酶型纤维蛋白溶酶原激活剂(SCUPA),异化纤维蛋白溶酶原链激酶激活剂复合物(APSAC)等。

(3)文献资料显示,用药 2~3 小时的开通率,rt-PA 为 65％~80％,SK 为 65％~75％,UK 为 50％~68％,APSAC 为 68％~70％。究竟选用哪一种溶栓剂,不能根据以上数据武断地选择,而应根据患者的病变范围、部位、年龄、起病时间的长短以及经济情况等因素选择。比较而言,如患者年龄小于 45 岁、大面积前壁 AMI、两小时内到达医院、无高血压,应首选 rt-PA;如果年龄大于 70 岁、下壁 AMI、有高血压,应选 SK 或 UK。由于 APSAC 的半衰期最长(70~120 分钟),因此可在患者家中或救护车上行一次性快速静脉注射;rt-PA 的半衰期最短(3~4 分钟),需静脉持续滴注 90~180 分钟;SK 的半衰期为 18 分钟,给药持续时间为 60 分钟;UK 半衰期为 40 分钟,给药时间为 30 分钟。SK 与 APSAC 可引起低血压和变态反应,UK 与 rt-PA 无这些不良反应。rt-PA 需要联合肝素使用,SK、UK、APSAC 除具有纤溶作用外,还有明显的抗凝作用,不需要积极使用静脉肝素。另外,rt-PA 价格较贵,SK、UK 较低廉。以上这些因素在临床选用溶栓剂时都应予以考虑。

（4）溶栓治疗的并发症。

1）出血。①轻度出血：皮肤、黏膜、肉眼及显微镜下血尿、或小量咯血、呕血等（穿刺或注射部位少量瘀斑不作为并发症）。②重度出血：大量咯血或消化道大出血，腹膜后出血等引起失血性休克或低血压，需要输血者。③危及生命部位的出血：颅内、蛛网膜下腔、纵隔内或心包出血。

2）再灌注心律失常，注意其对血流动力学的影响。

3）一过性低血压及其他的变态反应。

4）已证实有效的抗凝治疗可加速血管再通，有助于保持血管通畅。今后的研究应着重于改进治疗方法或使用特异性溶栓剂，以减少纤维蛋白分解、防止促凝血活动和纤溶酶原偷窃；研制合理的联合使用的药物和方法。

2.经皮腔内冠状动脉成形术（PTCA）

（1）直接 PTCA（direct PTCA）：急性心肌梗死发病后直接做 PTCA。指征：静脉溶栓治疗有禁忌证者；合并心源性休克者；诊断不明患者，如急性心肌梗死病史不典型或左束支传导阻滞（LBBB）者；有条件在发病后数小时内行 PTCA 者。

（2）补救性 PTCA（rescue PTCA）：在发病 24 小时内，静脉溶栓治疗失败，患者胸痛症状不缓解时，行补救性 PTCA，以挽救存活的心肌，限制梗死面积进一步扩大。

（3）半择期 PTCA（semi-elective PTCA）：溶栓成功患者在梗死后 7～10 天内，有心肌缺血指征或冠脉再闭塞者。

（4）择期 PTCA（elective PTCA）：在急性心肌梗死后 4～6 周，运动试验、动态心电图、^{201}Tl运动心肌断层显像等证实有心肌缺血者。

（5）冠状动脉旁路移植术（CABG）：适用于溶栓疗法及 PTCA 无效，而仍有持续性心肌缺血者；急性心肌梗死合并有左房室瓣关闭不全或室间隔穿孔等机械性障碍需要手术矫正和修补，须同时进行 CABG；多支冠状动脉狭窄或左冠状动脉主干狭窄者。

（五）缩小梗死面积

AMI 是心肌氧供/氧需严重失衡的表现，纠正这种失衡，就能挽救濒死的心肌，限制梗死的扩大，有效地减少并发症和改善患者的预后。控制心律失常、适当补充血容量和治疗心力衰竭均有利于减少梗死区，目前多主张采用以下几种用药方案。

1.扩血管药物

扩血管药物必须应用于梗死初期的发展阶段，即起病后 4～6 小时之内。一般首选硝酸甘油静脉滴注或异山梨酯舌下含化，也可在皮肤上用硝酸甘油贴片或软膏。使用时应注意：静脉给药时，最好有血流动力学监测，当肺动脉楔嵌压小于 2.0 kPa（15 mmHg），动脉压正常或增高时，其疗效较好，反之，则可使病情恶化；应从小剂量开始，在应用过程中保持肺动脉楔压不低于 2.0 kPa（15 mmHg）/2.0～2.4 kPa（15～18 mmHg），且动脉压不低于正常低限，以保证必需的冠状动脉灌注。

2.β 受体阻滞剂

大量临床资料表明，在 AMI 发生后的 4～12 小时内，给普萘洛安、阿普洛尔、美托洛尔等药治疗（最好是早期静脉内给药），常能明显降低患者的最高血清酶（CPK、CK-MB 等）水平，提示有限制梗死范围扩大的作用。但因这些药的负性肌力、负性频率作用，临床应用时，当心率低于每分钟 60 次，收缩压小于等于 14.7 kPa（110 mmHg）时，有心衰及下壁心梗者应慎用。

3.低分子右旋糖酐及复方丹参等活血化瘀药物

一般可选用低分子右旋糖酐每天静脉滴注 250～500 mL,7～14 天为 1 个疗程。在低分子右旋糖酐内加入活血化瘀药物,如血栓通 4～6 mL、川芎嗪 80～160 mg 或复方丹参注射液 12～30 mL,疗效更佳。心功能不全者慎用低分子右旋糖酐。

4.极化液(GIK)

可减少心肌坏死,加速缺血心肌的恢复。但近几年,因其效果不显著,已趋向不用,仅用于 AMI 伴有低血容量者。其他改善心肌代谢的药物有维生素 C(3～4 g)、辅酶 A(50～100 U)、肌苷(0.2～0.6 g)、维生素 B_6(50～100 mg),每天静脉滴注一次。

5.其他

有人提出用大量激素(氢化可的松 150 mg/kg)或透明质酸酶(每次 500 U/kg,每 6 小时 1 次,每天 4 次),或用钙通道阻滞剂(尼可地平 20 mg,每 4 小时 1 次)治疗 AMI,但对此分歧较大,尚无统一结论。

(六)严密观察,及时处理并发症

1.左心功能不全

因病理生理改变的程度不同,左心功能不全可表现为轻度肺淤血、急性左心衰(肺水肿)、心源性休克。

(1)急性左心衰(肺水肿):可选用吗啡、利尿剂(呋塞米等)、硝酸甘油(静脉滴注),尽早口服 ACEI 制剂(以短效制剂为宜);肺水肿合并严重高血压时应静脉滴注硝普钠,由小剂量(10 μg/min)开始,据血压变化逐渐调整剂量;伴严重低氧血症者可行人工机械通气治疗;在 AMI 发病 24 小时内不主张使用洋地黄制剂。

(2)心源性休克:在严重低血压时应静脉滴注多巴胺 5～15 μg/(kg·min),一旦血压升至 12.0 kPa(90 mmHg)以上,则可同时静脉滴注多巴酚丁胺 3～10 μg/(kg·min),以减少多巴胺用量;如血压不升应使用大剂量[≥15 μg/(kg·min)]多巴胺;大剂量多巴胺无效时,可静脉滴注去甲肾上腺素 2～8 μg/min;轻度低血压时,可用多巴胺或与多巴酚丁胺合用;药物治疗无效者,应使用主动脉内球囊反搏(IABP);AMI 合并心源性休克时提倡行 PTCA 再灌注治疗;可酌情选用独参汤、参附汤、生脉散等中药。

2.抗心律失常

有 90% 以上急性心肌梗死患者出现心律失常,绝大多数发生在梗死后 72 小时内,不论是快速性还是缓慢性心律失常,对急性心肌梗死患者均可引起严重后果。因此,要求医护人员及早发现心律失常,特别是严重的心律失常前驱症状,并给予积极的治疗。

(1)对出现室性期前收缩的急性心肌梗死患者,应行严密心电监护及处理。频发的室性期前收缩或室速,应以利多卡因 50～100 mg 静脉注射,无效时间隔 5～10 分钟重复,控制后以每分钟 1～3 mg 静脉滴注维持,情况稳定后可改为口服;美西律 150～200 mg,普鲁卡因胺 250～500 mg,溴苄胺 100～200 mg 等,6 小时维持 1 次。

(2)对已发生室颤应立即行心肺复苏术者,在进行心脏按压和人工呼吸的同时尽快实行电除颤,一般首次即采取较大能量(200～300 J),争取一次成功。

(3)对窦性心动过缓,如心率小于每分钟 50 次,或心率在每分钟 50～60 次但合并低血压或室性心律失常者,可静脉注射阿托品 0.3～0.5 mg,无效时间隔 5～10 分钟重复,但总量不超过 2 mg。也可以氨茶碱 0.25 g 或异丙基肾上腺素 1 mg 分别加入 300～500 mL 液体中静脉滴注,但这些药物可能会增加心肌氧耗或诱发室性心律失常,故均应慎用。以上治疗无效,症状严重时,可采用临时起搏措施。

(4)对房室传导阻滞一度和二度患者,可应用肾上腺皮质激素、阿托品、异丙肾上腺素治疗,但应注意其不良反应。对三度及二度Ⅱ型者宜行临时心脏起搏。

(5)对室上性快速心律失常者,可选用β阻滞剂、洋地黄类(24小时内尽量不用)、维拉帕米、胺碘酮、奎尼丁、普鲁卡因胺等治疗,对阵发性室上性心律失常、房颤及房扑者,药物治疗无效时,可考虑直流同步电转复或人工心脏起搏器复律。

3.机械性并发症的处理

(1)心室游离壁破裂的处理。心室游离壁破裂可引起急性心包填塞,导致突然死亡,临床表现为电-机械分离或心脏停搏,常因难以即时救治而死亡。对亚急性心脏破裂者,应积极争取冠状动脉造影后行手术修补及血管重建术。

(2)室间隔穿孔的处理。室间隔穿孔伴血流动力学失代偿者,提倡在血管扩张剂和利尿剂治疗及主动脉球囊反搏术(IABP)支持下,早期或急诊手术治疗。如穿孔较小,无充血性心衰,血流动力学稳定,可保守治疗,6周后择期手术。

(3)急性二尖瓣关闭不全的处理。急性乳头肌断裂时突发左心衰和(或)低血压,主张用血管扩张剂、利尿剂及IABP治疗,在血流动力学稳定的情况下行急诊手术。对左心室扩大或乳头肌功能不全者,应积极应用药物治疗心衰,改善心肌缺血并行血管重建术。

(七)恢复期处理

住院3~4周后,如患者病情稳定,体力增进,可考虑出院。近年主张出院前做症状限制性运动负荷心电图、放射性核素和(或)超声显像检查,如显示心肌缺血或心功能较差,宜行冠状动脉造影检查,考虑行进一步处理。心室晚电位检查有助于预测发生严重室性心律失常的可能性。

七、护理

(一)护理评估

1.病史

发病前常有明显诱因,如精神紧张、情绪激动、过度体力活动、饱餐、高脂饮食、糖尿病未控制、感染、手术、大出血、休克等,少数在睡眠中发病,有半数以上的患者过去有高血压及心绞痛史,部分患者则无明确病史及先兆表现,首次发病即是急性心肌梗死。

2.身体状况

(1)先兆。半数以上患者在梗死前数天至数周,有乏力、胸部不适、活动时心悸、气急、心绞痛等症状,最突出的症状为心绞痛发作频繁,持续时间较长,疼痛较剧烈,甚至伴恶心、呕吐、大汗、心动过缓,硝酸甘油疗效差等,称为梗前先兆。存在梗前先兆的患者应警惕近期发生心肌梗死的可能,要及时住院治疗。

(2)症状。急性心肌梗死的临床表现与梗死的大小、部位、发展速度及原来心脏的功能情况等有关。①疼痛:是最常见的起始症状。典型的疼痛部位和性质与心绞痛相似,但疼痛更剧烈,诱因多不明显,持续时间较长,多在30分钟以上,也可达数小时或数天,休息和含服硝酸甘油多不能缓解。患者常烦躁不安、出汗、恐惧,或有濒死感。老年人、糖尿病患者以及脱水、休克患者常无疼痛。少数患者以休克、急性心力衰竭、突然晕厥为始发症状。部分患者的疼痛位于上腹部,或放射至下颌、颈部、背部上方,易被误诊,应与相关疾病鉴别。②全身症状:有发热和心动过速等。发热由坏死物质吸收所引起,一般在疼痛后 24～48 小时出现,体温一般在 38 ℃左右,持续约一周。③胃肠道症状:频繁,常伴有早期恶心、呕吐、肠胀气和消化不良,特别是下后壁梗死,重症者可发生呃逆。④心律失常:见于 75%～95% 的患者,以发病 24 小时内最多见,可伴心悸、乏力、头晕、晕厥等症状。其中以室性心律失常居多,可出现室性期前收缩、室性心动过速、心室颤动或加速性心室自主心律。如出现频发的、成对的、多源的和 R 落在 T 的室性期前收缩或室性心动过速,常为心室颤动的先兆,室颤是急性心肌梗死早期的主要死因。室上性心律失常则较少,多发生在心力衰竭者中。缓慢型心律失常中以房室传导阻滞最为常见,束支传导阻滞和窦性心动过缓也较多见。⑤低血压和休克:见于 20%～30% 的患者。疼痛期的血压下降未必是休克,若疼痛缓解后收缩压仍低于 10.7 kPa(80 mmHg),伴有烦躁不安、面色苍白、皮肤湿冷、大汗淋漓、脉细而快、少尿、精神迟钝甚或昏迷,则为休克。休克多在起病后数小时至一周内发生,主要是心源性,为心肌收缩力减弱、心排血量急剧下降所致,尚有血容量不足、严重心律失常、周围血管舒缩功能障碍和酸中毒等因素参与。⑥心力衰竭:主要为急性左心衰竭。可在发病最初的几天内发生,或在疼痛、休克好转阶段出现,是因为心肌梗死后心脏收缩力显著减弱或不协调所致,患者可突然出现呼吸困难、咳泡沫痰、发绀等症状,严重时可发生急性肺水肿,也可继而出现全心衰竭,并伴血压下降。

(3)体征。①一般情况:患者常焦虑不安或感到恐惧,手抚胸部,面色苍白,皮肤潮湿,呼吸增快,如左心功能不全时患者呼吸困难,常采半卧位或咯粉红色泡沫痰;发生休克时四肢厥冷,皮肤有蓝色斑纹。多数患者于发病第二天体温升高,一般在 38 ℃左右,不超过 39℃,一周内退至正常。②心脏:心脏浊音界可轻至中度增大;心率增快或减慢;可有各种心律失常;心尖部第一心音常减弱,可出现第三或第四音奔马律;一般听不到心脏杂音,二尖瓣乳头肌功能不全或腱索断裂时心尖部可听到明显的收缩期杂音;室间隔穿孔时,胸骨左缘可闻及响亮的全收缩期杂音;发生严重的左心衰竭时,心尖部也可闻及收缩期杂音;1%～20% 的患者可在发病 1～3 天内出现心包摩擦音,持续数天,少数可持续 1 周以上。③肺部:发病早期,肺底可闻及少数湿啰音,常在 1～2 天内消失,啰音持续存在或增多常提示左心衰竭。

3.实验室及其他检查

(1)心电图:可起到定性、定位、定期的作用。透壁性心肌梗死的典型改变是出现异常、持久宽而深的 Q 波或 QS 波。损伤型 ST 段的抬高,弓背向上与 T 波融合形成单向曲线,于起病数小时之后出现,数天至数周回到基线;起病数小时内 T 波异常增高,数天至两周左右变为平坦,继而倒置。但有 5%～15% 的病例心电图表现不典型,其原因包括小灶梗死、多处或对应性梗死、再发梗死、心内膜下梗死以及伴室内传导阻滞、心室肥厚或预激综合征等。以上情况可不出现坏死性 Q 波,只表现为 QRS 波群高度、ST 段、T 波的动态改变。另外,右心心肌梗死、真后壁和局限性高侧壁心肌梗死的常规导联中不显示梗死图形,应加做特殊导联以明确诊断。

(2)心向量图:当心电图不能明确诊断为心肌梗死时,往往可通过心向量图得到证实。

(3)超声心动图:超声心动图并不能用来诊断急性心肌梗死,但对探查心肌梗死的各种并发症极有价值,尤其是室间隔穿孔破裂、乳头肌或腱索断裂或功能不全造成的二尖瓣关闭不全、脱垂、室壁瘤和心包积液。

(4)放射性核素检查:放射性核素心肌显影及心室造影中 ^{99m}Tc 及 ^{131}I 等形成热点成像或 ^{201}Ti、^{42}K 等形成冷点成像,先是 ST 段普通压低,继而 T 波倒置。成像可判断梗死的部位和范围。用门电路控制 γ 闪烁照相法进行放射性核素血池显像,可观察壁动作及测定心室功能。

（5）心室晚电位（LPs）：心肌梗死时 LPs 阳性率 28％～58％，其出现不似陈旧性心梗稳定，但与室速与室颤有关，阳性者应进行心电监护及有效治疗。

（6）磁共振成像（MRI 技术）：易获得清晰的空间隔像，故对发现间隔段运动障碍、间隔心肌梗死并发症较其他方法优越。

（7）实验室检查。①血常规：白细胞计数上升，达(10～20)×10⁹/L，中性粒细胞增至 75％～90％。②红细胞沉降率增快；C 反应蛋白（CRP）增高可持续 1～3 周。③血清酶学检查：心肌细胞内含有大量的酶，心肌细胞受损时这些酶进入血液，测定血中心肌酶谱对诊断及估计心肌损害程度有十分重要的价值。常用的有血清肌酸磷酸激酶（CPK），发病 4～6 小时在血中出现，24 小时达峰值，后很快下降，2～3 天消失；乳酸脱氢酶（LDH），在起病 8～10 小时后升高，2～3 天达到高峰时间，持续 1～2 周恢复正常。其中 CPK 的同工酶 CPK-MB 和 LDH 的同工酶 CDH，诊断的特异性最高，其增高程度还能准确地反映梗死的范围。④肌红蛋白测定：血清肌红蛋白升高出现时间比 CPK 略早，约为 2 小时，多数 24 小时内即恢复正常；尿肌红蛋白在发病后 5～40 小时开始排泄，平均持续时间达 83 小时。

（二）护理目标

（1）患者疼痛减轻。

（2）患者能遵医嘱服药，了解治疗的重要性。

（3）患者的活动量增加、心率正常。

（4）患者的生命体征维持在正常范围。

（5）患者看起来放松。

（三）护理措施

1.一般护理

（1）安置患者于冠心病监护病房（CCU），连续监测心电图、血压、呼吸 5～7 天，对行漂浮导管检查者做好相应护理，询问患者有无心悸、胸闷、胸痛、气短、乏力、头晕等不适。

（2）病室保持安静、舒适，限制探视，有计划地护理患者，减少对患者的干扰，保证患者充足的休息和睡眠时间，防止任何不良刺激。据病情安置患者于半卧位或平卧位，如无并发症，24 小时内可在床上活动肢体。无并发症者可在床上坐起，逐渐过渡到坐在床边或椅子上，每次 20 分钟，每天 3～5 次，鼓励患者深呼吸；第 1～2 周后开始在室内走动，逐步过渡到室外行走；第 3～4 周可试着上下楼梯或出院。病情严重或有并发症者应适当延长卧床时间。

（3）向患者介绍本病知识和监护室的环境，关心、尊重、鼓励、安慰患者，以和善的态度回答患者提出的问题，帮助其树立战胜疾病的信心。

（4）给予患者低钠、低脂、低胆固醇、无刺激、易消化的饮食，少量多餐，避免进食过饱。

（5）对于心肌梗死患者，由于卧床休息、消化功能减退、哌替啶或吗啡等止痛药物的应用，使胃肠功能和膀胱收缩被抑制，易发生便秘和尿潴留。对比，应予以足够的重视，酌情给予轻泻剂，嘱患者排便时勿屏气，避免增加心脏负担和导致附壁血栓脱落，排便不畅时宜加用开塞露，对 5 天无大便者可行保留灌肠或给低压盐水灌肠；对排尿不畅者，可采用物理或诱导法协助排尿，必要时行导尿。

（6）吸氧：氧治疗可改善低氧血症，有利于心肌梗死的康复。急性期给患者高流量吸氧，持续 48 小时，氧流量在每分钟 3～5 L，病情变化时可延长吸氧时间，待疼痛减轻，休克解除，可降低氧流量，应注意鼻导管的通畅，24 小时更换一次。如果合并急性左心衰竭，出现重度低氧血症时，

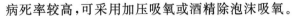

病死率较高,可采用加压吸氧或酒精除泡沫吸氧。

(7)防止血栓性静脉炎或深部静脉血栓形成:血栓性静脉炎表现为受累静脉局部红、肿、痛,可延伸呈条索状,多因反复静脉穿刺输液和多种药物输注所致。所以行静脉穿刺时应严格无菌操作,若患者感觉输液局部皮肤疼痛或红肿,应及时更换穿刺部位,并予以热敷或理疗。下肢静脉血栓形成一般在血栓较大引起阻塞时才出现患肢肤色改变、皮肤温度升高和可凹性水肿,应注意每天协助患者做被动下肢活动 2～3 次,注意下肢皮肤温度和颜色的变化,避免选用下肢静脉输液。

2.病情观察与护理

急性心肌梗死系危重疾病,应早期发现危及患者生命的先兆表现,如能得到及时处理,可使病情转危为安,故需严密观察以下情况。

(1)血压。开始发病时应 0.5～1 小时测量一次血压,随血压恢复逐步减少测量次数至每天 4～6 次,血压基本稳定后每天测量 1～2 次。若收缩压在 12.0 kPa(90 mmHg)以下,脉压减小,且音调低落,要注意患者的神志状态、脉搏、面色、皮肤色泽及尿量等,判断是否有心源性休克的发生。此时,在通知医师的同时,应对休克者采取抗休克措施,如补充血容量,应用升压药、血管扩张剂以及纠正酸中毒,避免脑缺氧,保护肾功能等,有条件者应准备好中心静脉压测定装置或漂浮导管,调节正确输液量及液体滴速。

(2)心率、心律。在冠心病监护病房(CCU)进行连续的心电、呼吸监测,在心电监测示波屏上,应注意观察心率及心律变化,及时检出可能作为恶性心动过速先兆的任何室性期前收缩,以及室颤或完全性房室传导阻滞、严重的窦性心动过缓、房性心律失常等。①每分钟 5 次以上;②呈二、三联律;③多元性期前收缩;④室性期前收缩的 R 波落在前一次主搏的 T 波之上。当室性期前收缩有以上①～④的特征时,为转变阵发性室性心动过速及心室颤动的先兆,易造成心脏骤停。遇上述情况,在立即通知医师的同时,需应用相应的抗心律失常药物,并准备好除颤器和人工心脏起搏器,协同医师进行抢救处理。

(3)胸痛。急性心肌梗死患者常伴有持续剧烈的胸痛,因此,应注意观察患者的胸痛程度,因剧烈胸痛可导致低血压,加重心肌缺氧,扩大梗死面积,引起心力衰竭、休克及心律失常。常用的给药方案有罂粟碱肌内注射或静脉滴注,硝酸甘油 0.6 mg 含服,疼痛较重者可用哌替啶或吗啡。在护理中应注意可能出现的药物不良反应,同时注意观察血压、尿量、呼吸及一般状态,确保用药的安全。

(4)呼吸急促。注意观察患者的呼吸状态,对有呼吸急促的患者应注意观察其血压、皮肤黏膜的血循环情况、肺部体征的变化以及血流动力学和尿量的变化,当发现患者有呼吸急促、不能平卧、烦躁不安、咳嗽、咯泡沫样血痰时,立即取半坐位,给予吸氧,准备好快速强心、利尿剂,配合医师按急性心力衰竭处理。

(5)体温。急性心肌梗死患者可有低热,体温在 37～38.5 ℃,多持续 3 天左右,如体温持续升高,一周后仍不下降,应疑有继发肺部或其他部位感染,及时向医师报告。

(6)意识变化。如发现患者意识恍惚,烦躁不安,应注意观察血流动力学及尿量的变化。警惕心源性休克的发生。

(7)器官栓塞。在急性心肌梗死第一、二周内,注意观察组织或脏器有无发生栓塞,因左心室内附壁血栓可脱落,而引起脑、肾、四肢、肠系膜等动脉栓塞,若发现栓塞应及时向医师报告。

(8)心室膨胀瘤。在心肌梗死恢复过程中,心电图表现虽有好转,但患者仍有顽固性心力衰竭或心绞痛发作,应疑有心室膨胀瘤的发生,这是由于在心肌梗死区愈合过程中,心肌被结缔组织所替代,成为无收缩力的薄弱纤维瘢痕区,该区内受心腔内的压力而向外呈囊状膨出,造成心室膨胀瘤,应配合医师进行 X 线检查以确诊。

(9)心肌梗死后综合征。需注意在急性心肌梗死后 2 周、数月甚至 2 年内,可并发心肌梗死后综合征,表现为肺炎、胸膜炎和心包炎征象,同时也有发热、胸痛、血沉和白细胞升高现象,酷似急性心肌梗死的再发,这是由坏死心肌引起机体自身免疫变态反应所致。如心肌梗死的特征性心电图变化有好转现象,但患者有上述表现时,应做好 X 线检查的准备,配合医师做出鉴别诊断。因本病应用激素治疗效果良好,但若因误诊而用抗凝药物,可导致心腔内出血而发生急性心包填塞,故应严密观察病情,在确诊为本病后,应向患者及家属做好解释工作,解除其顾虑,必要时给患者应用镇痛及镇静剂;做好休息、饮食等生活护理。

(四)健康教育

(1)注意劳逸结合,根据心功能进行适当的康复锻炼。

(2)避免紧张、劳累、情绪激动、饱餐、便秘等诱发因素。

(3)节制饮食,禁忌烟酒、咖啡、刺激性食物,多吃蔬菜、蛋白质类食物,少食动物脂肪、胆固醇含量较高的食物。

(4)按医嘱服药,随身常备硝酸甘油等扩张冠状动脉的药物,定期复查。

(5)指导患者及家属在病情突变时采取简易应急措施。

(韩桂莲)

第五节　心源性猝死

一、概述

(一)概念和特点

心源性猝死(sudden cardiac death,SCD)是指由心脏原因引起的急性症状发作后,以意识突然丧失为特征的自然死亡。世界卫生组织将发病后立即或 24 小时以内的死亡定义为猝死,2007 年美国心脏病学学会(ACC)在会议上将发病 1 小时内死亡定义为猝死。

据统计,全世界每年有数百万人因心源性猝死丧生,占死亡人数的 15%～20%。美国每年有约 30 万人发生心源性猝死,占全部心血管病死亡人数的 50%以上,心源性猝死是 20～60 岁男性的首位死因。在我国,心源性猝死也居死亡原因的首位,虽然没有大规模的临床流行病学研究,但心源性猝死的比例在逐年增高,且随年龄增加发病率也逐渐增高,老年人心源性猝死的概率高达 80%～90%。

男性较女性心源性猝死的发病率高,美国弗雷明汉(Framingham)随访心源性猝死 20 年,男性发病率为女性的 3.8 倍;北京市的流行病学资料显示,心源性猝死的男性年平均发病率为0.105‰,女性为 0.036‰。

(二)相关病理生理

冠状动脉粥样硬化是最常见的病理表现,病理研究显示,心源性猝死患者急性冠状动脉内血栓形成的发生率为 15%～64%。陈旧性心梗也是心源性猝死的病理表现,这类患者也可见心肌肥厚、冠状动脉痉挛、心电不稳与传导障碍等病理改变。

心律失常是导致心源性猝死的重要原因,通常包括致命性快速心律失常、严重缓慢性心律失常和心室停顿。致命性快速心律失常导致冠状动脉血管事件、心肌损伤、心肌代谢异常和(或)自主神经张力改变等因素相互作用,从而引起一系列病理生理变化,引发心源性猝死,但其最终的作用机制仍无定论。严重缓慢性心律失常和心室停顿的电生理机制是当窦房结和(或)房室结功能异常时,次级自律细胞不能承担起心脏的起搏功能,常见于病变弥漫累及心内膜下浦肯野纤维的严重心脏疾病。

非心律失常导致的心源性猝死较少,常由心脏破裂、心脏流入和流出道的急性阻塞、急性心脏压塞等原因导致。心肌电机械分离是指心肌细胞有电兴奋的节律活动,而无心肌细胞的机械收缩,是心源性猝死较少见的原因之一。

(三)病因与危险因素

1.基本病因

绝大多数心源性猝死发生在有器质性心脏病的患者。布劳沃德(Braunward)认为心源性猝死的病因有十大类:①冠状动脉疾患;②心肌肥厚;③心肌病和心力衰竭;④心肌炎症、浸润、肿瘤及退行性变;⑤瓣膜疾病;⑥先天性心脏病;⑦心脏电生理异常;⑧中枢神经及神经体液影响的心电不稳;⑨婴儿猝死综合征及儿童猝死;⑩其他。

(1)冠状动脉疾患:主要包括冠心病及其引起的冠状动脉栓塞或痉挛等。而另一些较少见的疾患,如先天性冠状动脉异常、冠状动脉栓塞、冠状动脉炎、冠状动脉机械性阻塞等都是引起心源性猝死的原因。

(2)心肌问题和心力衰竭:心肌问题引起的心源性猝死常在剧烈运动时发生,其机制是心肌电生理异常。由于慢性心力衰竭患者射血分数较低,常常引发猝死。

(3)瓣膜疾病:在瓣膜病中最易引发猝死的是主动脉瓣狭窄,瓣膜狭窄引起心肌突发性、大面积的缺血而导致猝死。梅毒性主动脉炎、主动脉扩张导致主动脉瓣关闭不全时引起的猝死也不少见。

(4)电生理异常及传导系统的障碍:心传导系统异常、长 QT 间期综合征、不明或未确定原因的室颤等都是引起心源性猝死的病因。

2.主要危险因素

(1)年龄:从年龄关系而言,心源性猝死有两个高峰期,即出生后至 6 个月内及 45～75 岁。成年人心源性猝死的发病率随着年龄增长而增长,而老年人是成年人心源性猝死的主要人群。随着年龄的增长,高血压、高血脂、心律失常、糖尿病、冠心病和肥胖的发生率增加,这些危险因素促进了心源性猝死的发生。

(2)冠心病和高血压:在西方国家,约 80%的心源性猝死是由冠心病及其并发症引起的。冠心病患者发生心肌梗死后,左室射血分数降低是心源性猝死的主要因素。高血压是冠心病的主要危险因素,且这两种疾病在临床上常常并存。高血压患者左室肥厚,维持血压的应激能力受损,交感神经控制能力下降,易出现快速心律失常而引发猝死。

(3)急性心功能不全和心律失常:急性心功能不全患者心脏机械功能恶化时,可出现心肌电活动紊乱,引发心力衰竭患者发生猝死。临床上,几乎都是由心律失常恶化引发的心源性猝死。

(4)抑郁:其机制可能是抑郁患者交感或副交感神经调节失衡,导致心脏的电调节失调。

(5)时间:美国 Framingham 随访 38 年的资料显示,猝死发生以 7~10 时和 16~20 时为两个高峰期,这可能与此时生活、工作紧张,交感神经兴奋,诱发冠状动脉痉挛,导致心律失常有关。

(四)临床表现

心源性猝死可分为四个临床时期:前驱期、终末事件期、心脏骤停期与生物学死亡期。

1.前驱期

前驱症状表现形式多样,具有突发性和不可测性,如在猝死前数天或数月,有些患者可出现胸痛、气促、疲乏、心悸等非特异性症状,但也可无任何前驱症状,突发心脏骤停。

2.终末事件期

终末事件期是指心血管状态出现急剧变化后到心脏骤停发生前的一段时间,时间从瞬间到 1 小时不等。心源性猝死所定义时间多指该时期持续的时间。其典型表现包括严重胸痛、急性呼吸困难、突发心悸或眩晕等。在猝死前常有心电活动改变,其中以致命性快速心律失常和室性异位搏动为主的室颤猝死者,常先有室性心动过速,少部分以循环衰竭为死亡原因。

3.心脏骤停期

心脏骤停后脑血流急剧减少,患者出现意识丧失,伴有局部或全身的抽搐。心脏骤停刚发生时可出现叹息样或短促痉挛性呼吸,随后呼吸停止伴发绀,皮肤苍白或发绀,瞳孔散大,脉搏消失,二便失禁。

4.生物学死亡期

从心脏骤停至生物学死亡的时间长短取决于原发病的性质和复苏开始时间。心脏骤停后 4~6 分钟脑部出现不可逆性损害,随后经数分钟发展至生物学死亡。心脏骤停后立即实施心肺复苏和除颤是避免发生生物学死亡的关键。

(五)急救方法

1.识别心脏骤停

在最短时间内判断患者是否发生心脏骤停。

2.呼救

在不影响实施救治的同时,设法通知急救医疗系统。

3.初级心肺复苏

初级心肺复苏即基础生命活动支持,包括人工胸外按压、开放气道和人工呼吸,被简称 CBA。如果具备自动电除颤仪(AED),应联合应用心肺复苏和电除颤。

4.高级心肺复苏

高级心肺复苏即高级生命支持,是在基础生命支持的基础上,应用辅助设备、特殊技术等建立更为有效的通气和血运循环,主要措施包括气管插管、电除颤转复心律、建立静脉通道并给药维护循环等。在这一救治阶段应给予心电、血压、血氧饱和度及呼气末二氧化碳分压监测,必要时还需进行有创血流动力学监测,如动脉血气分析、动脉压、中心动脉压、肺动脉压、肺动脉楔压等。早期电除颤对于救治心脏骤停至关重要,且越早进行越好。心肺复苏的首选药物是肾上腺素,每 3~5 分钟重复静脉推注 1 mg,可逐渐增加剂量到 5 mg。低血压时可使用去甲肾上腺素、多巴胺、多巴酚丁胺等,抗心律失常常用药物有胺碘酮、利多卡因、β 受体阻滞剂等。

5.复苏后处理

处理原则是维护有效循环和呼吸功能,特别是维持脑灌注,预防再次发生心脏骤停,维护水电解质和酸碱平衡,防治脑水肿、急性肾衰竭和继发感染等,其重点是脑复苏、增加营养补充。

(六)预防

1.识别高危人群、采用相应预防措施

对高危人群,针对其心脏基础疾病采用相应的预防措施能减少心源性猝死的发生率,如对冠心病患者采用减轻心肌缺血、预防心梗或缩小梗死范围等措施;对急性心梗、心梗后充血性心衰的患者应用β受体阻滞剂;对充血性心衰患者应用血管紧张素转换酶抑制剂。

2.抗心律失常

胺碘酮在心源性猝死的二级预防中优于传统的Ⅰ类抗心律失常药物。抗心律失常的外科手术治疗对部分药物治疗效果欠佳的患者有一定的预防心源性猝死的作用。近年研究证明,埋藏式心脏复律除颤器(implantable cardioverter defibrillator,ICD)能改善一些高危患者的预后。

3.健康知识和心肺复苏技能的普及

高危人群应尽量避免独居,对其及家属进行相关健康知识和心肺复苏技能普及。

二、护理评估

(一)一般评估

(1)识别心脏骤停:当发现无反应或突然倒地的患者时,首先观察其对刺激的反应,并判断患者有无呼吸和大动脉搏动。判断心脏骤停的指标包括:意识突然丧失或伴有短阵抽搐;呼吸断续,喘息,随后呼吸停止;皮肤苍白或明显发绀,瞳孔散大,大小便失禁;颈、股动脉搏动消失;心音消失。

(2)患者主诉:胸痛、气促、疲乏、心悸等前驱症状。

(3)相关记录:记录心脏骤停和复苏成功的时间。

(4)复苏过程中须持续监测血压、血氧饱和度,必要时进行有创血流动力学监测。

(二)身体评估

1.头颈部

轻拍肩部呼叫,观察患者反应、瞳孔变化情况,气道内是否有异物。手指于胸锁乳突肌内侧沟中检测颈总动脉搏动(耗时不超过10秒)。

2.胸部

视诊患者胸廓起伏,感受其呼吸情况,听诊其呼吸音判断自主呼吸恢复情况。

3.其他

观察全身皮肤颜色及肢体活动情况,触诊全身皮肤温、湿度等。

(三)心理、社会评估

患者复苏后应评估其心理反应与需求,家庭及社会支持情况,引导患者正确配合疾病的治疗与护理。

(四)辅助检查结果评估

(1)心电图:显示心室颤动或心电停止。

(2)各项生化检查情况和动脉血气分析结果。

(五)常用药物治疗效果的评估

1.血管升压药的评估要点

(1)用药剂量、用药速度、用药方法(静脉滴注、注射泵/输液泵泵入)的评估与记录。

(2)血压的评估:患者意识是否恢复,血压是否上升到目标值,尿量、肤色和肢端温度的改变等。

2.抗心律失常药的评估要点

(1)持续监测心电,观察心律和心率的变化,评估药物疗效。

(2)不良反应的评估:应观察用药后是否发生不良反应,如使用胺碘酮可能引起窦性心动过缓、低血压等现象,使用利多卡因可能引起感觉异常、窦房结抑制、房室传导阻滞等。

三、主要护理诊断(问题)

(一)循环障碍

循环障碍与心脏收缩障碍有关。

(二)清理呼吸道无效

清理呼吸道无效与微循环障碍、缺氧和呼吸形态改变有关。

(三)潜在并发症

脑水肿、感染、胸骨骨折等。

四、护理措施

(一)快速识别心脏骤停,及时进行心肺复苏和除颤

心源性猝死抢救成功的关键是快速识别心脏骤停和启动急救系统,尽早进行心肺复苏和复律治疗。快速识别是进行心肺复苏的基础,而及时行心肺复苏和尽早除颤是避免发生生物学死亡的关键。

(二)合理饮食

多摄入水果、蔬菜和黑鱼等易消化的清淡食物,可通过改善心律变异性来预防心源性猝死。

(三)用药护理

应严格按医嘱用药,并注意观察常用药的疗效和毒副作用,发现问题及时处理等。

(四)心理护理

复苏后部分患者会有明显的恐惧和焦虑心理,应帮助患者正确评估所面对的情况,鼓励患者积极参与治疗和护理计划的制订,使之了解心源性猝死的高危因素和救治方法。帮助患者建立良好有效的社会支持系统,帮助患者克服恐惧和焦虑的情绪。

(五)健康教育

1.高危人群

对高危人群,如冠心病患者,应教会患者及家属心源性猝死早期出现的症状和体征,使其能做到早发现、早诊断、早干预。教会家属基本救治方法和技能,嘱患者外出时随身携带急救物品,记清救助电话,以方便得到及时救助。

2.用药原则

按时、正确服用相关药物,让患者了解常用药物不良反应及自我观察要点。

五、急救效果的评估

(1)患者意识清醒。

(2)患者恢复自主呼吸和心跳。

（3）患者瞳孔缩小。

（4）患者大动脉搏动恢复。

（韩桂莲）

第六节 心力衰竭

心力衰竭简称心衰,是指心肌收缩力下降使心排血量不能满足机体代谢的需要,器官组织血液灌注不足,同时出现肺循环和(或)体循环静脉淤血表现的临床综合征,故又称充血性心力衰竭。临床上按发展的速度可将其分为急性和慢性心衰,以慢性为多;按病变的性质又可将其分为收缩性和舒张性心衰;按其发生的部位可将其分为左心衰、右心衰和全心衰;按输出量多少可将其分为低输出量型和高输出量型心衰。

一、慢性心力衰竭

(一)病因与发病机制

1.基本病因

（1）原发性心肌损害:冠心病心肌缺血、心肌梗死,心肌炎和心肌病,糖尿病心肌病维生素 B_1 缺乏和心肌淀粉样变性。

（2）心脏负荷过重:①前负荷过重,主动脉瓣关闭不全、二尖瓣关闭不全、房室间隔缺损、动脉导管未闭、慢性贫血、甲亢、动静脉瘘;②后负荷过重,高血压、主动脉瓣狭窄、肺动脉高压、肺动脉瓣狭窄。

2.诱因

（1）感染:特别是呼吸道感染最常见,其次为感染性心内膜炎。

（2）心律失常:心房颤动是诱发心力衰竭的最重要因素。

（3）生理或心理压力过大,如过度劳累、情绪激动、精神过于紧张。

（4）心脏负担加重,如妊娠和分娩。

（5）血容量增加,如钠盐摄入过多,输液和输血过快、过多。

（6）其他,如药物使用不当、环境与气候情绪改变、合并其他疾病等。

3.发病机制

（1）心肌损害与心室重构。

（2）神经内分泌的激活。

（3）血流动力学异常。

(二)临床表现

1.左心功能不全

病理基础主要是肺循环静脉淤血及心排血量降低。

（1）症状:①呼吸困难,劳力性呼吸困难是最早出现的症状,随病情进展可出现夜间阵发性呼吸困难,为左心功能不全的典型表现,严重心衰竭时患者可出现端坐呼吸;②咳嗽、咳痰和咯血;③低心排血量症状,心、脑、肾及骨骼等脏器组织血液灌流不足,导致乏力、头晕、嗜睡或失眠、尿少、夜尿等。

（2）体征：两肺底可闻及湿啰音，随病情加重，可遍及全肺，有时伴有哮鸣音；心脏向左下扩大，心尖部可闻及舒张期奔马律，肺动脉瓣区第二心音亢进可出现心律失常。

2.右心功能不全

病理基础主要是体循环静脉淤血。

（1）胃肠道症状：食欲缺乏、恶心、呕吐、腹痛、腹胀、尿少、夜尿等伴呼吸困难。

（2）体征：颈静脉充盈或怒张、肝大和压痛、水肿。

（3）心脏体征：右心室或全心室扩大，胸骨左缘3～4肋间闻及舒张期奔马律。

3.全心功能不全

左、右心衰的临床表现同时存在或以一侧表现为主。右心衰竭、右心排血量减少常可导致夜间阵发性呼吸困难减轻。

4.心功能分级

Ⅰ级：体力活动不受限，日常活动不出现心悸、气短、乏力、心绞痛等症状。

Ⅱ级：体力活动轻度受限，休息时无症状，一般日常活动可出现心悸、气短、乏力、心绞痛等症状。

Ⅲ级：体力活动明显受限，小于日常活动即可出现上述症状。

Ⅳ级：不能从事任何体力活动，休息时也出现上述症状，活动后明显加重。

（三）辅助检查

1.X线检查

心脏扩大，左心衰时还有肺门阴影增大、肺纹理增粗等肺淤血征象，右心衰可有胸腔积液。

2.心电图

左室肥厚劳损、右室扩大。

3.超声心动图

测算左室射血分数、二尖瓣前叶舒张中期关闭速度、快速充盈期和心房收缩期二尖瓣血流速度等能较好地反映左室的收缩和舒张功能。

4.创伤性血流动力学检查

左心衰时肺毛细血管楔压升高，右心衰时中心静脉压升高。

（四）诊断要点

患者肺静脉淤血、体循环静脉淤血的表现明显，有心脏病的体征，合并辅助检查结果得出诊断。诊断应包括基本心脏病的病因、病理解剖、病理生理诊断及心功能分级。

（五）治疗要点

（1）去除或限制基本病因。

（2）消除诱因。

（3）减轻心脏负荷。①休息：体力休息和精神休息。②控制钠盐摄入。③利尿剂：消除水肿，减少循环血容量，减轻心脏前负荷，常用药有氢氯噻嗪和呋塞米（排钾利尿剂）、螺内酯和氨苯蝶啶（保钾利尿剂）。④血管扩张剂：以扩张静脉和肺小动脉为主的药可降低心脏前负荷，常用药有硝酸甘油、硝酸异酸梨醇酯等；以扩张小静脉为主的药可降低心脏后负荷，常用药有血管紧张素转换酶抑制剂（如卡托普利、依那普利）和α受体阻滞剂（如酚妥拉明、乌拉地尔）等；同时扩张小动脉及静脉的药可同时降低心脏的前后负荷，常用药有硝普钠等。

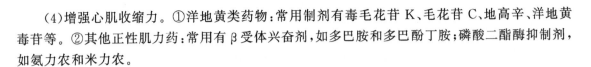

（4）增强心肌收缩力。①洋地黄类药物：常用制剂有毒毛花苷 K、毛花苷 C、地高辛、洋地黄毒苷等。②其他正性肌力药：常用有 β 受体兴奋剂，如多巴胺和多巴酚丁胺；磷酸二酯酶抑制剂，如氨力农和米力农。

二、急性心功能不全

急性心功能不全主要指急性左心衰，是由于某种病因使心排血量在短时间内急剧下降，甚至丧失排血功能，导致组织器官供血不足和急性淤血的综合征。

（一）病因与发病机制

1.病因

（1）急性弥散性心肌损害。

（2）严重的突发心脏排血受阻。

（3）严重心律失常。

（4）急性瓣膜反流。

（5）高血压危象。

2.发病机制

以上病因主要导致左心室输出量急剧下降或左室充盈障碍，引起肺循环压力骤然升高而出现急性肺水肿，严重者伴心源性休克。

（二）临床表现

突发严重呼吸困难（呼吸频率可达 30～40 次/分），端坐呼吸，频繁咳嗽，咳大量粉红色泡沫样痰，面色青灰，口唇发绀，大汗淋漓，极度烦躁。严重者可因脑缺氧而神志模糊，心尖部可闻及舒张期奔马律，两肺满布湿啰音和哮鸣音。

（三）诊断要点

根据典型症状和体征不难得出诊断结果。

（四）治疗要点

（1）体位：两腿下垂呈坐位，减少静脉回流。

（2）吸氧：高流量酒精湿化吸氧，氧流量为 6～8 L/min。

（3）镇静：5 mg 吗啡皮下注射或静脉推注，必要时隔 15 分钟重复一次，共 2～3 次。

（4）快速利尿：呋塞米快速注射。

（5）血管扩张剂：硝普钠或硝酸甘油静脉滴注。

（6）洋地黄制剂：毛花苷 C 或毒毛花苷 K 等快速制剂静脉推注。

（7）氨茶碱：0.25 g 氨茶碱加入 20 mL 5％的葡萄糖溶液内静脉注射。

（8）其他：积极治疗原发病，去除诱因等。

（邱海英）

第七节　肺血栓栓塞症

肺栓塞是以各种栓子阻塞肺动脉系统为其发病原因的一组疾病或临床综合征的总称，包括肺血栓栓塞症、脂肪栓塞综合征、羊水栓塞、空气栓塞等。其中,肺血栓栓塞症占肺栓塞中的绝大多数,该病在我国绝非少见病,且发病率有逐年增高的趋势,病死率高,但临床上易漏诊或误诊,如果早期诊断和治疗得当,生存的希望甚至康复的可能性是很大的。

肺血栓栓塞症为来自静脉系统或右心的血栓阻塞肺动脉或其分支所致疾病,以肺循环和呼吸功能障碍为其主要临床和病理生理特征。引起肺血栓栓塞症的血栓主要来源于深静脉血栓形成。

急性肺血栓栓塞症造成肺动脉较广泛阻塞时,可引起肺动脉高压,至一定程度导致右心失代偿、右心扩大,出现急性肺源性心脏病。

一、病理与病理生理

引起肺血栓栓塞症的血栓可以来源于下腔静脉径路、上腔静脉径路或右心腔,其中,大部分来源于下肢深静脉,特别是从腘静脉上端到髂静脉段的下肢近端深静脉。肺血栓栓塞症栓子的大小有很大的差异,可单发或多发,一般多部位或双侧性的血栓栓塞更为常见。

(一)对循环的影响

栓子阻塞肺动脉及其分支达一定程度后,通过机械阻塞作用,加之神经体液因素和低氧所引起的肺动脉收缩,使肺循环阻力增加,肺动脉高压,继而引起右室扩大与左侧心力衰竭。右心扩大致室间隔左移,使左室功能受损,导致心排血量下降,进而可引起体循环低血压或休克;主动脉内低血压和右心房压升高,使冠状动脉灌注压下降,心肌血流减少,特别是右心室内膜下心肌处于低灌注状态。

(二)对呼吸的影响

肺动脉栓塞后不仅引起血流动力学的改变,同时还可因栓塞部位肺血流减少,肺泡无效腔量增大;肺内血流重新分布,通气/血流比例失调;神经体液因素引起支气管痉挛;肺泡表面活性物质分泌减少,肺泡萎陷,呼吸面积减小,肺顺应性下降等因素导致呼吸功能不全,出现低氧血症和低碳酸血症。

二、危险因素

肺血栓栓塞症的危险因素包括任何可以导致静脉血液淤滞、静脉系统内皮损伤和血液高凝状态的因素。原发性危险因素由遗传变异引起。继发性危险因素包括骨折、严重创伤、手术、恶性肿瘤、口服避孕药、充血性心力衰竭、心房颤动、因各种原因的制动或长期卧床、长途航空或乘车旅行和高龄等。上述危险因素可以单独存在,也可同时存在,协同作用。年龄可作为独立的危险因素,随着年龄的增长,肺血栓栓塞症的发病率逐渐增高。

三、临床特点

肺血栓栓塞症临床表现的严重程度差别很大,可以从无症状到血流动力学不稳定,甚至发生猝死,主要取决于栓子的大小、多少、所致的肺栓塞范围、发作的急缓程度,以及栓塞前的心肺状况。肺血栓栓塞症的临床症状也多种多样,不同患者常有不同的症状组合,但均缺乏特异性。

(一)症状

1.呼吸困难及气促(80%~90%)

呼吸困难及气促是肺栓塞最常见的症状,呼吸频率>20次/分,伴或不伴有发绀。呼吸困难严重程度多与栓塞面积有关,栓塞面积较小,可基本无呼吸困难,或呼吸困难发作较短暂。栓塞面积大,呼吸困难较严重,且持续时间长。

2.胸痛

包括胸膜炎性胸痛(40%～70%)或心绞痛样胸痛(4%～12%),胸膜炎性胸痛多为钝痛,是由于栓塞部位附近的胸膜炎症所致,常与呼吸有关。心绞痛样胸痛为胸骨后疼痛,与肺动脉高压和冠状动脉供血不足有关。

3.晕厥(11%～20%)

主要表现为突然发作的一过性意识丧失,多合并有呼吸困难和气促表现。多由于巨大栓塞所致,晕厥与脑供血不足有关;巨大栓塞可导致休克,甚至猝死。

4.烦躁不安、惊恐甚至濒死感(55%)

主要由严重的呼吸困难和胸痛所致。当出现该症状时,往往提示栓塞面积较大,预后差。

5.咯血(11%～30%)

常为小量咯血,大咯血少见;咯血主要反映栓塞局部肺泡出血性渗出。

6.咳嗽(20%～37%)

多为干咳,有时可伴有少量白痰,合并肺部感染时可咳黄色脓痰。主要与炎症反应刺激呼吸道有关。

(二)体征

(1)呼吸急促(70%):是常见的体征,呼吸频率>20次/分。

(2)心动过速(30%～40%):心率>100次/分。

(3)血压变化:严重时出现低血压甚至休克。

(4)发绀(11%～16%):并不常见。

(5)发热(43%):多为低热,少数为中等程度发热。

(6)颈静脉充盈或搏动(12%)。

(7)肺部可闻及哮鸣音或细湿啰音。

(8)胸腔积液的相应体征(24%～30%)。

(9)肺动脉瓣区第二音亢进,$P_2 > A_2$,三尖瓣区收缩期杂音。

四、辅助检查

(一)动脉血气分析

其常表现为低氧血症,低碳酸血症,肺泡-动脉血氧分压差$[P_{(A-a)}O_2]$增大。部分患者的结果可以正常。

(二)心电图

大多数患者表现有非特异性的心电图异常。较为多见的表现包括$V_1 \sim V_4$的T波改变和ST段异常;部分患者可出现$S_I Q_{III} T_{III}$征(即Ⅰ导S波加深,Ⅲ导出现Q/q波及T波倒置);其他心电图改变包括完全或不完全右束支传导阻滞、肺型P波、电轴右偏、顺钟向转位等。心电图的动态演变对于诊断具有更大意义。

(三)血浆 D-二聚体

D-二聚体是交联纤维蛋白在纤溶系统作用下产生的可溶性降解产物。对急性肺血栓栓塞有排除诊断价值。若其含量<500 μg/L,可基本除外急性肺血栓栓塞症。

(四)胸部 X 线片

胸部 X 线片多有异常表现,但缺乏特异性。①区域性肺血管纹理变细、稀疏或消失,肺野透亮度增加。②肺野局部浸润性阴影,尖端指向肺门的楔形阴影,肺不张或膨胀不全。③右下肺动脉干增宽或伴截断征,肺动脉段膨隆以及右心室扩大征。④患侧横膈抬高。⑤少到中量胸腔积液征等。仅凭 X 线胸片不能确诊或排除肺栓塞,但在提供疑似肺栓塞线索和除外其他疾病方面具有重要作用。

(五)超声心动图

超声心动图是无创的能够在床旁进行的检查,为急性肺血栓栓塞症的诊断提供重要线索。不仅能够诊断和除外其他心血管疾患,而且对于严重的肺栓塞患者,可以发现肺动脉高压、右室高负荷和肺源性心脏病的征象,提示或高度怀疑肺栓塞。若在右心房或右心室发现血栓,同时患者临床表现符合肺栓塞,可以作出诊断。超声检查偶可因发现肺动脉近端的血栓而确定诊断。

(六)核素肺通气/灌注扫描(V/Q 显像)

其是肺血栓栓塞症重要的诊断方法。典型征象是呈肺段分布的肺灌注缺损,并与通气显像不匹配。但由于许多疾病可以同时影响患者的通气及血流状况,使通气灌注扫描在结果判定上较为复杂,需密切结合临床。通气/灌注显像的肺栓塞诊断分为高度可能、中度可能、低度可能及正常。如显示中度可能及低度可能,应进一步行其他检查以明确诊断。

(七)螺旋 CT 和电子束 CT 造影(CTPA)

由于电子束 CT 造影是无创的检查且方便,2022 版《肺血栓栓塞症诊治与预防指南》中将其作为首选的肺栓塞诊断方法。该项检查能够发现段以上肺动脉内的栓子,是确诊肺栓塞的手段之一,但 CT 对亚段肺栓塞的诊断价值有限。直接征象为肺动脉内的低密度充盈缺损,部分或完全包在不透光的血流之间,或者呈完全充盈缺损,远端血管不显影;间接征象包括肺野楔形密度增高影,条带状的高密度区或盘状肺不张,中心肺动脉扩张及远端血管分支减少或消失等。CT 扫描还可以同时显示肺及肺外的其他胸部疾患。电子束 CT 扫描速度更快,可在很大程度上避免因心搏和呼吸的影响而产生伪影。

(八)肺动脉造影

肺动脉造影为诊断肺栓塞的金标准,是一种有创性检查,且费用昂贵。发生致命性或严重并发症的可能性分别为 0.1% 和 1.5%,应严格掌握其适应证。

(九)下肢深静脉血栓形成的检查

有超声技术、肢体阻抗容积图(IPG)、放射性核素静脉造影等。

五、诊断与鉴别诊断

(一)诊断

肺血栓栓塞症诊断分 3 个步骤,疑诊-确诊-求因。

1.根据临床情况疑诊肺血栓栓塞症

(1)对存在危险因素,特别是并存多个危险因素的患者,要有强的诊断意识。

(2)结合临床症状、体征,特别是在高危患者出现不明原因的呼吸困难、胸痛、晕厥和休克,或伴有单侧或双侧不对称性下肢肿胀、疼痛。

(3)结合心电图、X 线胸片、动脉血气分析、D-二聚体、超声心动图下肢深静脉超声。

2.对疑诊肺栓塞患者安排进一步检查以明确肺栓塞诊断

(1)核素肺通气/灌注扫描。

(2)CT肺动脉造影(CTPA)。

(3)肺动脉造影。

3.寻找肺血栓栓塞症的成因和危险因素

只要疑诊肺血栓栓塞症,即要明确有无深静脉血栓形成,并安排相关检查尽可能发现其危险因素,并加以预防或采取有效的治疗措施。

(二)急性肺血栓栓塞症临床分型

1.大面积肺栓塞

临床上以休克和低血压为主要表现,即体循环动脉收缩压<12.0 kPa(90 mmHg)或较基础血压下降幅度≥5.3 kPa(40 mmHg),持续15分钟以上。需除外新发生的心律失常、低血容量或感染中毒症等其他原因所致的血压下降。

2.非大面积肺栓塞

不符合以上大面积肺血栓栓塞症的标准,即未出现休克和低血压的肺血栓栓塞症。非大面积肺栓塞中有一部分患者属于次大面积肺栓塞,即超声心动图显示右心室运动功能减退或临床上出现右心功能不全。

(三)鉴别诊断

肺血栓栓塞症应与急性心梗、ARDS、肺炎、胸膜炎、支气管哮喘、自发性气胸等鉴别。

六、急诊处理

急性肺血栓栓塞症病情危重的,须积极抢救。

(一)一般治疗

(1)应密切监测呼吸、心率、血压、心电图及血气分析的变化。

(2)要求绝对卧床休息,不要过度屈曲下肢,保持大便通畅,避免用力。

(3)对症处理:有焦虑、惊恐症状的可给予适当使用镇静药;胸痛严重者可给吗啡5~10 mg皮下注射,昏迷、休克、呼吸衰竭者禁用。对有发热或咳嗽的给予对症治疗。

(二)呼吸循环支持

对有低氧血症者,给予吸氧,严重者可使用经鼻(面)罩无创性机械通气或经气管插管行机械通气,应避免行气管切开,以免在抗凝或溶栓过程发生不易控制的大出血。

对出现右心功能不全,心排血量下降,但血压尚正常的患者,可予多巴酚丁胺和多巴胺治疗。合并休克者给予增大剂量,或使用其他血管加压药物,如间羟胺、肾上腺素等。可根据血压调节剂量,使血压维持在12.0/8.0 kPa(90/60 mmHg)以上。对支气管痉挛明显者,应给予氨茶碱0.25 g静脉滴注,必要时加地塞米松,同时积极进行溶栓、抗凝治疗。

(三)溶栓治疗

可迅速溶解血栓,恢复肺组织再灌注,改善右心功能,降低死亡率。溶栓时间窗为14天,溶栓治疗指征:主要适用于大面积肺栓塞患者,对于次大面积肺栓塞,若无禁忌证也可以进行溶栓;对于血压和右心室运动功能均正常的患者,则不宜溶栓。

1.溶栓治疗的禁忌证

(1)绝对禁忌证:有活动性内出血,近期自发性颅内出血。

（2）相对禁忌证：2周内的大手术、分娩、器官活检或不能以压迫止血部位的血管穿刺；2个月内的缺血性脑卒中；10天内的胃肠道出血；15天内的严重创伤；1个月内的神经外科和眼科手术；难以控制的重度高血压；近期曾行心肺复苏；血小板计数低于 $100×10^9/L$；妊娠；细菌性心内膜炎及出血性疾病；严重肝肾功能不全。

对于大面积肺血栓栓塞症，因其对生命的威胁性大，上述绝对禁忌证应视为相对禁忌证。

2.常用溶栓方案

（1）尿激酶2小时法：尿激酶 20 000 U/kg 加入 0.9%氯化钠液 100 mL 持续静脉滴注2小时。

（2）尿激酶12小时法：尿激酶负荷量 4 400 U/kg，加入 0.9%氯化钠液 20 mL 静脉注射10分钟，随后以 2 200 U/(kg·h)加入 0.9%氯化钠液 250 mL 持续静脉滴注12小时。

（3）重组组织型纤溶酶原激活剂 50 mg 加入注射用水 50 mL 持续静脉滴注2小时。使用尿激酶溶栓期间不可同用肝素。溶栓治疗结束后，应每 2～4 小时测定部分活化凝血活酶时间，当其水平低于正常值的2倍，即应开始规范的肝素治疗。

3.溶栓治疗的主要并发症为出血

为预防出血的发生，或发生出血时得到及时处理，用药前要充分评估出血的危险性，必要时应配血，做好输血准备。溶栓前宜留置外周静脉套管针，以方便溶栓中能够取血化验。

（四）抗凝治疗

抗凝治疗可有效地防止血栓再形成和复发，是肺栓塞和深静脉血栓的基本治疗方法。常用的抗凝药物为普通肝素、低分子肝素、华法林。

1.普通肝素

采取静脉滴注和皮下注射的方法。持续静脉泵入法：首剂负荷量 80 U/kg（或 5 000～10 000 U）静脉注射，然后以 18 U/(kg·h)持续静脉滴注。在开始治疗后的最初 24 小时内，每4～6 小时测定 APTT，根据 APTT 调整肝素剂量，尽快使 APTT 达到并维持于正常值的 1.5～2.5 倍（表4-5）。

表 4-5　根据 APTT 监测结果调整静脉肝素用量的方法

APTT	初始剂量及调整剂量	下次 APTT 测定的间隔时间
测基础 APTT	初始剂量：80 U/kg 静脉注射，然后按 18 U/(kg·h)静脉滴注	4～6 小时
APTT<35 秒	予 80 U/kg 静脉注射，然后增加静脉滴注剂量 4 U/(kg·h)	6 小时
APTT 35～45 秒	予 40 U/kg 静脉注射，然后增加静脉滴注剂量 2 U/(kg·h)	6 小时
APTT 46～70 秒	无须调整剂量	6 小时
APTT 71～90 秒	减少静脉滴注剂量 2 U/(kg·h)	6 小时
APTT>90 秒	停药 1 小时，然后减少剂量 3 U/(kg·h)后恢复静脉滴注	6 小时

2.低分子肝素

采用皮下注射。应根据体重给药，每天 1～2 次。对于大多数患者不需监测 APTT 和调整剂量。

3.华法林

在肝素或低分子肝素开始应用后的第 24～48 小时加用口服抗凝剂华法林，初始剂量为 3.0～5.0 mg/d。由于华法林需要数天才能发挥全部作用，因此与肝素需至少重叠应用 4～5 天，当连续 2 天测定的国际标准化比率(INR)达到 2.5(2.0～3.0)时,或 PT 延长至 1.5～2.5 倍时,即可停止使用肝素或低分子肝素,单独口服华法林治疗,应根据 INR 或 PT 调节华法林的剂量。在达到治疗水平前,应每天测定 INR,其后 2 周每周监测 2～3 次,以后根据 INR 的稳定情况每周监测 1 次或更少。若行长期治疗,每 4 周测定 INR 并调整华法林剂量 1 次。

(五)深静脉血栓形成的治疗

70%～90%急性肺栓塞的栓子来源于深静脉血栓形成的血栓脱落,特别是下肢深静脉尤为常见。深静脉血栓形成的治疗原则是卧床、患肢抬高、溶栓(急性期)、抗凝、抗感染及使用抗血小板聚集药等。为防止血栓脱落肺栓塞再发,可于下腔静脉安装滤器,同时抗凝。

七、急救护理

(一)基础护理

为了防止栓子的脱落,患者绝对卧床休息 2 周。如果已经确认肺栓塞的位置应取健侧卧位。避免突然改变体位,禁止搬动患者。肺栓塞栓子 86%来自下肢深静脉,而下肢深静脉血栓者 51%发生肺栓塞。因此有下肢静脉血栓者应警惕肺栓塞的发生。抬高患肢,并高于肺平面 20～30 cm。密切观察患肢的皮肤有无青紫、肿胀、发冷、麻木等感觉障碍。一经发现及时通知医师处理,严禁挤压、热敷、针刺、按摩患肢,防止血栓脱落,造成再次肺栓塞。指导患者进食高蛋白、高维生素、粗纤维、易消化饮食,多饮水,保持大便通畅,避免便秘、咳嗽等,以免增加腹腔压力,影响下肢静脉血液回流。

(二)维持有效呼吸

本组病例 89%患者有低氧血症。给予高流量吸氧,5～10 L/min,均以文丘里面罩或储氧面罩给氧,既能消除高流量给氧对患者鼻腔的冲击所带来的不适,又能提供高浓度的氧,注意及时根据血氧饱和度指数或血气分析结果来调整氧流量。年老体弱或痰液黏稠难以咳出患者,每天给予生理盐水 2 mL 加盐酸氨溴索 15 mg 雾化吸入 2 次。使痰液稀释,易于咳出,必要时吸痰,注意观察痰液的量、色、气味、性质。呼吸平稳后指导患者深呼吸运动,使肺早日膨胀。

(三)加强症状观察

肺栓塞临床表现多样化、无特异性,据报道典型的胸痛、咯血、呼吸困难三联征所占比例不到 1/3,而胸闷、呼吸困难、晕厥、咯血、胸痛等都可为肺栓塞首要症状。因此接诊的护士除了询问现病史外,还应了解患者的基础疾病。目前已知肺栓塞危险因素如静脉血栓、静脉炎、血液黏滞度增加、高凝状态、恶性肿瘤、术后长期静卧、长期使用皮质激素等。患者接受治疗后,我们注意观察患者发绀、胸闷、憋气、胸部疼痛等症状有无改善。有 21 例患者胸痛较剧,导致呼吸困难加重,血氧饱和度为 72%～84%,给予加大吸氧浓度,同时氨茶碱 0.25 g＋生理盐水 50 mL 微泵静脉推注 5 mL/h,盐酸哌替啶 50 mg 肌内注射。经以上处理,胸痛、呼吸困难缓解,病情趋于稳定。

(四)监测生命体征

持续多参数监护仪监护,专人特别护理。每 15～30 分钟记录 1 次,严密观察心率、心律、血氧饱和度、血压、呼吸的变化,发现异常及时报告医师,平稳后测 P、R、BP,1 次/小时。

(五)溶栓及抗凝护理

肺栓塞一旦确诊,最有效的方法是用溶栓和抗凝疗法,使栓塞的血管再通,维持有效的怖循环血量,迅速降低有心前阻力。溶栓治疗最常见的并发症是出血,平均为 7%,致死性出血约为 1%。因此要注意观察有无出血倾向,注意皮肤、黏膜、牙龈及穿刺部位有无出血,是否有咯血、呕血、便血等现象。严密观察患者意识、神志的变化,发现有头痛、呕吐症状,要及时报告医师处理。谨防脑出血的发生。溶栓期间要备好除颤器、利多卡因等各种抢救用品,防止溶栓后血管再通,部分未完全溶解的栓子随血流进入冠状动脉,发生再灌注心律失常。用药期间应监测凝血时间及凝血酶原时间。

(六)注重心理护理

胸闷、胸痛、呼吸困难,易给患者带来紧张、恐惧的情绪,甚至造成濒死感。有文献报道,情绪过于激动也可诱发栓子脱落,因此我们要耐心指导患者保持情绪的稳定。尽量帮助患者适应环境,接受患者这个特殊的角色,同时向患者讲解治疗的目的、要求、方法,使其对诊疗情况心中有数,减少不必要的猜疑和忧虑。及时取得家属的理解和配合。指导加强心理支持,采取心理暗示和现身说教,帮助患者树立信心,使其积极配合治疗。

(邱海英)

第八节 急性呼吸窘迫综合征

急性呼吸窘迫综合征(acute respiratory distress syndrome,ARDS)是指严重感染、创伤、休克等非心源性疾病过程中,肺毛细血管内皮细胞和肺泡上皮细胞损伤造成弥漫性肺间质及肺泡水肿,导致的急性低氧性呼吸功能不全或衰竭,属于急性肺损伤(acute lung injury,ALI)的严重阶段。以肺容积减少、肺顺应性降低、严重的通气/血流比例失调为病理生理特征。临床上表现为进行性低氧血症和呼吸窘迫,肺部影像学表现为非均一性的渗出性病变。本病起病急、进展快、死亡率高。

ALI 和 ARDS 是同一疾病过程中的两个不同阶段,ALI 代表早期和病情相对较轻的阶段,而 ARDS 代表后期病情较为严重的阶段。发生 ARDS 时患者必然经历过 ALI,但并非所有的 ALI 都要发展为 ARDS。引起 ALI 和 ARDS 的原因和危险因素很多,根据肺部直接和间接损伤对危险因素进行分类,可分为肺内因素和肺外因素。肺内因素是指致病因素对肺的直接损伤,包括:①化学性因素,如吸入毒气、烟尘、胃内容物及氧中毒等;②物理性因素,如肺挫伤、放射性损伤等;③生物性因素,如重症肺炎。肺外因素是指致病因素通过神经体液因素间接引起肺损伤,包括严重休克、感染中毒症、严重非胸部创伤、大面积烧伤、大量输血、急性胰腺炎、药物或麻醉品中毒等。ALI 和 ARDS 的发生机制非常复杂,目前尚不完全清楚。多数学者认为,ALI 和 ARDS 是由多种炎性细胞、细胞因子和炎性介质共同参与引起的广泛肺毛细血管急性炎症性损伤过程。

一、临床特点

ARDS 的临床表现可以有很大差别,取决于潜在疾病和受累器官的数目和类型。

(一)症状体征

(1)发病迅速:ARDS 多发病迅速,通常在发病因素攻击(如严重创伤、休克、败血症、误吸)后 12~48 小时发病,偶尔有长达 5 天者。

(2)呼吸窘迫:是 ARDS 最常见的症状,主要表现为气急和呼吸频率增快,呼吸频率大多在

25～50次/分。其严重程度与基础呼吸频率和肺损伤的严重程度有关。

（3）咳嗽、咳痰、烦躁和神志变化：ARDS可有不同程度的咳嗽、咳痰，可咳出典型的血水样痰，可出现烦躁、神志恍惚。

（4）发绀：是未经治疗ARDS的常见体征。

（5）ARDS患者也常出现呼吸类型的改变，主要为呼吸浅快或潮气量的变化。病变越严重，这一改变越明显，甚至伴有吸气时鼻翼翕动及三凹征。在早期自主呼吸能力强时，常表现为深快呼吸，当呼吸肌疲劳后，则表现为浅快呼吸。

（6）早期可无异常体征，或仅有少许湿啰音；后期多有水泡音，亦可出现管状呼吸音。

（二）影像学表现

1.X线胸片

早期病变以间质性为主，胸部X线片常无明显异常或仅见血管纹理增多，边缘模糊，双肺散在分布的小斑片状阴影。随着病情进展，上述的斑片状阴影进一步扩展，融合成大片状，或两肺均匀一致增加的毛玻璃样改变，伴有支气管充气征，心脏边缘不清或消失，称为"白肺"。

2.胸部CT

与X线胸片相比，胸部CT尤其是高分辨CT（HRCT）可更为清晰地显示出肺部病变分布、范围和形态，为早期诊断提供帮助。由于肺毛细血管膜通透性一致性增高，引起血管内液体渗出，两肺斑片状阴影呈现重力依赖性现象，还可出现变换体位后的重力依赖性变化。在CT上表现为病变分布不均匀：①非重力依赖区（仰卧时主要在前胸部）正常或接近正常；②前部和中间区域呈毛玻璃样阴影；③重力依赖区呈现实变影。这些提示肺实质的实变出现在受重力影响最明显的区域。无肺泡毛细血管膜损伤时，两肺斑片状阴影均匀分布，既不出现重力依赖现象，也无变换体位后的重力依赖性变化。这一特点有助于与感染性疾病鉴别。

（三）实验室检查

1.动脉血气分析

$PaO_2<8.0$ kPa（60 mmHg），有进行性下降趋势，在早期$PaCO_2$多不升高，甚至可因过度通气而低于正常；早期多为单纯呼吸性碱中毒；随病情进展可合并代谢性酸中毒，晚期可出现呼吸性酸中毒。氧合指数较动脉氧分压更能反映吸氧时呼吸功能的障碍，而且与肺内分流量有良好的相关性，计算简便。氧合指数参照范围为53.2～66.5 kPa（400～500 mmHg），在ALI时≤40.0 kPa（300 mmHg），ARDS时≤26.7 kPa（200 mmHg）。

2.血流动力学监测

通过漂浮导管，可同时测定并计算肺动脉压（PAP）、肺动脉楔压（PAWP）等，不仅对诊断、鉴别诊断有价值，而且对机械通气治疗亦为重要的监测指标。肺动脉楔压一般＜1.6 kPa（12 mmHg），若＞2.4 kPa（18 mmHg），则支持左侧心力衰竭的诊断。

3.肺功能检查

ARDS发生后呼吸力学发生明显改变，包括肺顺应性降低和气道阻力增高，肺无效腔/潮气量是不断增加的，肺无效腔/潮气量增加是早期ARDS的一种特征。

二、诊断及鉴别诊断

1999年，中华医学会呼吸病学分会制定的诊断标准如下。

（1）有ALI和（或）ARDS的高危因素。

（2）急性起病、呼吸频数和（或）呼吸窘迫。

（3）低氧血症：ALI 时氧合指数 $\leqslant$ 40.0 kPa（300 mmHg）；ARDS 时氧合指数 $\leqslant$ 26.7 kPa（200 mmHg）。

（4）胸部 X 线检查显示两肺浸润阴影。

（5）肺动脉楔压 $\leqslant$ 2.4 kPa（18 mmHg）或临床上能除外心源性肺水肿。

符合以上 5 项条件者，可以诊断 ALI 或 ARDS。必须指出，ARDS 的诊断标准并不具有特异性，诊断时必须排除大片肺不张、自发性气胸、重症肺炎、急性肺栓塞和心源性肺水肿（表 4-6）。

表 4-6　ARDS 与心源性肺水肿的鉴别

类别	ARDS	心源性肺水肿
特点	高渗透性	高静水压
病史	创伤、感染等	心脏疾病
双肺浸润阴影	＋	＋
重力依赖性分布现象	＋	＋
发热	＋	可能
白细胞计数增多	＋	可能
胸腔积液	－	＋
吸纯氧后分流	较高	可较高
肺动脉楔压	正常	高
肺泡液体蛋白	高	低

三、急诊处理

ARDS 是呼吸系统的一个急症，必须在严密监护下进行合理治疗。治疗目标是改善肺的氧合功能，纠正缺氧，维护脏器功能和防治并发症。治疗措施如下。

（一）氧疗

应采取一切有效措施尽快提高 PaO_2，纠正缺氧。可给高浓度吸氧，使 $PaO_2 \geqslant$ 8.0 kPa（60 mmHg）或 $SaO_2 \geqslant$ 90％。轻症患者可使用面罩给氧，但多数患者需采用机械通气。

（二）去除病因

病因治疗在 ARDS 的防治中占有重要地位，主要是针对涉及的基础疾病。感染是 ALI 和 ARDS 常见原因也是首位高危因素，而 ALI 和 ARDS 又易并发感染。如果 ARDS 的基础疾病是脓毒症，除了清除感染灶外，还应选择敏感抗生素，同时收集痰液或血液标本分离培养病原菌和进行药敏试验，指导下一步抗生素的选择。一旦建立人工气道并进行机械通气，即应给予广谱抗生素，以预防呼吸道感染。

（三）机械通气

机械通气是最重要的支持手段。如果没有机械通气，许多 ARDS 患者会因呼吸衰竭在数小时至数天内死亡。机械通气的指征目前尚无统一标准，多数学者认为一旦诊断为 ARDS，就应进行机械通气。在 ALI 阶段可试用无创正压通气，使用无创机械通气治疗时应严密监测患者的生命体征及治疗反应。神志不清、休克、气道自洁能力障碍的 ALI 和 ARDS 患者不宜应用无创机械通气。如无创机械通气治疗无效或病情继续加重,应尽快建立人工气道,行有创机械通气。

为了防止肺泡萎陷,保持肺泡开放,改善氧合功能,避免机械通气所致的肺损伤,目前常采用肺保护性通气策略,主要措施包括以下两方面。

1.呼气末正压

适当加用呼气末正压可使呼气末肺泡内压增大,肺泡保持开放状态,从而达到防止肺泡萎陷,减轻肺泡水肿,改善氧合功能和提高肺顺应性的目的。应用呼气末正压应首先保证有效循环血容量足够,以免因胸内正压增加而降低心排血量,而减少实际的组织氧运输;呼气末正压先从低水平 0.29～0.49 kPa(3～5 cmH$_2$O)开始,逐渐增加,直到 PaO$_2$>8.0 kPa(60 mmHg)、SaO$_2$>90％时的呼气末正压水平,一般呼气末正压水平为 0.49～1.76 kPa(5～18 cmH$_2$O)。

2.小潮气量通气和允许性高碳酸血症

ARDS 患者采用小潮气量(6～8 mL/kg)通气,使吸气平台压控制在 2.94～34.3 kPa(30～35 cmH$_2$O)以下,可有效防止因肺泡过度充气而引起的肺损伤。为保证小潮气量通气的进行,可允许一定程度的 CO$_2$ 潴留[PaCO$_2$ 一般不宜高于 10.7～13.3 kPa(80～100 mmHg)]和呼吸性酸中毒(pH 7.25～7.30)。

(四)控制液体入量

在维持血压稳定的前提下,适当限制液体入量,配合利尿药,使出入量保持轻度负平衡(每天500 mL 左右),使肺脏处于相对"干燥"状态,有利于肺水肿的消除。液体管理的目标是在最低(0.7～1.1 kPa 或 5～8 mmHg)的肺动脉楔压下维持足够的心排血量及氧运输量。在早期可给予高渗晶体液,一般不推荐使用胶体液。存在低蛋白血症的 ARDS 患者,可通过补充清蛋白等胶体溶液和应用利尿药,有助于实现液体负平衡,并改善氧合。若限液后血压偏低,可使用多巴胺和多巴酚丁胺等血管活性药物。

(五)加强营养支持

营养支持的目的在于不但纠正现有的患者的营养不良,还应预防患者营养不良的恶化。营养支持可经胃肠道或胃肠外途径实施。如有可能应尽早经胃肠补充部分营养,不但可以减少补液量,而且可获得经胃肠营养的有益效果。

(六)加强护理、防治并发症

有条件时应在 ICU 中动态监测患者的呼吸、心律、血压、尿量及动脉血气分析等,及时纠正酸碱失衡和电解质紊乱。注意预防呼吸机相关性肺炎的发生,尽量缩短病程和机械通气时间,加强物理治疗,包括体位、翻身、拍背、排痰和气道湿化等。积极防治应激性溃疡和多器官功能障碍综合征。

(七)其他治疗

糖皮质激素、肺泡表面活性物质替代治疗、吸入一氧化氮在 ALI 和 ARDS 的治疗中可能有一定价值,但疗效尚不肯定。不推荐常规应用糖皮质激素预防和治疗 ARDS。糖皮质激素既不能预防 ARDS 的发生,对早期 ARDS 也没有治疗作用。ARDS 发病>14 天应用糖皮质激素会明显增加病死率。感染性休克并发 ARDS 的患者,如合并肾上腺皮质功能不全,可考虑应用替代剂量的糖皮质激素。肺表面活性物质,有助于改善氧合,但是还不能将其作为 ARDS 的常规治疗手段。

四、急救护理

在救治 ARDS 过程中,精心护理是抢救成功的重要环节。护士应做到及早发现病情,迅速协助医师采取有力的抢救措施。密切观察患者生命体征,做好各项记录,准确完成各种治疗,备齐抢救器械和药品,防止机械通气和气管切开的并发症。

(一)护理目标

(1)及早发现 ARDS 的迹象,及早有效地协助抢救。维持生命体征稳定,挽救患者生命。

(2)做好人工气道的管理,维持患者最佳气体交换,改善低氧血症,减少机械通气并发症。

(3)采取俯卧位通气护理,缓解肺部压迫,改善心脏的灌注。

(4)积极预防感染等各种并发症,提高救治成功率。

(5)加强基础护理,增加患者舒适感。

(6)减轻患者心理不适,使其合作、平静。

(二)护理措施

(1)及早发现病情变化:ARDS 通常在疾病或严重损伤的最初 24～48 小时后发生。首先出现呼吸困难,通常呼吸浅快。吸气时可存在肋间隙和胸骨上窝凹陷。皮肤可出现发绀和斑纹,吸氧不能使之改善。

护士发现上述情况要高度警惕,及时报告医师,进行动脉血气和胸部 X 线等相关检查。一旦诊断考虑 ARDS,立即积极治疗。若没有机械通气的相应措施,应尽早转至有条件的医院。患者转运过程中应有专职医师和护士陪同,并准备必要的抢救设备,氧气必不可少。若有指征行机械通气治疗,可以先行气管插管后转运。

(2)迅速连接监测仪,密切监护心率、心律、血压等生命体征,尤其是呼吸的频率、节律、深度及血氧饱和度等。观察患者意识、发绀情况、末梢温度等。注意有无呕血、黑粪等消化道出血的表现。

(3)氧疗和机械通气的护理治疗:ARDS 最紧迫问题在于纠正顽固性低氧,改善呼吸困难,为治疗基础疾病赢得时间。需要对患者实施氧疗甚至机械通气。

严密监测患者呼吸情况及缺氧症状。若单纯面罩吸氧不能维持满意的血氧饱和度,应予辅助通气。首先可尝试采用经面罩持续气道正压吸氧等无创通气,但大多需要机械通气吸入氧气。遵医嘱给予高浓度氧气吸入或使用呼气末正压呼吸(positive end expiratory pressure,PEEP)并根据动脉血气分析值的变化调节氧浓度。

使用 PEEP 时应严密观察,防止患者出现气压伤。PEEP 是在呼气终末时给予气道以一恒定正压使之不能回复到大气压的水平。可以增加肺泡内压和功能残气量改善氧合,防止呼气使肺泡萎陷,增加气体分布和交换,减少肺内分流,从而提高 PaO_2。由于 PEEP 使胸腔内压升高,静脉回流受阻,致心搏减少,血压下降,严重时可引起循环衰竭,另外正压过高,肺泡过度膨胀、破裂有导致气胸的危险。所以在监护过程中,注意 PEEP 观察有无心率增快、突然胸痛、呼吸困难加重等相关症状,发现异常立即调节 PEEP 压力并报告医师处理。

帮助患者采取有利于呼吸的体位,如端坐位或高枕卧位。

人工气道的管理有以下几个方面。①妥善固定气管插管,观察气道是否通畅,定时对比听诊双肺呼吸音。经口插管者要固定好牙垫,防止阻塞气道。每班检查并记录导管刻度,观察有无脱出或误入一侧主支气管。套管固定松紧适宜,以能放入一指为准。②气囊充气适量。充气过少易产生漏气,充气过多可压迫气管黏膜导致气管食管瘘,可以采用最小漏气技术,用来减少并发症发生。方法:用 10 mL 注射器将气体缓慢注入,直至在喉及气管部位听不到漏气声,向外抽出气体 0.25～0.5 mL/次,至吸气压力到达峰值时出现少量漏气为止,再注入 0.25～0.50 mL 气体,此时气囊容积为最小封闭容积,气囊压力为最小封闭压力,记录注气量。观察呼吸机上气道峰压是否下降及患者能否发音说话,长期机械通气患者要观察气囊有无破损、漏气现象。③保持气道通畅。严格无菌操作,按需适时吸痰。过多反复抽吸会刺激黏膜,使分泌物增加。先吸气道再吸口、鼻腔,吸痰前给予充分气道湿化、翻身叩背、吸纯氧 3 分钟,吸痰管最大外径不超过气管导管内径的 1/2,迅速插吸痰管至气管插管,感到阻力后撤回吸痰管 1~2 cm,打开负压边后退边旋转吸痰管,吸痰时间不应超过 15 秒。吸痰后密切观察痰液的颜色、性状、量及患者心率、心律、血压和血氧饱和度的变化,一旦出现心律失常和呼吸窘迫,立即停止吸痰,给予吸氧。④用加温湿化器对吸入气体进行湿化,根据病情需要加入盐酸氨溴索、异丙托溴铵等,每天 3 次雾化吸入。湿化满意标准为痰液稀薄、无泡沫、不附壁能顺利吸出。⑤呼吸机使用过程中注意电源插头要牢固,不要与其他仪器共用一个插座;机器外部要保持清洁,上端不可放置液体;开机使用期间定时倒掉管道及集水瓶内的积水,集水瓶安装要牢固;定时检查管道是否漏气、有无打折、压缩机工作是否正常。

(4)维持有效循环,维持出入液量轻度负平衡。循环支持治疗的目的是恢复和提供充分的全身灌注,保证组织的灌流和氧供,促进受损组织的恢复。在能保持酸碱平衡和肾功能前提下达到最低水平的血管内容量。①护士应迅速帮助完成该治疗目标。选择大血管,建立 2 个以上的静脉通道,正确补液,改善循环血容量不足。②严格记录出入量、每小时尿量。出入量管理的目标是在保证血容量、血压稳定前提下,24 小时出量大于入量 500~1 000 mL,利于肺内水肿液的消退。充分补充血容量后,护士遵医嘱给予利尿剂,消除肺水肿。观察患者对治疗的反应。

(5)俯卧位通气护理:由仰卧位改变为俯卧位,可使 75%ARDS 患者的氧合改善。可能与血流重新分布,改善背侧肺泡的通气,使部分萎陷肺泡再膨胀达到"开放肺"的效果有关。随着通气/血流比例的改善进而改善了氧合。但存在血流动力学不稳定、颅内压增高、脊柱外伤、急性出血、骨科手术、近期腹部手术、妊娠等为禁忌实施俯卧位。①患者发病 24~36 小时后取俯卧位,翻身前给予纯氧吸入 3 分钟。预留足够的管路长度,注意防止气管插管过度牵拉致脱出。②为减少特殊体位给患者带来的不适,用软枕垫高头部 15°~30°,嘱患者双手放在枕上,并在髋、膝、踝部放软枕,每 1~2 小时更换 1 次软枕的位置,每 4 小时更换 1 次体位,同时考虑患者的耐受程度。③注意血压变化,因俯卧位时支撑物放置不当,可使腹压增加,下腔静脉回流受阻而引起低血压,必要时在翻身前提高吸氧浓度。④注意安全、防坠床。

(6)预防感染的护理:①注意严格无菌操作,每天更换气管插管切口敷料,保持局部清洁干燥,预防或消除继发感染。②加强口腔及皮肤护理,以防护理不当而加重呼吸道感染及发生压疮。③密切观察体温变化,注意呼吸道分泌物的情况。

(7)心理护理,减轻恐惧,增加心理舒适度:①评估患者的焦虑程度,指导患者学会自我调整心理状态,调控不良情绪。主动向患者介绍环境,解释治疗原则,解释机械通气、监测及呼吸机的报警系统,尽量消除患者的紧张感。②耐心向患者解释病情,对患者提出的问题要给予明确、有效和积极的信息,消除心理紧张和顾虑。③护理患者时保持冷静和耐心,表现出自信和镇静。④如果患者由于呼吸困难或人工通气不能讲话,可提供纸笔或以手势与患者交流。⑤加强巡视,了解患者的需要,帮助患者解决问题。⑥帮助并指导患者及家属应用松弛疗法、按摩等。

(8)营养护理:ARDS 患者处于高代谢状态,应及时补充热量和高蛋白、高脂肪营养物质。能量的摄取既应满足代谢的需要,又应避免糖类的摄取过多,蛋白摄取量一般为每天 1.2~1.5 g/kg。

尽早采用肠内营养,协助患者取半卧位,充盈气囊,证实胃管在胃内后,用加温器和输液泵匀速泵入营养液。若有肠鸣音消失或胃潴留,暂停鼻饲,给予胃肠减压。一般留置5～7天后拔除,更换到对侧鼻孔,以减少鼻窦炎的发生。

(三)健康指导

在疾病的不同阶段,根据患者的文化程度做好有关知识的宣传,让患者了解病情的变化过程。

(1)提供舒适安静的环境以利于患者休息,指导患者正确卧位休息,讲解由仰卧位改变为俯卧位的意义,尽可能减少特殊体位给患者带来的不适。

(2)向患者解释咳嗽、咳痰的重要性,指导患者掌握有效咳痰的方法,鼓励并协助患者咳嗽、排痰。

(3)指导患者自己观察病情变化,如有不适及时通知医护人员。

(4)嘱患者严格按医嘱用药,按时服药,不要随意增减药物剂量及种类。服药过程中,需密切观察患者用药后反应,以指导用药剂量。

(5)出院指导指导患者出院后仍以休息为主,活动量要循序渐进,注意劳逸结合。此外,患者病后生活方式的改变需要家人的积极配合和支持,应指导患者家属给患者创造一个良好的身心休养环境。出院后1个月内来院复查1～2次,出现情况随时来院复查。

(邱海英)

第九节 呼 吸 衰 竭

一、概述

呼吸衰竭是指各种原因引起的肺通气和(或)换气功能严重障碍,以至在静息状态下亦不能维持足够的气体交换,导致缺氧伴(或不伴)二氧化碳潴留,进而引起一系列病理生理改变和代谢紊乱的临床综合征。主要表现为呼吸困难、发绀、精神、神经症状等。常以动脉血气分析作为呼吸衰竭的诊断标准:在水平面、静息状态、呼吸空气条件下,动脉血氧分压(PaO_2)<8.0 kPa(60 mmHg),伴或不伴 CO_2 分压($PaCO_2$)>6.7 kPa(50 mmHg),并排除心内解剖分流和原发于心排血量降低等致低氧因素,可诊断为呼吸衰竭。

(一)病因

参与呼吸运动过程的任何一个环节发生病变,都可导致呼吸衰竭。临床上常见的病因有以下几种。

1.呼吸道阻塞性病变

气管-支气管的炎症、痉挛、肿瘤、异物、纤维化瘢痕,如慢性阻塞性肺疾病(COPD)、重症哮喘等引起呼吸道阻塞和肺通气不足。

2.肺组织病变

各种累及肺泡和(或)肺间质的病变,如肺炎、肺气肿、严重肺结核、弥漫性肺纤维化、肺水肿、肺不张、硅沉着病等均可导致肺容量减少、有效弥散面积减少、肺顺应性降低、通气/血流比值失调。

3.肺血管疾病

肺栓塞、肺血管炎、肺毛细血管瘤、多发性微血栓形成等可引起肺换气障碍,通气/血流比值失调,或部分静脉血未经氧合直接进入肺静脉。

4.胸廓与胸膜疾病

胸外伤引起的连枷胸、严重的自发性或外伤性气胸等均可影响胸廓活动和肺脏扩张,造成通气障碍。严重的脊柱畸形、大量胸腔积液或伴有胸膜增厚、粘连,亦可引起通气减少。

5.神经-肌肉疾病

脑血管疾病、颅脑外伤、脑炎以及安眠药中毒,可直接或间接抑制呼吸中枢。脊髓高位损伤、脊髓灰质炎、多发性神经炎、重症肌无力、有机磷中毒、破伤风以及严重的钾代谢紊乱,均可累及呼吸肌,使呼吸肌动力下降而引起通气不足。

(二)分类

1.按发病的缓急分类

(1)急性呼吸衰竭:多指原来呼吸功能正常,由于某些突发因素,如创伤、休克、溺水、电击、急性呼吸道阻塞、药物中毒、颅脑病变等,造成肺通气和(或)换气功能迅速出现严重障碍,短时间内引起呼吸衰竭。

(2)慢性呼吸衰竭:指在一些慢性疾病,包括呼吸和神经肌肉系统疾病的基础上,呼吸功能障碍逐渐加重而发生的呼吸衰竭。最常见的原因为COPD。

2.按动脉血气分析分类

(1)Ⅰ型呼吸衰竭:缺氧性呼吸衰竭,血气分析特点为 $PaO_2 < 8.0$ kPa(60 mmHg),$PaCO_2$ 降低或正常。主要见于弥散功能障碍、通气/血流比值失调、动-静脉分流等肺换气障碍性疾病,如急性肺栓塞、间质性肺疾病等。

(2)Ⅱ型呼吸衰竭:高碳酸性呼吸衰竭,血气分析特点为 $PaO_2 < 8.0$ kPa(60 mmHg),同时 $PaCO_2 > 6.7$ kPa(50 mmHg)。因肺泡有效通气不足所致。单纯通气不足引起的缺氧和高碳酸血症的程度是平行的,若伴有换气功能障碍,则缺氧更严重,如COPD。

(三)发病机制和病理生理

1.缺氧(低氧血症)和二氧化碳潴留(高碳酸血症)的发生机制

(1)肺通气不足:各种原因造成呼吸道管腔狭窄,通气障碍,使肺泡通气量减少,肺泡氧分压下降,二氧化碳排出障碍,最终导致缺氧和二氧化碳潴留。

(2)弥散障碍:指氧气、二氧化碳等气体通过肺泡膜进行气体交换的物理弥散过程发生障碍。由于氧气和二氧化碳通透肺泡膜的能力相差很大,氧的弥散力仅为二氧化碳的1/20,故在弥散障碍时,通常表现为低氧血症。

(3)通气/血流比失调:正常成年人静息状态下,肺泡通气量为 4 L/min,肺血流量为 5 L/min,通气/血流比为 0.8。病理情况下,通气/血流比失调有两种形式:①部分肺泡通气不足,如肺泡萎陷、肺炎、肺不张等引起病变部位的肺泡通气不足,通气/血流比减小,静脉血不能充分氧合,形成动-静脉样分流。②部分肺泡血流不足,肺血管病变如肺栓塞引起栓塞部位血流减少,通气正常,通气/血流比增大,吸入的气体不能与血流进行有效交换,形成无效腔效应,又称无效腔样通气。通气/血流比失调的结果主要是缺氧,而无二氧化碳潴留。

(4)氧耗量增加:加重缺氧的原因之一。发热、战栗、呼吸困难和抽搐均增加氧耗量,正常人可借助增加通气量以防止缺氧。而原有通气功能障碍的患者,在氧耗量增加的情况下会出现严重的低氧血症。

2.缺氧对人体的影响

(1)对中枢神经系统的影响:脑组织对缺氧最为敏感。缺氧对中枢神经影响的程度与缺氧的程度和发生速度有关。轻度缺氧仅有注意力不集中、智力减退、定向障碍等;随着缺氧的加重可出现烦躁不安、神志恍惚、谵妄、昏迷。由于大脑皮质神经元对缺氧的敏感性最高,因此临床上缺氧的最早期表现是精神症状。

严重缺氧可使血管的通透性增加,引起脑组织充血、水肿和颅内压增高,压迫脑血管,可进一步加重缺血、缺氧,形成恶性循环。

(2)对循环系统的影响:缺氧可反射性加快心率,使血压升高、冠状动脉血流增加以维持心肌活动所必需的氧。心肌对缺氧十分敏感,早期轻度缺氧即可在心电图上表现出来,急性严重缺氧可导致心室颤动或心搏骤停。长期慢性缺氧可引起心肌纤维化、心肌硬化。缺氧、肺动脉高压以及心肌受损等多种病理变化最终导致肺源性心脏病。

(3)对呼吸系统的影响:呼吸的变化受到低氧血症和高碳酸血症所引起的反射活动及原发病的影响。轻度缺氧可刺激颈动脉窦和主动脉体化学感受器,反射性兴奋呼吸中枢,使呼吸加深加快。随着缺氧的逐渐加重,这种反射迟钝,呼吸抑制。

(4)对酸碱平衡和电解质的影响:严重缺氧可抑制细胞能量代谢的中间过程,导致能量产生减少,乳酸和无机磷大量积蓄,引起代谢性酸中毒。而能量的不足使体内离子转运泵受到损害,钾离子由细胞内转移到血液和组织间,钠和氢离子进入细胞内,导致细胞内酸中毒和高钾血症。代谢性酸中毒产生的固定酸与缓冲系统中碳酸氢盐起作用,产生碳酸,使组织的二氧化碳分压增高。

(5)对消化、血液系统的影响:缺氧可直接或间接损害肝细胞,使丙氨酸氨基转移酶升高。慢性缺氧可引起继发红细胞增多,增加了血黏度,严重时加重肺循环阻力和右心负荷。

3.二氧化碳潴留对人体的影响

(1)对中枢神经系统的影响:轻度二氧化碳潴留,可间接兴奋皮质,引起失眠、精神兴奋、烦躁不安等症状,随着二氧化碳潴留的加重,皮质下层受到抑制,表现为嗜睡、昏睡甚至昏迷,称为二氧化碳麻醉。二氧化碳还可扩张脑血管,使脑血流量增加,严重时造成脑水肿。

(2)对循环系统的影响:二氧化碳潴留可引起心率加快,心排血量增加,肌肉及腹腔血管收缩,冠状动脉、脑血管及皮肤浅表血管扩张,早期表现为血压升高。二氧化碳潴留的加重可直接抑制心血管中枢,引起血压下降、心律失常等严重后果。

(3)对呼吸的影响:二氧化碳是强有力的呼吸中枢兴奋剂,$PaCO_2$急骤升高,呼吸加深加快,通气量增加;长时间的二氧化碳潴留则会对呼吸中枢产生抑制,此时的呼吸运动主要靠缺氧对外周化学感受器的刺激作用得以维持。

(4)对酸碱平衡的影响:二氧化碳潴留可直接导致呼吸性酸中毒。血液 pH 取决于 HCO_3^-/H_2CO_3 比值,前者靠肾脏的调节(1~3 天),而 H_2CO_3 的调节主要靠呼吸(仅需数小时)。急性呼吸衰竭时二氧化碳潴留可使 pH 迅速下降;而慢性呼吸衰竭时,因二氧化碳潴留发展缓慢,肾减少 HCO_3^- 排出,不致使 pH 明显降低。

(5)对肾脏的影响:轻度二氧化碳潴留可使肾血管扩张,肾血流量增加而使尿量增加。二氧化碳潴留严重时,由于 pH 降低,使肾血管痉挛,血流量减少,尿量亦减少。

二、急性呼吸衰竭

(一)病因

1.呼吸系统疾病

严重呼吸系统感染、急性呼吸道阻塞病变、重度或持续性哮喘、各种原因引起的急性肺水肿、肺血管疾病、胸廓外伤或手术损伤、自发性气胸和急剧增加的胸腔积液等,导致肺通气和换气障碍。

2.神经系统疾病

急性颅内感染、颅脑外伤、脑血管病变等直接或间接抑制呼吸中枢。

3.神经-肌肉传导系统病变

脊髓灰质炎、重症肌无力、有机磷中毒及颈椎外伤等可损伤神经-肌肉传导系统,引起通气不足。

(二)临床表现

急性呼吸衰竭的临床表现主要是低氧血症所致的呼吸困难和多器官功能障碍。

1.呼吸困难

呼吸衰竭最早出现的症状。表现为呼吸节律、频率和幅度的改变。

2.发绀

发绀是缺氧的典型表现。当动脉血氧饱和度低于90%时,可在口唇、甲床等末梢部位出现紫蓝色称为发绀。血红蛋白增高和休克时易出现发绀,严重贫血者即使缺氧也无明显发绀。发绀还受皮肤色素及心功能的影响。

3.精神神经症状

急性缺氧可出现精神错乱、狂躁、抽搐、昏迷等症状。

4.循环系统表现

多数患者有心动过速;严重低氧血症、酸中毒可引起心肌损害,亦可引起周围循环衰竭、血压下降、心律失常、心搏骤停。

5.消化和泌尿系统表现

严重缺氧损害肝、肾细胞,引起转氨酶、尿素氮升高;个别病例可出现蛋白尿和管型尿。因胃肠道黏膜屏障功能损伤,导致胃肠道黏膜充血、水肿、糜烂或应激性溃疡,引起上消化道出血。

(三)诊断

根据急性发病的病因及低氧血症的临床表现,急性呼吸衰竭的诊断不难做出,结合动脉血气分析可确诊。

(四)治疗

急性呼吸衰竭时,机体往往来不及代偿,故需紧急救治。

1.改善与维持通气

保证呼吸道通畅是最基本最重要的治疗措施。立即进行口对口人工呼吸,必要时建立人工呼吸道(气管插管或气管切开)。用手压式气囊做加压人工呼吸,将更利于发挥气体弥散的作用,延长氧分压在安全水平的时间,为进一步抢救争取机会。

若患者有支气管痉挛,应立即由静脉给予支气管扩张药。

2.高浓度给氧

及时给予高浓度氧或纯氧,尽快缓解机体缺氧状况,保护重要器官是抢救成功的关键。但必须注意吸氧浓度和时间,以免造成氧中毒。一般吸入纯氧<5 小时。

3.其他抢救措施

见本节"三、慢性呼吸衰竭"。

三、慢性呼吸衰竭

慢性呼吸衰竭是由慢性胸肺疾病引起呼吸功能障碍逐渐加重而发生的呼吸衰竭。由于机体的代偿适应,尚能从事较轻体力工作和日常活动者称代偿性慢性呼吸衰竭;当并发呼吸道感染、呼吸道痉挛等原因致呼吸功能急剧恶化,代偿丧失,出现严重缺氧和二氧化碳潴留及代谢紊乱者称失代偿性慢性呼吸衰竭。以Ⅱ型呼吸衰竭最常见。

(一)病因

以慢性阻塞性肺疾病(COPD)最常见,其次为重症哮喘发作、弥漫性肺纤维化、严重肺结核、尘肺、广泛胸膜粘连、胸廓畸形等。呼吸道感染常是导致失代偿性慢性呼吸衰竭的直接诱因。

(二)临床表现

除原发病的相应症状外,主要是由缺氧和二氧化碳潴留引起的多器官功能紊乱。慢性呼吸衰竭的临床表现与急性呼吸衰竭大致相似,但在以下几方面有所不同。

1.呼吸困难

COPD 所致的呼吸衰竭,病情较轻时表现为呼吸费力伴呼气延长,严重时呈浅快呼吸。若并发二氧化碳潴留,$PaCO_2$ 明显升高或升高过快,可出现二氧化碳麻醉,患者由深而慢的呼吸转为浅快呼吸或潮式呼吸。

2.精神神经症状

慢性呼吸衰竭伴二氧化碳潴留时,随着 $PaCO_2$ 的升高,可表现为先兴奋后抑制。抑制之前的兴奋症状有烦躁、躁动、夜间失眠而白天嗜睡(睡眠倒错)等,抑制症状有神志淡漠、注意力不集中、定向力障碍、昏睡甚至昏迷,亦可出现腱反射减弱或消失、锥体束征阳性等,称为肺性脑病。

3.循环系统表现

二氧化碳潴留使外周体表静脉充盈、皮肤充血、温暖多汗、血压升高、心排血量增多而致脉搏洪大,多数患者有心率加快,因脑血管扩张产生搏动性头痛。

(三)诊断

根据患者有慢性肺疾患或其他导致呼吸功能障碍的疾病史,新近有呼吸道感染,有缺氧、二氧化碳潴留的临床表现,结合动脉血气分析可作出诊断。

(四)治疗

治疗原则是畅通呼吸道、纠正缺氧、增加通气量、纠正酸碱失衡及电解质紊乱和去除诱因。

1.保证呼吸道通畅

呼吸道通畅是纠正呼吸衰竭的首要措施。应鼓励患者咳嗽,对无力咳嗽、咳痰或意识障碍的患者要加强翻身拍背和体位引流,昏迷患者可采用多孔导管通过口腔、鼻腔、咽喉部,将分泌物或胃内反流物吸出。痰液黏稠不易咳出者,可采用雾化吸入稀释痰液;对呼吸道痉挛者可给予支气管解痉药,必要时建立人工呼吸道,并采用机械通气辅助呼吸。

2.氧疗

常用鼻塞或鼻导管吸氧,Ⅱ型呼吸衰竭应给予低流量(1~2 L/min)低浓度(25%~33%)持续吸氧。因Ⅱ型呼吸衰竭时,呼吸中枢对高二氧化碳的反应性差,呼吸的维持主要靠缺氧的刺激,若给予高浓度吸氧,可消除缺氧对呼吸的驱动作用,而使通气量迅速降低,二氧化碳分压更加升高,患者很快进入昏迷。Ⅰ型呼吸衰竭时吸氧浓度可较高(35%~45%),宜用面罩吸氧。应防止高浓度(>60%)长时间(>24 小时)吸氧引起氧中毒。

3.增加通气量

减少二氧化碳潴留,二氧化碳潴留主要是由于肺泡通气不足引起的,只有增加肺泡通气量才能有效地排出二氧化碳。目前临床上常通过应用呼吸兴奋药和机械通气来改善肺泡通气功能。

(1)合理应用呼吸兴奋药可刺激呼吸中枢或周围化学感受器,增加呼吸频率和潮气量,使通气改善,还可改善神志,提高咳嗽反射,有利于排痰。常用尼可刹米 1.875~3.750 g 加入 5%葡萄糖液 500 mL 中静脉滴注,但应注意供氧,以弥补其氧耗增多的弊端。氨茶碱、地高辛可增强膈肌收缩而增加通气量,可配合应用。必要时还可选用纳洛酮以促醒。

(2)机械通气的目的在于提供维持患者代谢所需要的肺泡通气;提供高浓度的氧气以纠正低氧血症,改善组织缺氧;代替过度疲劳的呼吸肌完成呼吸作用,减轻心肺负担,缓解呼吸困难症状。对于神志尚清,能配合的呼吸衰竭患者,可采用无创性机械通气,如做鼻或口鼻面罩呼吸机机械通气;对于病情危重神志不清或呼吸道有大量分泌物者,应建立人工呼吸道,如气管插管气管切开安装多功能呼吸机机械通气。机械通气为正压送气,操作时各项参数(潮气量、呼吸频率、吸呼比、氧浓度等)应适中,以免出现并发症。

4.抗感染

慢性呼吸衰竭急性加重的常见诱因是感染,一些非感染因素诱发的呼吸衰竭也容易继发感染。因此,抗感染治疗是慢性呼吸衰竭治疗的重要环节之一,应注意根据病原学检查及药物敏感试验合理应用抗生素。

5.纠正酸碱平衡失调

慢性呼吸衰竭常有二氧化碳潴留,导致呼吸性酸中毒。呼吸性酸中毒的发生多为慢性过程,机体常常以增加碱储备来代偿。因此,在纠正呼吸性酸中毒的同时,要注意纠正潜在的代谢性碱中毒,可给予盐酸精氨酸和补充钾盐。

6.营养支持

呼吸衰竭患者由于呼吸功能增加、发热等因素,导致能量消耗上升,机体处于负代谢,长时间会降低免疫功能,感染不易控制,呼吸肌易疲劳。故可给予患者高蛋白、高脂肪和低糖,以及多种维生素和微量元素的饮食,必要时静脉滴注脂肪乳。

7.病因治疗

病因治疗是治疗呼吸衰竭的根本所在。在解决呼吸衰竭本身造成的危害的前提下,应针对不同病因采取适当的治疗措施。

(五)转诊

1.转诊指征

呼吸衰竭一旦确诊,应立即转上一级医院诊治。

2.转诊注意事项

转诊前需给予吸氧、吸痰、强心、应用呼吸兴奋药等。

（六）健康指导

缓解期鼓励患者进行耐寒锻炼和呼吸功能锻炼,以增强体质及抗病能力;注意保暖,避免受凉及呼吸道感染,若出现感染症状,应及时治疗;注意休息,掌握合理的家庭氧疗;加强营养,增加抵抗力,减少呼吸道感染的机会。

四、护理评估

（一）致病因素

引起呼吸衰竭的病因很多,凡参与肺通气和换气的任何一个环节的严重病变都可导致呼吸衰竭。

(1)呼吸系统疾病:常见于慢性阻塞性肺疾病(COPD)、重症哮喘、肺炎、严重肺结核、弥散性肺纤维化、肺水肿、严重气胸、大量胸腔积液、硅沉着病、胸廓畸形等。

(2)神经肌肉病变:如脑血管疾病、颅脑外伤、脑炎、镇静催眠药中毒、多发性神经炎、脊髓颈段或高位胸段损伤、重症肌无力等。

上述病因可引起肺泡通气量不足、氧弥散障碍、通气/血流比例失调,导致缺氧或合并二氧化碳潴留而发生呼吸衰竭。

（二）身体状况

呼吸衰竭除原发疾病症状、体征外,主要为缺氧、二氧化碳潴留所致的呼吸困难和多脏器功能障碍。

1.呼吸困难

呼吸困难是最早、最突出的表现。主要为呼吸频率增快,病情严重时辅助呼吸肌活动增加,出现"三凹征"。若并发二氧化碳潴留,$PaCO_2$ 升高过快或明显升高时,患者可由呼吸过快转为浅慢呼吸或潮式呼吸。

2.发绀

发绀是缺氧的典型表现,可见口唇、指甲和舌发绀。严重贫血患者由于红细胞和血红蛋白减少,还原型血红蛋白的含量降低可不出现发绀。

3.精神神经症状

主要是缺氧和二氧化碳潴留的表现。早期轻度缺氧可表现为注意力分散,定向力减退;缺氧程度加重,出现烦躁不安、神志恍惚、嗜睡、昏迷。轻度二氧化碳潴留,表现为兴奋症状,即失眠、躁动、夜间失眠而白天嗜睡;重度二氧化碳潴留可抑制中枢神经系统导致肺性脑病,表现为神志淡漠、间歇抽搐、肌肉震颤、昏睡,甚至昏迷等二氧化碳麻醉现象。

4.循环系统表现

二氧化碳潴留使外周体表静脉充盈、皮肤充血、温暖多汗、血压升高、心排血量增多而致脉搏洪大;多数患者有心率加快;因脑血管扩张产生搏动性头痛。

5.其他

患者可表现为上消化道出血、谷丙转氨酶升高、蛋白尿、血尿、氮质血症等。

（三）心理、社会状况

患者常因躯体不适、气管插管或气管切开、各种监测及治疗仪器的使用等感到焦虑或恐惧。

（四）实验室及其他检查

1.动脉血气分析

$PaO_2 < 8.0$ kPa(60 mmHg),伴或不伴 $PaCO_2 > 6.7$ kPa(50 mmHg),为最重要的指标,可作

为呼吸衰竭的诊断依据。

2.血 pH 及电解质测定

呼吸性酸中毒合并代谢性酸中毒时,血 pH 明显降低常伴有高钾血症。呼吸性酸中毒合并代谢性碱中毒时,常有低钾和低氯血症。

3.影像学检查

胸部 X 线片、肺 CT 和放射性核素肺通气/灌注扫描等,可协助分析呼吸衰竭的原因。

五、护理诊断及医护合作性问题

(1)气体交换受损:与通气不足、通气/血流失调和弥散障碍有关。

(2)清理呼吸道无效:与分泌物增加、意识障碍、人工气道、呼吸肌功能障碍有关。

(3)焦虑:与呼吸困难、气管插管、病情严重、失去个人控制及对预后的不确定有关。

(4)营养失调:低于机体需要量与食欲缺乏、呼吸困难、人工气道及机体消耗增加有关。

(5)有受伤的危险:与意识障碍、气管插管及机械呼吸有关。

(6)潜在并发症:如感染、窒息等。

(7)缺乏呼吸衰竭的防治知识。

六、治疗及护理措施

(一)治疗要点

慢性呼吸衰竭治疗的基本原则是治疗原发病、保持气道通畅、纠正缺氧和改善通气,维持心、脑、肾等重要脏器的功能,预防和治疗并发症。

1.保持呼吸道通畅

保持呼吸道通畅是呼吸衰竭最基本、最重要的治疗措施。主要措施:清除呼吸道的分泌物及异物;积极使用支气管扩张药物缓解支气管痉挛;对昏迷患者采取仰卧位,头后仰,托起下颌,并将口打开;必要时采用气管切开或气管插管等方法建立人工气道。

2.合理氧疗

吸氧是治疗呼吸衰竭必需的措施。

3.机械通气

根据患者病情选用无创机械通气或有创机械通气。临床上常用的呼吸机分压力控制型及容量控制型两大类,是一种用机械装置产生通气,以代替、控制或辅助自主呼吸,达到增加通气量,改善通气功能的目的。

4.控制感染

慢性呼吸衰竭急性加重的常见诱因是呼吸道感染,因此应选用敏感有效的抗生素控制感染。

5.呼吸兴奋药的应用

必要时给予呼吸兴奋药如都可喜等兴奋呼吸中枢,增加通气量。

6.纠正酸碱平衡失调

以机械通气的方法能较为迅速地纠正呼吸性酸中毒,补充盐酸精氨酸和氯化钾可同时纠正潜在的碱中毒。

(二)护理措施

1.病情观察

重症患者需持续心电监护,密切观察患者的意识状态、呼吸频率、呼吸节律和深度、血压、心率和心律。观察排痰是否通畅、有无发绀、球结膜水肿、肺部异常呼吸音及啰音;监测动脉血气分析、电解质检查结果、机械通气情况等;若患者出现神志淡漠、烦躁、抽搐时,提示有肺性脑病的发生,应及时通知医师进行处理。

2.生活护理

(1)休息与体位:急性发作时,安排患者在重症监护病室,绝对卧床休息;协助和指导患者取半卧位或坐位,指导、教会病情稳定的患者缩唇呼吸。

(2)合理饮食:给予高热量、高蛋白、富含维生素、低糖类、易消化、少刺激性的食物;昏迷患者常规给予鼻饲或肠外营养。

3.氧疗的护理

(1)氧疗的意义和原则:氧疗能提高动脉血氧分压,纠正缺氧,减轻组织损伤,恢复脏器功能。临床上根据患者病情和血气分析结果采取不同的给氧方法和给氧浓度。原则是在畅通气道的前提下,Ⅰ型呼吸衰竭的患者可短时间内间歇给予高浓度(>35%)或高流量(4~6 L/min)吸氧;Ⅱ型呼吸衰竭的患者应给予低浓度(<35%)、低流量(1~2 L/min)鼻导管持续吸氧,使 PaO_2 控制在 8.0 kPa(60 mmHg)或 SaO_2 在 90% 以上,以防因缺氧完全纠正,使外周化学感受器失去低氧血症的刺激而导致呼吸抑制,加重缺氧和 CO_2 潴留。

(2)吸氧方法:有鼻导管、鼻塞、面罩、气管内和呼吸机给氧。临床常用、简便的方法是鼻导管、鼻塞法吸氧,其优点为简单、方便,不影响患者进食、咳嗽。缺点为氧浓度不恒定,易受患者呼吸影响,高流量对局部黏膜有刺激,氧流量不能>7 L/min。吸氧过程中应注意保持吸入氧气的湿化,输送氧气的面罩、导管、气管应定期更换消毒,防止交叉感染。

(3)氧疗疗效的观察:若吸氧后呼吸困难缓解、发绀减轻、心率减慢、尿量增多、皮肤转暖、神志清醒,提示氧疗有效;若呼吸过缓或意识障碍加深,提示二氧化碳潴留加重。应根据动脉血气分析结果和患者的临床表现,及时调整吸氧流量或浓度。若发绀消失、神志清楚、精神好转、PaO_2>8.0 kPa(60 mmHg)、$PaCO_2$<6.7 kPa(50 mmHg),可间断吸氧几日后,停止氧疗。

4.药物治疗的护理

用药过程中密切观察药物的疗效和不良反应。使用呼吸兴奋药必须保持呼吸道通畅,脑缺氧、脑水肿未纠正而出现频繁抽搐者慎用;静脉滴注时速度不宜过快,如出现恶心、呕吐、烦躁、面色潮红、皮肤瘙痒等现象,需要减慢滴速。对烦躁不安、夜间失眠患者,禁用对呼吸有抑制作用的药物,如吗啡等,慎用镇静药,以防止引起呼吸抑制。

5.心理护理

呼吸衰竭的患者常对病情和预后有顾虑、心情忧郁、对治疗丧失信心,应多了解和关心患者的心理状况,特别是对建立人工气道和使用机械通气的患者,应经常巡视,让患者说出或写出引起或加剧焦虑的因素,针对性解决。

6.健康指导

(1)疾病知识指导:向患者及家属讲解疾病的发病机制、发展和转归。告诉患者及家属慢性呼吸衰竭患者度过危重期后,关键是预防和及时处理呼吸道感染等诱因,以减少急性发作,尽可能延缓肺功能恶化的进程。

(2)生活指导:从饮食、呼吸功能锻炼、运动、避免呼吸道感染、家庭氧疗等方面进行指导。

(3)病情监测指导:指导患者及家属学会识别病情变化,如出现咳嗽加剧、痰液增多、色变黄、呼吸困难、神志改变等,应及早就医。

(邱海英)

第五章

心内科护理

第一节 高 血 压

一、概述

（一）概念和特点

高血压是一种常见病、多发病，是心、脑血管病的重要病因和危险因素。根据病因常分为原发性高血压和继续发性高血压，95％以上的高血压患者属于原发性高血压，通常将原发性高血压简称为高血压。原发性高血压是以血压升高为主要临床表现伴或不伴有多种心血管危险因素的综合征。

高血压的标准是根据临床及流行病学资料界定的，目前我国高血压定义为收缩压≥18.7 kPa（140 mmHg）和（或）舒张压≥12.0 kPa（90 mmHg），根据血压升高水平，又进一步将高血压分为 1～3 级。

高血压在世界各国都是常见病，其患病率与工业化程度、地区和种族有关。根据我国 4 次大规模高血压患病率的人群抽样调查结果显示我国人群 50 年以来高血压患病率明显上升。2002 年我国 18 岁以上成人高血压患病率为 18.8％，按我国人口的数量和结构估算，目前我国约有 2 亿高血压患者，即每 10 个成年人中就有 2 个患高血压，约占全球高血压总人数的 1/5。然而，我国高血压的总体情况是患病率高，知晓率、治疗率和控制率较低，其流行病学有两个显著特点，即从南方到北方高血压患病率递增，不同民族之间高血压患病率存在一些差异。

（二）相关病理生理

高血压的发病机制目前尚未形成统一认识，但其血流动力学特征主要是总外周血管阻力相对或绝对增高，从这一点考虑，高血压的发病机制主要存在于五个环节，即交感神经系统活性亢进、肾性水钠潴留、肾素-血管紧张素-醛固酮系统（RAAS）激活、细胞膜离子转运异常以及胰岛素抵抗。

相关病理改变主要集中在心、脑、肾、视网膜的变化。

1.心

左心室肥厚和扩张。

2.脑

脑血管缺血与变性、粥样硬化,形成微动脉瘤或闭塞性病变,从而引发脑出血、脑血栓、腔隙性脑梗死。

3.肾

肾小球纤维化、萎缩、肾动脉硬化,引起肾实质缺血和肾单位不断减少,导致肾衰竭。

4.视网膜

视网膜小动脉痉挛、硬化,甚至可能引起视网膜渗血和出血。

(三)主要病因与诱因

高血压的病因为多因素,主要包括遗传和环境因素两个方面,两者互为结果。

1.遗传因素

高血压具有明显的家庭聚集性,基因对血压的控制是肯定的,这些与高血压产生有关的基因被称为原发性高血压相关基因。在遗传表型上,不仅血压升高发生率体现遗传性,在血压高度、并发症发生以及其他相关因素方面,如肥胖等也具有遗传性。

2.环境因素

(1)饮食:血压水平和高血压的患病率与钠盐平均摄入量显著相关,摄盐越多,血压水平和患病率越高。摄盐过多导致血压升高主要见于对盐敏感的人群。另外,膳食中充足的钾、钙、镁和优质蛋白可防止血压升高,素食为主者血压常低于肉食者。长期饮咖啡、大量饮酒、饮食中缺钙、饱和脂肪酸过多,不饱和脂肪酸与饱和脂肪酸比值降低等均可引起血压升高。

(2)精神心理:社会因素包括职业、经济、劳动种类、文化程度、人际关系等,对血压的影响主要是通过精神和心理因素起作用。因此脑力劳动者高血压发病率高于体力劳动者,从事精神紧张度高的职业和长期生活在噪音环境者高血压也较多。

3.其他因素

肥胖者高血压患病率是体重正常者2~3倍,超重是血压升高的重要独立危险因素。一般采用体重指数(BMI)来衡量肥胖程度,腰围反映向心性肥胖程度,血压与BMI呈显著正相关,腹型肥胖者容易发生高血压。服用避孕药的妇女血压升高发生率及程度与服用药物时间长短有关,但这种高血压一般较轻主,且停药后可逆转。睡眠呼吸暂停低通气综合征的患者50%有高血压,且血压的高度与睡眠呼吸暂停低通气综合征的病程有关。

(四)临床表现

大多数起病缓慢、渐进,缺乏特殊的临床表现。血压随着季节、昼夜、情绪等因素有较大波动。

1.一般表现

(1)症状:头痛是最常见的症状,较常见的还有头晕、头胀、耳鸣眼花、疲劳、注意力不集中、失眠等。这些症状在紧张或劳累后加重,典型的高血压头痛在血压下降后即可消失。

(2)体征:高血压的体征较少,血压升高时可闻及主动脉瓣区第二心音亢进及收缩期杂音。皮肤黏膜、四肢血压、周围血管搏动、血管杂音检查有助于继续性高血压的病因判断。

2.高血压急症和亚急症

高血压急症是指高血压患者在某些诱因作用下,血压急剧升高[一般超过 24.0/16.0 kPa (180/120 mmHg)],同时伴有进行性心、脑、肾等重要靶器官功能不全的表现。高血压急症的患者如不能及时降低血压,预后很差,常死于肾衰竭、脑卒中或心力衰竭。高血压亚急症是指血压

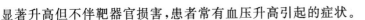

显著升高但不伴靶器官损害,患者常有血压升高引起的症状。

(五)辅助检查

1.常规检查

尿常规、血糖、血脂、肾功能、血清电解质、心电图和 X 线胸片等检查,有助于发现相关危险因素和靶器官损害。必要时行超声心动图、眼底检查等。

2.特殊检查

为进一步了解患者血压节律和靶器官损害情况,可有选择地进行一些特殊检查。如 24 小时动态血压监测(ABPM)、踝/臂血压比值,心率变异,颈动脉内膜中层厚度(IMT),动脉弹性功能测定,血浆肾素活性(PRA)等。

(六)治疗原则

1.治疗目标

高血压是一种以动脉血压持续升高为特征的进行性"心血管综合征",常伴有其他危险因素、靶器官损害或临床疾病,需要进行综合干预。常常采用药物治疗与非药物治疗,以及防治各种心血管病危险因素等相结合。因此,高血压的治疗目标是尽可能地降低心血管事件的发生率和病死率。

2.非药物治疗

(1)合理膳食:低盐饮食,限制钠盐摄入;限制乙醇摄入量。

(2)控制体重:体重指数如超过 24 则需要限制热量摄入和增加体力活动。

(3)适宜运动:增加有氧运动。

(4)其他:定期测量血压,规范治疗,改善治疗依从性,尽可能实现降压达标,坚持长期平稳有效地控制血压。保持健康心态,减少精神压力,戒烟等。

治疗时根据年龄、病程、血压水平、心血管病危险因素、靶器官损害程度、血流动力学状态以及并发症等来选择合适药物。

3.药物治疗

降压药物的选择一般应从一线药物、单一药物开始,疗效不佳时,才联合用药。若非血压较高,或高血压急症,降压时用药以小剂量开始,逐渐加量,使血压逐渐下降,老年患者更需如此。

(1)利尿剂:通过利钠排水、降低细胞外高血容量、减轻外周血管阻力发挥降压作用。作用较平稳、缓慢,持续时间相对较长,作用持久服药 2～3 周后作用达高峰,能增强其他降压的疗效,适用于轻、中度高血压。有噻嗪类、襻利尿剂和保钾利尿剂三类,以噻嗪类使用最多。

(2)β受体阻滞剂:通过抑制过度激活的交感神经活性、抑制心肌收缩力、减轻心率发挥降压作用。降压作用较迅速、强力,适用于不同严重程度的高血压,尤其是心率较快的中、青年患者或合并心绞痛的患者,对老年高血压疗效相对较差。Ⅱ、Ⅲ度心脏传导阻滞和哮喘患者禁用,慢性阻塞性肺病、运动员、周围血管病或糖耐量异常者慎用。有选择性(β_1)、非选择性(β_1和 β_2)和兼有 α 受体阻滞 3 类,常用的有美托洛尔、阿替洛尔、比索洛尔、普萘洛尔等。

(3)钙通道阻滞剂:通过阻断血管平滑肌细胞上的钙离子通道,扩张血管降低血压。降压效果起效迅速,降压幅度相对较强,剂量和疗效呈正相关,除心力衰竭患者外较少有治疗禁忌证。分为二氢吡啶类和非二氢吡啶类,前者以硝苯地平为代表,后者有维拉帕米和地尔硫䓬。

(4)血管紧张素转换酶抑制剂:通过抑制血管紧张素转换酶阻断肾素血管紧张素系统,从而达到降压效果。降压起效缓慢,逐渐增强,在 3～4 周时达最大效果,限制摄入或联合使用利尿剂可使起效迅速和作用增强。常用的有卡托普利、依那普利、贝那普利等。

（5）血管紧张素Ⅱ受体阻滞剂：通过阻断血管紧张素Ⅱ受体发挥降压作用。起效缓慢，但持久而平稳，一般在6～8周达到最大作用，持续时间达24小时以上。常用的药物有氯沙坦、缬沙坦、厄贝沙坦、替米沙坦等。

（6）α受体阻滞剂：不作为一般高血压的首选药，适用于高血压伴前列腺增生患者，也用于难治性高血压的治疗。如哌唑嗪。

二、护理评估

（一）一般评估

1.生命体征

体温、脉搏、呼吸可正常，但血压测量值升高。必要时可测量立、卧位血压和四肢血压，监测24小时血压以判断血压节律变化情况。高血压诊断的主要依据是患者在静息状态下，坐位时上臂肱动脉部位血压的测量值。但必须是在未服用降压药的情况下，非同日3次测量血压，若收缩压≥18.7 kPa(140 mmHg)和(或)舒张压≥12.0 kPa(90 mmHg)则诊断为高血压。患者既往有高血压史，目前正在使用降压药，血压虽然低于18.7/12.0 kPa(140/90 mmHg)，也诊断为高血压。

2.病史和病程

询问患者有无高血压、糖尿病、血脂异常、冠心病、脑卒中或肾脏病的家庭史；患高血压的时间，血压最高水平，是否接受过降压治疗及其疗效与不良反应；有无合并其他相关疾病；是否服用引起血压升高的药物，如口服避孕药、甘珀酸、麻黄碱滴鼻药、可卡因、类固醇等。

3.生活方式

膳食脂肪、盐、酒摄入量，吸烟支数，体力活动量以及体重变化等情况。

4.患者的主诉

约1/5患者无症状，常见的主诉有头痛、头晕、疲劳、心悸、耳鸣等症状，疲劳、激动或紧张、失眠时可加剧，休息后多可缓解。也可出现视力模糊、鼻出血等较重症状，患者主诉症状严重程度与血压水平有一定关联。有脏器受累的患者还会有胸闷、气短、心绞痛、多尿等主诉。

5.相关记录

身高、体重、腰围、臀围、饮食(摄盐量和饮酒量)、活动量、血压等记录结果。评估超重和肥胖最简便和常用的指标是体重指数(BMI)和腰围。BMI反映全身肥胖程度，腰围反映中心型肥胖的程度。BMI的计算公式：BMI＝体重(kg)/身高的平方(m²)，成年人正常BMI为18.5～23.9 kg/m²，超重者BMI为24～27.9 kg/m²，肥胖者BMI≥28 kg/m²。成年人正常腰围＜90/84 cm(男/女)，如腰围≥90/85 cm(男/女)，提示需要控制体重。

（二）身体评估

1.头颈部

部分患者有甲亢突眼征，颈部可听诊到血管杂音提示颈部血管狭窄、不完全性阻塞或代偿性血流量增多、加快。

2.胸背部

结合X线结果综合考虑心界有无扩大，心脏听诊可在主动脉瓣区闻及第二心音亢进、收缩期杂音或收缩早期喀喇音。

3.腹部和腰背部

背部两侧肋脊角、上腹部脐两侧、腰部肋脊处有血管杂音,提示存在血管狭窄。肾动脉狭窄的血管杂音常向腹两侧传导,大多具有舒张期成分。

4.四肢和其他

观察有无神经纤维瘤性皮肤斑,库欣综合征时可有向心性肥胖、紫纹与多毛的现象,下肢可见凹陷性水肿,观察四肢动脉搏动情况。

(三)心理-社会评估

评估患者家庭情况、工作环境、文化程度及有无精神创伤史;患者在疾病治疗过程中的心理反应与需求,家庭及社会支持情况,引导患者正确配合疾病的治疗与护理。

(四)辅助检查结果评估

1.常规检查

有无血液生化(钾、空腹血糖、总胆固醇、甘油三酯、高密度脂蛋白胆固醇、低密度脂蛋白胆固醇和尿酸、肌酐)、全血细胞计数、血红蛋白和血细胞比容、尿蛋白、尿糖的异常;心电图检查有无异常;24小时动脉血压监测检查24小时血压情况及其节律变化。

2.推荐检查

超声心动图和颈动脉超声、餐后血糖、尿蛋白定量、眼底、胸部X线检查、脉搏波传导速度以及踝臂血压指数等可帮助判断是否存在脏器受累。

3.选择检查项目

对怀疑继续性高血压患者可根据需要选择进行相应的脑功能、心功能和肾功能检查。

(五)血压水平分类和心血管风险分层评估

1.按血压水平分类

据血压升高水平,可将血压分为正常血压、正常高值、高血压(分为1级、2级和3级)和单纯收缩期高血压(表5-1)。

表5-1　血压水平分类和定义

分类	收缩压(mmHg)		舒张压(mmHg)
正常血压	<120	和	<90
正常高值	120~139	和(或)	89~90
高血压	≥140	和(或)	≥90
1级高血压(轻度)	140~159	和(或)	90~99
2级高血压(中度)	160~179	和(或)	100~109
3级高血压(重度)	≥180	和(或)	≥110
单纯收缩期高血压	≥140	和	<90

2.心血管风险分层评估

虽然高血压及血压水平是影响心血管事件发生和预后的独立危险因素,但是并非唯一决定因素。大部分高血压患者还有血压升高以外的心血管危险因素。因此要准确确定降压治疗的时机和方案,实施危险因素的综合管理就应当对患者进行心血管风险的评估并分层。根据2010版中国高血压防治指南的分层方法,根据血压水平、心血管危险因素、靶器官损害、伴临床疾病,高血压患者的心血管风险分为低危、中危、高危和很高危4个层次(表5-2)。

表 5-2　高血压患者心血管风险水平分层

其他危险因素和病史	1级高血压	2级高血压	3级高血压
无	低危	中危	高危
1～2个其他危险因素	中危	中危	很高危
≥3个其他危险因素或靶器官损害	高危	高危	很高危
临床并发症或合并糖尿病	很高危	很高危	很高危

(六)常用药物疗效的评估

1.利尿剂

(1)准确记录患者出入量(尤其是 24 小时尿量):大量利尿可引起血容量过度降低,心排血量下降,血尿素氮增高。患者皮肤弹性降低,出现直立性低血压和少尿。

(2)血生化检查的结果:长期使用噻嗪类利尿剂有可能导致水、电解质紊乱,出现低钠、低氯和低钾血症。

2.β受体阻滞剂

(1)患者自觉症状:疲乏、肢体冷感、激动不安、胃肠不适等症状。

(2)心动过缓或传导阻滞:因药物可抑制心肌收缩力、减慢心率,引起心动过缓或传导阻滞。

(3)反跳现象:长期服用该药患者突然停药可发生反跳现象,即原有的症状加重或出现新的表现,较常见的有血压反跳性升高,伴头痛、焦虑等,称之为撤药综合征。

(4)液体潴留:可表现为体重增加、凹陷性水肿。

3.钙通道阻滞剂

(1)监测心率和心律的变化:二氢吡啶类钙通道阻滞剂可反射性激活交感神经,导致心率增加,发生心动过速。而非二氢吡啶类钙通道阻滞剂具有抑制心脏收缩功能和传导功能,有导致传导阻滞的不良反应。

(2)其他体征:可引起面部潮红、脚踝部水肿、牙龈增生等。

4.血管紧张素转换酶抑制剂

(1)患者自觉症状:持续性干咳、头晕、皮疹、味觉障碍及血管神经性水肿等情况。

(2)高血钾:长期应用该类药物可能导致血钾升高,应定期监测血钾和血肌酐的水平。

(3)肾功能的损害:定期监测肾功能。

5.血管紧张素Ⅱ受体拮抗剂

(1)患者自觉症状:有无腹泻等症状。

(2)高血钾:长期应用该类药物可能导致血钾升高,应定期监测血钾和血肌酐的水平。

(3)肾功能的损害:定期监测肾功能。

6.α受体阻滞剂

直立性低血压:服用该类药物的患者可出现直立性晕厥现象,测量坐、立位血压是否差异过大。

三、主要护理诊断(问题)

(一)疼痛

头痛与血压升高有关。

（二）有受伤的危险

受伤与头晕、视力模糊、意识改变或发生直立性低血压有关。

（三）营养失调

高于机体需要量：与摄入过多,缺少运动有关。

（四）焦虑

焦虑与血压控制不满意、已发生并发症有关。

（五）知识缺乏

缺乏疾病预防、保健知识和高血压用药知识。

（六）潜在并发症

1.高血压急症

高血压急症与血压突然/显著升高并伴有靶器官损害有关。

2.电解质紊乱

电解质紊乱与长期应用降压药有关。

四、护理措施

（一）控制体重

超重和肥胖是导致血压升高的重要原因之一,而以腹部脂肪堆积为典型特征的中心性肥胖还会进一步增加高血压等心血管与代谢性疾病的风险,适当控制体重,减少脂肪含量,可显著降低血压。最有效的减重措施是控制能量摄入和增加运动。减重的速度因人而异,通常以每周减重 0.5～1.0 kg 为宜。

（二）合理饮食

合理饮食是控制体重的重要手段。高血压患者饮食需遵循平衡膳食的原则,控制高热量食物的摄入,如高脂肪食物、含糖饮料和酒类等;适当控制碳水化合物的摄入;减少钠盐的摄入。

钠盐可显著升高血压,增加高血压发病的风险,而钾盐可对抗钠盐升高血压的作用。世界卫生组织推荐每天钠盐摄入量应少于 5 g。高血压患者应尽可能减少钠盐的摄入,增加食物中钾盐的含量。烹调高血压患者的食物尽可能减少用盐、味精和酱油等调味品,可使用定量的盐勺;少食或不食含钠盐高的各类加工食品,如咸菜、火腿和各类炒货等;增加蔬菜、水果的摄入量;肾功能良好者可使用含钾的烹调用盐。

（三）制订康复运动计划

合理的运动计划不但能控制体重,降低血压,还能改善糖代谢。在运动方面应采用有规律的、中等强度的有氧运动。建议每天体力活动 30 分钟左右,每周至少进行 3 次有氧锻炼,如步行、慢跑、骑车、游泳、跳舞和非比赛性划船等。运动强度指标为运动时最大心率达到(170－年龄),运动的强度、时间和频度以不出现不适反应为度。

典型的运动计划包括三个阶段:5～10 分钟的轻度热身活动;20～30 分钟的耐力活动或有氧运动;放松运动 5 分钟,逐渐减少用力,使心脑血管系统的反应和身体产热功能逐渐稳定下来。运动的形式和运动量均应根据个人的兴趣和身体状况而定。

（四）监测血压的变化

血压测量是评估血压水平、诊断高血压和观察降压疗效的主要手段。在临床工作中主要采用诊室血压和动态血压测量,家庭血压测量因为可以测量长期血压变异,避免白大衣效应等作用越来越受到大家的重视。

1.诊室血压监测

由医护人员在诊室按统一规范进行测量,是目前评估血压水平和临床诊断高血压并进行分级的标准方法和主要依据。具体方法和要求如下。①选择符合计量标准的水银柱血压计,或经过验证的电子血压计。②使用大小合适的气囊袖带。③测压前患者至少安静休息5分钟,30分钟内禁止吸烟、饮咖啡、茶,并排空膀胱。④测量时最好裸露上臂,上臂与心脏处于同一水平。怀疑有外周血管病者可测量四肢血压,老年人、糖尿病患者及有直立性低血压情况的应加测立、卧位血压。⑤袖带下缘距肘窝2～3 cm,松紧以能放入一指为宜,听诊器听件置于肱动脉搏动处,⑥使用水银柱血压计时,应快速充气,当肱动脉搏动音消失后将气囊压力再升高2.7～4.0 kPa(20～30 mmHg),以0.5 kPa/s(4 mmHg/s)的速度缓慢放气,听到第一声搏动音所指的刻度为收缩压,搏动音消失或减弱时所指的刻度为舒张压,获得舒张压后快速放气至零。⑦应间隔1～2分钟重复测量,取2次读数的平均值记录。如果2次读数相差0.7 kPa(5 mmHg)以上,应再次测量,取3次读数的平均值。

2.动态血压监测

通过自动的血压测量仪器完成,测量次数较多,无测量者误差,可避免"白大衣"效应,并可监测夜间睡眠期间的血压。因此,可评估血压短时变异和昼夜节律。

3.家庭血压监测

家庭血压监测又称自测血压或家庭自测血压,是由患者本人或家庭成员协助完成测量,可避免白大衣效应。家庭血压监测还可用于评估数天、数周甚至数月、数年血压的长期变异或降压治疗效应,而且有助于增强患者的参与意识,改善治疗依从性,但不适用于精神高度焦虑的患者。

(五)降压目标的确立

帮助患者确立降压目标。在患者能耐受的情况下,逐步降压达标。一般高血压患者血压控制目标值<18.7/12.0 kPa(140/90 mmHg);如合并稳定性冠心病、糖尿病或慢性肾病的患者宜确立个体化降压目标,一般可将血压降至17.3/10.7 kPa(130/80 mmHg)以下,脑卒中后高血压患者一般血压目标<18.7 kPa(140 mmHg);老年高血压降压目标收缩压<20.0 kPa(150 mmHg);对舒张压低于8.0 kPa(60 mmHg)的冠心病患者,应在密切监测血压的前提下逐渐实现收缩压达标。

(六)用药护理

需要使用降压药物的患者包括高血压2级或以上患者;高血压合并糖尿病,或已有心、脑、肾靶器官损害和并发症患者;凡血压持续升高,改善生活行为后血压仍未获得有效控制者。从心血管危险分层的角度,高危和极高危患者必须使用降压药物强化治疗。

应严格按医嘱用药,并注意观察常用药的毒副作用,发现问题及时处理,控制输液速度等。

(七)高血压急症的护理

1.避免诱因

安抚患者,避免情绪激动,保持轻松、稳定心态,必要时使用镇静剂。指导其按医嘱服用降压药,不可擅自减量或停服,以免血压急剧升高。另外,避免过度劳累和寒冷刺激。

2.病情监测

监测血压变化,一旦发现有高血压急症的表现,如血压急剧升高、剧烈头痛、呕吐、大汗、视力模糊、面色及神志改变、肢体运动障碍等,应立即通知医师。

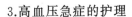

3.高血压急症的护理

绝对卧床,抬高床头,避免一切不良刺激和不必要活动,协助生活护理。保持呼吸道通畅,吸氧。进行心电、血压和呼吸监测,建立静脉通道并遵医嘱用药,用药过程中监测血压变化,避免血压骤降。应用硝普钠、硝酸甘油时采用静脉泵入方式,密切观察药物不良反应。

(八)心理护理

长期、过度的心理应激会显著增加心血管风险。应向患者阐述不良情绪可诱发血压升高,帮助患者预防和缓解精神压力以及纠正和治疗病态心理,必要时可寻求专业心理辅导或治疗。

(九)健康教育

1.疾病知识指导

让患者了解自身病情,包括血压水平、危险因素及合并疾病等。告知患者高血压的风险和有效治疗的益处。对患者及家属进行高血压相关知识指导,提高护患配合度。

2.饮食指导

宜清淡饮食,控制能量摄入。营养均衡,减少脂肪摄入,少吃或不吃肥肉和动物内脏。控制钠盐的摄入,增加钾盐的摄入,学会正确烹调食物的要领,并选用定量盐勺。

3.戒烟限酒

吸烟是心血管病的主要危险因素之一,可导致血管内皮损害,显著增加高血压患者发生动脉粥样硬化性疾病的风险。应强烈建议并督促高血压患者戒烟,并指导患者寻求药物辅助戒烟。长期大量饮酒可导致血压升,限制饮酒量可显著降低高血压的发病风险。所有高血压患者均应控制饮酒量,每天饮酒量白酒、葡萄酒、啤酒的量分别应少于 50 mL、100 mL 和 300 mL。

4.适当运动计划

学会制订适当的运动计划,并能自我监测最大运动心率,控制运动强度,按运动计划的 3 个阶段实施运动。

5.用药原则

按时、正确服用相关药物,让患者了解常用药物不良反应及自我观察要点。

6.家庭血压监测

教会患者出院后进行血压的自我监测,提倡进行家庭血压监测,每次就诊携带监测记录。家庭血压监测适用于:一般高血压患者的血压监测,白大衣高血压识别,难治性高血压的鉴别,评价长期血压变异,辅助降压疗效评价,以及预测心血管风险及评估预后等。

对患者进行家庭血压监测的相关知识和技能培训。①使用经过验证的上臂式全自动或半自动电子血压计。②测量方案:每天早晚各测 1 次,每次 2～3 遍,取平均值;血压控制平稳可每周只测 1 天,初诊高血压或血压不稳定的高血压患者,建立连续测血压 7 天,取后 6 天血压平均值作为参考值。③详细记录每次测量血压的日期、时间及所有血压读数,尽可能向医师提供完整的血压记录。

7.及时就诊的指标

(1)血压过高或过低。

(2)出现弥漫性严重头痛、呕吐、意识障碍、精神错乱,甚至昏迷、局灶性或全身性抽搐。

(3)高血压急症和亚急症。

(4)出现脑血管病、心力衰竭、肾衰竭的表现。

(5)突发剧烈而持续且不能耐受的胸痛,两侧肢体血压及脉搏明显不对称,严重怀疑主动脉夹层动脉瘤。

（6）随访时间：依据心血管风险分层,低危或仅服 1 种药物治疗者每 1～3 个月随诊 1 次；新发现的高危或较复杂病例、高危者至少每 2 周随诊 1 次；血压达标且稳定者每个月随诊 1 次。

五、护理效果评估

（1）患者头痛减轻或消失,食欲增加。

（2）患者情绪稳定,了解自身疾病,并能积极配合治疗。服药依从性好,血压控制在降压目标范围内。

（3）患者能主动养成良好生活方式。

（4）患者掌握家庭血压监测的方法,有效记录监测数据并提供给医护人员。

（5）患者未受伤。

（6）患者未发生相关并发症,或并发症发生后能得到及时治疗与护理。

（袁　菲）

第二节　心律失常

一、概述

（一）概念和特点

心律失常是指心脏冲动频率、节律、起源部位、传导速度或激动次序的异常。按其发生原理可分为冲动形成异常和冲动传导异常两大类。按照心律失常发生时心率的快慢,可分为快速性与缓慢性心律失常两大类。

心律失常可发生在没有明确心脏病或其他原因的患者。心律失常的后果取决于其对血流动力学的影响,可从心律失常对心、脑、肾灌注的影响来判断。轻者患者可无症状,一般表现为心悸,但也可出现心绞痛、气短、晕厥等症状。心律失常持续时间不一,有时仅持续数秒、数分,有时可持续数天以上,如慢性心房颤动。

（二）相关病理生理

正常生理状态下,促成心搏的冲动起源于窦房结,并以一定的顺序传导于心房与心室,使心脏在一定频率范围内发生有规律的搏动。如果心脏内冲动的形成异常和(或)传导异常,使整个心脏或其一部分的活动变为过快、过慢或不规则,或者各部分活动的程序发生紊乱,即形成心律失常。心律失常有多种不同的发生机制,如折返、自律性改变、触发活动和平行收缩等。然而,由于条件限制,目前能直接对人在体内心脏研究的仅限于折返机制,临床检查尚不能判断大多数心律失常的电生理机制。产生心律失常的电生理机制主要包括冲动发生异常、冲动传导异常以及触发活动。

（三）主要病因与诱因

1.器质性心脏病

心律失常可见于各种器质性心脏病,其中以冠心病、心肌病、心肌炎和风湿性心脏病为多见,尤其在发生心力衰竭或急性心肌梗死时。

2.非心源性疾病

几乎其他系统疾病均可引发心律失常,常见的有内分泌失调、麻醉、低温、胸腔或心脏手术、中枢神经系统疾病及自主神经功能失调等。

3.酸碱失衡和电解质紊乱

各种酸碱代谢紊乱、钾代谢紊乱可使传导系统或心肌细胞的兴奋性、传导性异常而引起心律失常。

4.理化因素和中毒

电击可直接引起心律失常甚至死亡,中暑、低温也可导致心律失常。某些药物可引起心律失常,其机制各不相同,洋地黄、奎尼丁、氨茶碱等直接作用于心肌,洋地黄、夹竹桃、蟾蜍等通过兴奋迷走神经,拟肾上腺素药、三环类抗抑郁药等通过兴奋交感神经,可溶性钡盐、棉酚、排钾性利尿剂等引起低钾血症,窒息性毒物则引起缺氧诱发心律失常。

5.其他

发生在健康者的心律失常也不少见,部分病因不明。

(四)临床表现

心律失常的诊断大多数要靠心电图,但相当一部分患者可根据病史和体征做出初步诊断。详细询问发作时的心率快慢,节律是否规整,发作起止与持续时间,发作时是否伴有低血压、昏厥、心绞痛或心力衰竭等表现,及既往发作的诱因、频率和治疗经过,有助于心律失常的诊断,同时要对患者全身情况、既往治疗情况等进行全面的了解。

(五)辅助检查

1.心电图检查

心电图检查是诊断心律失常最重要的一项无创性检查技术。应记录 12 导联心电图,并记录清楚显示 P 波导联的心电图长条以备分析,通常选择 V_1 导联或 Ⅱ 导联。必要时采用动态心电图,连续记录患者24 小时的心电图。

2.运动试验

患者在运动时出现心悸、可做运动试验协助诊断。运动试验诊断心律失常的敏感性不如动态心电图。

3.食管心电图

解剖上左心房后壁毗邻食管,因此,插入食管电极导管并置于心房水平时,能记录到清晰的心房电位,并能进行心房快速起搏或程序电刺激。

4.心腔内电生理检查

心腔内电生理检查是将几根多电极导管经静脉和(或)动脉插入,放置在心腔内的不同部位辅以 12 通道以上多导生理仪,同步记录各部位电活动,包括右心房、右心室、希氏束、冠状静脉窦(反映左心房、左心室电活动)。其适应证包括:①窦房结功能测定;②房室与室内传导阻滞;③心动过速;④不明原因晕厥。

5.三维心脏电生理标测及导航系统

三维心脏电生理标测及导航系统(三维标测系统)是近年来出现的新的标测技术,能够减少 X 线曝光时间,提高消融成功率,加深对心律失常机制的理解。

(六)窦性心律失常治疗原则

(1)若患者无心动过缓有关的症状,不必治疗,仅定期随诊观察。对于有症状的病窦综合征患者,应接受起搏器治疗。

(2)心动过缓-心动过速综合征患者发作心动过速,单独应用抗心律失常药物治疗可能加重心动过缓。应用起搏治疗后,患者仍有心动过速发作,可同时应用抗心律失常药物。

(七)房性心律失常治疗原则

1.房性期前收缩

无须治疗。当有明显症状或因房性期前收缩触发室上行心动过速时,应给予治疗。治疗药物包括普罗帕酮、莫雷西嗪或β受体阻滞剂。

2.房性心动过速

(1)积极寻找病因,针对病因治疗。

(2)抗凝治疗。

(3)控制心室率。

(4)转复窦性心律。

3.心房扑动

(1)药物治疗:减慢心室率的药物包括β受体阻滞剂、钙通道阻滞剂(维拉帕米、地尔硫䓬)或洋地黄制剂(地高辛、毛花苷C)。转复心房扑动的药物包括ⅠA(如奎尼丁)或ⅠC(如普罗帕酮)类抗心律失常药,如心房扑动患者合并冠心病、充血性心力衰竭等时,不用ⅠA或ⅠC类药物,应选用胺碘酮。

(2)非药物治疗:直流电复律是终止心房扑动最有效的方法。其次食管调搏也是转复心房扑动的有效方法。射频消融可根治心房扑动。

(3)抗凝治疗:持续性心房扑动的患者,发生血栓栓塞的风险明显增高,应给予抗凝治疗。

4.心房颤动

应积极寻找心房颤动的原发疾病和诱发因素,进行相应处理。

治疗包括:①抗凝治疗;②转复并维持窦性心律;③控制心室率。

(八)房室交界区性心律失常治疗原则

1.房室交界区性期前收缩

通常无须治疗。

2.房室交界区性逸搏与心律

一般无须治疗,必要时可起搏治疗。

3.非阵发性房室交界区性心动过速

主要针对病因治疗。洋地黄中毒引起者可停用洋地黄,可给予钾盐、利多卡因或β受体阻滞剂治疗。

4.与房室交界区相关的折返性心动过速

急性发作期应根据患者的基础心脏状况,既往发作的情况以及对心动过速的耐受程度做出适当处理。

主要药物治疗如下述。

(1)腺苷与钙通道阻滞剂:为首选。起效迅速,不良反应为胸部压迫感、呼吸困难、面部潮红、窦性心动过缓、房室传导阻滞等。

（2）洋地黄与β受体阻滞剂:静脉注射洋地黄可终止发作。对伴有心功能不全患者仍作为首选。β受体阻滞剂也能有效终止心动过速,选用短效β受体阻滞剂较合适如艾司洛尔。

（3）普罗帕酮1～2 mg/kg 静脉注射。

（4）其他:食管心房调搏术、直流电复率等。

预防复发:是否需要给予患者长期药物预防,取决于发作的频繁程度以及发作的严重性。药物的选择可依据临床经验或心内电生理试验结果。

5.预激综合征

对于无心动过速发作或偶有发作但症状轻微的预激综合征患者的治疗,目前仍存有争议。如心动过速发作频繁伴有明显症状,应给予治疗。治疗方法包括药物和导管消融。

（九）室性心律失常治疗原则

1.室性期前收缩

首先应对患者室性期前收缩的类型、症状及其原有心脏病变做全面的了解;然后,根据不同的临床状况决定是否给予治疗,采取何种方法治疗以及确定治疗的终点。

2.室性心动过速

一般遵循的原则:有器质性心脏病或有明确诱因应首先给以针对性治疗;无器质性心脏病患者发生非持续性短暂室速,如无症状或无血流动力学影响,处理的原则与室性期前收缩相同;持续性室性发作,无论有无器质性心脏病,应给予治疗。

3.心室扑动与颤动

快速识别心搏骤停、高声呼救、进行心肺复苏,包括胸外按压、开放气道、人工呼吸、除颤、气管插管、吸氧、药物治疗等。

（十）心脏传导阻滞治疗原则

1.房室传导阻滞

应针对不同病因进行治疗。一度与二度Ⅰ型房室阻止心室率不太慢者,无须特殊治疗。二度Ⅱ型与三度房室阻滞如心室率显著缓慢,伴有明显症状或血流动力学障碍,甚至阿-斯综合征发作者,应给予起搏治疗。

2.室内传导阻滞

慢性单侧束支阻滞的患者如无症状,无须接受治疗。双分支与不完全性三分支阻滞有可能进展为完全性房室传导阻滞,但是否一定发生及何时发生均难以预料,不必常规预防性起搏器治疗。急性前壁心肌梗死发生双分支、三分支阻滞,或慢性双分支、三分支阻滞,伴有晕厥或阿-斯综合征发作者,则应及早考虑心脏起搏器治疗。

二、护理评估

（一）一般评估

心律失常患者的生命体征,发作间歇期无异常表现。发作期则出现心悸、气短、不敢活动,心电图显示心率过快、过慢、不规则或暂时消失而形成窦性停搏。

（二）身体评估

发作时体格检查应着重于判断心律失常的性质及心律失常对血流动力学状态的影响。听诊心音了解心室搏动率的快、慢和规则与否,结合颈静脉搏动所反映的心房活动情况,有助于做出心律失常的初步鉴别诊断。缓慢(＜60 次/分)而规则的心率为窦性心动过缓,快速(＞100 次/分)

而规则的心率常为窦性心动过速。窦性心动过速较少超过160次/分,心房扑动伴2∶1房室传导时心室率常固定在150次/分左右。不规则的心律中以期前收缩为最常见,快而不规则者以心房颤动或心房扑动、房速伴不规则房室传导阻滞为多。心律规则而第一心音强弱不等(大炮音),尤其是伴颈静脉搏动间断不规则增强(大炮波),提示房室分离,多见于完全性或室速。

(三)心理-社会评估

心律失常患者常有焦虑、恐惧等负性情绪,护理人员应做好以下几点。①帮助患者认识到自己的情绪反应,承认自己的感觉,指导患者使用放松术。②安慰患者,告诉患者较轻的心律失常通常不会威胁生命。有条件时安排单人房间,避免与其他焦虑患者接触。③经常巡视病房,了解患者的需要,帮助其解决问题,如主动给患者介绍环境,耐心解答有关疾病的问题等。

(四)辅助检查结果的评估

1.心电图(ECG)检查

心律失常发作时的心电图记录是确诊心律失常的重要依据。应记录12导联心电图,包括较长的Ⅱ或V$_1$导联记录。注意P和QRS波形态、P-QRS关系、P-P、P-R与R-R间期,判断基本心律是窦性还是异位。通过逐个分析提早或延迟心搏的性质和来源,最后判断心律失常的性质。

2.动态心电图

对心律失常的检出率明显高于常规心电图,尤其是对易引起猝死的恶性心律失常的检出尤为有意义。对心律失常的诊断优于普通心电图。

3.运动试验

运动试验可增加心律失常的诊断率和敏感性,是对ECG很好的补充,但运动试验有一定的危险性,需严格掌握禁忌证。

4.食管心电图

食管心电图是食管心房调搏最佳起搏点判定的可靠依据,更能在心律失常的诊断与鉴别诊断方面起到特殊而独到的作用。食管心电图与心内电生理检查具有高度的一致性,为导管射频消融术根治阵发性室上性心动过速(PSVT)提供可靠的分型及定位诊断。亦有助于不典型的预激综合征患者确立诊断。

5.心腔内电生理检查

心腔内电生理检查为有创性电生理检查,除能确诊缓慢性和快速性心律失常的性质外,还能在心律失常发作间隙应用程序电刺激方法判断窦房结和房室传导系统功能,诱发室上性和室性快速性心律失常,确定心律失常起源部位,评价药物与非药物治疗效果,以及为手术、起搏或消融治疗提供必要的信息。

(五)常用药物治疗效果的评估

(1)治疗缓慢性心律失常:一般选用增强心肌自律性和(或)加速传导的药物,如拟交感神经药、迷走神经抑制药或碱化剂(克分子乳酸钠或碳酸氢钠)。护理评估:①服药后心悸、乏力、头晕、胸闷等临床症状有无改善。②有无不良反应发生。

(2)治疗快速性心律失常:选用减慢传导和延长不应期的药物,如迷走神经兴奋剂,拟交感神经药间接兴奋迷走神经或抗心律失常药物。护理评估:①用药后的疗效,有无严重不良反应发生;②药物疗效不佳时,考虑电转复或射频消融术治疗,并做好术前准备。

（3）临床上抗心律失常药物繁多,药物的分类主要基于其对心肌的电生理学作用。治疗缓慢性心律失常的药物,主要提高心脏起搏和传导功能,如肾上腺素类药物(肾上腺素、异丙肾上腺素),拟交感神经药如阿托品、山莨菪碱,β受体兴奋剂如多巴胺类、沙丁胺醇等。

（4）及时就诊的指标：①心动过速发作频繁伴有明显症状如低血压、休克、心绞痛、心力衰竭或晕厥等；②出现洋地黄中毒症状。

三、主要护理诊断(问题)

(一)活动无耐力
活动无耐力与心律失常导致心悸或心排血量减少有关。

(二)焦虑
焦虑与心律失常反复发作,对治疗缺乏信心有关。

(三)有受伤的危险
危险与心律失常引起的头晕、晕厥有关。

(四)潜在并发症
心力衰竭、脑栓塞、猝死。

四、护理措施

(一)体位与休息
当心律失常发作导致胸闷、心悸、头晕等不适时采取高枕卧位、半卧位或其他舒适体位,尽量避免左侧卧位,以防左侧卧位时感觉到心脏搏动而加重不适。有头晕、晕厥发作或曾有跌倒病史者应卧床休息。保证患者充分的休息与睡眠,必要时遵医嘱给予镇静剂。

(二)给氧
伴呼吸困难、发绀等缺氧表现时,给予氧气吸入,2～4 L/min。

(三)饮食
控制膳食总热量,以维持正常体重为度,40 岁以上者尤应预防发胖。一般以体重指数(BMI)20～24 为正常体重。或以腰围为标准,一般以女性≥80 cm,男性≥85 cm 为超标。超重或肥胖者应减少每天进食的总热量,以低脂(30％/d)、低胆固醇(200 mg/d)膳食,并限制酒及糖类食物的摄入。严禁暴饮暴食。以免诱发心绞痛或心肌梗死。合并高血压或心力衰竭者,应同时限制钠盐。避免摄入刺激性食物如咖啡、浓茶等,保持大便通畅。

(四)病情观察
严密进行心电监测,出现异常心律变化,如3～5 次/分的室性期前收缩或阵发性室性心动过速,窦性停搏、二度Ⅱ型或三度房室传导阻滞等,立即通知医师。应将急救药物备好,需争分夺秒地迅速给药。有无心悸、胸闷、胸痛、头晕、晕厥等。检测电解质变化,尤其是血钾。

(五)用药指导
接受各种抗心律失常药物治疗的患者,应在心电监测下用药,以便掌握心律的变化情况和观察药物疗效。密切观察用药反应,严密观察穿刺局部情况,谨防药物外渗。皮下注射给予抗凝溶栓及抗血小板药时,注意更换注射部位,避免按摩,应持续按压2～3分钟。严格按医嘱给药,避免食用影响药物疗效的食物。用药前、中、后注意心率、心律、PR 间期、QT 间期等的变化,以判断疗效和有无不良反应。

（六）除颤的护理

持续性室性心动过速患者,应用药物效果不明显时,护士应密切配合医师将除颤器电源接好,检查仪器性能是否完好,备好电极板,以便及时顺利除颤。对于缓慢型心律失常患者,应用药物治疗后仍不能增加心率,且病情有所发展或反复发作阿-斯综合征时,应随时做好安装人工心脏起搏器的准备。

（七）心理护理

向患者说明心律失常的治疗原则,介绍介入治疗如心导管射频消融术或心脏起搏器安置术的目的及方法,以消除患者的紧张心理,使患者主动配合治疗。

（八）健康教育

1.疾病知识指导

向患者及家属讲解心律失常的病因、诱因及防治知识。

2.生活指导

指导患者劳逸结合,生活规律,保证充足的休息与睡眠。无器质性心脏病者应积极参加体育锻炼。保持情绪稳定,避免精神紧张、激动。改变不良饮食习惯,戒烟、酒、避免浓茶、咖啡、可乐等刺激性食物。保持大便通畅,避免排便用力而加重心律失常。

3.用药指导

嘱患者严格按医嘱按时按量服药,说明所用药物的名称、剂量、用法、作用及不良反应,不可随意增减药物的剂量或种类。

4.制订活动计划

评估患者心律失常的类型及临床表现,与患者及家属共同制订活动计划。对无器质性心脏病的良性心律失常患者,鼓励其正常工作和生活,保持心情舒畅,避免过度劳累。窦性停搏、二度Ⅱ型或三度房室传导阻滞、持续性室速等严重心律失常患者或快速心室率引起血压下降者,应卧床休息,以减少心肌耗氧量。卧床期间加强生活护理。

5.自我监测指导

教会患者及家属测量脉搏的方法,心律失常发作时的应对措施及心肺复苏术,以便于自我检测病情和自救。对安置心脏起搏器的患者,讲解自我监测与家庭护理方法。

6.及时就诊的指标

（1）当出现头晕、气促、胸闷、胸痛等不适症状。

（2）复查心电图发现异常时。

五、护理效果评估

（1）患者及家属掌握自我监测脉搏的方法,能复述疾病发作时的应对措施及心肺复苏术。

（2）患者掌握发生疾病的诱因,能采取相应措施尽可能避免诱因的发生。

（3）患者心理状态稳定,养成正确的生活方式。

（4）患者未发生猝死或发生致命性心律失常时能得到及时发现和处理。

（袁　菲）

第三节 心 绞 痛

一、稳定型心绞痛

(一)概念和特点

稳定型心绞痛也称劳力性心绞痛,是在冠状动脉固定性严重狭窄基础上,由于心肌负荷的增加引起心肌急剧的、暂时的缺血缺氧的临床综合征。其特点为阵发性的前胸压榨性疼痛或憋闷感觉,主要位于胸骨后部,可放射至心前区和左上肢尺侧,常发生于劳力负荷增加时,持续数分钟,休息或用硝酸酯制剂后疼痛消失。疼痛发作的程度、频度、性质及诱发因素在数周至数月内无明显变化。

(二)相关病理生理

患者在心绞痛发作之前,常有血压增高、心律增快、肺动脉压和肺毛细血管压增高的变化,反映心脏和肺的顺应性减低。发作时可有左心室收缩力和收缩速度降低、射血速度减慢、左心室收缩压下降、心搏量和心排血量降低、左心室舒张末期压和血容量增加等左心室收缩和舒张功能障碍的病理生理变化。左心室壁可呈收缩不协调或部分心室壁有收缩减弱的现象。

(三)主要病因及诱因

本病的基本病因是冠脉粥样硬化。正常情况下,冠脉循环血流量具有很大的储备力量,其血流量可随身体的生理情况有显著的变化,休息时无症状。当劳累、激动、心力衰竭等使心脏负荷增加,心肌耗氧量增加时,对血液的需求增加,而冠脉的供血已不能相应增加,即可引起心绞痛。

(四)临床表现

1.症状

心绞痛以发作性胸痛为主要临床表现,典型疼痛的特点如下。

(1)部位:主要在胸骨体中、上段之后,可波及心前区,界限不很清楚。常放射至左肩、左臂尺侧达无名指和小指,偶有至颈、咽或下颌部。

(2)性质:胸痛常有压迫、憋闷或紧缩感,也可有烧灼感,偶尔伴有濒死感。

(3)持续时间:疼痛出现后常逐步加重,持续 3～5 分钟,休息或含服硝酸甘油可迅速缓解,很少超过半小时。可数天或数周发作 1 次,亦可一天内发作数次。

2.体征

心绞痛发作时,患者面色苍白、出冷汗、心率增快、血压升高、表情焦虑。心尖部听诊有时出现"奔马律",可有暂时性心尖部收缩期杂音,是乳头肌缺血以致功能失调引起二尖瓣关闭不全所致。

3.诱因

发作常由体力劳动、情绪激动、饱餐、寒冷、吸烟、心动过速、休克等。

(五)辅助检查

1.心电图

(1)静息时心电图:约有半数患者在正常范围,也可有陈旧性心肌梗死的改变或非特异性ST

段和 T 波异常。有时出现心律失常。

（2）心绞痛发作时心电图：绝大多数患者可出现暂时性心肌缺血引起的 ST 段压低（≥0.1 mV），有时出现 T 波倒置，在平时有 T 波持续倒置的患者，发作时可变为直立（假性正常化）。

（3）心电图负荷试验：运动负荷试验及 24 小时动态心电图，可显著提高缺血性心电图的检出率。

2.X 线检查

心脏检查可无异常，若已伴发缺血性心肌病可见心影增大、肺充血等。

3.放射性核素

利用放射性铊心肌显像所示灌注缺损，提示心肌供血不足或血供消失，对心肌缺血诊断较有价值。

4.超声心动图

多数稳定性心绞痛患者静息时超声心动图检查无异常，有陈旧性心肌梗死者或严重心肌缺血者二维超声心动图可探测到坏死区或缺血区心室壁的运动异常，运动或药物负荷超声心动图检查可以评价心肌灌注和存活性。

5.冠状动脉造影

选择性冠状动脉造影可使左、右冠状动脉及主要分支得到清楚的显影，具有确诊价值。

（六）治疗原则

治疗原则是改善冠脉血供和降低心肌耗氧量以改善患者症状，提高生活质量，同时治疗冠脉粥样硬化，预防心肌梗死和死亡，以延长生存期。

1.发作时的治疗

（1）休息：发作时立即休息，一般患者停止活动后症状即可消失。

（2）药物治疗：宜选用作用快的硝酸酯制剂，这类药物除可扩张冠脉增加冠脉血流量外，还可扩张外周血管，减轻心脏负荷，从而缓解心绞痛。如硝酸甘油 0.3～0.6 mg 或硝酸异山梨酯 3～10 mg 舌下含化。

2.缓解期的治疗

缓解期一般不需卧床休息，应避免各种已知的诱因。

（1）药物治疗：以改善预后的药物和减轻症状、改善缺血的药物为主，如阿司匹林、氯吡格雷、β 受体阻滞剂、他汀类药物、血管紧张素转换酶抑制剂、硝酸酯制剂，其他如代谢性药物、中医中药。

（2）非药物治疗：运动锻炼疗法、血管重建治疗、增强型体外反搏等。

二、不稳定型心绞痛

（一）概念和特点

目前已趋向将典型的稳定型劳力性心绞痛以外的缺血性胸痛统称为不稳定型心绞痛。不稳定型心绞痛根据临床表现可分为静息型心绞痛、初发型心绞痛、恶化型心绞痛 3 种类型。

（二）相关病理生理

与稳定型心绞痛的差别主要在于冠脉内不稳定的粥样斑块继发的病理改变，使局部的心肌血流量明显下降，如斑块内出血、斑块纤维帽出现裂隙、表面有血小板聚集和（或）刺激冠脉痉挛，导致缺血性心绞痛,虽然也可因劳力负荷诱发,但劳力负荷终止后胸痛并不能缓解。

(三)主要病因及诱因

少部分不稳定型心绞痛患者心绞痛发作有明显的诱因。

1.增加心肌氧耗

感染、甲状腺功能亢进或心律失常。

2.冠脉血流减少

低血压。

3.血液携氧能力下降

贫血和低氧血症。

(四)临床表现

1.症状

不稳定型心绞痛患者胸部不适的性质与典型的稳定型心绞痛相似,通常程度更重,持续时间更长,可达数十分钟,胸痛在休息时也可发生。

2.体征

体检可发现一过性第三心音或第四心音,以及由于二尖瓣反流引起的一过性收缩期杂音,这些非特异性体征也可出现在稳定性心绞痛和心肌梗死患者,但详细的体格检查可发现潜在的加重心肌缺血的因素,并成为判断预后非常重要的依据。

(五)辅助检查

1.心电图

(1)大多数患者胸痛发作时有一过性 ST 段(抬高或压低)和 T 波(低平或倒置)改变,其中 ST 段的动态改变(≥0.1 mV 的抬高或压低)是严重冠脉疾病的表现,可能会发生急性心肌梗死或猝死。

(2)连续心电监护:连续 24 小时心电监测发现,85%～90%的心肌缺血,可不伴有心绞痛症状。

2.冠脉造影剂其他侵入性检查

在长期稳定型心绞痛基础上出现的不稳定型心绞痛患者,常有多支冠脉病变,而新发作静息心绞痛患者,可能只有单支冠脉病变。在所有的不稳定型心绞痛患者中,3 支血管病变占 40%,2 支血管病变占 20%,左冠脉主干病变约占 20%,单支血管病变约占 10%,没有明显血管狭窄者占 10%。

3.心脏标志物检查

心脏肌钙蛋白(cTnT)及心肌蛋白 I 较传统的肌酸激酶(CK)和肌酸激酶同工酶(CK-MB)更为敏感、更可靠。

4.其他

胸部 X 线、心脏超声和放射性核素检查的结果,与稳定型心绞痛患者的结果相似,但阳性发现率会更高。

(六)治疗原则

不稳定型心绞痛是严重、具有潜在危险的疾病,病情发展难以预料,应使患者处于监控之下,疼痛发作频繁或持续不缓解及高危组的患者应立即住院。其治疗包括抗缺血治疗、抗血栓治疗和根据危险度分层进行优创治疗。

1.一般治疗

发作时立即卧床休息,床边 24 小时心电监护,严密观察血压、脉搏、呼吸、心率、心律变化,有呼吸困难、发绀者应给氧吸入,维持血氧饱和度达到 95% 以上。如有必要,重测心肌坏死标志物。

2.止痛

烦躁不安、疼痛剧烈者,可考虑应用镇静剂如吗啡 5～10 mg 皮下注射;硝酸甘油或硝酸异山梨酯持续静脉点滴或微量泵输注,以 10 μg/min 开始,每 3～5 分钟增加 10 μg/min,直至症状缓解或出现血压下降。

3.抗凝(栓)

抗血小板和抗凝治疗是不稳定型心绞痛治疗至关重要的措施,应尽早应用阿司匹林、氯吡格雷和肝素或低分子肝素,以有效防止血栓形成,阻止病情进展为心肌梗死。

4.其他

对于个别病情极严重患者,保守治疗效果不佳,心绞痛发作时 ST 段≥0.1 mV,持续时间>20 分钟,或血肌钙蛋白升高者,在有条件的医院可行急诊冠脉造影,考虑经皮冠脉成形术。

三、护理评估

(一)一般评估

(1)患者有无面色苍白、出冷汗、心率加快、血压升高。

(2)患者主诉有无心绞痛发作症状。

(二)身体评估

(1)有无表情焦虑、皮肤湿冷、出冷汗。

(2)有无心律增快、血压升高。

(3)心尖区听诊是否闻及收缩期杂音,或听到第三心音或第四心音。

(三)心理-社会评估

患者能否控制情绪,避免激动或愤怒,以减少心悸耗氧量;家属能否做到给予患者安慰及细心的照顾,并督促定期复查。

(四)辅助检查结果的评估

(1)心电图有无 ST 段及 T 波异常改变。

(2)24 小时连续心电监测有无心肌缺血的改变。

(3)冠脉造影检查结果有无显示单支或多支病变。

(4)心脏标志物肌钙蛋白(cTnT)的峰值是否超过正常对照值的百分位数。

(五)常用药物治疗效果的评估

1.硝酸酯类药物

心绞痛发作时,能及时舌下含化,迅速缓解疼痛。

2.他汀类药物

长期服用可以维持 LDL-C 的目标值<70 mg/dL,且不出现肝酶和肌酶升高等不良反应。

四、主要护理诊断(问题)

(一)胸痛

胸痛与心肌缺血、缺氧有关。

(二)活动无耐力

活动无耐力与心肌氧的供需失调有关。

(三)知识缺乏

缺乏控制诱发因素及预防心绞痛发作的知识。

(四)潜在并发症

心肌梗死。

五、护理措施

(一)休息与活动

1.适量运动

应以有氧运动为主,运动的强度和时间因病情和个体差异而不同,必要时在监测下进行。

2.心绞痛发作时

立即停止活动,就地休息。不稳定型心绞痛患者,应卧床休息,并密切观察。

(二)用药的指导

1.心绞痛发作时

立即舌下含化硝酸甘油,用药后注意观察患者胸痛变化情况,如 3～5 分钟后仍不缓解,隔 5 分钟后可重复使用。对于心绞痛发作频繁者,静脉滴注硝酸甘油时,患者及家属不要擅自调整滴速,以防低血压发生。部分患者用药后出现面部潮红、头部胀痛、头晕、心动过速、心悸等不适,应告知患者是药物的扩血管作用所致,不必有顾虑。

2.应用他汀类药物时

应严密监测转氨酶及肌酸激酶等生化指标,及时发现药物可能引起的肝脏损害和肌病。采用强化降脂治疗时,应注意监测药物的安全性。

(三)心理护理

安慰患者,解除紧张不安情绪,改变急躁易怒性格,保持心理平衡。告知患者及家属过劳、情绪激动、饱餐、用力排便、寒冷刺激等都是心绞痛发作的诱因,应注意避免。

(四)健康教育

1.疾病知识指导

(1)合理膳食:宜摄入低热量、低脂、低胆固醇、低盐饮食,多食蔬菜、水果和粗纤维食物如芹菜、糙米等,避免暴饮暴食,应少食多餐。

(2)戒烟、限酒。

(3)适量运动:应以有氧运动为主,运动的强度和时间因病情和个体差异而不同,必要时在监测下进行。

(4)心理调适:保持心理平衡,可采取放松技术或与他人交流的方式缓解压力,避免心绞痛发作的诱因。

2.用药指导

指导患者出院后遵医嘱用药,不擅自增减药量,自我检测药物的不良反应。外出时随身携带硝酸甘油以备急用。硝酸甘油遇光易分解,应放在棕色瓶内存放于干燥处,以免潮解失效。药瓶开封后每6个月更换1次,以确保疗效。

3.病情检测指导

教会患者及家属心绞痛发作时的缓解方法,胸痛发作时应立即停止活动或舌下含服硝酸甘油。如连续含服3次仍不缓解,或心绞痛发作比以往频繁、程度加重、疼痛时间延长,应及时就医,警惕心肌梗死的发生。不典型心绞痛发作时,可能表现为牙痛、肩周炎、上腹痛等,为防治误诊,应尽快到医院做相关检查。

4.及时就诊的指标

(1)心绞痛发作时,舌下含化硝酸酯类药物无效或重复用药仍未缓解。

(2)心绞痛发作比以往频繁、程度加重、疼痛时间延长。

六、护理效果评估

(1)患者能坚持长期遵医嘱用药物治疗。

(2)心绞痛发作时,能立即停止活动,并舌下含服硝酸甘油。

(3)能预防和控制缺血症状,减低心肌梗死的发生。

(4)能戒烟、控制饮食和糖尿病治疗。

(5)能坚持定期门诊复查。

(袁　菲)

第四节　心包疾病

一、概述

(一)概念和特点

心包疾病种类繁多,大部分是继发性心包炎,按病因可分为特发性感染、结缔组织病、全身性疾病、代谢性疾病、肿瘤、药物反应、射线照射、外伤和医源性等。按病程进展可分为急性心包炎(伴或不伴心包积液)、慢性心包积液、粘连性心包炎、亚急性渗出性缩窄性心包炎、慢性缩窄性心包炎等。临床上以急性心包炎和慢性缩窄性心包炎最为常见。

急性心包炎是由心包脏层和壁层急性炎症,可由细菌、病毒、自身免疫、物理、化学等因素引起。心包炎是某种疾病表现的一部分或为其并发症,故常被原发病所掩盖,但也可单独存在。心包炎的尸解诊断发病率为2%～6%,而临床统计占住院病例构成为1%,说明急性心包炎极易漏诊。心包炎发病率男性多于女性,约为3:2。

慢性缩窄性心包炎是指心脏被致密厚实的纤维化或钙化心包所包围,使心室舒张期充盈受限而产生一系列循环障碍的病征。缩窄性心包炎发病率较低,发病年龄以20～30岁最多,男与女比为2:1。

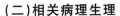

(二)相关病理生理

1.急性心包炎

心包急性炎症反应时,心包脏层和壁层出现炎性渗出,若无明显液体积聚,为纤维蛋白性心包炎。急性纤维蛋白性心包炎或少量积液不致引起心包压力升高,不影响血流动力学。但如液体迅速增多,心包无法伸展以适应其容量的变化,使心包内压力急骤上升,即可引起心脏受压,导致心室舒张期充盈受阻,并使周围静脉压升高,最终使心排血量降低,血压下降,构成急性心脏压塞的临床表现。

2.慢性缩窄性心包炎

急性心包炎后,渗出液逐渐吸收可有纤维组织增生、心包增厚粘连、壁层与脏层融合钙化,使心脏和大血管根部受限。心包缩窄使心室舒张期扩张受阻,心室舒张期充盈减少,使心搏量下降。为维持心排血量,心率增快,同时由于上、下腔静脉回流受阻,出现静脉压升高。长期缩窄,心肌可萎缩。

(三)病因

1.急性心包炎

过去常见病因为风湿热、结核和细菌感染性,近年来病毒感染、肿瘤、尿毒症性及心肌梗死性心包炎发病率明显增多。

(1)感染性:由病毒、细菌、真菌、寄生虫、立克次体等感染引起。

(2)非感染性:常见有急性非特异性心包炎、肿瘤、自身免疫(风湿热及其他结缔组织疾病、心肌梗死后综合征、心包切开后综合征及药物性)、代谢疾病、外伤或放射性等物理因素、邻近器官疾病。

2.缩窄性心包炎

多发继于急性心包炎,以结构性最为常见,其次为急性非特异性心包炎、化脓性或创伤性心包炎后演变而来。放射性心包炎和心脏直视手术后引起者逐渐增多,少数与心包肿瘤有关,也有部分患者病因不明。

(四)临床表现

1.急性心包炎

(1)纤维蛋白性心包炎:心前区疼痛为主要症状。疼痛性质可尖锐,与呼吸运动有关,常因咳嗽、深呼吸、变换体位或吞咽而加重。疼痛部位在心前区,可放射到颈部、左肩、左臂及左肩胛骨,也可达上腹部。疼痛也可呈压榨样,位于胸骨后。

心包摩擦音是其典型体征,呈抓刮样粗糙音,与心音的发生无相关性。多位于心前区,以胸骨左缘第3、4肋间最为明显;坐位时身体前倾、深吸气或将听诊器胸件加压更容易听到。心包摩擦单可持续数小时或数天、数周,当积液增多时摩擦音消失,但如有部分心包粘连则仍可闻及。

(2)渗出性心包炎:临床表现取决于积液对心脏的压塞程度,轻者可维持正常的血流动力学,重者出现循环障碍或衰竭。

呼吸困难是心包积液最突出的症状,严重时患者呈端坐呼吸,身体前倾、呼吸浅速、面色苍白,可有发绀。也可因压迫气管和食管产生干咳、声音嘶哑和吞咽困难。此外还可有发冷、发热、心前区或上腹部闷胀、乏力、烦躁等症状。

心尖冲动弱或消失,心脏叩诊心浊音界扩大,心音低而遥远。大量积液时可在左肩胛骨下出现浊音及左肺受压迫所引起的支气管呼吸音,称为心包积液征(Ewart 征)。大量渗液可使收缩压降低,舒张压变化不大,故脉压变小。可累及静脉回流,出现颈静脉怒张、肝大、腹水及下肢水肿等。

(3)心脏压塞:快速心包积液可引起急性心脏压塞,表现为明显心动过速、血压下降、脉压变小和静脉压明显上升,可产生急性循环衰竭、休克等。如积液较慢可出现亚急性或慢性心脏压塞,表现为体循环静脉淤血、颈静脉怒张、静脉压升高、奇脉等。

2.缩窄性心包炎

缩窄性心包炎多于急性心包炎后 1 年内形成。常常表现为劳力性呼吸困难、疲乏、食欲缺乏、上腹胀满或疼痛。体检可见颈静脉怒张、肝大、腹水、下肢水肿、心率增快,可见 Kussmaul征;心尖冲动不明显,心浊音界不增大,心音减低,可闻及心包叩击音。心律一般为窦性,有时可有心房颤动。脉搏细弱无力,动脉收缩压降低,脉压变小。

(五)辅助检查

1.化验室检查

取决于原发病,感染性者常有白细胞计数增加、血沉增快等炎症反应。

2.X 线检查

X 线检查对渗出性心包炎有一定价值,可见心脏阴影向两侧增大,心脏搏动减弱或消失。成人液体量少于250 mL,儿童少于 150 mL 时,X 经难以检出。缩窄性心包炎 X 线检查示心影偏小、正常或轻度增大,左右心缘变直,主动脉弓小或难以辨识,上腔静脉常扩张,有时可见心包钙化。

3.心电图

急性心包炎时心电图可出现的异常现象包括除 aVR 导联以外 ST 段抬高,呈弓背向下型,aVR 导联中 ST 段压低;数天后 ST 段回基线,出现 T 波低平及倒置,持续数周至数月后 T 波恢复正常;除 aVR 和 V$_1$ 导联外 P-R 段压低,无病理性 Q 波,常常有窦性心动过速。心包积液时有QRS 波低电压和电交替。缩窄性心包炎心电图中有 QRS 低电压,T 波低平或倒置。

4.超声心动图

超声心动图对诊断心包积液简单易行,迅速可靠。对缩窄性心包炎的诊断价值较低,均为非特异表现。心脏压塞的特征:右心房及右心室舒张期塌陷,吸气时右心室内径增大,左心室内径减少,室间隔左移等。

5.磁共振成像

磁共振成像能清晰显示心包积液的容量和分布情况,并可分辨积液的性质,但费用高,少用。

6.心包穿刺

心包穿刺可证实心包积液的存在并对抽取液体做常规涂片、细菌培养和找肿瘤细胞等检查。心包穿刺的主要指征是心脏压塞和未能明确病因的渗出性心包炎。

7.心包镜及心包活检

心包镜及心包活检有助于明确病因。

8.右心导管检查

右心导管检查可检查出血流动力学的改变。

(六)治疗原则

1.病因治疗

针对病因,应用抗生素、抗结核药物、化疗药物等。

2.对症治疗

呼吸困难者给予半卧位、吸氧;疼痛者应用镇痛剂,首选非甾体抗炎药(NSAIDs)。

3.心包穿刺

心包穿刺可解除心脏压塞和减轻大量渗液引起的压迫症状,必要时可经穿刺在心包腔内注入抗菌药物或化疗药物等。

4.心包切开引流及心包切除术等

心包切除术是缩窄性心包炎的唯一治疗措施,切开指征由临床症状、超声心动图、心脏导管等决定。

二、护理评估

(一)一般评估

1.生命体征

体温可正常,急性非特异性心包炎和化脓性心包炎可出现高热。根据心包内渗液对心脏压塞的程度不同,可出现心率增快、血压低、脉压变小、脉搏细弱或奇脉等。

2.患者主诉

有心脏压塞时有无心前区疼痛、疲乏、劳力性呼吸困难、干咳、声音嘶哑及吞咽困难等症状,缩窄性心包炎心搏量降低时患者有厌食、上腹胀满或疼痛感。

3.相关记录

体位、心前区疼痛情况(部位、性状和持续时间、影响因素等)、皮肤、出入量等记录结果。

(二)身体评估

1.头颈部

大量渗液累及静脉回流,可出现颈静脉怒张现象。

2.胸部

心前区视诊示心尖冲动不明显。纤维蛋白性心包炎时心前区可扪及心包摩擦感;当渗出液增多时心尖冲动弱,位于心浊音界左缘的内侧或不能扪及。急性渗出性心包炎时心脏叩浊音界向两侧增大,皆为绝对浊音区。缩窄性心包炎患者心浊音界不增大。心包摩擦音是纤维蛋白性心包炎的典型表现,随着心包内渗液增多心音低而遥远,大量积液时可在左肩胛骨下出现浊音及支气管呼吸音,缩窄性心包炎患者在胸骨左缘第3、4肋间可闻及心包叩击音,发生于第二心音后0.09～0.12秒,呈拍击性质,是舒张期充盈血流因心包的缩窄而突然受阻并引起心室壁的振动所致。

3.腹部

大量心包渗液患者可有肝大、腹水或下肢水肿等(腹水较皮下水肿出现的要早而明显)。

4.其他

呼吸困难时可出现端坐呼吸、面色苍白,可有发绀。

(三)心理-社会评估

患者在疾病治疗过程中的心理反应与需求,家庭及社会支持情况,引导患者正确配合疾病的治疗与护理。

(四)辅助检查结果评估

1.心电图

心率(律)是否有改变。

2.X 线检查

肺部无明显充血现象而心影显著增大是心包积液的有力证据,可与心力衰竭相区别。

三、主要护理诊断(问题)

(一)气体交换受阻

气体交换受阻与肺淤血、肺或支气和受压有关。

(二)疼痛

胸痛与心包炎症有关。

(三)体液过多

体液过多与渗出性、缩窄性心包炎有关。

(四)体温过高

体温过高与心包炎症有关。

(五)活动无耐力

活动无耐力与心排血量减少有关。

四、护理措施

(一)一般护理

协助患者取舒适卧位,出现心脏压塞的患者往往被迫采用前倾端坐位。保持环境安静,注意病室的温度和湿度,避免受凉。观察患者呼吸状况、监测血压气分析结果,患者出现胸闷气急时应给予氧气吸入。控制输液速度,防止加重心脏负荷。

(二)疼痛的护理

评估疼痛情况:疼痛的部位、性质及其变化情况,是否可闻及心包摩擦音。指导患者避免用力咳嗽、深呼吸或突然改变体位等,以免引起疼痛。使用非甾体抗炎药时应观察药物疗效以及患者有无胃肠道反应、出血等不良反应。若疼痛加重,可应用吗啡类药物。

(三)用药护理

使用抗菌、抗结核、抗肿瘤、镇痛等药物时监测疗效、观察不良反应是否发生。

(四)心理护理

多关心体贴患者,使患者保持良好的情绪,积极配合治疗护理。

(五)皮肤护理

有心脏压塞症状的患者常被迫采取端坐卧位,应加强骶尾部骨隆突处皮肤的护理,可协助患者定时更换前倾角度、决不按摩、防止皮肤擦伤,预防压疮。

(六)心包穿刺术的配合和护理

1.术前护理

术前常规行心脏超声检查,以确定积液量和穿刺部位,并标记好最佳穿刺点。备齐用物,向患者说明手术的意义和必要性,解除顾虑,必要时可使用少量镇静剂;如有咳嗽,可给予镇咳药物;建立静脉通道,备好抢救药品如阿托品等;进行心电、血压监测。

2.术中配合

嘱患者避免剧烈咳嗽或深呼吸,穿刺过程中如有不适应立即告知医护人员。严格无菌操作,抽液时随时夹闭胶管,防止空气进入心包腔;抽液要缓慢,第一次抽液量不超过 100 mL,以后每次抽液量不超过 300 mL,以防急性右室扩张。若抽出新鲜血液应立即停止抽吸,密切观察有无心脏压塞症状。记录抽液量、性状,并采集好标本送检。抽液过程中均应密切观察患者的反应和主诉,如有异常,及时处理。

3.术后护理

拔除穿刺针后,于穿刺部位处覆盖无菌纱布并固定。嘱患者休息,穿刺后 2 小时内继续心电、血压监测,密切观察生命体征。心包引流者需做好引流管护理,待每天引流量＜25 mL 时可拔除引流管。

(七)健康教育

1.疾病知识指导

嘱患者注意休息,防寒保暖,防止呼吸道感染。加强营养,进食高热量、高蛋白、高维生素的易消化食物,限制钠盐摄入。对缩窄性心包炎患者讲明行心包切除术的重要性,解除思想顾虑,配合好治疗,以利心功能恢复。术后仍应休息半年左右。

2.用药指导与病情监测

鼓励患者坚持足够疗程药物治疗(如抗结核治疗)的重要性,不可擅自停药,防止复发。注意药物的不良反应,定期检查肝肾功能,定期随访。

五、护理效果评估

(1)患者自觉症状好转,包括呼吸困难、疼痛减轻、食欲增加、活动耐力增强等。

(2)患者心排血量能满足机体需要,心排血量减少症状和肺淤血症状减轻或消失。

(3)患者体温降至正常范围。

(4)患者焦虑感减轻,情绪稳定,能复述疾病相关知识及配合治疗护理的方法。

(5)患者能配合并顺利完成心包穿刺术。

(6)患者及早发现心脏压塞征兆,预防休克发生。

（袁　菲）

第五节　心　肌　炎

一、概述

(一)概念和特点

心肌炎是心肌的炎症性疾病。最常见病因为病毒感染,细菌、真菌、螺旋体、立克次体、原虫、蠕虫等感染也可引起心肌炎,但相对少见。肺感染性心肌炎的病因包括药物、毒物、放射、结缔组织病、血管炎、巨细胞心肌炎、结节病等。起病急缓不定,少数呈暴发性导致急性泵衰竭或猝死。病程多有自限行,但也可进展为扩张型心肌病。本节重点介绍病毒性心肌炎。

病毒性心肌炎指嗜心肌性病毒感染引起的,以心肌非特异性间质性炎症为主要病变的心肌炎。病毒性心肌炎包括无症状的心肌局灶性炎症和心肌弥漫性炎症所致的重症心肌炎。

(二)相关病理生理

病毒性心肌炎的病理改变轻重不等。轻者常以局灶性病变为主,而重者则多呈弥漫性病变。局灶性病变的心肌外观正常,而弥漫性者则心肌苍白、松软,心脏呈不同程度的扩大、增重。镜检可见病变部位的心肌纤维变性或断裂,心肌细胞溶解、水肿、坏死。间质有不同程度水肿以及淋巴细胞、单核细胞和少数多核细胞浸润。病变以左心室及室间隔最显著,可波及心包、心内膜及传导系统。慢性病例心脏扩大,心肌间质炎症浸润及心肌纤维化并有瘢痕组织形成,心内膜呈弥漫性或局限性增厚,血管内皮肿胀等变化。

(三)主要病因与诱因

近年来由于病毒学及免疫病理学的迅速发展,通过大量动物实验及临床观察,证明多种病毒皆可引起心肌炎。其中柯萨奇病毒 B_6 最常见,占 30%～50%。其他如孤儿病毒、脊髓灰质炎病毒也较常见。此外,人类腺病毒、流感、风疹、单纯疱疹、肝炎病毒以及 EB 病毒、巨细胞病毒和人类免疫缺陷病毒(HIV)等,都能引起心肌炎。

(四)临床表现

1.症状

病毒性心肌炎患者的临床表现取决于病变的广泛程度和部位。轻者可无症状,重者可出现心源性休克及猝死。

(1)病毒感染症状:约半数患者发病前 1～3 周有病毒感染前驱症状,如发热、全身倦怠、肌肉酸痛,或恶心、呕吐等消化道症状。

(2)心脏受累症状:患者常出现心悸、胸痛、呼吸困难、胸痛、乏力等表现。严重者甚至出现阿-斯综合征、心源性休克、猝死。绝大多数就诊患者以心律失常为主诉或首见症状。

2.体征

可见各种心律失常,以房性与室性期前收缩及房室传导阻滞最多见。心率可增快且与体温升高不相称。听诊可闻及第三、第四心音或奔马律,部分患者于心尖部闻及收缩期吹风样杂音。心力衰竭患者可有颈静脉怒张、肺部湿啰音、肝大等体征。重者可出现血压降低、四肢湿冷等心源性休克体征。

(五)辅助检查

1.血生化及心脏损伤标志物检查

红细胞沉降率加快,C 反应蛋白阳性,急性期或心肌炎活动期心肌肌酸激酶、肌钙蛋白增高。

2.病原学检查

血清柯萨奇病毒 IgM 抗体滴度明显增高,外周血肠道病毒核酸阳性或肝炎病毒血清学检查阳性,心内膜心肌活检有助于病原学诊断。

3.胸部 X 线检查

胸部 X 线检查可见心影扩大,有心包积液时可呈烧瓶样改变。

4.心电图

常见 ST-T 改变,包括 ST 段轻度移位和 T 波倒置。可出现各型心律失常,特别是室性心律失常和房室传导阻滞等。

5.超声心动图检查

超声心动图检查可正常,也可显示左心室增大,室壁运动减低,左心室收缩功能降低,附壁血栓等。合并心包炎者可有心包积液。

（六）治疗原则

急性病毒性心肌炎至今无特效治疗,一般都采用对症及支持疗法,减轻心肌负担,注意休息和营养等综合治疗为主。多年实践证明 AVCM 诊断后,及时给予足够的休息,并避免再次病毒感染,可较快顺利恢复,减少后遗症。

1.一般治疗

目前尚无特异性治疗,以针对左心功能不全的支持治疗为主,注意休息和营养。卧床休息应延长到症状消失,心电图恢复正常,一般需 3 个月左右;心脏已扩大或曾经出现过心功能不全者应延长至半年,直至心脏不再缩小。心功能不全症状消失后,在密切观察下逐渐增加活动量,恢复期仍应适当限制活动 3～6 个月。

2.抗病毒及免疫治疗

在心肌炎急性期,抗病毒是治疗的关键,应早期应用抗病毒药物。可抑制病毒复制。本病心肌受累之前,先有病毒血症过程,病毒在细胞内复制,可早期使用如黄芪、牛磺酸、干扰素、辅酶 Q_{10} 等中西医结合治疗 VMC,有抗病毒、调节免疫和改善心脏功能等作用。

二、护理评估

（一）一般评估

了解患者多有无上呼吸道、肠道或其他感染史,测量体温、脉搏、呼吸、血压,观察尿量及水肿情况。

（二）身体评估

1.测量心界

轻者心脏不扩大,或有暂时性扩大,不久即恢复。心脏扩大显著反映心肌炎广泛而严重。

2.测量心率

心率增速与体温不相称,或心率异常缓慢,均为心肌炎的可疑征象。

3.听诊

（1）心尖区 S_1 可减低或分裂。心音可呈胎心样。心包摩擦音的出现提示有心包炎存在。

（2）杂音。心尖区可能有收缩期吹风样杂音或舒张期杂音,前者为发热、贫血、心腔扩大所致,后者因左心室扩大造成的相对性二尖瓣狭窄。杂音响度都不超过 3 级。心肌炎好转后即消失。

（3）心律失常。极常见,各种心律失常都可出现,以房性与室性期前收缩最常见,其次为房室传导阻滞,此外,心房颤动、病态窦房结综合征均可出现。心律失常是造成猝死的原因之一。

4.心力衰竭

重症弥漫性心肌炎患者可出现急性心力衰竭,属于心肌泵血功能衰竭,左右心同时发生衰竭,引起心排血量过低,故除一般心力衰竭表现外,易合并心源性休克。

（三）心理-社会评估

患者的焦虑、紧张程度,能否积极配合治疗,患者及家属是否存在不了解介入或手术治疗效果而产生较大的心理压力。

（四）辅助检查结果的评估

1.一般检查

（1）细胞总数 1 万～2 万，中性粒细胞偏高。抗"O"（ASO）大多数正常。

（2）损伤标志物：CK 及其同工酶 CK-MB、乳酸脱氢酶（LDH）、谷草转氨酶（AST 或 GOT）在病程早期可增高。肌钙蛋白也可升高，而且持续时间较长。

（3）分离：从心包、心肌或心内膜分离到病毒，或用免疫荧光抗体检查找到心肌中有特异的病毒抗原，电镜检查心肌发现有病毒颗粒，可以确定诊断；咽洗液、粪便、血液、心包液中分离出病毒，同时结合恢复期血清中同型病毒中和抗体滴度较第 1 份血清升高或下降 4 倍以上，则有助于病原诊断。

（4）测定与病毒核酸检测：病毒特异性抗体，补体结合抗体的测定以及用分子杂交法或 PCR 检测心肌细胞内的病毒核酸也有助于病原诊断。部分 VMC 患者可有抗心肌抗体出现，一般于短期内恢复，如持续提高，表示心肌炎病变处于活动期。

2.心电图

心电图在急性期有多变与易变的特点，对可疑病例应反复检查，以助诊断，其主要变化为 ST-T 改变，各种心律失常和传导阻滞。上呼吸道感染、腹泻等病毒感染后 3 周内新出现下列心律失常或心电图改变。

（1）ST-T 及 QRS 波的改变：ST 段下降（心包积液时可见抬高），T 波低平、双向或倒置。可有低电压，Q-T 间期延长。大片心肌坏死时有宽大的 Q 波，类似 MI。

（2）心律失常：除窦性心动过速、窦性心动过缓外，可见各种期前收缩（房性、室性、交界性）其中以室性期前收缩多见。室上性或室性心动过速、心房扑动或颤动，心室颤动也可见。

（3）传导阻滞：窦房、房室或室内传导阻滞颇为常见，其中以一至二度房室传导阻滞最多见。恢复期以各种类型的期前收缩为多见。少数慢性期患儿可有房室肥厚的改变。

3.胸部 X 线

心影正常或不同程度的增大，多数为轻度增大。若反复迁延不愈或合并心力衰竭，心脏扩大明显。后者可见心脏搏动减弱，伴肺淤血、肺水肿或胸腔少量积液。有心包炎时，有积液征。

4.超声心动图（UCG）

主要表现：①心肌收缩功能异常；②心室充盈异常；③室壁节段性运动异常；④心脏扩大，以左心室扩大常见，多数属轻度扩大，对此类心脏扩大 UCG 较 X 线检查更为敏感。VMC 心脏扩大经治疗后，多数逐渐恢复正常，因此，系列的 UCG 随诊观察对 VMC 的病程变化了解具有很大价值。

5.心血管磁共振（CMR）

2010 年美国心脏学会基金会（ACCF）专家共识文件（ECDs）特别领导小组，联合美国放射学会（ACR）、AHA、北美心血管影像学会（NASCI）、心血管磁共振学会（SCMR）等多家学术机构共同制订并颁布了 CMR 专家共识，它可以提高 AVMC 无创检测能力。

（五）常用药物治疗效果的评估

1.抗病毒及免疫治疗

抗病毒治疗主要用于疾病早期，可抑制病毒复制。本病心肌受累之前，先有病毒血症过程，病毒在细胞内复制，可早期使用如黄芪、牛磺酸、干扰素、辅酶 Q$_{10}$ 等中西医结合治疗 VMC，有抗病毒、调节免疫和改善心脏功能等作用。

2.心律失常的治疗

如果期前收缩无明显临床不适症状,不一定马上给予抗心律失常治疗,可以随访观察,并做好患者的解释工作,使其了解该病的预后,解除恐惧心理。

3.免疫抑制疗法

糖皮质激素治疗仍有争论。

4.改善心肌代谢及抗氧化治疗

大量研究证明,氧自由基升高与VMC的发病密切相关,采用抗氧化剂治疗VMC有肯定疗效。目前常用的药物有辅酶Q_{10}、曲美他嗪、肌苷、ATP、1,6-二磷酸果糖等。大剂量维生素C清除氧自由基的疗效最为肯定,而且其酸度不影响心肌细胞代谢,也无明显毒副作用。

三、主要护理诊断(问题)

(一)活动无耐力

活动无耐力与心肌受损、心律失常有关。

(二)体温过高

体温过高与心肌炎症有关。

(三)焦虑

焦虑与病情加重担心疾病预后有关。

(四)潜在并发症

潜在并发症心律失常、心力衰竭。

四、护理措施

(一)休息与活动

提供一个安静、舒适的环境,急性期需卧床休息2～3个月,直到状态消失,血清心肌酶、心电图等恢复正常,方可逐渐增加活动量。若出现心律失常,应延长卧床时间。心脏扩大或出现心力衰竭者应卧床休息半年。恢复期仍适当限制活动3～6个月。

(二)饮食

给予高热量、高蛋白、高维生素饮食,易消化的饮食,多吃新鲜蔬菜和水果,以促进心肌细胞恢复。注意进食不宜过饱、禁食用咖啡、浓茶及其他刺激性食物,心力衰竭者限制钠盐摄入、忌烟酒。保持排便通畅,必要时给予缓泻剂,避免因便秘而加重心脏负担。

(三)病情观察

密切监测生命体征,包括体温、脉搏、呼吸、血压。注意心率及心律的改变,观察有无频发室早、短暂室速、房室传导阻滞。注意有无胸闷、呼吸困难、颈静脉怒张等表现。有无咯血、肺部啰音及肺水肿等。当患者出现呼吸困难,发绀,咳粉红色泡沫状痰,双肺满布干、湿啰音,提示出现急性肺水肿。

(四)用药指导

病毒性心肌炎患者可发生心力衰竭,对于应用洋地黄的患者应特别注意其毒性反应,因为心肌炎时心肌细胞对洋地黄的耐受性差。使用糖皮质激素时,注意遵医嘱用量,不可随意增加或减少剂量,更不可随意停药或延长服用时间。

（五）心理护理

向患者耐心解释卧床休息的必要性，解释病情和治疗方案，告诉患者不良情绪会加重心脏负荷，给予心理安慰，解除患者的焦虑、恐惧心理，减轻心理压力，避免环境和精神刺激，防止情绪激动，主动配合治疗，早日康复。

（六）健康教育

1.疾病知识指导

急性心肌炎患者出院后需继续休息 3～6 个月。严重心肌炎伴心界扩大者，应休息 6～12 个月，直到症状消失。

2.饮食指导

应进食高蛋白、高维生素、清淡易消化饮食。注意补充富含维生素 C 的新鲜蔬菜、水果，戒烟酒及刺激性食物，以促进心肌代谢与修复。

3.生活与运动指导

定时排便防便秘，排便时不宜用力、屏气等。无并发症者鼓励患者适当锻炼身体以增强机体抵抗力。

4.自我检测指导

教会患者及家属测脉率、节律，发现异常随时就诊。坚持药物治疗，定期随访。

5.及时就诊的指标

（1）发现脉率、节律异常，或有胸闷、心悸等症状时。

（2）发生晕厥、血压明显降低时。

五、护理效果评估

（1）患者掌握限制最大活动量的指征，能参与制订并实施活动计划，掌握活动中自我监测脉搏和活动过量症状的方法。

（2）患者能控制情绪，心理状态稳定。

（3）患者未发生猝死或发生致命性心律失常时能得到及时发现和处理。

（袁　菲）

第六章

呼吸内科护理

第一节 肺　炎

一、概述

肺炎是指终末气道、肺泡和肺间质的炎症,可由病原微生物、理化因素、免疫损伤、过敏及药物所致。细菌性肺炎是最常见的肺炎,也是最常见的感染性疾病之一。尽管新的强效抗生素不断投入应用,但其发病率和病死率仍很高,其原因可能有社会人口老龄化、吸烟人群的低龄化、伴有基础疾病、免疫功能低下,加之病原体变迁、医院获得性肺炎发病率增加、病原学诊断困难、抗生素的不合理使用导致细菌耐药性增加和部分人群贫困化加剧等因素有关。

(一)分类

肺炎可按解剖、病因或患病环境分类。

1.解剖分类

(1)大叶性(肺泡性)肺炎:为肺实质炎症,通常并不累及支气管。病原体先在肺泡引起炎症,经肺泡间孔向其他肺泡扩散,导致部分或整个肺段、肺叶发生炎症改变。致病菌多为肺炎链球菌。

(2)小叶性(支气管)肺炎:指病原体经支气管入侵,引起细支气管、终末细支气管和肺泡的炎症。病原体有肺炎链球菌、葡萄球菌、病毒、肺炎支原体以及军团菌等。常继发于其他疾病,如支气管炎、支气管扩张、上呼吸道病毒感染以及长期卧床的危重患者。

(3)间质性肺炎:以肺间质炎症为主,病变累及支气管壁及其周围组织,有肺泡壁增生及间质水肿。可由细菌、支原体、衣原体、病毒或肺孢子菌等引起。

2.病因分类

(1)细菌性肺炎:如肺炎链球菌、金黄色葡萄球菌、甲型溶血性链球菌、肺炎克雷伯菌、流感嗜血杆菌、铜绿假单胞菌、棒状杆菌、梭形杆菌等引起的肺炎。

(2)非典型病原体所致肺炎:如支原体、军团菌和衣原体等。

(3)病毒性肺炎:如冠状病毒、腺病毒、呼吸道合胞病毒、流感病毒、麻疹病毒、巨细胞病毒、单纯疱疹病毒等。

(4)真菌性肺炎:如白念珠菌、曲霉、放射菌等。

(5)其他病原体所致的肺炎:如立克次体(如 Q 热立克次体)、弓形虫(如鼠弓形虫)、寄生虫(如肺棘球蚴、肺吸虫、肺血吸虫)等。

(6)理化因素所致的肺炎:如放射性损伤引起的放射性肺炎、胃酸吸入、药物等引起的化学性肺炎等。

3.患病环境分类

由于病原学检查阳性率低,培养结果滞后,病因分类在临床上应用较为困难,目前多按肺炎的获得环境分成两类,有利于指导经验治疗。

(1)社区获得性肺炎(community acquired pneumonia,CAP),也称院外肺炎,在医院外罹患的感染性肺实质炎症,包括具有明确潜伏期的病原体感染而在入院后平均潜伏期内发病的肺炎。常见致病菌为肺炎链球菌、流感嗜血杆菌、卡他莫拉菌和非典型病原体。

(2)医院获得性肺炎(hospital acquired pneumonia,HAP)简称医院内肺炎,是指患者入院时既不存在、也不处于潜伏期,而于入院 48 小时后在医院(包括老年护理院、康复院等)内发生的肺炎,也包括出院后 48 小时内发生的肺炎。无感染高危因素患者的常见病原体依次为肺炎链球菌、流感嗜血杆菌、金黄色葡萄球菌、铜绿假单胞菌、大肠埃希菌、肺炎克雷伯菌等;有感染高危因素患者的常见病原体依次为金黄色葡萄球菌、铜绿假单胞菌、肠杆菌属、肺炎克雷伯菌等。

(二)病因及发病机制

正常的呼吸道免疫防御机制(支气管内黏液-纤毛运载系统、肺泡巨噬细胞防御的完整性等)使气管隆凸以下的呼吸道保持无菌。肺炎的发生主要由病原体和宿主两个因素决定。如果病原体数量多、毒力强和(或)宿主呼吸道局部和全身免疫防御系统损害,即可发生肺炎。病原体可通过空气吸入、血行播散、邻近感染部位蔓延、上呼吸道定植菌的误吸引起社区获得性肺炎。医院获得性肺炎还可通过误吸胃肠道的定植菌(胃食管反流)和通过人工气道吸入环境中的致病菌引起。

二、肺炎链球菌肺炎

肺炎链球菌肺炎或称肺炎球菌肺炎,是由肺炎链球菌或称肺炎球菌所引起的肺炎,占社区获得性肺炎的半数以上。通常急骤起病,以高热、寒战、咳嗽、血痰及胸痛为特征。X 线胸片呈肺段或肺叶急性炎性实变,近年来因抗生素的广泛使用,致使本病的起病方式、症状及 X 线改变均不典型。

肺炎链球菌为革兰染色阳性球菌,多成双排列或短链排列。有荚膜,其毒力大小与荚膜中的多糖结构及含量有关。根据荚膜多糖的抗原特性,肺炎链球菌可分为 86 个血清型。成人致病菌多属 1～9 及 12 型,以第 3 型毒力最强,儿童则多为 6、14、19 及 23 型。肺炎链球菌在干燥痰中能存活数月,但在阳光直射 1 小时,或加热至 52 ℃ 10 分钟即可杀灭,对石炭酸等消毒剂亦甚敏感。机体免疫功能正常时,肺炎链球菌是寄居在口腔及鼻咽部的一种正常菌群,其带菌率常随年龄、季节及免疫状态的变化而有差异。机体免疫功能受损时,有毒力的肺炎链球菌入侵人体而致病。肺炎链球菌除引起肺炎外,少数可发生菌血症或感染性休克,老年人及婴幼儿的病情尤为严重。

本病以冬季与初春多见,常与呼吸道病毒感染相伴行。患者常为原先健康的青壮年或老年与婴幼儿,男性较多见。吸烟者、痴呆者、慢性支气管炎、支气管扩张、充血性心力衰竭、慢性病患者以及免疫抑制宿主均易受肺炎链球菌侵袭。肺炎链球菌不产生毒素,不引起原发性组织坏死或形成空洞。其致病力是由于有高分子多糖体的荚膜对组织的侵袭作用,首先引起肺泡壁水肿,出现白细胞与红细胞渗出,含菌的渗出液经肺泡间孔(Cohn)向肺的中央部分扩展,甚至累及几个肺段或整个肺叶,因病变开始于肺的外周,故叶间分界清楚,易累及胸膜,引起渗出性胸膜炎。

病理改变有充血期、红肝变期、灰肝变期及消散期。表现为肺组织充血水肿,肺泡内浆液渗出及红、白细胞浸润,白细胞吞噬细菌,继而纤维蛋白渗出物溶解、吸收、肺泡重新充气。在肝变期病理阶段实际上并无确切分界,经早期应用抗生素治疗,此种典型的病理分期已很少见。病变消散后肺组织结构多无损坏,不留纤维瘢痕。极个别患者肺泡内纤维蛋白吸收不完全,甚至有成纤维细胞形成,形成机化性肺炎。老年人及婴幼儿感染可沿支气管分布(支气管肺炎)。若未及时使用抗生素,5%～10%的患者可并发脓胸,10%～20%的患者因细菌经淋巴管、胸导管进入血循环,可引起脑膜炎、心包炎、心内膜炎、关节炎和中耳炎等肺外感染。

(一)护理评估

1.健康史

肺炎的发生与细菌的侵入和机体防御能力的下降有关。吸入口咽部的分泌物或空气中的细菌、周围组织感染的直接蔓延、菌血症等均可成为细菌入侵的途径;吸烟、酗酒、年老体弱、长期卧床、意识不清、吞咽和咳嗽反射障碍、慢性或重症患者、长期使用糖皮质激素或免疫抑制剂、接受机械通气及大手术者均可因机体防御机制降低而继发肺炎。注意询问患者起病前是否存在机体抵抗力下降、呼吸道防御功能受损的因素,了解患者既往的健康状况。

2.身体状况

发病前常有受凉、淋雨、疲劳、醉酒、病毒感染史,多有上呼吸道感染的前驱症状。

(1)主要症状:起病多急骤,高热、寒战,全身肌肉酸痛,体温常在数小时内升至39～40 ℃,高峰在下午或傍晚,或呈稽留热,脉率随之增速。可有患侧胸部疼痛,放射到肩部或腹部,咳嗽或深呼吸时加剧。痰少,可带血或呈铁锈色,食欲锐减,偶有恶心、呕吐、腹痛或腹泻,易被误诊为急腹症。

(2)护理体检:患者呈急性病容,面颊绯红,鼻翼翕动,皮肤灼热、干燥,口角及鼻周有单纯疱疹;病变广泛时可出现发绀。有败血症者,可出现皮肤、黏膜出血点,巩膜黄染。早期肺部体征无明显异常,仅有胸廓呼吸运动幅度减小,叩诊稍浊,听诊可有呼吸音降低及胸膜摩擦音。肺实变时叩诊浊音、触觉语颤增强并可闻及支气管呼吸音。消散期可闻及湿啰音。心率增快,有时心律不齐。重症患者有肠胀气,上腹部压痛多与炎症累及膈胸膜有关。重症感染时可伴休克、急性呼吸窘迫综合征及神经精神症状,表现为神志模糊、烦躁、呼吸困难、嗜睡、谵妄、昏迷等。累及脑膜时有颈抵抗及出现病理性反射。

本病自然病程大致1～2周。发病5～10天,体温可自行骤降或逐渐消退;使用有效的抗生素后可使体温在1～3天内恢复正常。患者的其他症状与体征亦随之逐渐消失。

(3)并发症:肺炎链球菌肺炎的并发症近年来已很少见。严重败血症或毒血症患者易发生感染性休克,尤其是老年人。表现为血压降低、四肢厥冷、多汗、发绀、心动过速、心律失常等,而高热、胸痛、咳嗽等症状并不突出。其他并发症有胸膜炎、脓胸、心包炎、脑膜炎和关节炎等。

3.实验室及其他检查

(1)血常规检查:血白细胞计数(10～20)×10⁹/L,中性粒细胞多在80%以上,并有核左移,细胞内可见中毒颗粒。年老体弱、酗酒、免疫功能低下者的白细胞计数可不增高,但中性粒细胞的百分比仍增高。

（2）痰直接涂片：做革兰染色及荚膜染色镜检发现典型的革兰染色阳性、带荚膜的双球菌或链球菌，即可初步做出病原诊断。

（3）痰培养：24～48小时可确定病原体。痰标本送检应注意器皿洁净无菌，在抗生素应用之前漱口后采集，取深部咳出的脓性或铁锈色痰。

（4）聚合酶链反应（PCR）检测及荧光标记抗体检测：可提高病原学诊断率。

（5）血培养：10％～20％患者合并菌血症，故重症肺炎应做血培养。

（6）细菌培养：如合并胸腔积液，应积极抽取积液进行细菌培养。

（7）X线检查：早期仅见肺纹理增粗，或受累的肺段、肺叶稍模糊。随着病情进展，肺泡内充满炎性渗出物，表现为大片炎症浸润阴影或实变影，在实变阴影中可见支气管充气征，肋膈角可有少量胸腔积液。在消散期，X线显示炎性浸润逐渐吸收，可有片状区域吸收较快，呈现"假空洞"征，多数病例在起病3～4周后才完全消散。老年患者肺炎病灶消散较慢，容易出现吸收不完全而成为机化性肺炎。

4.心理-社会评估

肺炎起病多急骤，短期内病情严重，加之高热和全身中毒症状明显，患者及家属常深感不安。当出现严重并发症时，患者会表现出忧虑和恐惧。

（二）主要护理诊断及医护合作性问题

1.体温过高

体温过高与肺部感染有关。

2.气体交换受损

气体交换受损与肺部炎症、痰液黏稠等引起呼吸面积减少有关。

3.清理呼吸道无效

清理呼吸道无效与胸痛、气管、支气管分泌物增多、黏稠及疲乏有关。

4.疼痛

胸痛与肺部炎症累及胸膜有关。

5.潜在并发症

感染性休克。

（三）护理目标

体温恢复正常范围；患者呼吸平稳，发绀消失；症状减轻呼吸道通畅；疼痛减轻，感染控制未发生休克。

（四）护理措施

1.一般护理

（1）休息与环境：保持室内空气清新，病室保持适宜的温、湿度，环境安静、清洁、舒适。限制患者活动，限制探视，避免因谈话过多影响体力。要集中安排治疗和护理活动，保证足够的休息，减少氧耗量，缓解头痛、肌肉酸痛、胸痛等症状。

（2）体位：协助或指导患者采取合适的体位。对有意识障碍患者，如病情允许可取半卧位，增加肺通气量；或侧卧位，以预防或减少分泌物吸入肺内。为促进肺扩张，每2小时变换体位1次，减少分泌物淤积在肺部而引起并发症。

（3）饮食与补充水分：给予高热量、高蛋白质、高维生素、易消化的流质或半流质饮食，以补充高热引起的营养物质消耗。宜少食多餐，避免压迫膈肌。若有明显麻痹性肠梗阻或胃扩张，应暂时禁食,遵医嘱给予胃肠减压,直至肠蠕动恢复。鼓励患者多饮水(1~2 L/d),来补充发热、出汗和呼吸急促所丢失的水分,并利于痰液排出。轻症者无须静脉补液,脱水严重者可遵医嘱补液,补液有利于加快毒素排泄和热量散发,尤其是食欲差或不能进食者。心脏病或老年人应注意补液速度,过快过多易导致急性肺水肿。

2.病情观察

监测患者神志、体温、呼吸、脉搏、血压和尿量,并做好记录。尤其应注意密切观察体温的变化。观察有无呼吸困难及发绀,及时适宜给氧。重点观察儿童、老年人、久病体弱者的病情变化,注意是否伴有感染性休克的表现。观察痰液颜色、性状和量,如肺炎球菌肺炎呈铁锈色,葡萄球菌肺炎呈粉红色乳状,厌氧菌感染者痰液多有恶臭等。

3.对症护理

(1)高热的护理。

(2)咳嗽、咳痰的护理:协助和鼓励患者有效咳嗽、排痰,及时清除口腔和呼吸道内痰液、呕吐物。痰液黏稠不易咳出时,在病情允许情况下可扶患者坐起,给予拍背,协助咳痰,遵医嘱应用祛痰药以及超声雾化吸入,稀释痰液,促进痰的排出。必要时吸痰,预防窒息。吸痰前,注意告知病情。

(3)气急发绀的护理:监测动脉血气分析值,给予吸氧,提高血氧饱和度,改善发绀,增加患者的舒适度。氧流量一般为每分钟 4~6 L,若为 COPD 患者,应给予低流量低浓度持续吸氧。注意观察患者呼吸频率、节律、深度等变化,皮肤色泽和意识状态有无改变,如果病情恶化,准备气管插管和呼吸机辅助通气。

(4)胸痛的护理:维持患者舒适的体位。患者胸痛时,常随呼吸、咳嗽加重,可采取患侧卧位,在咳嗽时可用枕头等物夹紧胸部,必要时用宽胶布固定胸廓,以降低胸廓活动度,减轻疼痛。疼痛剧烈者,遵医嘱应用镇痛、止咳药,缓解疼痛和改善肺通气,如口服可卡因。此外可用物理止痛和中药止痛擦剂。物理止痛,如按摩、针灸、经皮肤电刺激止痛穴位或局部冷敷等,可降低疼痛的敏感性。中药经皮肤吸收,无创伤,且发挥药效快,对轻度疼痛效果好。中药止痛擦剂具有操作简便、安全,毒副作用小,无药物依赖现象等优点。

(5)其他:鼓励患者经常漱口,做好口腔护理。口唇疱疹者局部涂液体石蜡或抗病毒软膏,防止继发感染。烦躁不安、谵妄、失眠者酌情使用地西泮或水合氯醛,禁用抑制呼吸的镇静药。

4.感染性休克的护理

(1)观察休克的征象:密切观察生命体征、实验室检查和病情的变化。发现患者神志模糊、烦躁、发绀、四肢湿冷、脉搏频数、脉压变小、呼吸浅快、面色苍白、尿量减少(每小时少于 30 mL)等休克早期症状时,及时报告医师,采取救治措施。

(2)环境与体位:应将感染性休克的患者安置在重症监护室,注意保暖和安全。取仰卧中凹位,抬高头胸部 20°,抬高下肢约 30°,有利于呼吸和静脉回流,增加心排血量。尽量减少搬动。

(3)吸氧:应给高流量吸氧,维持动脉氧分压在 8.0 kPa(60 mmHg)以上,改善缺氧状况。

(4)补充血容量:快速建立两条静脉通路,遵医嘱给予右旋糖酐或平衡液以维持有效血容量,降低血液的黏稠度,防止弥散性血管内凝血。随时监测患者一般情况、血压、尿量、尿比重、血细胞比容等;监测中心静脉压,作为调整补液速度的指标,中心静脉压<0.5 kPa(3.68 mmHg)可放心输液,达到 1.0 kPa(7.35 mmHg)应慎重。以中心静脉压不超过 1.0 kPa(7.35 mmHg)、尿量每小时在 30 mL 以上为宜。补液不宜过多过快,以免引起心力衰竭和肺水肿。若血容量已补足

而 24 小时尿量仍<400 mL、尿比重<1.018 时,应及时报告医师,注意是否合并急性肾衰竭。

(5)纠正酸中毒:有明显酸中毒可静脉滴注 5％的碳酸氢钠,因其配伍禁忌较多,宜单独输入。随时监测和纠正电解质和酸碱失衡等。

(6)应用血管活性药物的护理:遵医嘱在应用血管活性药物,如多巴胺、间羟胺时,滴注过程中应注意防止液体溢出血管外,引起局部组织坏死和影响疗效。可应用输液泵单独静脉输入血管活性药物,根据血压随时调整滴速,维持收缩压在 12.0～13.3 kPa(90～100 mmHg),保证重要器官的血液供应,改善微循环。

(7)对因治疗:应联合、足量应用强有力的广谱抗生素控制感染。

(8)病情转归观察:随时监测和评估患者意识、血压、脉搏、呼吸、体温、皮肤、黏膜、尿量的变化,判断病情转归。如患者神志逐渐清醒、皮肤及肢体变暖、脉搏有力、呼吸平稳规则、血压回升、尿量增多,预示病情已好转。

5.用药护理

遵医嘱及时使用有效抗感染药物,注意观察药物疗效及不良反应。

(1)抗生素治疗:一经诊断即应给予抗生素治疗,不必等待细菌培养结果。首选青霉素 G,用药途径及剂量视病情轻重及有无并发症而定:对于成年轻症患者,可用 240 万单位/天,分 3 次肌内注射,或用普鲁卡因青霉素每 12 小时肌内注射 60 万单位。病情稍重者,宜用青霉素 G 240 万～480 万单位/天,分次静脉滴注,每 6～8 小时 1 次;重症及并发脑膜炎者,可增至 1 000 万～3 000 万单位/天,分 4 次静脉滴注。对青霉素过敏者或耐青霉素或多重耐药菌株感染者,可用呼吸氟喹诺酮类、头孢噻肟或头孢曲松等药物,多重耐药菌株感染者可用万古霉素、替考拉宁等。药物治疗 48～72 小时后应对病情进行评价,治疗有效表现为体温下降、症状改善、白细胞计数逐渐降低或恢复正常等。如用药 72 小时后病情仍无改善,需及时报告医师并做相应处理。

(2)支持疗法:患者应卧床休息,注意补充足够蛋白质、热量及维生素。密切监测病情变化,注意防止休克。剧烈胸痛者,可酌情用少量镇痛药,如可卡因 15 mg。不用阿司匹林或其他解热药,以免过度出汗、脱水及干扰真实热型,导致临床判断错误。鼓励饮水每天 1～2 L,轻症患者无须常规静脉输液,确有失水者可输液,保持尿比重在 1.020 以下,血清钠保持在 145 mmol/L 以下。中等或重症患者(PaO$_2$<8.0 kPa(60 mmHg))或有发绀应给氧。若有明显麻痹性肠梗阻或胃扩张,应暂时禁食、禁饮和胃肠减压,直至肠蠕动恢复。烦躁不安、谵妄、失眠者酌用地西泮 5 mg 或水合氯醛 1～1.5 g,禁用抑制呼吸的镇静药。

(3)并发症的处理:经抗生素治疗后,高热常在 24 小时内消退,或数天内逐渐下降。若体温降而复升或 3 天后仍不降者,应考虑肺炎链球菌的肺外感染,如脓胸、心包炎或关节炎等。持续发热的其他原因尚有耐青霉素的肺炎链球菌或混合细菌感染、药物热或并存其他疾病。肿瘤或异物阻塞支气管时,经治疗后肺炎虽可消散,但阻塞因素未除,肺炎可再次出现。10％～20％肺炎链球菌肺炎伴发胸腔积液者,应酌情取胸液检查及培养以确定其性质。若治疗不当,约 5％并发脓胸,应积极排脓引流。

6.心理护理

患病前健康状态良好的患者会因突然患病而焦虑不安;病情严重或患有慢性基础疾病的患者则可能出现消极、悲观和恐慌的心理反应。要耐心给患者讲解疾病的有关知识,解释各种症状和不适的原因,讲解各项诊疗、护理操作目的、操作程序和配合要点,使患者清楚大部分肺炎治疗、预后良好。询问和关心患者的需要,鼓励患者说出内心感受,与患者进行有效的沟通。帮助患者缓解不良心理反应,树立治愈疾病的信心。

7.健康指导

(1)疾病知识指导:让患者及家属了解肺炎的病因和诱因,有皮肤疖、痈、伤口感染、毛囊炎、蜂窝织炎时应及时治疗。避免受凉、淋雨、酗酒和过度疲劳,特别是年老体弱和免疫功能低下者,如糖尿病、慢性肺病、慢性肝病、血液病、营养不良、艾滋病等。天气变化时随时增减衣服,预防上呼吸道感染。可注射流感或肺炎免疫疫苗,使之产生免疫力。

(2)生活指导:劝导患者要注意休息,劳逸结合,生活有规律。保证摄取足够的营养物质,适当参加体育锻炼,增强机体抗病能力。对有意识障碍、慢性病、长期卧床者,应教会家属注意帮助患者经常改变体位、翻身、拍背,协助并鼓励患者咳出痰液,有感染征象时及时就诊。

(3)出院指导:出院后需继续用药者,应指导患者遵医嘱按时服药,向患者介绍所服药物的疗效、用法、疗程、不良反应,不能自行停药或减量。教会患者观察疾病复发症状,如出现发热、咳嗽、呼吸困难等不适表现时,应及时就诊。告知患者随诊的时间及需要准备的有关资料,如X线胸片等。

(五)护理评价

患者体温恢复正常;能进行有效咳嗽,痰容易咳出,显示咳嗽次数减少或消失,痰量减少;休克发生时及时发现并给予及时的处理。

三、其他类型肺炎

(一)葡萄球菌肺炎评估

葡萄球菌肺炎是由葡萄球菌引起的急性肺部化脓性炎症。葡萄球菌的致病物质主要是毒素与酶,具有溶血、坏死、杀白细胞和致血管痉挛等作用。其致病力可用血浆凝固酶来测定,阳性者致病力较强,是化脓性感染的主要原因。但其他凝固酶阴性的葡萄球菌亦可引起感染。随着医院内感染的增多,由凝固酶阴性葡萄球菌引起的肺炎也不断增多。

医院获得性肺炎中,葡萄球菌感染占11%～25%。常发生于有糖尿病、血液病、艾滋病、肝病或慢性阻塞性肺疾病等原有基础疾病者。若治疗不及时或不当,病死率甚高。

1.临床表现

起病多急骤,寒战、高热,体温高达39～40 ℃,胸痛,咳大量脓性痰,带血丝或呈脓血状。全身肌肉和关节酸痛,精神萎靡,病情严重者可出现周围循环衰竭。院内感染者常起病隐袭,体温逐渐上升,咳少量脓痰。老年人症状可不明显。

早期可无体征,晚期可有双肺散在湿啰音。病变较大或融合时可出现肺实变体征。但体征与严重的中毒症状和呼吸道症状不平行。

2.实验室及其他检查

(1)血常规:白细胞计数及中性粒细胞显著增加,核左移,有中毒颗粒。

(2)细菌学检查:痰涂片可见大量葡萄球菌和脓细胞,血、痰培养多为阳性。

(3)X线检查:胸部X线显示短期内迅速多变的特征,肺段或肺叶实变,可形成空洞,或呈小叶状浸润,可有单个或多个液气囊腔,2～4周后完全消失,偶可遗留少许条索状阴影或肺纹理增多等。

3.治疗要点

为早期清除原发病灶,强有力的抗感染治疗,加强支持疗法,预防并发症。通常首选耐青霉素酶的半合成青霉素或头孢菌素,如苯唑西林、头孢呋辛等。对甲氧西林耐药株(MRSA)可用万古霉素、替考拉宁等治疗。疗程为2~3周,有并发症者需4~6周。

(二)肺炎支原体肺炎评估

肺炎支原体肺炎是由肺炎支原体引起的呼吸道和肺部的急性炎症。常同时有咽炎、支气管炎和肺炎。肺炎支原体是介于细菌和病毒之间,兼性厌氧、能独立生活的最小微生物。健康人吸入患者咳嗽、打喷嚏时喷出的口鼻分泌物可感染,即通过呼吸道传播。病原体通常吸附宿主呼吸道纤毛上皮细胞表面,不侵入肺实质,抑制纤毛活动和破坏上皮细胞。其致病性可能与患者对病原体及其代谢产物的变态反应有关。

支原体肺炎占非细菌性肺炎的1/3以上,或各种原因引起的肺炎的10%。以秋冬季发病较多,可散发或小流行,患者以儿童和青年人居多,婴儿间质性肺炎亦应考虑本病的可能。

1.临床表现

通常起病缓慢,潜伏期2~3周,症状主要为乏力、咽痛、头痛、咳嗽、发热、食欲缺乏、肌肉酸痛等。多为刺激性咳嗽,咳少量黏液痰,发热可持续2~3周,体温恢复正常后仍可有咳嗽。偶伴有胸骨后疼痛。

可见咽部充血、颈部淋巴结肿大等体征。肺部可无明显体征,与肺部病变的严重程度不相称。

2.实验室及其他检查

(1)血常规:血白细胞计数正常或略增高,以中性粒细胞为主。

(2)免疫学检查:起病2周后,约2/3的患者冷凝集试验阳性,滴度效价大于1:32,尤以滴度逐渐升高更有价值。约半数患者对链球菌MG凝集试验阳性。还可评估肺炎支原体直接检测、支原体IgM抗体、免疫印迹法和聚合酶链反应(PCR)等检查结果。

(3)X线检查:肺部可呈多种形态的浸润影,呈节段性分布,以肺下野为多见,有的从肺门附近向外伸展。3~4周后病变可自行消失。

3.治疗要点

肺炎支原体肺炎首选大环内酯类抗生素,如红霉素。疗程一般为2~3周。

(三)病毒性肺炎评估

病毒性肺炎评估是由上呼吸道病毒感染,向下蔓延所致的肺部炎症。常见病毒为甲、乙型流感病毒、腺病毒、副流感病毒、呼吸道合胞病毒和冠状病毒等。患者可同时受一种以上病毒感染,气道防御功能降低,常继发细菌感染。病毒性肺炎为吸入性感染,常有气管-支气管炎。呼吸道病毒通过飞沫与直接接触而迅速传播,可暴发或散发流行。

病毒性肺炎约占需住院的社区获得性肺炎的8%,大多发生于冬春季节。密切接触的人群或有心肺疾病者、老年人等易受感染。

1.临床表现

一般临床症状较轻,与支原体肺炎症状相似。起病较急,发热、头痛、全身酸痛、乏力等较突出。有咳嗽、少痰或白色黏液痰、咽痛等症状。老年人或免疫功能受损的重症患者,可表现为呼吸困难、发绀、嗜睡、精神萎靡,甚至并发休克、心力衰竭和呼吸衰竭,严重者可发生急性呼吸窘迫综合征。

本病常无显著的胸部体征,病情严重者有呼吸浅速、心率增快、发绀、肺部干湿性啰音。

2.实验室及其他检查

(1)血常规:白细胞计数正常、略增高或偏低。

(2)病原体检查:呼吸道分泌物中细胞核内的包涵体可提示病毒感染,但并非一定来自肺部。需进一步评估下呼吸道分泌物或肺活检标本培养是否分离出病毒。

(3)X线检查:可见肺纹理增多,小片状或广泛浸润。病情严重者,显示双肺呈弥漫性结节浸润,而大叶实变及胸腔积液者不多见。

3.治疗要点

病毒性肺炎以对症治疗为主,板蓝根、黄芪、金银花、连翘等中药有一定的抗病毒作用。对某些重症病毒性肺炎应采用抗病毒药物,如选用利巴韦林、阿昔洛韦等。

(四)真菌性肺炎评估

肺部真菌感染是最常见的深部真菌病。真菌感染的发生是机体与真菌相互作用的结果,最终取决于真菌的致病性、机体的免疫状态及环境条件对机体与真菌之间关系的影响。广谱抗生素、糖皮质激素、细胞毒药物及免疫抑制剂的广泛使用,人免疫缺陷病毒(HIV)感染和艾滋病增多使肺部真菌感染的机会增加。

真菌多在土壤中生长,孢子飞扬于空气中,极易被人体吸入而引起肺真菌感染(外源性),或使机体致敏,引起表现为支气管哮喘的过敏性肺泡炎。有些真菌为寄生菌,如念珠菌和放线菌,当机体免疫力降低时可引起感染。静脉营养疗法的中心静脉插管如留置时间过长,白念珠菌能在高浓度葡萄糖中生长,引起念珠菌感染中毒症。空气中到处有曲霉属孢子,在秋冬及阴雨季节,储藏的谷草发热霉变时更多,若大量吸入可能引起急性气管-支气管炎或肺炎。

1.临床表现

真菌性肺炎多继发于长期应用抗生素、糖皮质激素、免疫抑制剂、细胞毒药物或因长期留置导管、插管等诱发,其症状和体征无特征性变化。

2.实验室及其他检查

(1)真菌培养:形态学辨认有助于早期诊断。

(2)X线检查:可表现为支气管肺炎、大叶性肺炎、弥漫性小结节及肿块状阴影和空洞。

3.治疗要点

真菌性肺炎目前尚无理想的药物,两性霉素B对多数肺部真菌仍为有效药物,但由于其不良反应较多,使其应用受到限制。其他药物尚有氟胞嘧啶、米康唑、酮康唑、制霉菌素等也可选用。

(孙开红)

第二节　肺间质纤维化

肺间质纤维化是各种原因引起肺部分正常组织被纤维化的组织代替,失去正常的气体交换功能。活动后气促、干咳是该病最典型的症状。

一、护理措施

(1)为患者提供安静、舒适的休养环境,根据患者情况给予舒适的卧位,半卧位或端坐位。减少探视人员,避免交叉感染。

(2)急性期绝对卧床休息,给予中流量吸氧3～5 L/min,血氧饱和度维持在90％以上。疾病缓解期根据情况鼓励患者在室内活动并间断吸氧。疾病恢复期如果体力允许指导患者进行室外活动。

(3)缺氧导致机体能量消耗增加,因此为患者提供高蛋白、高热量、高纤维素、易消化的饮食,经常变换食谱,注意少食多餐。进餐时可以吸氧,避免进餐时因气短而导致食欲下降。

(4)病情观察:注意患者咳嗽、咳痰情况,应指导患者正确留取痰培养标本并及时送检。监测患者生命体征、呼吸深浅度等,重症患者应用心电监护,监测血氧饱和度,必要时进行动脉血气分析,观察有无二氧化碳潴留,以调整用氧。

(5)咳嗽、咳痰明显的患者,应遵医嘱给予祛痰止咳药,不宜选用强力镇咳药,以免抑制呼吸中枢,影响排痰。必要时雾化吸入,嘱患者饮水1 500～2 000 mL/d。气短加重者应告诫患者持续吸氧,以改善静息状态下的呼吸困难和活动后的喘息。

(6)发热患者遵医嘱给予头置冰袋、温水擦浴等物理降温措施或解热镇痛药。根据医嘱给予有效的抗生素,进行抗感染治疗。

(7)患者出现胸闷、憋气、呼吸困难等呼吸衰竭症状时,遵医嘱予以不同方式的吸氧,注意气道湿化。对于重度呼吸衰竭的患者可应用机械通气治疗。

(8)糖皮质激素的用药护理:治疗此病最重要的药物是糖皮质激素。应用糖皮质激素进行药物治疗期间应注意以下事项:严格按医嘱坚持服药,告诫患者切忌随意停药或减量,因为突然停药易造成病情反复,如要减药必须在医护人员的监护下进行;激素治疗期间应进食含钙、含钾较高的食物,如牛奶、鱼、虾皮、橘子汁等,防止低钙、低钾血症;长期服用激素可造成骨质疏松,应避免参加剧烈活动,否则易造成病理性骨折;注意口腔护理,长期大量应用激素,易发生白色念珠菌感染,应每天刷牙2～3次,每天常规检查口腔黏膜,如已发生白色念珠菌感染可用氟康唑生理盐水涂抹;用激素期间,由于机体抵抗力低,容易加重或诱发各种感染。因此,应严格无菌操作,尽量避免留置尿管等侵袭性操作。严密观察激素的不良反应,如满月脸、水牛背、水钠潴留、胃溃疡、高血压、糖尿病、精神症状、停药后反跳等,及时向患者做好解释工作,解除患者对激素的不安心理。

(9)心理护理:由于本病多数呈慢性过程,预后不良。因此,患者在病情反复且逐渐加重的治疗过程中会产生恐惧、悲观、预感性悲哀等不良情绪反应,医护人员要主动与患者建立有效的沟通,并争取家属及单位对患者的支持,从而帮助他们树立信心,调整心态,积极配合治疗。

(10)健康指导:①居住环境要舒适安静,空气新鲜。指导患者及家属识别与自身疾病有关的诱发因素,如避免吸烟及接触二手烟、避免接触刺激性气体及减少呼吸道感染等易使本病反复发作及加重的因素。②为患者及家属讲解氧疗知识、用药知识及药物不良反应,嘱其按时按量服药,勿擅自减药停药,使患者在出院后仍能继续进行吸氧治疗,按医嘱服药。③合理安排生活起居,注意休息,避免过度劳累。可选择适合自己的运动,如散步、打太极拳等。④多食高维生素(如绿叶蔬菜、水果)、高蛋白(如瘦肉、豆制品、蛋类)、粗纤维(如芹菜、韭菜)的食物,少食动物脂肪以及胆固醇含量高的食物(如动物的内脏)。⑤鼓励患者进行呼吸锻炼,掌握活动的方法及原

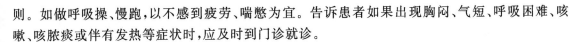

则。如做呼吸操、慢跑,以不感到疲劳、喘憋为宜。告诉患者如果出现胸闷、气短、呼吸困难、咳嗽、咳脓痰或伴有发热等症状时,应及时到门诊就诊。

二、主要护理问题

(一)清理呼吸道低效
清理呼吸道低效与痰液黏稠,不易咳出有关。

(二)活动无耐力
活动无耐力与疾病致体力下降有关。

(三)知识缺乏
缺乏肺间质纤维化的预防保健知识。

(孙开红)

第三节　肺　脓　肿

肺脓肿是各种病原菌引起的肺组织化脓性、坏死性炎症,早期为化脓性炎症,继而坏死、液化形成脓肿。临床上以高热、胸痛、咳嗽、咳大量脓臭痰为特征。X线显示肺部空洞伴液平面。本病多见于青壮年,男性多于女性。

一、护理措施

(一)环境要求
肺脓肿患者咳痰量大,常有厌氧菌感染,痰有臭味,因此应定时开窗通风,维持室内空气清新,以消除病房内痰液的臭味,并注意保暖。

(二)休息与活动
高热、中毒症状明显者应卧床休息,毒血症状缓解后可以适当活动。

(三)饮食
鼓励患者多饮水,进食高热量、高蛋白、高纤维素等营养丰富的食物。

(四)卫生
肺脓肿患者高热时间长,唾液分泌少,口腔黏膜干燥,咳大量脓臭痰,利于细菌繁殖,易引起口腔炎症和黏膜溃疡,抗生素的大量使用,易引起菌群失调诱发真菌感染,宜在晨起、饭后、体位引流后及睡前漱口、刷牙,防止污染分泌物误吸入下呼吸道,做好口腔护理。

(五)病情观察
观察痰的颜色、性状、气味和静置后是否分层。准确记录24小时排痰量。当大量痰液排出时,要注意观察患者排痰是否通畅,咳嗽是否有力,避免脓痰窒息;当痰液减少时要观察患者的中毒症状是否好转,如中毒症状严重,提示痰液引流不畅,要做好痰液引流,以保持呼吸道通畅;如发现血痰,应及时向医师报告,痰中血量较多时,应密切观察体温、脉搏、呼吸、血压及神志的变化。

（六）寒战、高热护理

1.观察病情

观察体温、脉搏、呼吸、血压变化情况，尤其是儿童、老年人、久病体弱者。

2.保暖

寒战时可用空调、热水袋、被褥保暖，若用热水袋时避免烫伤；遵医嘱使用异丙嗪及地塞米松等抗过敏药物。

3.降温护理

高热时可物理降温，如酒精擦浴，冰袋（冰帽）冰敷，或遵医嘱给小剂量退热药降温，在降温过程中注意观察体温和出汗情况，儿童注意防止惊厥，过度出汗应及时补充水分以防脱水。

4.及时补充营养及水分

发热时机体分解代谢增加，糖、脂肪、蛋白质大量消耗，患者消化吸收功能降低，宜给予高热量、易消化的流食或半流食。鼓励患者多饮水，失水明显或暂不能进食者遵医嘱静脉补液，不宜过快，尤其老年人和心脏疾病的患者，以防肺水肿。

5.口腔清洁

高热时唾液分泌减少，口腔黏膜干燥，同时机体抵抗力下降，易引起口腔干裂，口唇疱疹，口腔溃疡等，应在餐后、睡前进行口腔清洁，保持口腔湿润，舒适。

6.皮肤清洁

协助大量出汗的患者进行温水擦浴，及时更换衣服和被褥，并注意保持皮肤的清洁、干燥。

（七）咳嗽、咳痰的护理

肺脓肿患者通过咳嗽可以排出大量脓痰，因此，鼓励患者进行有效的咳嗽，经常活动及变换体位，以利痰液的排出。嘱患者多饮水，使痰液稀释而易于排出，要注意观察痰液的颜色、性质、气味和静置后是否分层，准确记录24小时排痰量，如发现血痰，应及时向医师报告，痰中血量较多时，应密切观察患者的病情变化，准备好抢救药物和用品，嘱患者取患侧卧位，头偏向一侧，警惕大咯血或窒息的发生，必要时于床旁准备负压吸引器。

（八）体位引流的护理

根据病变部位采取适当体位，原则上病变部位位于高处，引流支气管开口向下，有利于潴留的分泌物随重力作用流入大支气管和气管，进而排出。引流时间一般为每天2～3次，每次15～20分钟，宜在饭前进行，引流时辅以胸部叩击，指导患者进行有效咳嗽，以提高引流效果。引流过程中应注意病情变化，如面色苍白、发绀、心悸、呼吸困难等异常，应立即停止。引流完毕，擦净口周的痰液，给予漱口，并记录排出的痰量和性质，必要时送检。

（九）胸痛的护理

评估疼痛的部位、性质、程度等，患者胸痛常随呼吸、咳嗽而加重，可采取患侧卧位，或用多头带固定患侧胸廓减轻疼痛，必要时遵医嘱予止疼药。

（十）用药护理

遵医嘱使用抗生素、祛痰药、支气管扩张剂等药物，注意观察疗效及不良反应。

（十一）心理护理

部分患者由于口腔脓臭气味害怕与他人接近，应指导患者正确对待本病，协助患者进行口腔护理，减轻口腔臭味，同时主动询问和关心患者，使其敢说出内心感受，并积极进行疏导，鼓励其与人交往，及时向患者及家属介绍病情，解释各种症状和不适的原因，说明各项诊疗、护理操作的目的、操作程序和配合要点,增加患者治疗的依从性和信心,帮助患者树立治愈疾病的信心,以促进患者早日康复。

(十二)健康指导

(1)生活指导:指导患者多注意休息,生活要有规律,劳逸结合,应增加营养物质的摄入,提倡健康的生活方式,平日多饮水,戒烟、酒。保持环境整洁舒适,维持适宜的温度和湿度,要注意保暖,避免受凉。重视口腔护理,在晨起、饭后、体位引流后及睡前要漱口、刷牙,防止污染分泌物误吸入下呼吸道。

(2)疾病知识指导:向患者及家属讲解肺脓肿的发生、发展、治疗、护理及预防知识,指导患者积极治疗原发病灶,如肺炎、皮肤疖、痈或肺外化脓性病变。不挤压疖肿,防止血源性肺脓肿的发生。

(3)指导患者练习深呼吸,鼓励患者以有效的咳嗽方式进行排痰,保持呼吸道通畅。指导患者及家属遵医嘱用药,向患者及家属讲解抗生素等药物的使用方式、不良反应、疗效及坚持疗程的重要性,提醒患者发现异常应及时就诊。

二、主要护理问题

(一)清理呼吸道低效

清理呼吸道低效与痰液黏稠、痰液多有关。

(二)体温过高

体温过高与肺组织感染有关。

(三)营养失调

低于机体需要量与慢性疾病消耗有关。

(四)胸痛

胸痛与炎症累及胸膜有关。

(五)知识缺乏

缺乏肺脓肿的预防保健知识。

(孙开红)

第四节　慢性阻塞性肺疾病

慢性阻塞性肺疾病(chronic obstructive pulmonary disease,COPD)是一种以不完全可逆性气流受限为特征,呈进行性发展的肺部疾病。COPD 是呼吸系统疾病中的常见病和多发病,由于患者数多,病死率高,社会经济负担重,已成为一个重要的公共卫生问题。在世界范围内,COPD的死亡率居所有死因的第四位。根据世界银行/世界卫生组织发表的研究,至 2020 年 COPD 成为世界疾病经济负担的第五位。在我国,COPD 同样是严重危害人民群体健康的重要慢性呼吸系统疾病,1992 年对我国北部及中部地区农村 102 230 名成人调查显示,COPD 约占 15 岁以上人群的 3%,近年来对我国 7 个地区 20 245 名成年人进行调查,COPD 的患病率占 40 岁以上人群的 8.2%,患病率之高是十分惊人的。

COPD 与慢性支气管炎及肺气肿密切相关。慢性支气管炎（简称慢支）是指气管、支气管黏膜及其周围组织的慢性、非特异性炎症。如患者每年咳嗽、咳痰达 3 个月以上，连续两年或以上，并排除其他已知原因的慢性咳嗽，即可诊断为慢性支气管炎。阻塞性肺气肿（简称肺气肿）是指肺部终末细支气管远端气腔出现异常持久的扩张，并伴有肺泡壁和细支气管的破坏而无明显肺纤维化。当慢性支气管炎和（或）肺气肿患者肺功能检查出现气流受限并且不能完全可逆时，可视为 COPD。如患者只有慢性支气管炎和（或）肺气肿，而无气流受限，则不能视为 COPD，而视为 COPD 的高危期。支气管哮喘也具有气流受限。但支气管哮喘是一种特殊的气道炎症性疾病，其气流受限具有可逆性，它不属于 COPD。

一、护理评估

（一）病因与发病机制
确切的病因不清，可能与下列因素有关。

1.吸烟

吸烟是最危险的因素。国内外的研究均证明吸烟与慢支的发生有密切关系，吸烟者慢性支气管炎的患病率比不吸烟者高 2～8 倍，吸烟时间越长，量越大，COPD 患病率越高。烟草中的多种有害化学成分，可损伤气道上皮细胞使巨噬细胞吞噬功能降低和纤毛运动减退；黏液分泌增加，使气道净化能力减弱；支气管黏膜充血水肿、黏液积聚，而易引起感染。慢性炎症及吸烟刺激黏膜下感受器，引起支气管平滑肌收缩，气流受限。烟草、烟雾还可使氧自由基增多，诱导中性粒细胞释放蛋白酶，抑制抗蛋白酶系统，使肺弹力纤维受到破坏，诱发肺气肿形成。

2.职业性粉尘和化学物质

职业性粉尘及化学物质，如烟雾、变应原、工业废气及室内污染空气等，浓度过大或接触时间过长，均可导致与吸烟无关的 COPD。

3.空气污染

大气污染中的有害气体（如二氧化硫、二氧化氮、氯气等）可损伤气道黏膜，并有细胞毒作用，使纤毛清除功能下降，黏液分泌增多，为细菌感染创造条件。

4.感染

感染是 COPD 发生发展的重要因素之一。长期、反复感染可破坏气道正常的防御功能，损伤细支气管和肺泡。主要病毒为流感病毒、鼻病毒和呼吸道合胞病毒等；细菌感染以肺炎链球菌、流感嗜血杆菌、卡他莫拉菌及葡萄球菌为多见，支原体感染也是重要因素之一。

5.蛋白酶-抗蛋白酶失衡

蛋白酶对组织有损伤和破坏作用，抗蛋白酶对弹性蛋白酶等多种蛋白酶有抑制功能。在正常情况下，弹性蛋白酶与其抑制因子处于平衡状态。其中 α_1-抗胰蛋白酶（α_1-AT）是活性最强的一种。蛋白酶增多和抗蛋白酶不足均可导致组织结构破坏产生肺气肿。

6.其他

机体内在因素如呼吸道防御功能及免疫功能降低、自主神经功能失调、营养、气温的突变等都可能参与 COPD 的发生、发展。

（二）病理生理
COPD 的病理改变主要为慢性支气管炎和肺气肿的病理改变。COPD 对呼吸功能的影响，早期病变仅局限于细小气道，表现为闭合容积增大。病变侵入大气道时，肺通气功能明显障碍；

随肺气肿的日益加重,大量肺泡周围的毛细血管受膨胀的肺泡挤压而退化,使毛细血管大量减少,肺泡间的血流量减少,导致通气与血流比例失调,使换气功能障碍。由通气和换气功能障碍引起缺氧和二氧化碳潴留,进而发展为呼吸衰竭。

(三)健康史

询问患者是否存在引起慢支的各种因素如感染、吸烟、大气污染、职业性粉尘和有害气体的长期吸入、变态反应等;是否有呼吸道防御功能及免疫功能降低、自主神经功能失调等。

(四)身体状况

1.主要症状

(1)慢性咳嗽:晨间起床时咳嗽明显,白天较轻,睡眠时有阵咳或排痰。随病程发展可终生不愈。

(2)咳痰:一般为白色黏液或浆液性泡沫痰,偶可带血丝,清晨排痰较多。急性发作伴有细菌感染时,痰量增多,可有脓性痰。

(3)气短或呼吸困难:早期仅在体力劳动或上楼等活动时出现,随着病情发展逐渐加重,日常活动甚至休息时也感到气短,是COPD的标志性症状。

(4)喘息和胸闷:重度患者或急性加重时出现喘息,甚至静息状态下也感气促。

(5)其他:晚期患者有体重下降,食欲减退等全身症状。

2.护理体检

早期可无异常,随疾病进展慢性支气管炎病例可闻及干啰音或少量湿啰音。有喘息症状者可在小范围内出现轻度哮鸣音。肺气肿早期体征不明显,随疾病进展出现桶状胸,呼吸活动减弱,触觉语颤减弱或消失;叩诊呈过清音,心浊音界缩小或不易叩出,肺下界和肝浊音界下移,听诊心音遥远,两肺呼吸音普遍减弱,呼气延长,并发感染时,可闻及湿啰音。

3.COPD严重程度分级

根据第一秒用力呼气容积占用力肺活量的百分比($FEV_1/FVC\%$)、第一秒用力呼气容积占预计值百分比($FEV_1\%$预计值)和症状对COPD的严重程度做出分级。

(1)Ⅰ级:轻度,$FEV_1/FVC<70\%$、$FEV_1\geqslant80\%$预计值,有或无慢性咳嗽、咳痰症状。

(2)Ⅱ级:中度,$FEV_1/FVC<70\%$、50%预计值$\leqslant FEV_1<80\%$预计值,有或无慢性咳嗽、咳痰痒状。

(3)Ⅲ级:重度,$FEV_1/FVC<70\%$、30%预计值$\leqslant FEV_1<50\%$预计值,有或无慢性咳嗽、咳痰症状。

(4)Ⅳ级:极重度,$FEV_1/FVC<70\%$、$FEV_1<30\%$预计值或$FEV_1<50\%$预计值,伴慢性呼吸衰竭。

4.COPD病程分期

COPD按病程可分为急性加重期和稳定期,前者指在短期内咳嗽、咳痰、气短和(或)喘息加重、脓痰量增多,可伴发热等症状;稳定期指咳嗽、咳痰、气短症状稳定或轻微。

5.并发症

COPD可并发慢性呼吸衰竭、自发性气胸、慢性肺源性心脏病。

(五)实验室及其他检查

1.肺功能检查

肺功能检查是判断气流受限的主要客观指标,对COPD诊断、严重程度评价、疾病进展、预后及治疗反应等有重要意义。第一秒用力呼气容积（FEV_1）占用力肺活量（FVC）的百分比（$FEV_1/FVC\%$）是评价气流受限的敏感指标。第一秒用力呼气容积（FEV_1）占预计值百分比（$FEV_1\%$预计值），是评估COPD严重程度的良好指标。当$FEV_1/FVC<70\%$及$FEV_1<80\%$预计值者，可确定为不能完全可逆的气流受限。FEV_1的逐渐减少，大致提示肺部疾病的严重程度和疾病进展的阶段。

肺气肿呼吸功能检查示残气量增加，残气量占肺总量的百分比增大，最大通气量低于预计值的80%；第一秒时间肺活量常低于60%；残气量占肺总量的百分比增大，往往超过40%；对阻塞性肺气肿的诊断有重要意义。

2.胸部X线检查

早期胸片可无变化，可逐渐出现肺纹理增粗、紊乱等非特异性改变，肺气肿的典型X线表现为胸廓前后径增大，肋间隙增宽，肋骨平行，膈低平。两肺透亮度增加，肺血管纹理减少或有肺大泡征象。X线检查对COPD诊断特异性不高。

3.动脉血气分析

早期无异常，随病情进展可出现低氧血症、高碳酸血症、酸碱平衡失调等，用于判断呼吸衰竭的类型。

4.其他

COPD合并细菌感染时，血白细胞计数增高，核左移。痰培养可能检出病原菌。

（六）心理-社会评估

COPD由于病程长、反复发作，每况愈下，给患者带来较重的精神和经济负担，病现焦虑、悲观、沮丧等心理反应，甚至对治疗丧失信心。病情一旦发展到影响工作和会导致患者心理压力增加，生活方式发生改变，也会影响到工作，甚至因无法工作孤独。

二、主要护理诊断及医护合作性问题

（一）气体交换受损

气体交换受损与气道阻塞、通气不足、呼吸肌疲劳、分泌物过多和肺泡呼吸有关。

（二）清理呼吸道无效

清理呼吸道无效与分泌物增多而黏稠、气道湿度降低和无效咳嗽有关。

（三）低效性呼吸型态

低效性呼吸型态与气道阻塞、膈肌变平以及能量不足有关。

（四）活动无耐力

活动无耐力与疲劳、呼吸困难、氧供与氧耗失衡有关。

（五）营养失调

低于机体需要量与食欲降低、摄入减少、腹胀、呼吸困难、痰液增多关。

（六）焦虑

焦虑与健康状况的改变、病情危重、经济状况有关。

三、护理目标

患者痰能咳出，喘息缓解；活动耐力增强；营养得到改善；焦虑减轻。

四、护理措施

(一)一般护理

1.休息和活动

患者采取舒适的体位,晚期患者宜采取身体前倾位,使辅助呼吸肌参与呼吸。发热、咳喘时应卧床休息,视病情安排适当的活动量,活动以不感到疲劳、不加重症状为宜。室内保持合适的温湿度,冬季注意保暖,避免直接吸入冷空气。

2.饮食护理

呼吸功的增加可使热量和蛋白质消耗增多,导致营养不良。应制订出高热量、高蛋白、高维生素的饮食计划。正餐进食量不足时,应安排少量多餐,避免餐前和进餐时过多饮水。餐后避免平卧,有利于消化。为减少呼吸困难,保存能量,患者饭前至少休息30分钟。每天正餐应安排在患者最饥饿、休息最好的时间。指导患者采用缩唇呼吸和腹式呼吸减轻呼吸困难。为促进食欲,提供给患者舒适的就餐环境和喜爱的食物,餐前及咳痰后漱口,保持口腔清洁;腹胀的患者应进软食,细嚼慢咽。避免进食产气的食物,如汽水、啤酒、豆类、马铃薯和胡萝卜等;避免易引起便秘的食物,如油煎食物、干果、坚果等。如果患者通过进食不能吸收足够的营养,可应用管喂饮食或全胃肠外营养。

(二)病情观察

观察咳嗽、咳痰的情况,痰液的颜色、量及性状,咳痰是否顺畅;呼吸困难的程度,能否平卧,与活动的关系,有无进行性加重;患者的营养状况、肺部体征及有无慢性呼吸衰竭、自发性气胸、慢性肺源性心脏病等并发症产生。监测动脉血气分析和水、电解质、酸碱平衡情况。

(三)氧疗的护理

呼吸困难伴低氧血症者,遵医嘱给予氧疗。一般采用鼻导管持续低流量吸氧,氧流量 $1\sim2$ L/min。对 COPD 慢性呼吸衰竭者提倡进行长期家庭氧疗(LTOT)。LTOT 为持续低流量吸氧它能改变疾病的自然病程,改善生活质量。LTOT 是指一昼夜吸入低浓度氧15小时以上,并持续较长时间,使 $PaO_2\geqslant8.0$ kPa(60 mmHg),或 SaO_2 升至 90% 的一种氧疗方法。LTOT 指征:①$PaO_2\leqslant7.3$ kPa(55 mmHg)或 $SaO_2\leqslant88\%$,有或没有高碳酸血症。②PaO_2 $7.9\sim7.3$ kPa(55～60 mmHg)或 $SaO_2<88\%$,并有肺动脉高压、心力衰竭所致的水肿或红细胞增多症(血细胞比容>0.55)。LTOT 对血流动力学、运动耐力、肺生理和精神状态均会产生有益的影响,从而提高 COPD 患者的生活质量和生存率。

COPD 患者因长期二氧化碳潴留,主要靠缺氧刺激呼吸中枢,如果吸入高浓度的氧,反而会导致呼吸频率和幅度降低,引起二氧化碳潴留。而持续低流量吸氧维持 $PaO_2\geqslant7.9$ kPa(60 mmHg),既能改善组织缺氧,也可防止因缺氧状态解除而抑制呼吸中枢。护理人员应密切注意患者吸氧后的变化,如观察患者的意识状态、呼吸的频率及幅度、有无窒息或呼吸停止和动脉血气复查结果。氧疗有效指标:患者呼吸困难减轻、呼吸频率减慢、发绀减轻、心率减慢、活动耐力增加。

(四)用药护理

1.稳定期治疗用药

(1)支气管舒张药:短期应用以缓解症状,长期规律应用预防和减轻症状。常选用 β_2 肾上腺素受体激动剂、抗胆碱药、氨茶碱或其缓(控)释片。

(2)祛痰药:对痰不易咳出者可选用盐酸氨溴索或羧甲司坦。

2.急性加重期的治疗用药

使用支气管舒张药及对低氧血症者进行吸氧外,应根据病原菌类型及药物敏感情况合理选用抗生素治疗。如给予 β-内酰胺类/β-内酰胺酶抑制剂;第二代头孢菌素、大环内酯类或喹诺酮类。如出现持续气道阻塞,可使用糖皮质激素。

3.遵医嘱用药

遵医嘱应用抗生素,支气管舒张药,祛痰药物,注意观察疗效及不良反应。

(五)呼吸功能锻炼

COPD患者需要增加呼吸频率来代偿呼吸困难,这种代偿多数是依赖于辅助呼吸肌参与呼吸,即胸式呼吸,而非腹式呼吸。然而胸式呼吸的有效性要低于腹式呼吸,患者容易疲劳。因此,护理人员应指导患者进行缩唇呼气、腹式呼吸、膈肌起搏(体外膈神经电刺激)、吸气阻力器等呼吸锻炼,以加强胸、膈呼吸肌肌力和耐力,改善呼吸功能。

1.缩唇呼吸

缩唇呼吸的技巧是通过缩唇形成的微弱阻力来延长呼气时间,增加气道压力,延缓气道塌陷。患者闭嘴经鼻吸气,然后通过缩唇(吹口哨样)缓慢呼气,同时收缩腹部。吸气与呼气时间比为1∶2或1∶3。缩唇大小程度与呼气流量,以能使距口唇15～20 cm处,与口唇等高点水平的蜡烛火焰随气流倾斜又不至于熄灭为宜。

2.膈式或腹式呼吸

患者可取立位、平卧位或半卧位,两手分别放于前胸部和上腹部。用鼻缓慢吸气时,膈肌最大程度下降,腹肌松弛,腹部凸出,手感到腹部向上抬起。呼气时用口呼出,腹肌收缩,膈肌松弛,膈肌随腹腔内压增加而上抬,推动肺部气体排出,手感到腹部下降。

另外,可以在腹部放置小枕头、杂志或书锻炼腹式呼吸。如果吸气时,物体上升,证明是腹式呼吸。缩唇呼吸和腹式呼吸每天训练3～4次,每次重复8～10次。腹式呼吸需要增加能量消耗,因此指导患者只能在疾病恢复期如出院前进行训练。

(六)心理护理

COPD患者因长期患病,社会活动减少、经济收入降低等容易形成焦虑和压抑的心理状态,失去自信,躲避生活。也可由于经济原因,患者可能无法按医嘱常规使用某些药物,只能在病情加重时应用。医护人员应详细了解患者及其家庭对疾病的态度,关心体贴患者,了解患者心理、性格、生活方式等方面发生的变化,与患者和家属共同制订和实施康复计划,定期进行呼吸肌功能锻炼、合理用药等,减轻症状,增强患者战胜疾病的信心;对表现焦虑的患者,教会患者缓解焦虑的方法,如听轻音乐、下棋、做游戏等娱乐活动,以分散注意力,减轻焦虑。

(七)健康指导

1.疾病知识指导

使患者了解COPD的相关知识,识别和消除使疾病恶化的因素,戒烟是预防COPD的重要且简单易行的措施,应劝导患者戒烟;避免粉尘和刺激性气体的吸入;避免和呼吸道感染患者接触,在呼吸道传染病流行期间,尽量避免去人群密集的公共场所。指导患者要根据气候变化,及时增减衣物,避免受凉感冒。学会识别感染或病情加重的早期症状,尽早就医。

2.康复锻炼

使患者理解康复锻炼的意义,充分发挥患者进行康复的主观能动性,制订个体化的锻炼计划,选择空气新鲜、安静的环境,进行步行、慢跑、气功等体育锻炼。在潮湿、大风、严寒气候时,避免室外活动。教会患者和家属依据呼吸困难与活动之间的关系,判断呼吸困难的严重程度,以便合理的安排工作和生活。

3.家庭氧疗

对实施家庭氧疗的患者,护理人员应指导患者和家属做到以下几点。

(1)了解氧疗的目的、必要性及注意事项;注意安全,供氧装置周围严禁烟火,防止氧气燃烧爆炸;吸氧鼻导管需每天更换,以防堵塞,防止感染;氧疗装置定期更换、清洁、消毒。

(2)告诉患者和家属宜采取低流量(氧流量 1～2 L/min 或氧浓度 25％～29％)吸氧,且每天吸氧的时间不宜少于 10 小时,因夜间睡眠时,部分患者低氧血症更为明显,故夜间吸氧不宜间断;监测氧流量,防止随意调高氧流量。

4.心理指导

引导患者适应慢性病并以积极的心态对待疾病,培养生活乐趣,如听音乐、培养养花种草等爱好,以分散注意力,减少孤独感,缓解焦虑、紧张的精神状态。

五、护理评价

氧分压和二氧化碳分压维持在正常范围内;能坚持药物治疗;能演示缩唇呼吸和腹式呼吸技术;呼吸困难发作时能采取正确体位,使用节能法;清除过多痰液,保持呼吸道通畅;使用控制咳嗽方法;增加体液摄入;减少症状恶化;根据身高和年龄维持正常体重;减少急诊就诊和入院的次数。

（袁　菲）

第七章

消化内科护理

第一节 反流性食管炎

反流性食管炎(reflux esophagitis,RE)是指胃、十二指肠内容物反流入食管所引起的食管黏膜炎症、糜烂、溃疡和纤维化等病变,甚至引起咽喉、气道等食管以外的组织损害。其发病男性多于女性,男女比例为(2～3):1,发病率为1.92%。随着年龄的增长,食管下段括约肌收缩力的下降,胃、十二指肠内容物自发性反流,而使老年人反流性食管炎的发病率有所增加。

一、病因与发病机制

(一)抗反流屏障削弱

食管下括约肌是指食管末端3～4 cm长的环形肌束。正常人静息时压力为1.3～4.0 kPa(10～30 mmHg),为一高压带,防止胃内容物反流入食管。由于年龄的增长,机体老化导致食管下括约肌的收缩力下降引起食物反流。一过性食管下括约肌松弛也是反流性食管炎的主要发病机制。

(二)食管清除作用减弱

正常情况下,一旦发生食物的反流,大部分反流物通过1～2次食管自发和继发性的蠕动性收缩将食管内容物排入胃内,即容量清除,剩余的部分则由唾液缓慢地中和。老年人食管蠕动缓慢和唾液产生减少,影响了食管的清除作用。

(三)食管黏膜屏障作用下降

反流物进入食管后,可以凭借食管上皮表面黏液、不移动水层和表面HCO_3^-、复层鳞状上皮等构成上皮屏障,以及黏膜下丰富的血液供应构成的后上皮屏障,发挥其抗反流物对食管黏膜损伤的作用。随着机体老化,食管黏膜逐渐萎缩,黏膜屏障作用下降。

二、护理评估

(一)健康史

询问患者的饮食结构及习惯、有无长期服用药物史。

(二)身体评估

1.反流症状

反酸、反食、反胃(指胃内容物在无恶心和不用力的情况下涌入口腔)、嗳气等,多在餐后明显或加重,平卧或躯体前屈时易出现。

2.反流物引起的刺激症状

胸骨后或剑突下烧灼感、胸痛、吞咽困难等。常由胸骨下段向上伸延,常在餐后 1 小时出现,平卧、弯腰或腹压增高时可加重。反流物刺激食管痉挛导致胸痛,常发生在胸骨后或剑突下。严重时可为剧烈刺痛,可放射到后背、胸部、肩部、颈部、耳后,有的酷似心绞痛的特点。

3.其他症状

咽部不适,有异物感、棉团感或堵塞感,可能与酸反流引起食管上段括约肌压力升高有关。

4.并发症

(1)上消化道出血:因食管黏膜炎症、糜烂及溃疡可以导致上消化道出血。

(2)食管狭窄:食管炎反复发作致使纤维组织增生,最终导致瘢痕性狭窄。

(3)Barrett 食管:在食管黏膜的修复过程中,食管-贲门交界处 2 cm 以上的食管鳞状上皮被特殊的柱状上皮取代,称之为 Barrett 食管。Barrett 食管发生溃疡时,又称 Barrett 溃疡。Barrett食管是食管癌的主要癌前病变,其腺癌的发生率较正常人高 30~50 倍。

(三)辅助检查

1.内镜检查

内镜检查是反流性食管炎最准确、最可靠的诊断方法,能判断其严重程度和有无并发症,结合活检可与其他疾病相鉴别。

2.24 小时食管 pH 监测

应用便携式 pH 记录仪在生理状态下对患者进行 24 小时食管 pH 连续监测,可提供食管是否存在过度酸反流的客观依据。在进行该项检查前 3 天,应停用抑酸药与促胃肠动力的药物。

3.食管吞钡 X 线检查

对不愿意接受或不能耐受内镜检查者行该检查。严重患者可发现阳性 X 线征。

(四)心理、社会状况

反流性食管炎长期持续存在,病情反复、病程迁延,因此患者会出现食欲减退,体重下降,导致患者心情烦躁、焦虑;合并消化道出血时会使患者紧张、恐惧。应注意评估患者的情绪状态及对本病的认知程度。

三、常见护理诊断(问题)

(一)疼痛

疼痛与胃食管黏膜炎性病变有关。

(二)营养失调:低于机体需要量

营养失调与害怕进食、消化吸收不良等有关。

(三)有体液不足的危险

体液不足与合并消化道出血引起活动性体液丢失、呕吐及液体摄入量不足有关。

(四)焦虑

焦虑与病情反复、病程迁延有关。

(五)知识缺乏

缺乏对反流性食管炎病因和预防知识的了解。

四、诊断要点与治疗原则

(一)诊断要点

临床上有明显的反流症状。内镜下检查,根据食管过度酸反流即可作出诊断。

(二)治疗原则

以药物治疗为主,对药物治疗无效或发生并发症者可做手术治疗。

1.药物治疗

目前多主张采用递减法,即开始使用质子泵抑制剂加促胃肠动力药,迅速控制症状,待症状控制后再减量维持。

(1)促胃肠动力药:目前主要常用的药物是西沙必利。常用量为每次 5～15 mg,每天 3～4 次,疗程 8～12 周。

(2)抑酸药:①H_2 受体拮抗剂(H_2RA),西咪替丁 400 mg、雷尼替丁 150 mg、法莫替丁 20 mg,每天 2 次,疗程 8～12 周。②质子泵抑制剂(PPI),奥美拉唑 20 mg、兰索拉唑 30 mg、泮托拉唑 40 mg、雷贝拉唑 10 mg 和埃索美拉唑 20 mg,一天 1 次,疗程 4～8 周。③抗酸药,仅用于症状轻、间歇发作的患者作为临时缓解症状用。反流性食管炎有并发症或停药后很快复发者,需要长期维持治疗。H_2RA、西沙必利、PPI 均可用于维持治疗,其中以 PPI 效果最好。维持治疗的剂量因患者而异,以调整至患者无症状的最低剂量为合适剂量。

2.手术治疗

手术为不同术式的胃底折叠术。手术指征:①严格内科治疗无效;②虽经内科治疗有效,但患者不能忍受长期服药;③经反复扩张治疗后仍反复发作的食管狭窄;④确证由反流性食管炎引起的严重呼吸道疾病。

3.并发症的治疗

(1)食管狭窄:大部分狭窄可行内镜下食管扩张术治疗。扩张后予以长程 PPI 维持治疗可防止狭窄复发。少数严重瘢痕性狭窄需行手术切除。

(2)Barrett 食管:药物治疗是预防 Barrett 食管发生和发展的重要措施,必须使用 PPI 治疗及长期维持。

五、护理措施

(一)一般护理

为减少平卧时及夜间反流,可将床头抬高 15～20 cm。避免睡前 2 小时内进食,白天进餐后亦不宜立即卧床。应避免食用使食管下括约肌压力降低的食物和药物,如高脂肪食物、巧克力、咖啡、浓茶及硝酸甘油、钙通道阻滞剂等。应戒烟及禁酒。减少一切使腹压增高的因素,如肥胖、便秘、紧束腰带等。

(二)用药护理

遵医嘱给予药物治疗,注意观察药物的疗效及不良反应。

1.H₂受体拮抗剂

药物应在餐中或餐后即刻服用,若需同时服用抗酸药,则两药应间隔 1 小时以上。若静脉给药应注意控制速度,过快可引起低血压和心律失常。西咪替丁对雄性激素受体有亲和力,可导致男性乳腺发育、阳痿以及性功能紊乱,应做好解释工作。该药物主要通过肾排泄,用药期间应监测肾功能。

2.质子泵抑制剂

奥美拉唑可引起头晕,应嘱患者用药期间避免开车或做其他必须高度集中注意力的工作。兰索拉唑的不良反应包括荨麻疹、皮疹、瘙痒、头痛、口苦、肝功能异常等,轻度不良反应不影响继续用药,较严重时应及时停药。泮托拉唑的不良反应较少,偶可引起头痛和腹泻。

3.抗酸药

该药在饭后 1 小时和睡前服用。服用片剂时应嚼服,乳剂给药前应充分摇匀。

抗酸剂应避免与奶制品、酸性饮料及食物同时服用。

(三)饮食护理

(1)指导患者有规律地定时进餐,饮食不宜过饱,选择营养丰富、易消化的食物。避免摄入过咸、过甜、过辣的刺激性食物。

(2)制订饮食计划:与患者共同制订饮食计划,指导患者及家属改进烹饪技巧,增加食物的色、香、味,刺激患者食欲。

(3)观察并记录患者每天进餐次数、量、种类,以了解其摄入营养素的情况。

六、健康指导

(一)疾病知识的指导

向患者及家属介绍本病的有关病因,避免诱发因素。保持良好的心理状态,平时生活要有规律,合理安排工作和休息时间,注意劳逸结合,积极配合治疗。

(二)饮食指导

指导患者加强饮食卫生和饮食营养,养成有规律的饮食习惯;避免过冷、过热、辛辣等刺激性食物及浓茶、咖啡等饮料;嗜酒者应戒酒。

(三)用药指导

根据病因及病情进行指导,嘱患者长期维持治疗,介绍药物的不良反应,如有异常及时复诊。

(谷慧萍)

第二节 胃 炎

胃炎是指不同病因所致的胃黏膜炎症,通常包括上皮损伤、黏膜炎症反应和细胞再生 3 个过程,是最常见的消化道疾病之一。

一、急性胃炎

急性胃炎是由多种病因引起的急性胃黏膜炎症,内镜检查可见胃黏膜充血、水肿、出血、糜烂

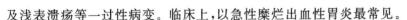

及浅表溃疡等一过性病变。临床上,以急性糜烂出血性胃炎最常见。

(一)病因与发病机制

1.药物

最常引起胃黏膜炎症的药物是非甾体抗炎药,如阿司匹林、吲哚美辛等,可破坏胃黏膜上皮层,引起黏膜糜烂。

2.急性应激

严重的重要脏器衰竭、严重创伤、大手术、大面积烧伤、休克甚至精神心理因素等引起的急性应激,导致胃黏膜屏障破坏和 H^+ 弥散进入黏膜,引起胃黏膜糜烂和出血。

3.其他

酒精具有亲脂性和溶脂能力,高浓度酒精可直接破坏胃黏膜屏障。某些急性细菌或病毒感染、胆汁和胰液反流、胃内异物及肿瘤放疗后的物理性损伤,可造成胃黏膜损伤,引起上皮细胞损害、黏膜出血和糜烂。

(二)临床表现

1.症状

轻者大多无明显症状;有症状者主要表现为非特异性消化不良的症状。上消化道出血是该病突出的临床表现。

2.体征

上腹部可有不同程度的压痛。

(三)辅助检查

1.实验室检查

大便潜血试验呈阳性。

2.内镜检查

纤维胃镜检查是诊断的主要依据。

(四)治疗要点

治疗原则是去除致病因素和积极治疗原发病。药物引起者立即停药。急性应激者在积极治疗原发病的同时,给予抑制胃酸分泌的药物。发生上消化道大出血时,按上消化道出血处理。

(五)护理措施

1.休息与活动

注意休息,减少活动。急性应激致病者应卧床休息。

2.饮食护理

定时、规律进食,少食多餐,避免辛辣刺激性食物。

3.用药指导

指导患者遵医嘱慎用或禁用对胃黏膜有刺激作用的药物,并指导患者正确服用抑酸剂、胃黏膜保护剂等药物。

二、慢性胃炎

慢性胃炎是由各种病因引起的胃黏膜慢性炎症,发病率在各种胃病中居首位。

(一)病因与发病机制

1.幽门螺杆菌感染

幽门螺杆菌感染被认为是慢性胃炎最主要的病因。

2.饮食和环境因素

饮食中高盐和缺乏新鲜蔬菜、水果与发生慢性胃炎相关。幽门螺杆菌可增加胃黏膜对环境因素损害的易感性。

3.物理及化学因素

物理及化学因素可削弱胃黏膜的屏障功能,使其易受胃酸-胃蛋白酶的损害。

4.自身免疫

由于壁细胞受损,机体产生壁细胞抗体和内因子抗体,使胃酸分泌减少乃至缺失,还可影响维生素 B_{12} 吸收,导致恶性贫血。

5.其他因素

慢性胃炎与年龄相关。

(二)临床表现

1.症状

70％～80％的患者可无任何症状,部分患者表现为非特异性的消化不良,症状常与进食或食物种类有关。

2.体征

体征多不明显,有时上腹部轻压痛。

(三)辅助检查

1.实验室检查

胃酸分泌正常或偏低。

2.幽门螺杆菌检测

幽门螺杆菌可通过侵入性和非侵入性方法检测。

3.胃镜及胃黏膜活组织检查

胃镜及胃黏膜活组织检查是诊断慢性胃炎最可靠的方法。

(四)治疗要点

治疗原则是消除病因、缓解症状、控制感染、防治癌前病变。

1.根除幽门螺杆菌感染

对幽门螺杆菌感染引起的慢性胃炎,尤其在活动期,目前多采用三联疗法,即一种胶体铋剂或一种质子泵抑制剂加上两种抗菌药物。

2.根据病因给予相应处理

若因非甾体抗炎药引起,应停药并给予抑酸剂或硫糖铝;若因胆汁反流,可用氢氧化铝凝胶来吸附,或予以硫糖铝及胃动力药物以中和胆盐,防止反流。

3.对症处理

有胃动力学改变者,可服用多潘立酮、西沙必利等;自身免疫性胃炎伴有恶性贫血者,遵医嘱肌内注射维生素 B_{12}。

(五)护理措施

1.一般护理

(1)休息与活动:急性发作或伴有消化道出血时应卧床休息,并可用转移注意力、做深呼吸等方法来减轻焦虑、缓解疼痛。病情缓解时,进行适当的运动和锻炼,注意避免过度劳累。

(2)饮食护理:以高热量、高蛋白、高维生素及易消化的饮食为原则,宜定时定量、少食多餐、细嚼慢咽,避免摄入过咸、过甜、过冷、过热及辛辣刺激性食物。

2.病情观察

观察患者消化不良症状,腹痛的部位及性质,呕吐物和粪便的颜色、量及性状等,用药前后患者的反应。

3.用药护理

注意观察药物的疗效及不良反应。

(1)慎用或禁用阿司匹林、吲哚美辛等对胃黏膜有刺激的药物。

(2)胶体铋剂:枸橼酸铋钾宜在餐前半小时用吸管吸入服用。部分患者服药后出现便秘和大便呈黑色,停药后可自行消失。

(3)抗菌药物:服用阿莫西林前应询问患者有无青霉素过敏史,应用过程中注意有无迟发性变态反应。甲硝唑可引起恶心、呕吐等胃肠道反应。

4.症状、体征的护理

腹部疼痛或不适者,避免精神紧张,采取转移注意力、做深呼吸等方法缓解疼痛;或用热水袋热敷胃部,以解除痉挛、减轻腹痛。

5.健康指导

(1)疾病知识指导:向患者及家属介绍本病的相关病因和预后,避免诱发因素。

(2)饮食指导:指导患者加强饮食卫生和营养,规律饮食。

(3)生活方式指导:指导患者保持良好的心态,生活要有规律,合理安排工作和休息时间,劳逸结合。

(4)用药指导:指导患者遵医嘱服药,如有异常及时就诊,定期门诊复查。

(孙开红)

第三节　消化性溃疡

一、概述

(一)概念和特点

消化性溃疡主要指发生在胃和十二指肠的慢性溃疡,即胃溃疡(gastric ulcer,GU)和十二指肠溃疡(duodenal ulcer,DU),因溃疡的形成与胃酸、胃蛋白酶的消化作用有关而得名。溃疡的黏膜缺损超过黏膜肌层,不同于糜烂。

消化性溃疡是全球常见疾病,其患病率在近年来呈下降趋势。本病可发生于任何年龄,但中年最为常见,DU多见于青壮年,而GU多见于中老年,后者发病高峰比前者约迟10年。男性患病比女性多见。临床上 DU 比 GU 多见,两者之比为(2～3)∶1,但有地区差异。

(二)相关病理、生理

目前,对消化性溃疡的病理、生理的认识主要是基于 Shay 和 Sun 等人提出的"平衡学说"。即正常情况下,胃黏膜的攻击因子与防御因子应保持生理上的平衡,若攻击因子过强或防御因子减弱,就会造成胃黏膜损伤而引起溃疡。攻击因子主要有胃酸、胃蛋白酶、幽门螺杆菌等。防御因子主要有碳酸氢盐、胃黏液屏障和前列腺素等细胞保护因子。因此,"平衡学说"实际上就是胃酸分泌系统与胃黏膜保护系统之间的平衡。

(三)消化性溃疡的病因

1.幽门螺杆菌感染和非甾体抗炎药

近年的研究已经明确,幽门螺杆菌(Hp)感染和服用非甾体抗炎药(NSAIDs)是最常见病因。溃疡发生是黏膜侵袭因素和防御因素失平衡的结果,胃酸在溃疡的形成中起关键作用。对胃、十二指肠黏膜有损伤的侵袭因素包括胃酸和胃蛋白酶的消化作用,Hp 的感染、NSAIDs,以及胆盐、胰酶、酒精等,其中 Hp 和 NSAIDs 是损害胃黏膜屏障,导致消化性溃疡的最常见病因。

2.下列因素与消化性溃疡发病有不同程度的关系

(1)吸烟:吸烟者消化性溃疡的发生率比不吸烟者高,吸烟影响溃疡愈合和促进溃疡复发。

(2)遗传:消化性溃疡的家族史可能是 Hp 感染"家庭聚集"现象,O 型血胃上皮细胞表面表达更多黏附受体而有利于 Hp 定植,故 O 型血者易患消化性溃疡。

(3)急性应激:情绪应激可能主要起诱因作用,可能通过神经内分泌途径影响胃十二指肠分泌、运动和黏膜血流的调节。

(4)胃十二指肠运动异常:胃肠运动障碍不大可能是原发病因,但可加重 Hp 或 NSAIDs 对黏膜的损害。

因此,消化性溃疡是一种多因素疾病,其中 Hp 感染和服用 NSAIDs 是已知的主要病因,溃疡发生是黏膜侵袭因素和防御因素失平衡的结果,胃酸在溃疡形成中起关键作用。

(四)临床表现

上腹痛是消化性溃疡的主要症状,但部分患者可无症状或症状较轻以至于不为患者所注意,而以出血、穿孔等并发症为首发症状。

典型的消化性溃疡有如下临床特点:①慢性过程,病史可达数年至数十年;②周期性发作,发作与自发缓解相交替,发作期可为数周或数月,缓解期亦长短不一,短者数周、长者数年;发作常有季节性,多在秋冬季或冬春之交发病,可因精神情绪不良或过劳而诱发;③发作时上腹痛呈节律性,表现为空腹痛即餐后 2～4 小时和(或)午夜痛,腹痛多为进食或服用抗酸药所缓解,典型节律表现在 GU 多见。

1.症状

上腹痛为主要症状,性质多为灼痛,亦可为钝痛、胀痛、剧痛或饥饿样不适感。多位于中上腹,可偏右或偏左。一般为轻至中度持续性痛。疼痛常有典型的节律性如上述。腹痛多在进食或服用抗酸药后缓解。

2.体征

溃疡活动时上腹部可有局限性轻压痛,缓解期无明显体征。

(五)辅助检查

1.实验室检查

血常规、尿和便常规(粪便潜血试验)、生化、肝肾功能检查(以了解其病因、诱因及潜在的护理问题)。

2.胃镜和胃黏膜活组织检查

胃镜和胃黏膜活组织检查是确诊消化性溃疡首选的检查方法。内镜下消化性溃疡多呈圆形或椭圆形,也有呈线形,边缘光整,底部覆有灰黄色或灰白色渗出物,周围黏膜可有充血、水肿,可见皱襞向溃疡集中。内镜下溃疡可分为活动期(A)、愈合期(H)和瘢痕期(S)3个病期。

3.X线钡餐检查

其适用于对胃镜检查有禁忌或不愿接受胃镜检查者。溃疡的X线征象有直接和间接两种:龛影是直接征象,对溃疡有确诊价值;局部压痛、十二指肠球部激惹和球部畸形、胃大弯侧痉挛性切迹均为间接征象,仅提示可能有溃疡。

4.Hp检测

该检测应列为消化性溃疡诊断的常规检查项目,因为有无Hp感染决定治疗方案的选择。监测方法分为侵入性和非侵入性两大类。前者需通过胃镜检查取胃黏膜活组织进行监测,主要包括快呋塞米素酶试验、组织学检查和Hp培养;后者主要有^{13}C或^{14}C尿素呼气试验、粪便Hp抗原检测及血清学检查。

(六)治疗原则

消化性溃疡的治疗目的:消除病因、缓解症状、愈合溃疡、防止复发和防治并发症。针对病因的治疗,例如根除Hp,有可能彻底治愈溃疡病,是近年来消化性溃疡治疗的一大进展。

1.药物治疗

治疗消化性溃疡的药物可分为抑制胃酸分泌的药物和保护胃黏膜的药物两大类,主要起缓解症状和促进溃疡愈合的作用,常与根除Hp治疗配合使用。

(1)抑制胃酸药物:溃疡的愈合与抑酸治疗的强度和时间成正比。抗酸药具有中和胃酸作用,可迅速缓解疼痛症状,但一般剂量难以促进溃疡愈合,故目前多作为加强止痛的辅助治疗。常用的抑制胃酸的药物有碱性抗酸剂:氢氧化铝、铝碳酸镁等及其复方制剂;H_2受体拮抗剂:西咪替丁800 mg,每晚1次或400 mg,2次/天;雷尼替丁300 mg,每晚1次或150 mg,2次/天;法莫替丁40 mg,每晚1次或20 mg,2次/天;尼扎替丁300 mg,每晚1次或150 mg,2次/天;质子泵抑制剂:奥美拉唑20 mg,1次/天;兰索拉唑30 mg,1次/天。

(2)保护胃黏膜药物:硫糖铝和胶体铋目前已少用作治疗消化性溃疡的一线药物。枸橼酸铋钾(胶体次枸橼酸铋)因兼有较强抑制幽门螺杆菌作用,可作为根除Hp联合治疗方案的组分,但要注意此药不能长期服用,因会过量蓄积而引起神经毒性。米索前列醇具有抑制胃酸分泌、增加胃十二指肠黏膜的黏液及碳酸氢盐分泌和增加黏膜血流等作用,主要用于NSAIDs溃疡的预防,腹泻是常见不良反应,因引起子宫收缩故孕妇忌服。

常用的有硫糖铝1 g,4次/天;前列腺素类药物:米索前列醇200 μg,4次/天;胶体铋:枸橼酸铋钾120 mg,4次/天。

根除幽门螺杆菌治疗:凡有Hp感染的消化性溃疡,无论初发或复发、活动或静止、有无合并症,均应予以根除Hp治疗。根除Hp治疗结束后,继续给予一个常规疗程的抗溃疡治疗是最理想的。这对有并发症或溃疡面积大的患者尤为必要。

2.其他治疗

外科手术,仅限于少数有并发症者,包括:①大量出血经内科治疗无效;②急性穿孔;③瘢痕性幽门梗阻;④胃溃疡癌变;⑤严格内科治疗无效的顽固性溃疡。

二、护理评估

(一)一般评估

1.患病及治疗经过

询问发病的有关诱因和病因,例如发病是否与天气变化,饮食不当或情绪激动有关;有无暴饮暴食、喜食酸辣等刺激性食物的习惯;是否嗜烟酒;有无经常服用 NSAIDs 药物史;家族中有无溃疡病者等。询问患者的病程经过,例如首次疼痛发作的时间,疼痛与进食的关系,是餐后还是空腹出现,有无规律,部位及性质如何,应用何种方法能缓解疼痛。曾做过何种检查和治疗,结果如何。

2.患者主诉与一般情况

患者有无恶心、呕吐、嗳气、反酸等其他消化道症状,有无呕血、黑便、频繁呕吐等症状。询问此次发病与既往有无变化,日常休息与活动如何等。

3.相关记录

腹痛、体重、体位、饮食、药物、出入量等记录结果。

(二)身体评估

1.头颈部

患者有无痛苦表情、消瘦、贫血貌等。

2.腹部

(1)上腹部有无固定压痛点,有无胃蠕动波,全腹有无压痛、反跳痛,有无腹肌紧张。

(2)有无空腹振水音,腹部有无肠鸣音变化(亢进、减弱或消失),结合病例综合考虑。

3.其他

患者有无因腹部疼痛而发生的体位改变等。

(三)心理、社会评估

患者及家属对疾病的认识程度,患者有无焦虑或恐惧等心理,患者在疾病治疗过程中的心理反应与需求,家庭及社会支持情况。

(四)辅助检查结果评估

(1)血常规:有无红细胞计数、血红蛋白减少。

(2)粪便潜血试验:是否为阳性。

(3)Hp 检测:是否为阳性。

(4)胃液分析:基础排酸量和最大排酸量是增高、减少还是正常。

(5)X 线钡餐造影:有无典型的溃疡龛影及其部位。

(6)胃镜及黏膜活检:溃疡的部位、大小及性质如何,有无活动性出血。

(五)常用药物治疗效果的评估

1.抗酸药评估要点

(1)用药剂量/天、时间、用药的方法(静脉注射、口服)的评估与记录。

(2)有无磷缺乏症表现:食欲缺乏、软弱无力等症状,甚至有骨质疏松的表现。

（3）有无严重便秘、代谢性碱中毒与钠潴留，甚至肾损害。服用镁剂应注意有无腹泻。

2.H_2受体拮抗剂评估要点

（1）用药剂量/天、时间、用药的方法（静脉注射、口服）的评估与记录，静脉给药应注意控制速度，速度过快可引起低血压和心律失常。

（2）注意监测肝、肾功能，注意有无头痛、头晕、疲倦、腹泻及皮疹等反应，因药物可随母乳排出，哺乳期应停止用药。

3.质子泵抑制剂的评估要点

（1）患者自觉症状：有无头晕、腹泻等症状。

（2）有无皮肤等反应：例如荨麻疹、皮疹、瘙痒、头痛、口苦和肝功能异常等。

三、主要护理诊断

（一）腹痛
腹痛与胃酸刺激溃疡面引起化学性炎症反应有关。

（二）营养失调
低于机体需要量与疼痛致摄入减少及消化吸收障碍有关。

（三）知识缺乏
缺乏有关消化性溃疡病因及预防知识。

（四）潜在并发症
上消化道大量出血、穿孔、幽门梗阻和癌变。

四、护理措施

（一）休息与活动
溃疡活动期且症状较重者，嘱其卧床休息几天至 1～2 周，可使疼痛等症状缓解。病情较轻者则应鼓励其适当活动，以分散注意力。

（二）指导缓解疼痛
注意观察及详细了解患者疼痛的规律和特点，并按其疼痛特点指导缓解疼痛的方法。如 DU 表现为空腹痛或午夜痛，指导患者在疼痛前或疼痛时进食碱性食物（如苏打饼干等），或服用制酸剂。也可采用局部热敷或针灸止痛。

（三）合理饮食
选择营养丰富，易消化的食物。症状重者以面食为主。避免食用机械性和化学性刺激强的食物。以少食多餐为主，每天进食 4～5 次，避免过饱，进食宜细嚼慢咽，以增加唾液分泌，稀释和中和胃酸。

（四）用药护理
应严格按医嘱用药，并注意观察常用药的毒副作用，发现问题及时处理。

（五）心理护理
多关心体贴患者，使患者保持良好的情绪，因为过分焦虑和恐惧往往更易诱发和加重消化性溃疡。

(六)健康教育

1.帮助患者认识和去除病因

讲解引起和加重溃疡病的相关因素,指导其保持乐观情绪,规律生活。

2.饮食指导

建立合理的饮食习惯和结构,戒除烟酒,避免摄入刺激性食物。饮食宜清淡、易消化、富有营养,少食多餐。

3.用药原则

指导患者按医嘱正确服药,学会观察药效及不良反应,不随便停药或减量,防止溃疡复发。指导患者慎用或勿用致溃疡的药物,如阿司匹林、咖啡因、泼尼松等。

4.适当活动计划

制订个体化的活动计划,选择合适的锻炼方式,提高机体抵抗力。

5.自我观察

教会患者出院后的某些重要指标的自我监测:如腹痛、呕吐、黑便等监测并正确记录。

6.及时就诊的指标

(1)上腹疼痛节律发生变化或疼痛加剧。

(2)出现呕血、黑便等。

(谷慧萍)

第四节　脂肪性肝病

一、非酒精性脂肪性肝病

非酒精性脂肪性肝病(non-alcoholic fatty liver disease,NAFLD)是指除外酒精和其他明确的损肝因素所致的肝细胞内脂肪过度沉积为主要特征的临床病理综合征,与胰岛素抵抗和遗传易感性密切相关的获得性代谢应激性肝损伤。包括单纯性脂肪肝(SFL)、非酒精性脂肪性肝炎(NASH)及其相关肝硬化。随着肥胖及其相关代谢综合征全球化的流行趋势,非酒精性脂肪性肝病现已成为欧美等发达国家和我国富裕地区慢性肝病的重要病因,普通成人 NAFLD 患病率10%～30%,其中10%～20%为 NASH,后者 10 年内肝硬化发生率高达 25%。

非酒精性脂肪性肝病除可直接导致失代偿期肝硬化、肝细胞癌和移植肝复发外,还可影响其他慢性肝病的进展,并参与 2 型糖尿病和动脉粥样硬化的发病。代谢综合征相关恶性肿瘤、动脉硬化性心脑血管疾病以及肝硬化是影响非酒精性脂肪性肝病患者生活质量和预期寿命的重要因素。

(一)临床表现

(1)脂肪肝的患者多无自觉症状,部分患者可有乏力、消化不良、肝区隐痛、肝大等非特异性症状及体征。

(2)患者可有体重超重和(或)内脏性肥胖、空腹血糖增高、血脂紊乱、高血压等代谢综合征相关症状。

(二)并发症

肝纤维化、肝硬化、肝癌。

(三)治疗

(1)基础治疗:能量摄入和饮食结构务必合理,坚持适当的有氧运动,纠正不良生活方式和行为。

(2)避免加重肝脏损害、体重急剧下降、滥用药物及其他可能诱发肝病恶化的因素。

(3)减肥:所有体重超重、内脏性肥胖以及短期内体重增长迅速的非酒精性脂肪性肝病患者,都需通过改变生活方式、控制体重、减小腰围。

(4)胰岛素增敏剂:合并 2 型糖尿病、糖耐量损害、空腹血糖增高以及内脏性肥胖者,可考虑应用二甲双胍和噻唑烷二酮类药物,以期改善胰岛素抵抗和控制血糖。

(5)降血脂药:血脂紊乱经基础治疗、减肥和应用降糖药物 3 个月以上,仍呈混合性高脂血症或高脂血症合并 2 个以上危险因素者,需考虑加用贝特类、他汀类或普罗布考等降血脂药物。

(6)针对肝病的药物:非酒精性脂肪性肝病伴肝功能异常、代谢综合征、经基础治疗 3~6 个月仍无效,以及肝活体组织检查证实为 NASH 和病程呈慢性进展性者,可采用针对肝病的药物辅助治疗,但不宜同时应用多种药物。

(四)健康教育与管理

(1)树立信心,相信通过长期合理用药、控制生活习惯,可以有效地治疗脂肪性肝病。

(2)了解脂肪性肝病的发病因素及危险因素。

(3)掌握脂肪性肝病的治疗要点。

(4)矫正不良饮食习惯,少食高脂饮食,戒烟酒。

(5)建立合理的运动计划,控制体重,监测体重的变化。

(6)定期随访,与医师一起制定合理的健康计划。

(五)预后

绝大多数非酒精性脂肪性肝病预后良好,肝组织学进展缓慢甚至呈静止状态,预后相对良好。部分患者即使已并发脂肪性肝炎和肝纤维化,如能得到及时诊治,肝组织学改变仍可逆转,罕见脂肪囊肿破裂并发脂肪栓塞而死亡。少数脂肪性肝炎患者进展至肝硬化,一旦发生肝硬化则其预后不佳。对于大多数脂肪肝患者,有时通过节制饮食、坚持中等量的有氧运动等非药物治疗措施就可达到控制体重、血糖、降低血脂和促进肝组织学逆转的目的。

(六)护理

见表 7-1。

表 7-1 非酒精性脂肪性肝病的护理

日期	项目	护理内容
入院当天	评估	一般评估:生命体征、体重、皮肤等
		专科评估:脂肪厚度、有无胃肠道反应、出血点等
	治疗	根据病情避免诱因,调整饮食,根据情况使用保肝药
	检查	按医嘱行相关检查,如血常规、肝功能、B 超、CT、肝穿刺等
	药物	按医嘱正确使用保肝药物,注意用药后的观察
	活动	嘱患者卧床休息为主,避免过度劳累

续表

日期	项目	护理内容
	饮食	低脂、高纤维、高维生素、少盐饮食
		禁止进食高脂肪、高胆固醇、高热量食物,如动物内脏、油炸食物
		戒烟酒,嘱多饮水
	护理	做好入院介绍,主管护士自我介绍
		制定相关的护理措施,如饮食护理、药物护理、皮肤护理、心理护理
		视病情做好各项监测记录
		密切观察病情,防止并发症的发生
		做好健康知识宣教
		根据病情留陪员,上床挡,确保安全
	健康知识宣教	向患者讲解疾病相关知识、安全知识、服药知识等,教会患者观察用药效果,指导各种检查的注意事项
第2天	评估	神志、生命体征及患者的心理状态,对疾病相关知识的了解等情况
	治疗	按医嘱执行治疗
	检查	继续完善检查
	药物	密切观察各种药物作用和不良反应
	活动	卧床休息,进行适当的有氧运动
	饮食	同前
	护理	进一步做好基础护理,如导管护理、饮食护理、药物护理、皮肤护理等
		视病情做好各项监测记录
		密切观察病情,防止并发症的发生
		做好健康宣教
	健康知识宣教	讲解药物的使用方法及注意事项,各项检查前后注意事项
第3～9天	活动	进行有氧运动,如太极、散步、慢跑等
	健康知识宣教	讲解有氧运动的作用、运动的时间及如何根据自身情况调整运动量,派发健康教育宣传单
	其他	同前
出院前1天	健康知识宣教	出院宣教
		服药指导
		疾病相关知识指导
		调节饮食,控制体重
		保持良好的生活习惯和心理状态
		定时专科门诊复诊
出院随访		出院1周内电话随访第1次,3个月内随访第2次,6个月内随访第3次,以后1年随访1次

二、酒精性脂肪性肝病

本病是由于长期大量饮酒导致的肝脏疾病。初期通常表现为脂肪肝,进而可发展成酒精性肝炎、肝纤维化和肝硬化。其主要临床特征是恶心、呕吐、黄疸,可有肝脏肿大和压痛,并可并发肝功能衰竭和上消化道出血等。严重酗酒时可诱发广泛肝细胞坏死,甚至肝功能衰竭。酒精性肝病是我国常见的肝脏疾病之一,严重危害人民健康。

(一)临床表现

临床症状为非特异性,可无症状,或有右上腹胀痛、食欲缺乏、乏力、体质减轻、黄疸等;随着病情加重,可有神经精神症状和蜘蛛痣、肝掌等表现。

(二)并发症

肝性脑病、肝衰竭、上消化道出血。

(三)治疗

治疗酒精性肝病的原则:戒酒和营养支持,减轻酒精性肝病的严重程度,改善已存在的继发性营养不良和对症治疗酒精性肝硬化及其并发症。

1.戒酒

戒酒是治疗酒精性肝病的最重要的措施,戒酒过程中应注意防治戒断综合征。

2.营养支持

酒精性肝病患者需良好的营养支持,应在戒酒的基础上提供高蛋白、低脂饮食,并注意补充B族维生素、维生素C、维生素K及叶酸。

3.药物治疗

糖皮质激素、保肝药等。

4.手术治疗

肝移植。

(四)健康教育与管理

(1)树立信心,坚持长期合理用药并严格控制生活习惯。

(2)了解酒精性肝病的发病因素及危险因素。

(3)掌握酒精性肝病的治疗要点。

(4)矫正不良饮食习惯,戒烟酒,合理饮食。

(5)遵医嘱服药,学会观察用药效果及注意事项。

(6)定期随访,与医师一起制订合理的健康计划。

(五)预后

一般预后良好,戒酒后可完全恢复。酒精性肝炎如能及时戒酒和治疗,大多可以恢复,主要死亡原因为肝衰竭。若不戒酒,酒精性脂肪肝可直接或经酒精性肝炎阶段发展为酒精性肝硬化。

(六)护理

见表7-2。

表7-2 酒精性脂肪性肝病的护理

日期	项目	护理内容
入院当天	评估	一般评估:神志、生命体征等
		专科评估:饮酒的量、有无胃肠道反应、出血点等
	治疗	根据医嘱使用保肝药
	检查	按医嘱行相关检查,如血常规、肝功能、B超、CT、肝穿刺等
	药物	按医嘱正确使用保肝药物,注意用药后的观察

续表

日期	项目	护理内容
	活动	嘱患者卧床休息为主,避免过度劳累
	饮食	低脂、高纤维、高维生素、少盐饮食
		禁食高脂肪、高胆固醇、高热量食物,如动物内脏、油炸食物
		戒烟酒,嘱多饮水
	护理	做好入院介绍,主管护士自我介绍
		制订相关的护理措施,如饮食护理、药物护理、皮肤护理、心理护理
		视病情做好各项监测记录
		密切观察病情,防止并发症的发生
		做好健康知识宣教
		根据病情留陪员,上床挡,确保安全
	健康知识宣教	向患者讲解疾病相关知识、安全知识、服药知识等,教会患者观察用药效果,指导各种检查的注意事项
第2天	评估	神志、生命体征及患者的心理状态,对疾病相关知识的了解等情况
	治疗	按医嘱执行治疗
	检查	继续完善检查
	药物	密切观察各种药物作用和不良反应
	活动	卧床休息,可进行散步等活动
	饮食	同前
	护理	做好基础护理,如皮肤护理、导管护理等
		按照医嘱正确给药,并观察药物疗效及不良反应
		视病情做好各项监测记录
		密切观察病情,防止并发症的发生
		做好健康知识宣教
	健康知识宣教	讲解药物的使用方法及注意事项、各项检查前后注意事项
第3~10天	活动	同前
	健康知识宣教	讲解有氧运动的作用、运动的时间及如何根据自身情况调整运动量,派发健康教育宣传单
	其他	同前
出院前1天	健康知识宣教	出院宣教
		服药指导
		疾病相关知识指导
		戒酒,调整饮食
		保持良好的生活习惯和心理状态
		定时专科门诊复诊
出院随访		出院1周内电话随访第1次,3个月内随访第2次,6个月内随访第3次,以后1年随访1次

（谷慧萍）

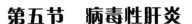

第五节　病毒性肝炎

一、甲型病毒性肝炎

甲型病毒性肝炎旧称流行性黄疸或传染性肝炎,早在 8 世纪就有记载,目前全世界有 40 亿人受到该病的威胁。近年其病原学和诊断技术等方面的研究进展较大,并已成功研制出甲型肝炎病毒减毒活疫苗和灭活疫苗,可有效控制甲型肝炎的流行。

(一)病因

甲型肝炎传染源是患者和亚临床感染者。潜伏期后期及黄疸出现前数天传染性最强,黄疸出现后2 周粪便仍可能排出病毒,但传染性已明显减弱。本病无慢性甲肝病毒(HAV)携带者。

(二)诊断要点

甲型病毒性肝炎主要依据流行病学资料、临床特点、常规实验室检查和特异性血清学诊断。流行病学资料应参考当地甲型肝炎流行疫情,病前有无肝炎患者密切接触史及个人、集体饮食卫生状况。急性黄疸型病例黄疸期诊断不难。在黄疸前期获得诊断称为早期诊断,此期表现似"感冒"或"急性胃肠炎",如尿色变为深黄色应疑及本病。急性无黄疸型及亚临床型病例不易早期发现,诊断主要依赖肝功能检查。根据特异性血清学检查可做出病因学诊断。凡慢性肝炎和重型肝炎,一般不考虑甲型肝炎的诊断。

1.分型

甲型肝炎潜伏期为 2～6 周,平均 4 周,临床分为急性黄疸型(AIH)、急性无黄疸型和亚临床型。

(1)急性黄疸型:①黄疸前期,急性起病,多有畏寒发热,体温 38 ℃左右,全身乏力,食欲缺乏,厌油、恶心、呕吐,上腹部饱胀不适或腹泻。少数病例以上呼吸道感染症状为主要表现,偶见荨麻疹,继之尿色加深。本期一般持续 5～7 天。②黄疸期,热退后出现黄疸,可见皮肤巩膜不同程度黄染。肝区隐痛,肝大,触之有充实感,伴有叩痛和压痛,尿色进一步加深。黄疸出现后全身及消化道症状减轻,否则可能发生重症化,但重症化者罕见。本期持续 2～6 周。③恢复期,黄疸逐渐消退,症状逐渐消失,肝脏逐渐回缩至正常,肝功能逐渐恢复。本期持续 2～4 周。

(2)急性无黄疸型:起病较缓慢,除无黄疸外,其他临床表现与黄疸型相似,症状一般较轻。多在 3 个月内恢复。

(3)亚临床型:部分患者无明显临床症状,但肝功能有轻度异常。

(4)急性淤胆型:本型实为黄疸型肝炎的一种特殊形式,特点是肝内胆汁淤积性黄疸持续较久,消化道症状轻,肝实质损害不明显。而黄疸很深,多有皮肤瘙痒及粪色变浅,预后良好。

2.实验室检查

(1)常规检查:外周血白细胞总数正常或偏低,淋巴细胞相对增多,偶见异型淋巴细胞,一般不超过 10%,这可能是淋巴细胞受病毒抗原刺激后发生的母细胞转化现象。黄疸前期末尿胆原及尿胆红素开始呈阳性反应,是早期诊断的重要依据。血清丙氨酸氨基转移酶(ALT)于黄疸前期早期开始升高,血清胆红素在黄疸前期末开始升高。血清 ALT 高峰在血清胆红素高峰之前,一般在黄疸消退后一至数周恢复正常。急性黄疸型血浆球蛋白常见轻度升高,但随病情恢复而逐渐恢复。急性无黄疸型和亚临床型病例肝功能改变以单项 ALT 轻中度升高为特点。急性淤胆型病例血清胆红素显著升高而 ALT 仅轻度升高,两者形成明显反差,同时伴有血清碱性磷酸酶(ALP)及谷氨酰转移酶(GGT)明显升高。

(2)特异性血清学检查:特异性血清学检查是确诊甲型肝炎的主要指标。血清 IgM 型甲型肝炎病毒抗体(抗-HAV-IgM)于发病数天即可检出,黄疸期达到高峰,一般持续 2~4 个月,以后逐渐下降乃至消失。目前临床上主要用酶联免疫吸附法(ELISA)检查血清抗-HAV-IgM,以作为早期诊断甲型肝炎的特异性指标。血清抗-HAV-IgM 出现于病程恢复期,较持久,甚至终生阳性,是获得免疫力的标志,一般用于流行病学调查。新近报道应用线性多抗原肽包被进行 ELISA 检测 HAV 感染,其敏感性和特异性分别高于 90% 和 95%。

(三)鉴别要点

本病需与药物性肝炎、传染性单核细胞增多症、钩端螺旋体病、急性结石性胆管炎、原发性胆汁性肝硬化、妊娠期肝内胆汁淤积症、胆总管梗阻、妊娠急性脂肪肝等鉴别。其他如血吸虫病、肝吸虫病、肝结核、脂肪肝、肝淤血及原发性肝癌等均可有肝大或 ALT 升高,鉴别诊断时应加以考虑。与乙型、丙型、丁型及戊型病毒型肝炎急性期鉴别除参考流行病学特点及输血史等资料外,主要依据血清抗-HAV-IgM 的检测。

(四)规范化治疗

急性期应强调卧床休息,给予清淡而营养丰富的饮食,外加充足的 B 族维生素及维生素 C。进食过少及呕吐者,应每天静脉滴注 10% 的葡萄糖液 1 000~1 500 mL,酌情加入能量合剂及 10% 氯化钾。热重者可服用茵陈蒿汤、栀子柏皮汤加减;湿重者可服用茵陈胃苓汤加减;湿热并重者宜用茵陈蒿汤和胃苓汤合方加减;肝气郁结者可用逍遥散;脾虚湿困者可用平胃散。

二、乙型病毒性肝炎

慢性乙型病毒性肝炎是由乙型肝炎病毒感染致肝脏发生炎症及肝细胞坏死,持续 6 个月以上而病毒仍未被清除的疾病。我国是慢性乙型病毒性肝炎的高发区,人群中约有 9.09% 为乙型肝炎病毒携带者。该疾病呈慢性进行性发展,间有反复急性发作,可演变为肝硬化、肝癌或肝功能衰竭等,严重危害人民健康,故对该疾病的早发现、早诊断、早治疗很重要。

(一)病因

1.传染源

传染源主要是有 HBV DNA 复制的急、慢性患者和无症状慢性 HBV 携带者。

2.传播途径

本病主要通过血清及日常密切接触而传播。血液传播途径除输血及血制品外,可通过注射、刺伤,共用牙刷、剃刀及外科器械等方式传播,经微量血液也可传播。由于患者唾液、精液、初乳、汗液、血性分泌物均可检出 HBsAg,故密切的生活接触可能是重要传播途径。所谓"密切生活接触"可能是由于微小创伤所致的一种特殊经血传播形式,而非消化道或呼吸道传播。另一种重要的传播方式是母婴传播(垂直传播)。生于 HBsAg/HBeAg 阳性母亲的婴儿,HBV 感染率高达 95%,大部分在分娩过程中感染,低于 20% 可能为宫内感染。因此,医源性或非医源性经血液传播,是本病的传播途径。

3.易感人群

感染后患者对同一 HBsAg 亚型 HBV 可获得持久免疫力。但对其他亚型免疫力不完全,偶可再感染其他亚型,故极少数患者血清抗 HBs(某一亚型感染后)和 HBsAg(另一亚型再感染)可同时阳性。

(二)诊断要点

急性肝炎病程超过半年,或原有乙型病毒性肝炎或 HBsAg 携带史,本次又因同一病原再次出现肝炎症状、体征及肝功能异常者可以诊断为慢性乙型病毒性肝炎。发病日期不明或虽无肝炎病史,但肝组织病理学检查符合慢性乙型病毒性肝炎,或根据症状、体征、化验及 B 超检查综合分析,亦可做出相应诊断。

1.分型

据 HBeAg 可分为 2 型。

(1)HBeAg 阳性慢性乙型病毒性肝炎:血清 HBsAg、HBVDNA 和 HBeAg 阳性,抗-HBe 阴性,血清 ALT 持续或反复升高,或肝组织学检查有肝炎病变。

(2)HBeAg 阴性慢性乙型病毒性肝炎:血清 HBsAg 和 HBVDNA 阳性,HBeAg 持续阴性,抗-HBe阳性或阴性,血清 ALT 持续或反复异常,或肝组织学检查有肝炎病变。

2.分度

根据生化学试验及其他临床和辅助检查结果,可进一步分 3 度。

(1)轻度:临床症状、体征轻微或缺如,肝功能指标仅 1 项或 2 项轻度异常。

(2)中度:症状、体征、实验室检查居于轻度和重度之间。

(3)重度:有明显或持续的肝炎症状,如乏力、纳差、尿黄、便溏等,伴有肝病面容、肝掌、蜘蛛痣、脾大,并排除其他原因,且无门静脉高压症者。实验室检查血清 ALT 和(或)谷草转氨酶反复或持续升高,清蛋白降低或 A/G 比值异常,球蛋白明显升高。除前述条件外,凡清蛋白不超过32 g/L,胆红素大于 5 倍正常值上限,凝血酶原活动度为 40%～60%,胆碱酯酶低于 2 500 U/L,4 项检测中有 1 项达上述程度者即可诊断为重度慢性肝炎。

3.B 超检查结果可供慢性乙型病毒性肝炎诊断参考

(1)轻度:B 超检查肝、脾无明显异常改变。

(2)中度:B 超检查可见肝内回声增粗,肝脏和(或)脾脏轻度肿大,肝内管道(主要指肝静脉)走行多清晰,门静脉和脾静脉内径无增宽。

(3)重度:B 超检查可见肝内回声明显增粗,分布不均匀;肝表面欠光滑,边缘变钝;肝内管道走行欠清晰或轻度狭窄、扭曲;门静脉和脾静脉内径增宽;脾大;胆囊有时可见"双边征"。

4.组织病理学诊断

病因(根据血清或肝组织的肝炎病毒学检测结果确定病因)、病变程度及分级分期结果。

(三)鉴别要点

本病应与慢性丙型病毒性肝炎、嗜肝病毒感染所致肝损害、酒精性及非酒精性肝炎、药物性肝炎、自身免疫性肝炎、肝硬化、肝癌等鉴别。

(四)规范化治疗

1.治疗的总体目标

最大限度地长期抑制或消除乙肝病毒,减轻肝细胞炎症坏死及肝纤维化,延缓和阻止疾病进展,减少和防止肝脏失代偿、肝硬化、肝癌及其并发症的发生,从而改善生活质量和延长存活时间。主要包括抗病毒、免疫调节、抗炎保肝、抗纤维化和对症治疗,其中抗病毒治疗是关键,只要有适应证,且条件允许。就应进行规范的抗病毒治疗。

2.抗病毒治疗的一般适应证

抗病毒治疗的一般适应证如下。①HBV DNA≥2×10^4 U/mL(HBeAg 阴性者为不低于 2×10^3 U/mL)。②ALT≥$2\times$ULN;如用干扰素治疗,ALT 应不高于 $10\times$ULN,血总胆红素水平应低于 $2\times$ULN。③如 ALT<$2\times$ULN,但肝组织学显示 Knodell HAI≥4,或≥G_2。

具有①并有②或③的患者应进行抗病毒治疗;对达不到上述治疗标准者,应监测病情变化,如持续 HBV DNA 阳性,且 ALT 异常,也应考虑抗病毒治疗。ULN 为正常参考值上限。

3.HBeAg 阳性慢性乙型肝炎患者

对于 HBV DNA 定量不低于 2×10^4 U/mL,ALT 水平不低于 $2\times$ULN 者,或 ALT<$2\times$ULN,但肝组织学显示 Knodell HAI≥4,或≥G_2 炎症坏死者,应进行抗病毒治疗。可根据具体情况和患者的意愿,选用 IFN-α,ALT 水平应低于 $10\times$ULN,或核苷(酸)类似物治疗。对 HBV DNA 阳性但低于 2×10^4 U/mL 者,经监测病情 3 个月,HBV DNA 仍未转阴,且 ALT 异常,则应抗病毒治疗。

(1)普通 IFN-α:5 MU(可根据患者的耐受情况适当调整剂量),每周 3 次或隔天 1 次,皮下或肌内注射,一般疗程为 6 个月。如有应答,为提高疗效亦可延长疗程至 1 年或更长。应注意剂量及疗程的个体化。如治疗 6 个月无应答者,可改用其他抗病毒药物。

(2)聚乙二醇干扰素 α-2a:180 μg,每周 1 次,皮下注射,疗程 1 年。剂量应根据患者耐受性等因素决定。

(3)拉米夫定:100 mg,每天 1 次,口服。治疗 1 年时,如 HBV DNA 检测不到(PCR 法)或低于检测下限、ALT 复常、HBeAg 转阴但未出现抗-HBe 者,建议继续用药直至 HBeAg 血清学转归,经监测 2 次(每次至少间隔 6 个月)仍保持不变可以停药,但停药后需密切监测肝脏生化学和病毒学指标。

(4)阿德福韦酯:10 mg,每天 1 次,口服。疗程可参照拉米夫定。

(5)恩替卡韦:0.5 mg(对拉米夫定耐药患者 1 mg),每天 1 次,口服。疗程可参照拉米夫定。

4.HBeAg 阴性慢性乙型肝炎患者

HBV DNA 定量不低于 2×10^3 U/mL,ALT 水平不低于 $2\times$ULN 者,或 ALT<2 ULN,但肝组织学检查显示 Knodell HAI≥4,或 G_2 炎症坏死者,应进行抗病毒治疗。由于难以确定治疗终点,因此,应治疗至检测不出 HBVDNA(PCR 法),ALT 复常。此类患者复发率高,疗程宜长,至少为 1 年。

因需要较长期治疗,最好选用 IFN-α(ALT 水平应低于 $10\times$ULN)或阿德福韦酯或恩替卡韦等耐药发生率低的核苷(酸)类似物治疗。对达不到上述推荐治疗标准者,则应监测病情变化,如持续 HBV DNA 阳性,且 ALT 异常,也应考虑抗病毒治疗。

(1)普通 IFN-α:5 MU,每周 3 次或隔天 1 次,皮下或肌内注射,疗程至少 1 年。

(2)聚乙二醇干扰素 α-2a:180 μg,每周 1 次,皮下注射,疗程至少 1 年。

(3)阿德福韦酯:10 mg,每天 1 次,口服,疗程至少 1 年。当监测 3 次(每次至少间隔 6 个月)HBV DNA 检测不到(PCR 法)或低于检测下限和 ALT 正常时可以停药。

(4)拉米夫定:100 mg,每天 1 次,口服,疗程至少 1 年。治疗终点同阿德福韦酯。

(5)恩替卡韦:0.5 mg(对拉米夫定耐药患者 1 mg),每天 1 次,口服。疗程可参照阿德福韦酯。

5.应用化疗和免疫抑制剂治疗的患者

对于因其他疾病而接受化疗、免疫抑制剂（特别是肾上腺糖皮质激素）治疗的 HBsAg 阳性者,即使 HBV DNA 阴性和 ALT 正常,也应在治疗前 1 周开始服用拉米夫定,每天 100 mg,化疗和免疫抑制剂治疗停止后,应根据患者病情决定拉米夫定停药时间。对拉米夫定耐药者,可改用其他已批准的能治疗耐药变异的核苷(酸)类似物。核苷(酸)类似物停用后可出现复发,甚至病情恶化,应十分注意。

6.其他特殊情况的处理

(1)经过规范的普通 IFN-α 治疗无应答患者,再次应用普通 IFN-α 治疗的疗效很低。可试用聚乙二醇干扰素 α-2a 或核苷(酸)类似物治疗。

(2)强化治疗指在治疗初始阶段每天应用普通 IFN-α,连续 2～3 周后改为隔天 1 次或每周 3 次的治疗。目前对此疗法意见不一,因此不予推荐。

(3)应用核苷(酸)类似物发生耐药突变后的治疗,拉米夫定治疗期间可发生耐药突变,出现"反弹",建议加用其他已批准的能治疗耐药变异的核苷(酸)类似物,并重叠 1～3 个月或根据 HBV DNA 检测阴性后撤换拉米夫定,也可使用 IFN-α(建议重叠用药 1～3 个月)。

(4)停用核苷(酸)类似物后复发者的治疗,如停药前无拉米夫定耐药,可再用拉米夫定治疗,或其他核苷(酸)类似物治疗。如无禁忌证,亦可用 IFN-α 治疗。

7.儿童患者间隔

12 岁以上慢性乙型病毒性肝炎患儿,其普通 IFN-α 治疗的适应证、疗效及安全性与成人相似,剂量为 3～6 μU/m²,最大剂量不超过 10 μU/m²。在知情同意的基础上,也可按成人的剂量和疗程用拉米夫定治疗。

三、丙型病毒性肝炎

慢性丙型病毒性肝炎是一种主要经血液传播的疾病,是由丙型肝炎病毒(HCV)感染导致的慢性传染病。慢性 HCV 感染可导致肝脏慢性炎症坏死,部分患者可发展为肝硬化甚至肝细胞癌(HCC),严重危害人民健康,已成为严重的社会和公共卫生问题。

(一)病因

1.传染源

传染源主要为急、慢性患者和慢性 HCV 携带者。

2.传播途径

传播途径与乙型肝炎相同,主要有以下 3 种。

(1)通过输血或血制品传播:由于 HCV 感染者病毒血症水平低,所以输血和血制品(输 HCV 数量较多)是最主要的传播途径。经初步调查,输血后非甲非乙型肝炎患者血清丙型肝炎抗体(抗-HCV)阳性率高达 80％以上,已成为大多数(80％～90％)输血后肝炎的原因。但供血员血清抗-HCV 阳性率较低,欧美各国为 0.35％～1.40％,故目前公认,反复输入多个供血员血液或血制品者更易发生丙型肝炎,输血 3 次以上者感染 HCV 的危险性增高 2～6 倍。国内曾因单采血浆回输血细胞时污染,造成丙型肝炎暴发流行,经 2 年以上随访,血清抗-HCV 阳性率达到 100％。1989 年国外综合资料表明,抗-HCV 阳性率在输血后非甲非乙型肝炎患者为 85％,血源性凝血因子治疗的血友病患者为 60％～70％,静脉药瘾患者为 50％～70％。

（2）通过非输血途径传播：丙型肝炎亦多见于非输血人群，主要通过反复注射、针刺、含 HCV 血液反复污染皮肤黏膜隐性伤口及性接触等其他密切接触方式而传播。这是世界各国广泛存在的散发性丙型肝炎的传播途径。

（3）母婴传播：要准确评估 HCV 垂直传播很困难，因为在新生儿中所检测到的抗-HCV 实际可能来源于母体（被动传递）。检测 HCV RNA 提示，HGV 有可能由母体传播给新生儿。

3.易感人群

对 HCV 无免疫力者普遍易感。在西方国家，除反复输血者外，静脉药瘾者、同性恋等混乱性接触者及血液透析患者丙型肝炎发病率较高。本病可发生于任何年龄，一般儿童和青少年 HCV 感染率较低，中青年次之。男性 HCV 感染率大于女性。HCV 多见于 16 岁以上人群。HCV 感染恢复后血清抗体水平低，免疫保护能力弱，有再次感染 HCV 的可能性。

（二）诊断要点

1.诊断依据

HCV 感染超过 6 个月，或发病日期不明、无肝炎史，但肝脏组织病理学检查符合慢性肝炎，或根据症状、体征、实验室及影像学检查结果综合分析，作出诊断。

2.病变程度判定

慢性肝炎按炎症活动度（G）可分为轻、中、重 3 度，并应标明分期（S）。

（1）轻度慢性肝炎（包括原慢性迁延性肝炎及轻型慢性活动性肝炎）：$G_{1\sim2}$，$S_{0\sim2}$。①肝细胞变性，点、灶状坏死或凋亡小体。②汇管区有（无）炎症细胞浸润、扩大，有或无局限性碎屑坏死（界面肝炎）。③小叶结构完整。

（2）中度慢性肝炎（相当于原中型慢性活动性肝炎）：G_3，$S_{1\sim3}$。①汇管区炎症明显，伴中度碎屑坏死。②小叶内炎症严重，融合坏死或伴少数桥接坏死。③纤维间隔形成，小叶结构大部分保存。

（3）重度慢性肝炎（相当于原重型慢性活动性肝炎）：G_4，$S_{2\sim4}$。①汇管区炎症严重或伴重度碎屑坏死。②桥接坏死累及多数小叶。③大量纤维间隔，小叶结构紊乱，或形成早期肝硬化。

3.组织病理学诊断

组织病理学诊断包括病因（根据血清或肝组织的肝炎病毒学检测结果确定病因）、病变程度及分级分期结果，如病毒性肝炎，丙型，慢性，中度，G_3/S_4。

（三）鉴别要点

本病应与慢性乙型病毒性肝炎、药物性肝炎、酒精性肝炎、非酒精性肝炎、自身免疫性肝炎、病毒感染所致肝损害、肝硬化、肝癌等鉴别。

（四）规范化治疗

1.抗病毒治疗的目的

清除或持续抑制体内的 HCV，以改善或减轻肝损害，阻止进展为肝硬化、肝衰竭或 HCC，并提高患者的生活质量。治疗前应进行 HCV RNA 基因分型（1 型和非 1 型）和血中 HCV RNA 定量，以决定抗病毒治疗的疗程和利巴韦林的剂量。

2.HCV RNA 基因为 1 型和（或）HCV RNA 定量不低于 4×10^5 U/mL 者

HCV RNA 基因为 1 型和（或）HCV RNA 定量不低于 4×10^5 U/mL 者可选用下列方案之一。

（1）聚乙二醇干扰素 α 联合利巴韦林治疗方案：聚乙二醇干扰素 α-2a 180 μg，每周 1 次，皮下注射,联合口服利巴韦林 1 000 mg/d,至 12 周时检测 HCV RNA。①如 HCV RNA 下降幅度少于 2 个对数级,则考虑停药。②如 HCV RNA 定性检测为阴转,或低于定量法的最低检测限。继续治疗至 48 周。③如 HCV RNA 未转阴,但下降超过 2 个对数级,则继续治疗到 24 周。如 24 周时 HCV RNA 转阴,可继续治疗到 48 周;如果 24 周时仍未转阴,则停药观察。

(2)普通 IFN-α 联合利巴韦林治疗方案:IFN-α 3～5 MU,隔天 1 次,肌内或皮下注射,联合口服利巴韦林 1 000 mg/d,建议治疗 48 周。

(3)不能耐受利巴韦林不良反应者的治疗方案:可单用普通 IFN-α 复合 IFN 或 PEG-IFN,方法同上。

3.HCV RNA 基因为非 1 型和(或)HCV RNA 定量小于 4×10^5 U/mL 者

HCV RNA 基因为非 1 型和(或)HCV RNA 定量小于 4×10^5 U/mL 者可采用以下治疗方案之一。

(1)聚乙二醇干扰素 α 联合利巴韦林治疗方案:聚乙二醇干扰素 α-2a 180 μg,每周 1 次,皮下注射,联合应用利巴韦林 800 mg/d,治疗 24 周。

(2)普通 IFN-α 联合利巴韦林治疗方案:IFN-α3 mU,每周 3 次,肌内或皮下注射,联合应用利巴韦林 800～1 000 mg/d,治疗 24～48 周。

(3)不能耐受利巴韦林不良反应者的治疗方案:可单用普通 IFN-α 或聚乙二醇干扰素 α。

四、丁型病毒性肝炎

丁型病毒型肝炎是由于丁型肝炎病毒(HDV)与 HBV 共同感染引起的以肝细胞损害为主的传染病,呈世界性分布,易使肝炎慢性化和重型化。

(一)病因

HDV 感染呈全球性分布,意大利是 HDV 感染的发现地,地中海沿岸、中东地区、非洲和南美洲亚马孙河流域是 HDV 感染的高流行区。HDV 感染在地方性高发区的持久流行,是由 HDV 在 HBsAg 携带者之间不断传播所致。除南欧为地方性高流行区之外,其他发达国家 HDV 感染率一般只占 HBsAg 携带者的 5% 以下。发展中国家 HBsAg 携带者较高,有引起 HDV 感染传播的基础。我国各地 HBsAg 阳性者中 HDV 感染率为 0～32%,北方较低,南方较高。活动性乙型慢性肝炎和重型肝炎患者 HDV 感染率明显高于无症状慢性 HBsAg 携带者。

1.传染源

传染源主要是急、慢性丁型肝炎患者和 HDV 携带者。

2.传播途径

输血或血制品是传播 HDV 的最重要途径之一。其他包括经注射和针刺传播,日常生活密切接触传播,以及围生期传播等。我国 HDV 传播方式以生活密切接触为主。

3.易感人群

HDV 感染分两种类型:①HDV/HBV 同时感染,感染对象是正常人群或未接受 HBV 感染的人群。②HDV/HBV 重叠感染,感染对象是已受 HBV 感染的人群,包括无症状慢性 HBsAg 携带者和乙型肝炎患者。他们体内含有 HBV 及 HBsAg,一旦感染 HDV,极有利于 HDV 的复制,所以这一类人群对 HDV 的易感性更强。

(二)诊断要点

我国是 HBV 感染高发区,应随时警惕 HDV 感染。HDV 与 HBV 同时感染所致急性丁型肝炎,仅凭临床资料不能确定病因。凡无症状慢性 HBsAg 携带者突然出现急性肝炎样症状、重型肝炎样表现或迅速向慢性肝炎发展者,以及慢性乙型肝炎病情突然恶化而陷入肝衰竭者,均应想到 HDV 重叠感染,及时进行特异性检查,以明确病因。

1.临床表现

HDV 感染一般只与 HBV 感染同时发生或继发于 HBV 感染者中,故其临床表现部分取决于HBV 感染状态。

(1)HDV 与 HBV 同时感染(急性丁型肝炎):潜伏期为 6～12 周,其临床表现与急性自限性乙型肝炎类似,多数为急性黄疸型肝炎。在病程中可先后发生两次肝功能损害,即血清胆红素和转氨酶出现两个高峰。整个病程较短,HDV 感染常随 HBV 感染终止而终止,预后良好,很少向重型肝炎、慢性肝炎或无症状慢性 HDV 携带者发展。

(2)HDV 与 HBV 重叠感染:潜伏期为 3～4 周。其临床表现轻重悬殊,复杂多样。①急性肝炎样丁型肝炎:在无症状慢性 HBsAg 携带者基础上重叠感染 HDV 后,最常见的临床表现形式是急性肝炎样发作,有时病情较重,血清转氨酶持续升高达数月之久,或血清胆红素及转氨酶升高呈双峰曲线。在 HDV 感染期间,血清 HBsAg 水平常下降,甚至转阴,有时可使 HBsAg 携带状态结束。②慢性丁型肝炎:无症状慢性 HBsAg 携带者重叠感染 HDV 后,更容易发展成慢性肝炎。慢性化后发展为肝硬化的进程较快。早期认为丁型肝炎不易转化为肝癌,近年来在病理诊断为原发性肝癌的患者中,HDV 标志阳性者可达 11％～22％,故丁型肝炎与原发性肝癌的关系不容忽视。

(3)重型丁型肝炎:在无症状慢性 HBsAg 携带者基础上重叠感染 HDV 时,颇易发展成急性或亚急性重型肝炎。在"暴发性肝炎"中,HDV 感染标志阳性率高达 21％～60％,认为 HDV 感染是促成大块肝坏死的一个重要因素。按国内诊断标准,这些"暴发性肝炎"应包括急性和亚急性重型肝炎。HDV 重叠感染易使原有慢性乙型肝炎病情加重。如有些慢性乙型肝炎患者,病情本来相对稳定或进展缓慢,血清 HDV 标志转阳,临床状况可突然恶化,继而发生肝衰竭,甚至死亡,颇似慢性重型肝炎,这种情况国内相当多见。

2.实验室检查

近年丁型肝炎的特异诊断方法日臻完善,从受检者血清中检测到 HDAg 或 HDV RNA,或从血清中检测抗-HDV,均为确诊依据。

(三)鉴别要点

应注意与慢性重型乙型病毒型肝炎相鉴别。

(四)规范化治疗

丁型病毒性肝炎以护肝对症治疗为主。近年研究表明,IFN-α 可能抑制 HDV RNA 复制,经治疗后,可使部分病例血清 DHV RNA 转阴,所用剂量宜大,疗程宜长。目前 IFN-α 是唯一可供选择的治疗慢性丁型肝炎的药物,但其疗效有限。IFN-α 900 万单位。每周 3 次,或者每天 500 万单位,疗程 1 年,能使 40％～70％的患者血清中 HDV RNA 消失,但是抑制 HDV 复制的作用很短暂,停止治疗后 60％～97％的患者复发。

五、戊型病毒性肝炎

戊型病毒型肝炎原称肠道传播的非甲非乙型肝炎或流行性非甲非乙型肝炎,其流行病学特点及临床表现颇像甲型肝炎,但两者的病因完全不同。

（一）病因

戊型肝炎流行最早发现于印度，开始疑为甲型肝炎，但回顾性血清学分析，证明既非甲型肝炎，也非乙型肝炎。本病流行地域广泛，在发展中国家以流行为主，发达国家以散发为主。其流行特点与甲型肝炎相似，传染源是戊型肝炎患者和阴性感染患者，经粪-口传播。潜伏期末和急性期初传染性最强。流行规律大体分两种：一种为长期流行，常持续数月，可长达 20 个月，多由水源不断污染所致；另一种为短期流行，约 1 周即止，多为水源一次性污染引起。与甲型肝炎相比，本病发病年龄偏大，16～35 岁者占 75％，平均 27 岁。孕妇易感性较高。

（二）诊断要点

流行病学资料、临床特点和常规实验室检查仅作临床诊断参考，特异血清病原学检查是确诊依据，同时排除 HAV、HBV、HCV 感染。

1.临床表现

本病潜伏期 15～75 天，平均约 6 周。绝大多数为急性病例，包括急性黄疸型和急性无黄疸型肝炎，两者比例约为 1∶13。临床表现与甲型肝炎相似，但其黄疸前期较长，症状较重。除淤胆型病例外，黄疸常于一周内消退。戊型肝炎胆汁淤积症状（如灰浅色大便、全身瘙痒等）较甲型肝炎为重，大约 20％的急性戊型肝炎患者会发展成淤胆型肝炎。部分患者有关节疼痛。

2.实验室检查

用戊型肝炎患者急性期血清 IgM 型抗体建立 ELISA 法，可用于检测拟诊患者粪便内的 HEAg，此抗原在黄疸出现第 14～18 天的粪便中较易检出，但阳性率不高。用荧光素标记戊型肝炎恢复期血清 IgG，以实验动物 HEAg 阳性肝组织作抗原片，进行荧光抗体阻断实验，可用于检测血清戊型肝炎抗体（抗-HEV），阳性率 50％～100％。但本法不适用于临床常规检查。

用重组抗原或合成肽原建立 ELISA 法检测血清抗-HEV，已在国内普遍开展，敏感性和特异性均较满意。用本法检测血清抗-HEV-IgM，对诊断现症戊型肝炎更有价值。

（三）鉴别要点

应注意与 HAV、HBV、HCV 相鉴别。

（四）规范化治疗

急性期应强调卧床休息，给予清淡而营养丰富的饮食，外加充足的 B 族维生素及维生素 C。

HEV ORF2 结构蛋白可用于研制有效疫苗，并能对 HEV 株提供交叉保护。HEV ORF2 蛋白具有较好的免疫原性，用其免疫猕猴能避免动物发生戊型肝炎和 HEV 感染。该疫苗正在研制，安全性和有效性正在评估。

六、护理措施

（1）甲、戊型肝炎进行消化道隔离；急性乙型肝炎进行血液（体液）隔离至 HBsAg 转阴；慢性乙型和丙型肝炎患者应分别按病毒携带者管理。

（2）向患者及家属说明休息是肝炎治疗的重要措施。重型肝炎、急性肝炎、慢性活动期应卧床休息；慢性肝炎病情好转后，体力活动以不感疲劳为度。

（3）急性期患者宜进食清淡、易消化的饮食，蛋白质以营养价值高的动物蛋白为主 1.0～1.5g/(kg·d)；慢性肝炎患者宜高蛋白、高热量、高维生素易消化饮食，蛋白质 1.5～2.0 g/(kg·d)；重症肝炎患者宜低脂、低盐、易消化饮食，有肝性脑病先兆者应限制蛋白质摄入，蛋白质摄入小于 0.5 g/(kg·d)；合并腹水、少尿者，钠摄入限制在 0.5 g/d。

（4）各型肝炎患者均应戒烟和禁饮酒。

（5）皮肤瘙痒者及时修剪指甲，避免搔抓，防止皮肤破损。

（6）应向患者解释注射干扰素后可出现发热、头痛、全身酸痛等"流感样综合征"，体温常随药物剂量增大而增高，不良反应随治疗次数增加而逐渐减轻。发热时多饮水、休息，必要时按医嘱对症处理。

（7）密切观察有无皮肤瘀点、瘀斑，牙龈出血，便血等出血倾向；观察有无性格改变、计算力减退、嗜睡、烦躁等肝性脑病的早期表现。如有异常及时报告医师。

（8）让患者家属了解肝病患者易生气、易急躁的特点，对患者要多加宽容理解；护理人员多与患者热情、友好交谈沟通，缓解患者焦虑、悲观、抑郁等心理问题；向患者说明保持豁达、乐观的心情对于肝脏疾病的重要性。

七、应急措施

（一）消化道出血

（1）立即取平卧位，头偏向一侧，保持呼吸道通畅，防止窒息。

（2）通知医师，建立静脉通路。

（3）输血、吸氧、备好急救药品及器械，准确记录出血量。

（4）监测生命体征的变化，观察有无四肢湿冷、面色苍白等休克体征的出现，如有异常，及时报告医师并配合抢救。

（二）肝性脑病

（1）如有烦躁，做好保护性措施，必要时给予约束，防止患者自伤或伤及他人。

（2）昏迷者，平卧位，头偏向一侧，保持呼吸道通畅。

（3）吸氧，密切观察神志和生命体征的变化，定时翻身。

（4）遵医嘱给予准确及时的治疗。

八、健康教育

（1）宣传各类型病毒性肝炎的发病及传播知识，重视预防接种的重要性。

（2）对于急性肝炎患者要强调彻底治疗的重要性及早期隔离的必要性。

（3）慢性患者、病毒携带者及家属采取适当的家庭隔离措施，对家中密切接触者鼓励尽早进行预防接种。

（4）应用抗病毒药物者必须在医师的指导、监督下进行，不得擅自加量或停药，并定期检查肝功能和血常规。

（5）慢性肝炎患者出院后避免过度劳累、酗酒、不合理用药等，避免反复发作，并定期监测肝功能。

（6）对于乙肝病毒携带者禁止献血和从事饮食、水管、托幼等工作。

（谷慧萍）

第六节　急性胰腺炎

一、概述

(一)概念和特点

急性胰腺炎是消化系统常见疾病,是多种病因导致的胰酶在胰腺内被激活后引起胰腺组织自身消化所致的化学性炎症。临床表现以急性腹痛,发热伴有恶心、呕吐,以及血淀粉酶、尿淀粉酶增高为特点。本病可见于任何年龄,但以青壮年居多。

急性胰腺炎根据其病情轻重分为轻型和重症急性胰腺炎,前者以胰腺水肿为主,临床多见,病情常呈自限性,预后良好。后者临床少见,常继发感染、腹膜炎和休克等多种并发症,病死率高。

(二)相关病理、生理

急性胰腺炎根据其病理改变一般分为两型。

1.急性水肿型

胰腺肿大、间质水肿、充血和炎性细胞浸润等改变。水肿型多见,病情常呈自限性,于数天内自愈。

2.出血坏死型

胰腺肿大、腺泡坏死、血管出血坏死为主要特点。出血坏死型则病情较重,易并发休克、腹膜炎、继发感染等,病死率高。

(三)急性胰腺炎病因

急性胰腺炎的病因在国内以胆道疾病多见,饮食因素次之;在国外除胆石症外,酗酒则为重要原因。

1.胆道系统疾病

国内胆石症、胆道感染、胆道蛔虫是急性胰腺炎发病的主要因素,占50%以上。胆石、感染、蛔虫等因素可致Oddi括约肌水肿、痉挛,使十二指肠壶腹部出口梗阻,胆道内压力高于胰管内压力,胆汁逆流入胰管,引起胰腺炎。

2.胰管梗阻

胰管梗阻常见病因是胰管结石。胰管狭窄、肿瘤或蛔虫钻入胰管等均可引起胰管阻塞,胰管内压过高,使胰管小分支和胰腺泡破裂,胰液与消化酶渗入间质引起急性胰腺炎。

3.酗酒和暴饮暴食

大量饮酒和暴饮暴食均可致胰液分泌增加,并刺激Oddi括约肌痉挛,十二指肠乳头水肿,胰液排出受阻,使胰管内压增加,引起急性胰腺炎。

4.其他

腹腔手术、腹部创伤、内分泌和代谢性疾病、感染、急性传染病、药物、十二指肠球后穿透性溃疡、胃部手术后输入襻综合征等均与胰腺炎的发病有关。

(四)临床表现

1.症状

(1)腹痛:腹痛为本病的主要表现和首发症状,表现为胀痛、钻痛、绞痛或刀割样痛,呈持续性,有时阵发性加剧。腹痛常位于上腹中部,亦可偏左或偏右,向腰背部呈带状放射。水肿型患者3~5天后疼痛缓解,出血坏死型患者病情发展迅速,腹痛持续时间长,可为全腹痛。

(2)恶心、呕吐及腹胀:起病后即可出现,有时呕吐较为频繁,呕吐物为胃内容物,重者含有胆汁,甚至血液,呕吐后腹痛不减轻,常伴有明显腹胀,甚至出现麻痹性肠梗阻。

(3)发热:多为中度发热,一般持续3~5天。若发热持续1周以上并伴有白细胞计数升高,应考虑胰腺脓肿或胆道炎症等继发感染的可能。

(4)水、电解质及酸碱平衡紊乱:可出现轻重不等的脱水,呕吐频繁者可出现代谢性碱中毒。病情严重者可伴代谢性酸中毒,低钾、低镁、低钙血症。

(5)低血压或休克:常见于重症胰腺炎患者,可发生在病程的各个时期。患者烦躁不安、皮肤苍白、湿冷等,极少数患者可突然出现休克,甚至发生猝死。

2.体征

(1)轻症急性胰腺炎:腹部体征较轻,仅有上腹部压痛,肠鸣音减弱,无腹肌紧张、反跳痛。

(2)重症急性胰腺炎:患者呈急性重病面容,痛苦表情,脉搏增快、呼吸急促、血压下降。患者上腹压痛显著,并发腹膜炎时全腹压痛明显,反跳痛,腹肌紧张,肠麻痹时腹部膨隆,肠鸣音减弱或消失。少数患者在腰部两侧可出现 Grey-Turner 征,脐周出现 Cullen 征。

3.并发症

并发症主要见于重症急性胰腺炎。局部并发症有胰腺脓肿和假性囊肿;全身并发症于病后数天出现,并发不同程度的多器官功能衰竭,如急性肾衰竭、急性呼吸窘迫综合征、心力衰竭、消化道出血、肺炎、败血症、真菌感染、糖尿病、血栓性静脉炎及弥散性血管内凝血等。

(五)辅助检查

1.白细胞计数

患者多有白细胞计数增多及中性粒细胞核左移。

2.血清淀粉酶测定

血清淀粉酶在6~12小时开始升高,48小时后开始下降,持续3~5天,血清淀粉酶超过正常值3倍即可确诊。

3.尿液淀粉酶测定

尿淀粉酶升高较晚,发病后12~14小时开始升高,下降缓慢,持续1~2周。

4.血清脂肪酶测定

血清脂肪酶常在起病后24~72小时开始上升,持续7~10天,对病后就诊较晚的急性胰腺炎患者有诊断价值。

5.C反应蛋白(CRP)

CRP是组织损伤和炎症的非特异性标志物,在胰腺坏死时CRP明显升高。

6.生化检查

暂时性血糖升高常见,持久的空腹血糖>10 mmol/L反映胰腺坏死,提示预后不良。可有暂时性低钙血症,若<1.5 mmol/L则预后不良。此外,可有血清谷草转氨酶(GOT)、乳酸脱氢酶(LDH)增加,血清蛋白降低。

7.影像学检查

X线腹部平片可见"哨兵襻"和"结肠切割征",为胰腺炎的间接指征,并可发现肠麻痹或麻痹性肠梗阻征象。腹部B超、CT扫描、MRI显像检查可见胰腺弥漫增大,轮廓与周围边界不清楚,坏死区呈低回声或低密度图像。MRI胆胰管造影判断有无胆胰管梗阻。

(六)治疗原则

急性胰腺炎的治疗原则为减轻腹痛、减少胰腺分泌、防治并发症。大多数急性胰腺炎属轻症胰腺炎,经3～5天积极治疗可治愈。重症胰腺炎必须采取综合性治疗措施,积极抢救。

1.抑制或减少胰腺分泌

(1)禁食及胃肠减压:轻型胰腺炎患者需短期禁食,肠麻痹、肠胀气明显或需手术者宜行胃肠减压。

(2)抗胆碱能药及止痛治疗:应用阿托品、山莨菪碱等,可减少胃酸分泌,缓解胃、胆管及胰管痉挛。注意有肠麻痹、严重腹胀时不宜使用。腹痛剧烈者可给予哌替啶肌内注射。

(3)H_2受体拮抗剂:常用西咪替丁、雷尼替丁、法莫替丁静脉滴注,可减少胃酸分泌,从而减少胰腺分泌,可预防应激性溃疡。

(4)减少胰液分泌:抑制胰液和胰酶分泌是治疗出血坏死型急性胰腺炎的有效方法,尤以生长抑素和其类似物奥曲肽疗效较好。

2.抗休克及纠正水、电解质平衡失调

根据病情积极补充液体和电解质,避免低钾、低钠、低钙。休克者可输入血浆、清蛋白、全血及血浆代用品;血压不升者可用血管活性药,如多巴胺、间羟胺等。代谢性酸中毒时,应用碱性药物纠正。

3.抗感染

通常选用对肠道移位细菌敏感且对胰腺有较好渗透性的抗生素,常用药物有氧氟沙星、环丙沙星、克林霉素、甲硝唑及头孢菌素类抗生素,注意联合用药、足量使用。

4.并发症的处理

对于急性出血坏死型胰腺炎伴腹腔内大量渗液者,或伴急性肾衰竭者,可采用腹膜透析治疗;并发糖尿病者可使用胰岛素。

5.手术治疗

对于急性出血坏死型胰腺炎经内科治疗无效,或怀疑肠穿孔、胰腺脓肿、弥漫性腹膜炎、肠梗阻及肠麻痹坏死、胆道梗阻加重者宜尽早外科手术治疗。

二、护理评估

(一)一般评估

1.一般情况

了解患者的年龄、性别、职业、是否爱好饮酒、有无暴饮暴食的习惯;有无胆道系统疾病、胰腺疾病等病史、有无高脂血症史、有无创伤史、有无高血压、糖尿病等其他疾病史、有无过敏史。

2.患者主诉

患者有无皮肤苍白、发热、腹痛、腹胀、黄疸、恶心、呕吐、低血压、休克等症状。注意有无放射痛,放射痛的部位。

3.相关记录

体重、体位、饮食、皮肤、用药等记录结果。

(二)身体评估

1.头颈部

患者有无急性痛苦面容,巩膜黄染等。

2.腹部

下腹部皮肤有无出现大片青紫色瘀斑;脐周皮肤有无出现颜色(呈蓝色)改变;患者有无出现呕吐,注意评估呕吐物的量及性质;患者有无腹痛、压痛、反跳痛、腹肌紧张;有无移动性浊音;有无肠鸣音减弱或消失。

3.其他

患者有无皮肤苍白、湿冷,皮肤黏膜弹性有无减退。

(三)心理、社会评估

患者及家属对疾病的认识程度,对治疗方案与疾病预后的了解程度;患者在严重腹痛时的恐惧、焦虑程度和对该疾病心理承受能力;患者的家人、同事、朋友对患者的关心程度;患者的经济承受能力状况以及医疗保障系统支持程度。

(四)辅助检查结果评估

1.血清淀粉酶

评估患者血清淀粉酶是否在 6～12 小时开始升高,是否超过正常值 3 倍。

2.尿液淀粉酶

评估患者尿淀粉酶是否在 12～14 小时开始升高,并持续 1～2 周。

3.血清脂肪酶

评估患者血清脂肪酶是否在发病后 24～72 小时开始上升,并持续 7～10 天。

4.C 反应蛋白(CRP)

评估患者 CRP 是否明显升高。

5.血糖

评估患者的空腹血糖是否＞10 mmol/L,若＜1.5 mmol/L 则预后不良。

6.影像学检查

X 线检查腹部平片是否可见"哨兵襻""结肠切割征",有无发现肠麻痹或麻痹性肠梗阻征象。腹部 B 超、CT 扫描、MRI 检查是否可见胰腺弥漫增大,轮廓与周围边界不清楚,坏死区呈低回声或低密度图像。MRI 胆胰管造影有无胆胰管梗阻。

(五)治疗效果的评估

1.禁饮食和胃肠减压

患者恶心、呕吐、腹痛、腹胀、腹肌紧张症状有无消失或明显减轻。

2.镇痛药物

给予患者镇痛药后,注意评估患者用药后有无疼痛减轻、性质有无改变。

3.抗菌药物

给患者使用抗生素后,体温有无恢复正常,患者的感染症状有无控制。病程后期应密切评估有无真菌感染,必要时进行血液与体液标本真菌培养。

4.抗休克治疗

患者经过积极补充液体和电解质后,患者的体温、脉搏、呼吸、血压、神志有无恢复到正常,皮肤黏膜是否红润、干燥,尿量有无增加。重点评估患者的循环血量是否恢复、休克症状的改善状态,是否需要继续补液。

5.手术治疗

经过手术治疗的患者,评估患者术后的情况,生命体征是否平稳,手术切口有无渗出、渗出液的颜色、形状与量。有无使用引流管,带有引流管的患者要保持引流管通畅,观察引流液的颜色、形状与量。

三、主要护理诊断

(一)疼痛:腹痛
腹痛与胰腺组织及其周围组织炎症、水肿或出血性坏死有关。

(二)体温过高
体温过高与急性胰腺炎组织坏死或感染有关。

(三)生活自理能力缺陷
生活自理能力缺陷与患者禁食、发热或腹痛等导致的体质虚弱有关。

(四)潜在并发症
(1)休克:与严重呕吐丢失大量体液或消化道出血有关。
(2)消化道出血:与应激性溃疡或胰腺坏死穿透横结肠有关。

四、护理措施

(一)病情监护
严密观察患者体温、脉搏、呼吸、血压及神志变化。观察患者腹痛的部位及性质,有无放射痛、腹胀等,经治疗后疼痛有无减轻、疼痛性质和特点有无改变。若疼痛持续存在,则考虑是否有局部并发症发生。注意观察患者呕吐物的量及性质,行胃肠减压者,观察和记录引流量及性质。观察患者皮肤黏膜的色泽与弹性有无变化,判断失水程度,准确记录 24 小时出入量。监测患者电解质、血尿淀粉酶、血糖的变化,做好血气分析的测定。

(二)休息与体位
患者应绝对卧床休息,协助患者选择舒适卧位,腹痛时帮助患者采取弯腰、前倾坐位、屈膝侧卧位,缓解疼痛。保持室内环境安静,保证睡眠,促进体力恢复,以改善病情。

(三)饮食护理
急性期患者要禁食、禁饮,要向患者解释禁食、禁饮的意义,以取得患者的配合。当患者疼痛减轻、发热消退、腹痛和呕吐症状基本消失、血尿淀粉酶降至正常后,可给予少量低脂、低糖流质,以后逐步恢复正常饮食,但忌高脂肪、高蛋白质饮食。

(四)用药护理
遵照医嘱给予止痛药,注意药物不良反应,禁用吗啡。

(五)口腔护理与高热护理
禁食期间口渴时可用温开水含漱或湿润口唇;胃肠减压期间,每天可用消毒液状石蜡涂抹鼻腔和口唇,定时用生理盐水清洗口腔,做好口腔护理。高热时给予物理降温,遵医嘱给予退热剂,做好皮肤护理,严格执行无菌操作。

(六)防止低血容量性休克

(1)准备抢救用品,如静脉切开包、人工呼吸机、气管切开包等。

(2)病情严重时转入重症监护病房(ICU)监护,密切监测血压、神志及尿量变化。

(3)嘱患者取平卧位,注意保暖及氧气吸入。

(4)迅速建立静脉通道,必要时静脉切开,遵医嘱输入液体、全血或血浆,补充血容量。如血压仍不上升,按医嘱给予升压药物,根据血压调整给药速度。必要时测定中心静脉压以决定输液量和速度。

(七)健康教育

(1)疾病知识指导:向患者解释本病的主要诱发因素、预后及并发症知识。告诫患者积极治疗胆道疾病,避免该病复发。注意防治蛔虫感染。出院初期应注意避免过度劳累及情绪激动。出现腹痛、腹胀、恶心等表现时,要及时就诊。

(2)饮食指导:指导患者掌握饮食卫生知识、平时养成规律进食习惯、避免暴饮暴食和饱食。腹痛缓解后,应从少量低脂、低糖饮食开始逐渐恢复正常饮食,应避免刺激性强、产气多、高脂肪、高蛋白食物,戒烟戒酒。强调采用低脂易消化饮食,忌食刺激性食物对预防疾病发生及复发的重要性。

(3)及时就诊的指导:告知患者出院后复诊的时间、地点;出现腹痛、腹胀、恶心、呕吐等症状要及时就医。

(谷慧萍)

第七节　慢性胰腺炎

慢性胰腺炎是一种伴有胰实质进行性毁损的慢性炎症,我国以胆石症为常见原因,国外则以慢性酒精中毒为主要病因。慢性胰腺炎可伴急性发作,称为慢性复发性胰腺炎。由于本病临床表现缺乏特异性,可为腹痛、腹泻、消瘦、黄疸、腹部肿块、糖尿病等,易被误诊为消化性溃疡、慢性胃炎、胆管疾病、肠炎、消化不良、胃肠神经官能症等。本病虽发病率不高,但近年来有逐步增高的趋势。

一、病因

慢性胰腺炎的发病因素与急性胰腺炎相似,主要有胆管系统疾病、酒精、腹部外伤、代谢和内分泌障碍、营养不良、高钙血症、高脂血症、血管病变、血色病、先天性遗传性疾病、肝脏疾病及免疫功能异常等。

二、临床表现

慢性胰腺炎的症状繁多且无特异性。典型病例可出现五联症,即上腹疼痛、胰腺钙化、胰腺假性囊肿、糖尿病及脂肪泻。但是同时具备上述五联症的患者较少,临床上常以某一或某些症状为主要特征。

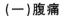

(一)腹痛

腹痛为最常见症状,见于 60%～100% 的病例,疼痛常剧烈,并持续较长时间。一般呈钻痛或钝痛,绞痛少见。多局限于上腹部,放射至季肋下,半数以上病例放射至背部。疼痛发作的频度和持续时间不一,一般随着病变的进展,疼痛期逐渐延展,间歇期逐渐变短,最后整天腹痛。在无痛期,常有轻度上腹部持续隐痛或不适。

痛时患者取坐位,膝屈曲,压迫腹部可使疼痛部分缓解,躺下或进食则加重(这种体位称为胰体位)。

(二)体重减轻

体重减轻是慢性胰腺炎常见的表现,见于 3/4 以上病例。主要由于患者担心进食后疼痛而减少进食所致。少数患者因胰功能不全、消化吸收不良或糖尿病而有严重消瘦,经过补充营养及助消化剂后,体重减轻往往可暂时好转。

(三)食欲减退

常有食欲欠佳,特别是厌油类或肉食。有时食后腹胀、恶心和呕吐。

(四)吸收不良

吸收不良表现疾病后期,胰脏丧失 90% 以上的分泌能力,可引起脂肪泻。患者有腹泻,大便量多、带油滴、恶臭。由于脂肪吸收不良,临床上也可出现脂溶性维生素缺乏症状。碳水化合物的消化吸收一般不受影响。

(五)黄疸

少数病例可出现明显黄疸(血清胆红素高达 20 mg/dL),由胰腺纤维化压迫胆总管所致,但更常见假性囊肿或肿瘤的压迫所致。

(六)糖尿病症状

约 2/3 的慢性胰腺炎病例有葡萄糖耐量减低,半数有显性糖尿病,常出现于反复发作腹痛持续几年以后。当糖尿病出现时,一般均有某种程度的吸收不良存在。糖尿病症状一般较轻,易用胰岛素控制。偶可发生低血糖、糖尿病酸中毒、微血管病变和肾病变。

(七)其他

少数病例腹部可扪及包块,易误诊为胰腺肿瘤。个别患者呈抑郁状态或有幻觉、定向力障碍等。

三、并发症

慢性胰腺炎的并发症甚多,一些与胰腺炎有直接关系,另一些则可能是病因(如酒精)作用的后果。

(一)假性囊肿

假性囊肿见于 9%～48% 的慢性胰腺炎患者。多数为单个囊肿。囊肿大小不一,表现多样。假性囊肿内胰液泄漏至腹腔,可引起胰性无痛性腹水,呈隐匿起病,腹水量甚大,内含高活性淀粉酶。

巨大假性囊肿压迫胃肠道,可引起幽门或十二指肠近端狭窄,甚至压迫十二指肠空肠交接处和横结肠,引起不全性或完全性梗阻。假性囊肿破入邻近脏器可引起内瘘。囊肿内胰酶腐蚀囊肿壁内小血管可引起囊肿内出血,如腐蚀邻近大血管,可引起消化道出血或腹腔内出血。

(二)胆管梗阻

8%～55%的慢性胰腺炎患者发生胆总管的胰内段梗阻,临床上有无黄疸不定。有黄疸者中罕有需手术治疗者。

(三)其他

酒精性慢性胰腺炎可合并存在酒精性肝硬化。慢性胰腺炎患者好发口腔、咽、肺、胃和结肠癌肿。

四、实验室检查

(一)血清和尿淀粉酶测定

慢性胰腺炎急性发作时血尿淀粉酶浓度和 Cam/Ccr 比值可一过性地增高。随着病变的进展和较多的胰实质毁损,在急性炎症发作时可不合并淀粉酶升高。测定血清胰型淀粉酶同工酶(Pam)可作为反映慢性胰腺炎时胰功能不全的试验。

(二)葡萄糖耐量试验

葡萄糖耐量试验可出现糖尿病曲线。有报告慢性胰腺炎患者中 78.7% 试验阳性。

(三)胰腺外分泌功能试验

在慢性胰腺炎时有 80%～90% 病例胰外分泌功能异常。

(四)吸收功能试验

最简便的是做粪便脂肪和肌纤维检查。

(五)血清转铁蛋白放射免疫测定

慢性胰腺炎血清转铁蛋白明显增高,特别对酒精性钙化性胰腺炎有特异价值。

五、护理

(一)体位

协助患者卧床休息,选择舒适的卧位。有腹膜炎者宜取半卧位,利于引流和使炎症局限。

(二)饮食

脂肪对胰腺分泌具有强烈的刺激作用并可使腹痛加剧。因此,一般以适量的优质蛋白、丰富的维生素、低脂无刺激性半流质或软饭为宜,如米粥、藕粉、脱脂奶粉、新鲜蔬菜及水果等。每天脂肪供给量应控制在 20～30 g,避免粗糙、干硬、胀气及刺激性食物或调味品。少食多餐、禁止饮酒。对伴糖尿病患者,应按糖尿病饮食进餐。

(三)疼痛护理

绝对禁酒、避免进食大量肉类饮食、服用大剂量胰酶制剂等均可使胰液与胰酶的分泌减少,缓解疼痛。护理中应注意观察疼痛的性质、部位、程度及持续时间,有无腹膜刺激征。协助取舒适卧位以减轻疼痛。适当应用非麻醉性镇痛剂,如阿司匹林、吲哚美辛、对乙酰氨基酚等非甾体抗炎药。对腹痛严重,确实影响生活质量者,可酌情使用麻醉性镇痛剂,但应避免长期使用,以免导致患者对药物产生依赖性。给药 20～30 分钟后须评估并记录镇痛药物的效果及不良反应。

(四)维持营养需要量

蛋白-热量营养不良在慢性胰腺炎患者是非常普遍的。进餐前 30 分钟为患者镇痛,以防止餐后腹痛加剧,使患者惧怕进食。进餐时胰酶制剂同食物一起服用,可以保证酶和食物适当混合,取得满意效果。同时,根据医嘱及时给予静脉补液,保证热量供给,维持水、电解质、酸碱平衡。严重的慢性胰腺炎患者和中至重度营养不良者,在准备手术阶段应考虑提供肠外或肠内营养支持。护理上需加强肠内、外营养液的输注护理,防止并发症。

(五)心理护理

因病程迁延,反复疼痛、腹泻等症状,患者常有消极悲观的情绪反应,对手术及预后的担心常引起焦虑和恐惧,故应关心患者,采用同情、安慰、鼓励法与患者沟通,稳定患者情绪,讲解疾病知识,帮助患者树立战胜疾病的信心。

(谷慧萍)

第八章

神经外科护理

第一节　颅内压增高

颅内压增高是由于颅内任何一种主要内容物(血液、脑脊液、脑组织)容积增加或者有占位性病变时,其所增加的容积超过代偿限度所致。正常人侧卧位时,测定颅内压(ICP)为 $0.8\sim$ 1.8 kPa$(6.0\sim13.5$ mmHg$)$, >2.0 kPa$(15$ mmHg$)$ 为颅内压增高, $2.0\sim2.6$ kPa$(15\sim$ 20 mmHg$)$ 为轻度增高, $2.6\sim5.3$ kPa$(20\sim40$ mmHg$)$ 为中度增高, >5.3 kPa$(40$ mmHg$)$ 为重度增高。

一、病因与发病机制

引起颅内压增高的疾病很多,但发生颅内压增高的主要因素如下。

(一)脑脊液增多

(1)分泌过多。如脉络丛乳头状瘤。

(2)吸收减少。如交通性脑积水,蛛网膜下腔出血后引起蛛网膜粘连。

(3)循环交通受阻。如脑室及脑中线部位的肿瘤引起的梗阻性脑积水或先天性脑畸形。

(二)脑血液增多

(1)脑外伤后<24 小时的脑血管扩张、充血,以及呼吸道梗阻,呼吸中枢衰竭引起的二氧化碳蓄积,高碳酸血症和丘脑下部、鞍区或脑干部位手术,使自主神经中枢或血管运动中枢受刺激引起的脑血管扩张充血。

(2)颅内静脉回流受阻。

(3)出血。

(三)脑容积增加

正常情况下颅内容积除颅内容物体积外有 $8\%\sim10\%$ 的缓冲体积即代偿容积。因此颅内容积很大,但代偿调节作用很小。常见脑水肿如下。①血管源性脑水肿:多见于颅脑损伤、脑肿瘤、脑手术后。②细胞毒性脑水肿:多见于低氧血症,高碳酸血症,脑缺血和缺氧。③渗透性脑水肿:常见于严重电解质紊乱$(Na^+$ 丢失)渗透压降低,水中毒。

(四)颅内占位病变

颅内占位病变常见于颅内血肿、颅内肿瘤、脑脓肿和脑寄生虫等。

二、临床表现

(一)头痛

头痛是颅内压增高最常见的症状,有时是唯一的症状。可呈持续性或间歇性,当用力、咳嗽、负重,早晨清醒时和较剧烈活动时加重,其原因是颅内压增高使脑膜、血管或神经受挤压、牵扯或炎症变化的刺激所致。急性和重度的颅内压增高可引起剧烈的头痛并常伴喷射性呕吐。

(二)恶心呕吐

多数颅内压增高患者都伴有恶心、不思饮食,重度颅内压增高可引起喷射性呕吐,呕吐之后头痛随之缓解,小儿较成人多见,其原因是迷走神经中枢和神经受刺激所引起。

(三)视力障碍和眼底变化

长期颅内压增高,使视神经受压,眼底静脉回流受阻。引起视神经萎缩造成视力下降、视物模糊和复视,眼底视盘水肿,严重者出现失明和眼底出血。

头痛、恶心、呕吐、视盘水肿为颅内压增高的三大主要症状。

(四)意识障碍

意识障碍是反映脑受压的可靠及敏感指标,当大脑皮质、脑干网状结构广泛受压和损害即可出现意识障碍。颅内压增高早期患者可出现烦躁、嗜睡和定向障碍等意识不清的表现,晚期则出现朦胧和昏迷。末期出现深昏迷。梗阻性脑积水所引起的颅内压增高一般无意识障碍。

(五)瞳孔变化

由于颅内压不断增高而引起脑移位,中脑和脑干移位压迫和牵拉动眼神经可引起瞳孔对光反射迟钝。瞳孔不圆,瞳孔忽大忽小,一侧瞳孔逐渐散大,光反射消失;末期出现双侧瞳孔散大、固定。

(六)生命体征变化

颅内压增高,早期一般不会出现生命体征变化,急性或重度的颅内压增高可引起血压增高,脉压增大,呼吸、脉搏减慢综合征。随时有呼吸骤停及生命危险。常见于急性脑损伤患者,而脑肿瘤患者则很少出现血压升高。

(七)癫痫发作

约有 20% 的颅内压增高患者发生癫痫,为局限性癫痫小发作,如口角、单侧上、下肢抽搐,或癫痫大发作,大发作时可引起呼吸道梗阻,加重脑缺氧、脑水肿而加剧颅内压增高。

(八)颅内高压危象(脑疝形成)

1.颞叶钩回疝

幕上肿瘤、水肿、血肿引起急剧的颅内压力增高,挤压颞叶向小脑幕裂孔或下方移位,同时压迫动眼神经、大脑后动脉和中脑,使脑干移位,产生剧烈的头痛、呕吐,血压升高,呼吸、脉搏减慢、不规则。患者很快进入昏迷,一侧瞳孔散大,光反射消失,对侧肢体偏瘫,去脑强直。此时如未进行及时的降颅压处理则会出现呼吸停止,双侧瞳孔散大、固定,血压下降,心搏停止。

2.枕骨大孔疝

枕骨大孔疝又称小脑扁桃体疝,主要是幕下肿瘤、血肿、水肿致颅内压力增高,挤压小脑扁桃体进入压力偏低的枕骨大孔,压迫延脑和颈 1~2 颈髓,患者出现剧烈头痛、呕吐、呼吸不规则、血压升高、心跳缓慢,随之很快出现昏迷、瞳孔缩小或散大、固定、呼吸停止。

三、护理

(一)护理目标

(1)了解引起颅内压增高的原因,及时对症处理。

(2)通过监测及早发现病情变化,避免意识障碍发生。

(3)颅内压得到控制,脑疝危象得以解除。

(4)患者主诉头痛减轻,自觉舒适,头脑清醒,睡眠改善。

(5)体液恢复平衡,尿比重在正常范围,无脱水症状和体征。

(二)护理措施

(1)每小时一次观察神志、瞳孔变化。如出现神志不清及瞳孔改变,预示颅内压力增高,需及时报告医师进行降颅内压处理。

(2)观察头痛的程度,有无伴随呕吐对剧烈头痛应及时对症降颅压处理。

(3)1~2小时一次监测血压、脉搏、呼吸,观察有无呼吸、脉搏慢,血压高即"两慢一高"征。

(4)保持呼吸道通畅:呼吸道梗阻时,因患者呼吸困难,可致胸腔内压力增高、$PaCO_2$ 增高致脑血管扩张、脑血流量增多进而使颅内压增高。护理时应及时清除呼吸道分泌物和呕吐物。抬高床头 15°~30°,持续或间断吸氧,改善脑缺氧,减轻脑水肿。

(5)如脱水治疗的护理:应用高渗性脱水剂,使脑组织间的水分通过渗透作用进入血循环再由肾脏排出,可达到降低颅内压的目的。常用 20% 甘露醇 250 mL,15~30 分钟内滴完,每天 2~4 次;呋塞米 20~40 mg,静脉或肌内注射,每天 2~4 次。脱水治疗期间,应准确记录 24 小时出入液量,观察尿量、色,监测尿素氮和肌酐含量,注意有无水电解质紊乱和肝肾功能损害。脱水药物应严格按医嘱执行,并根据病情及时调整脱水药物的用量。

(6)激素治疗的护理:肾上腺皮质激素通过稳定血-脑屏障,预防和缓解脑水肿,改善患者症状。常用地塞米松 5~10 mg,静脉注射;或氢化可的松 100 mg 静脉注射,每天 1~2 次;由于激素有引起消化道应激性溃疡出血、增加感染机会等不良反应,故用药的同时应加强观察,预防感染,避免发生并发症。

(7)颅内压监护。①监护方法:颅内压监护有植入法和导管法两种。植入法:将微型传感器植入颅内,传感器直接与颅内组织(硬脑膜外、硬脑膜下、蛛网膜下腔、脑实质等)接触而测压。导管法:以引流出的脑脊液或生理盐水充填导管,将传感器(体外传感器)与导管相连接,通过导管内的液体与传感器接触而测压。两种方法的测压原理均是利用压力传感器将压力转换为与颅内压力大小成正比的电信号,再经信号处理装置将信号放大后记录下来。植入法中的硬脑膜外法及导管法中的脑室法优点较多,使用较广泛。②颅内压监护的注意事项:监护的零点参照点一般位于外耳道的位置,患者需平卧或头抬高 10°~15°;监护前注意记录仪与传感器的零点核正,并注意大气压改变而引起的"零点飘移";脑室法时在脑脊液引流期间每 4~6 小时关闭引流管测压,了解颅内压真实情况;避免非颅内情况而引起的颅内压增高,如出现呼吸不畅、躁动、高热或体位不舒适、尿潴留时应及时对症处理;监护过程严格无菌操作,监护时间以 72~96 小时为宜,防止颅内感染。③颅内压监护的优点:颅内压增高早期,由于颅内容积代偿作用,患者无明显颅内压增高的临床表现,而颅内压监护时可发现颅内压提高和基线不平稳;较重的颅内压升高 [ICP>5.3 kPa(40 mmHg)]时,颅内压监护基线水平与临床症状出现及其严重程度一致;有些患者临床症状好转,但颅内压逐渐上升,预示迟发性(继发性)颅内血肿的形成;根据颅内压监护使用脱水剂,可以避免盲目使用脱水剂及减少脱水剂的用量,减少急性肾衰竭及电解质紊乱等并发症的发生。

(8)降低耗氧量:对严重脑挫裂伤、轴索损伤、脑干损伤的患者进行头部降温,降低脑耗氧量。有条件者行冬眠低温治疗。①冬眠低温的目的:降低脑耗氧量,维持脑血流和脑细胞能量代谢,减轻乳酸堆积,降低颅内压;保护血-脑屏障功能,抑制白三烯 B$_4$ 生成及内源性有害因子的生成,减轻脑水肿反应;调节脑损伤后钙调蛋白酶Ⅱ活性和蛋白激酶活力,保护脑功能;当体温降至30 ℃,脑的耗氧量约为正常的 55%,颅内压力较降温前低 56%。②降温方法:根据医嘱首先给予足量冬眠药物,如冬眠Ⅰ号合剂(包括氯丙嗪、异丙嗪及哌替啶)或冬眠Ⅱ号合剂(哌替啶、异丙嗪、双氢麦角碱),待自主神经充分阻滞,御寒反应消失,进入昏睡状态后,方可加用物理降温措施。物理降温方法可采用头部戴冰帽,在颈动脉、腋动脉、肱动脉、股动脉等主干动脉表浅部放置冰袋,此外还可采用降低室温、减少被盖、体表覆盖冰毯等方法。降温速度以每小时下降 1 ℃为宜,体温降至肛温33～34 ℃,腋温31～33 ℃较为理想。体温过低易诱发心律失常、低血压、凝血障碍等并发症;体温＞35 ℃,则疗效不佳。③缓慢复温:冬眠低温治疗一般为 3～5 天,复温应先停物理降温,再逐步减少药物剂量或延长相同剂量的药物维持时间直至停用;加盖被毯,必要时用热水袋复温,严防烫伤;复温不可过快,以免出现颅内压"反跳"、体温过高或中毒等。④预防并发症:定时翻身拍背、吸痰,雾化吸入,防止肺部感染;低温使心排血量减少,冬眠药物使外周血管阻力降低,在搬动患者或为其翻身时,动作应轻稳,以防发生直立性低血压;观察皮肤及肢体末端,冰袋外加用布套,并定时更换部位,定时局部按摩,以防冻伤。

(9)防止颅内压骤然升高。对烦躁不安的患者查明原因,对症处理,必要时给予镇静剂,避免剧烈咳嗽和用力排便;控制液体摄入量,成人每天补液量＜2 000 mL,输液速度应控制在30～40 滴/分;保持病室安静,避免情绪紧张,以免血压骤升而增加颅内压。

(战 俊)

第二节 脑 脓 肿

一、概述

脑脓肿为颅内严重感染性疾病,是化脓性细菌侵入颅内引起。常见的致病菌包括金黄色葡萄球菌、溶血性链球菌及厌氧链球菌,有时也可由产气荚膜杆菌的感染引起。外伤性脑脓肿早期表现为头疼、发热、颅内压增高以及局限性神经功能障碍等症状,脓肿形成之后,临床表现为颅内高压,头痛、嗜睡等症状,或伴有癫痫发作外。如果脓肿位于重要脑功能区,则常伴有局部神经缺损体征,有助于脓肿位置定位。

脑脓肿是一种严重的颅内感染,会造成头痛、嗜睡、颅内高压等症状,同时伴有颅内压增高。

(一)发病机制

(1)外伤后,伤口处理不当,头皮污垢引起感染,通过导血管侵入颅内,引起脑脓肿发生。头皮缺损、颅骨外漏、骨膜下血肿感染等,若感染没有及时控制也会通过导血管侵入颅内或者直接侵入颅内造成感染。

（2）开放性损伤或火器性外伤后，清创不及时、不彻底，有异物或碎骨片存留与脑内，一段时间（多数为数周内，少数可达到几年甚至更长）后形成脓肿。

（3）颅腔与感染区或污染区（如鼻窦、中耳）沟通。

（4）脑膨出直接感染引起。

（二）临床病理生理

脑脓肿形成主要分为3个阶段。

1.急性脑膜炎阶段

细菌侵入脑实质后发生急性局限性炎症，病灶可存在炎性细胞浸润，局部脑组织产生液化坏死，引起大范围水肿等病理变化。持续1周左右。

2.化脓阶段

脑实质坏死灶液化形成脓液，继而扩大形成脓腔。根据病灶个数分为单发脓腔和多发脓腔。

3.脓肿包裹形成阶段

脓液周围纤维组织，网状内皮细胞，以及星形细胞构成脓肿包膜，包膜开始于感染后2～3周，包膜形成时间与细菌种类、对抗生素敏感程度、机体抵抗力等有关。一般包膜形成时间越长，包膜越厚。完整包膜分为三层，内层为化脓性渗出物、肉芽组织和增生的胶质细胞等，中层为纤维结缔组织，外层为病灶周围脑组织反应区。

（三）危险因素

脓肿侵犯脑组织，出现头痛、呕吐、颅内压增高等症状，常伴有局部神经缺损体征，严重时甚至出现脑疝以及脓肿破裂。

二、临床表现

（一）全身感染症状

患者多有全身不适、发热、头痛、呕吐等急性脑炎或脑膜炎表现。表现一般在2～3周内症状减轻，少数可持续2～3个月。当脓肿包膜形成后，患者体温大多正常或低热，但患者颅内压增高或脑功能缺损症状逐渐加重。脑脓肿进入局限阶段。临床上可出现一个潜伏期，潜伏期长短可由数天到数月甚至数年。在潜伏期内患者可有头痛、消瘦等症状。由于大剂量抗生素的使用，潜伏期往往比较长。

（二）颅内压增高症状

症状贯穿脑脓肿始终，患者常伴有不同程度的头痛，疼痛可为持续性并阵发性加剧，多清晨较重或用力时加重，可出现呕吐，尤其是小脑脓肿患者多呈喷射性呕吐。患者可伴有不同程度的精神和意识障碍，烦躁、嗜睡甚至昏迷，昏迷多见于危重患者。多数患者出现视盘水肿。颅内压增高常引起生命体征的改变，呈库欣反应。

（三）脑局灶定位症状和体征

常在外伤所致的脑功能障碍的基础上，使已有的症状逐渐加重或出现新的症状和体征。若为额叶脓肿时变现为精神症状和人格改变。幕上脓肿可表现为不同形式的癫痫发作。颞叶脓肿表现为中枢性面瘫，同向偏盲。左侧表现为感觉性失语，顶叶脓肿可有深浅感觉等。顶枕区和左颞顶脓肿可出现命令性失语。颅后窝脓肿可出现眼球震颤、吞咽困难等。

（四）脑疝形成或脓肿破溃

脑疝形成或脓肿破溃是脑脓肿患者两大严重危象。颅压增高导致脑疝形成，与其他颅内占位性病变(如颅内血肿)所致的脑疝相似,脓肿溃破为脓肿内压力骤然升高导致,脓液流入蛛网膜下腔或脑室内引起急性化脓性脑膜炎或脑室炎,患者突然出现高热、昏迷、抽搐、外周血白细胞剧增,脑脊液常呈脓汁样,若抢救不及时,会常致患者死亡。

三、相关检查

(一)实验室检查

1.腰椎穿刺与脑脊液检查

脓肿时腰椎穿刺表现为脑脊液压力增高。脑脓肿早期的颅内压常稍高,脑脊液中白细胞数增多,一般在$(5\sim10)\times10^8/L$范围。脑脊液蛋白含量大多增加至$2\sim4$ g/L或更高。糖和氯化物含量大致正常。腰椎穿刺术一般认为,腰椎穿刺对脑脓肿的诊断价值不大,同时腰椎穿刺可能诱发脑疝和脑脓肿破裂的危险,因此必要进行腰椎穿刺鉴别诊断时才可使用,但必须谨慎进行。

2.脓液检查和细菌培养

脓液的检查和培养可以了解感染的类型,药敏试验对选择抗生素有指导作用。

3.外周血常规

70%~90%脑脓肿患者红细胞沉降率加快。C反应蛋白增加,可凭此与脑肿瘤相鉴别。

(二)影像学检查

1.X线片检查

急性颅骨改变不明显,慢性脑脓肿可显示颅内压增高的骨质改变或松果体向对侧移位。X线片可显示颅内是否存在碎骨片和金属异物。

2.颅脑CT扫描

脑脓肿的CT表现依脓肿发展阶段而异。急性脑膜脑炎阶段病灶表现为低密度区或混合密度区。脓肿形成后初期仍表现为低密度或混合密度占位性病灶,但增强扫描在低密度周围可呈轻度强化,表现为完整的不规则的浅淡环状强化。脓肿壁形成后,其低密度边缘密度较高,少数可显示脓肿壁,增强扫描可见完整、厚度均一的环状强化,周围有明显不规则的脑水肿和占位效应,低密度区为坏死脑组织和脓液,如产气杆菌感染,可呈现气体与液平面,如为多房性,低密度区内可呈现一个或多个间隔。CT不仅可以确定脓肿的存在、位置、大小、数目、形状和周围脑组织水肿情况而且可帮助确定治疗手段。

3.头颅MRI检查

急性脑炎期,T_1加权像上表现信号不清的低信号区,T_2加权像上为片状高信号影,有占位征,此期须与胶质瘤和转移瘤相鉴别。增强扫描比CT扫描更能早期显示脑炎期。当包膜形成完整后,T_1显示高信号影,有时尚可见到圆形点状血管流空影。通常注射Gd-DTPA后$5\sim15$分钟即可出现异常对比增强。延迟扫描增强度可向外进一步扩大,为脓肿周围血-脑脊液屏障的破坏。头颅MRI比CT对脑组织水含量变化更敏感,因此对坏死、液化和水肿的分辨率更强,能够更好地诊断脑脓肿。

四、基本诊断

(一)诊断

根据患者病史及体征结合CT、MRI、X线等检查手段,通过比对检查结果做出判断。

(二)鉴别诊断

1.化脓性脑膜炎

化脓性脑膜炎多起病急剧,神经系统的局灶定位体征不明显,颅脑 CT 扫描有助于鉴别。

2.硬膜外和硬膜下脓肿

硬膜外和硬膜下脓肿多合并发生,通过 CT 或 MRI 可鉴别。

3.脑肿瘤

需仔细询问病史,结合各种化验以及影像学手段才能进一步鉴别。

五、治疗

(一)药物治疗

1.抗生素

主要根据抗生素对细菌的敏感程度,以及血-脑屏障通透性选择。首选对细菌的敏感程度高、血-脑屏障通透性强的药物。未能确定细菌时选择血-脑屏障通透性强的广谱性抗菌药物。常用药物包括青霉素、链霉素、庆大霉素、磺胺嘧啶以及头孢菌素等。一般采用静脉给药,根据病情必要时亦可采用鞘内、脑室和脓腔内注射。

2.降颅压药物

脑脓肿伴有颅内高压症状,根据颅压选择方案降低颅内压,缓解颅内压增高的症状,预防发生脑疝,常用脱水药物有高渗性脱水剂如甘露醇、甘油溶液,利尿剂如呋塞米、依他尼酸等。用药同时应注意肾功能、酸碱和水及电解质平衡的检查。

(二)手术治疗

1.脑脓肿穿刺术

该法简单、安全,对脑组织损伤小,适用于老人、小孩等不能耐受开颅手术者;脑深部和重要功能区脓肿患者;多房性脑脓肿或有异物者不适用。

2.快速钻颅脑脓肿穿刺术

单房性脓肿常用方法,有时为了抢救或在紧急情况下,在床边即可操作,做好定位后,直接快速钻颅,钻颅完成后,穿刺针穿刺脓肿。吸出脓液后其他步骤同上。

3.脓肿切开导管引流术

脓肿切开导管引流术适用于脓肿位置过浅,并且与周围组织粘连紧密或者靠近功能区,不适用脓肿切除患者,通过穿刺又无法取出异物的患者。

4.颅脑脓肿切除术

颅脑脓肿切除术适用于脑脓肿和多房性脓肿,以及含有异物的脓肿和多次穿刺无效的脓肿。也可用于时间较长,包膜较厚的脓肿。同时发生破溃或者脑疝的情况下应行急症手术。脓肿切除术需要注意避免损伤重要功能区。

(三)术后处理

(1)术后继续抗感染治疗,防止脓肿复发以及感染扩散。

(2)注意纠正水、电解质和酸碱平衡。

(3)防治并发症。

六、术前护理常规

(1)执行外科术前护理常规。

(2)病情观察：观察体温、脉搏、呼吸、血压、意识的变化。早期感染侵入颅内，呈持续性高热，遵医嘱给予抗生素，体温过高者给予药物或物理降温。颅内压增高者出现脉搏、血压、意识的改变，应及时观察并记录，预防脑疝。

(3)颅内压增高者，执行颅内压增高护理常规。

(4)饮食护理：给予高维生素、高蛋白、易消化的饮食。

七、术后护理常规

(1)执行外科术后护理常规。

(2)执行全身麻醉后护理常规。

(3)执行术后疼痛护理常规。

(4)病情观察：密切观察患者意识、瞳孔、生命体征、肢体活动变化及有无展神经麻痹、脑病灶症状等，并记录。必要时通知医师，对症处理。

(5)遵医嘱给予抗生素，若出现高热，及时给予药物或物理降温。

(6)脓腔引流护理：①根据切开部位取合理卧位，抬高床头15°～30°，引流瓶(袋)应至少低于脓腔30 cm。②术后24小时、创口周围初步形成粘连后可进行囊内冲洗，先用生理盐水缓慢注入腔内，再轻轻抽出，注意不可过分加压，冲洗后注入抗菌药物，然后夹闭引流管2～4小时。③脓腔闭合时拔管。继续用脱水剂降低颅内压。患者长期高热，消耗热量明显，应注意加强营养，必要时给予支持疗法。

（战　俊）

第三节　颅内动脉瘤

颅内动脉瘤是颅内动脉壁的囊性膨出，是自发性蛛网膜下腔出血(subarachnoid hemorrhage,SAH)的首位病因。颅内动脉瘤破裂导致的蛛网膜下腔出血的发病率位于脑血管意外中的第3位，仅次于脑梗死和高血压脑出血，可以发生于任何年龄，但多在40～60岁，女性略多于男性。

一、病因与病理

(一)病因

颅内动脉瘤发病原因尚不十分清楚，动脉壁先天缺陷学说认为，颅内 Willis 环的动脉分叉处的动脉壁先天性平滑肌层缺乏；动脉壁后天退变性学说则认为，颅内动脉粥样硬化和高血压，造成动脉内弹力板破坏，渐渐形成囊性膨出，即动脉瘤。颅内动脉瘤发生在血管分叉处或 Willis 动脉环周围。颅内动脉瘤大致由瘤顶部、瘤体部及瘤颈部构成，其中瘤顶部最为薄弱，98%的动脉瘤出血部位为瘤顶部。

(二)病理

组织学检查发现动脉瘤壁仅存一层内膜，缺乏中层平滑肌组织，弹性纤维断裂或消失，巨大动脉瘤内常有血栓形成，甚至钙化。颅内动脉瘤为囊性，呈圆形或椭圆形，外观紫红色，瘤壁很

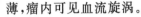

薄,瘤内可见血流旋涡。

二、分类

(一)按动脉瘤位置

(1)颈内动脉系统动脉瘤,约占颅内动脉瘤90%,包括颈内动脉-后交通动脉瘤、前交通动脉瘤、大脑中动脉动脉瘤。

(2)椎基底动脉系统动脉瘤,约占颅内动脉瘤10%,包括椎动脉瘤、基底动脉瘤和大脑后动脉瘤等。

(二)按动脉瘤大小

分为微型(直径≤0.5 cm)、一般型(0.5 cm<直径≤1.5 cm)、大型(1.5 cm<直径≤2.5 cm)、巨大型(直径>2.5 cm)。一般型动脉瘤出血概率大。

三、临床表现

(一)动脉瘤破裂出血症状

未破裂动脉瘤,临床可无任何症状。动脉瘤一旦破裂出血,表现为蛛网膜下腔出血,患者突然剧烈头痛、频繁呕吐、大汗淋漓、体温升高、颈项强直、克氏征阳性,重症者可出现意识障碍,甚至昏迷。部分患者出血前有劳累、情绪激动等诱因,亦有少部分患者无明显诱因或在睡眠中发病。约1/3的患者在动脉瘤破裂后病情进展迅速,且未及时恰当诊治导致呼吸循环衰竭而死亡。

多数动脉瘤破口周围会被凝血块封闭而暂时停止出血,病情逐渐稳定。随着动脉瘤破口周围血块溶解,动脉瘤可能再次破溃出血。再次出血多发生在第一次出血后2周内。血液破入蛛网膜下腔后,红细胞破坏分解可产生5-羟色胺、儿茶酚胺等多种血管活性物质,这些物质作用于其周围的脑血管,导致血管痉挛发生,发生率为21%～62%,多发生在出血后的3～15天。

(二)局灶症状

局灶症状取决于颅内动脉瘤的部位、解剖结构、动脉瘤大小及破裂出血后形成较大血肿对周围脑组织的压迫情况。颈内动脉-后交通动脉瘤和大脑后动脉的动脉瘤常见动眼神经麻痹,表现为单侧眼睑下垂、瞳孔散大、内收、上视、下视不能,直接对光反射、间接对光反射消失。有时局灶症状出现在蛛网膜下腔出血之前,被视为动脉瘤出血的前兆症状,此时应警惕随之而来的蛛网膜下腔出血,如轻微偏头痛、眼眶痛,继之出现动眼神经麻痹等。大脑中动脉的动脉瘤出血如形成血肿,或其他部位动脉瘤出血后可发生脑血管痉挛,出现偏瘫、失语、视力视野障碍等症状。

(三)破裂动脉瘤患者的临床分级

为了便于判断病情、预后及有否手术适应证,国际常采用Hunt五级分类法。

Ⅰ级:无症状,或有轻微头痛和颈强直。

Ⅱ级:头痛较重,颈强直,除动眼神经等脑神经麻痹外,无其他神经症状。

Ⅲ级:轻度意识障碍、躁动不安和轻度脑症状。

Ⅳ级:半昏迷、偏瘫,早期去脑强直和自主神经障碍。

Ⅴ级:深昏迷、去脑强直,濒危状态。

四、辅助检查

(一)CT 扫描

CT 可辅助判断出血部位、明确血肿大小、有无脑积水和脑血管痉挛后导致的脑梗死灶。前纵裂出血提示前交通动脉瘤;外侧裂出血提示大脑中动脉瘤,鞍上池出血提示颈内动脉-后交通动脉瘤,第四脑室出血提示后循环动脉瘤。

(二)数字减影血管造影(DSA)

DSA 是确诊动脉瘤最为可靠的方法。能显示动脉瘤的位置、数目、形态、大小、瘤周正常穿支血管走行及有无血管痉挛,为手术方案提供依据。首次造影阴性,可能因脑血管痉挛而动脉瘤未能显影,高度怀疑者,3 个月后应重复造影。

(三)MRI 成像扫描

MRI 优于 CT,动脉瘤可见流空效应。MRI 和 CT 脑血管造影(CTA)可提示不同部位动脉瘤,从不同角度了解动脉瘤与载瘤动脉关系。

(四)腰椎穿刺

怀疑蛛网膜下腔出血且 CT 扫描未见明显蛛网膜下腔出血时,可行腰椎穿刺检查,脑脊液多呈粉红色或血色。但腰椎穿刺可诱发动脉瘤破裂出血,不作为确诊 SAH 的首选检查法。

五、治疗要点

(一)治疗原则

颅内动脉瘤应进行手术治疗。采取保守治疗的患者约 70% 会死于动脉瘤二次出血。现代显微手术使颅内动脉瘤的手术死亡率已降至 2% 以下。

据 Hunt 五级分类法,病情在 I、II 级的患者应尽早进行造影和手术治疗。III 级以下患者出血后 3~4 天内手术夹闭动脉瘤,可以防止动脉瘤再次出血,减少血管痉挛发生。椎-基底或巨大动脉瘤,病情 III 级以上,提示出血严重或存在血管痉挛和脑积水,手术危险性大,应待病情好转后手术。

(二)手术治疗

1.动脉瘤蒂夹闭术

开颅夹闭动脉瘤蒂是最理想的首选方法,它既不阻断载瘤动脉,又完全彻底清除动脉瘤,保持载瘤及供血动脉继续通畅,维持脑组织正常血运。

2.动脉瘤孤立术

动脉瘤孤立术则是把载瘤动脉在瘤的远端及近端同时夹闭,使动脉瘤孤立于血液循环之外。但在未能证明脑的侧支供血良好时应慎用。

3.动脉瘤包裹术

采用不同的材料加固动脉瘤壁,虽可减少破裂的机会,但疗效不肯定,应尽量少用。

4.血管内介入治疗

利用股动脉、颈动脉、桡动脉穿刺,将纤细的微导管放置于动脉瘤腔内或瘤颈部位,再经过微导管将柔软的钛合金弹簧圈送入动脉瘤腔内并将其充满,使得动脉瘤腔内血流消失,从而消除再次破裂出血的风险。

六、护理措施

（一）术前护理

目的在于防止再出血和预防血管痉挛。

1.卧床休息

绝对卧床休息,适当抬高头部,保持患者安静,对患者及其家属进行健康教育,为患者创造一个安静、清新、舒适的休养环境。

2.减轻焦虑

评估患者焦虑的程度,给患者提供适当的环境,让患者能够表达自己的焦虑,并且加强患者对疾病知识,尤其是疾病治疗方法及预后的了解。保持患者情绪稳定,避免不良刺激,任何负性情绪都可能导致瘤体破裂,危及患者生命。

3.控制血压

降低血压是减少再出血的重要措施之一。通常降低基础血压的 $10\%\sim20\%$,高血压患者则可降低动脉收缩压的 $30\%\sim50\%$ 。若出现头晕、意识障碍等缺血症状,应适当回升血压。

4.对症护理

严密观察患者血压、脉搏、体温、呼吸、瞳孔、意识状态及神经功能变化,预防再次破裂出血。遵医嘱正确应用降血压、降颅压、镇痛、镇静、抗纤维蛋白溶解剂及钙通道阻滞剂。

5.大小便管理

防止便秘,避免增加腹压而反射性增加颅内压导致的瘤体破裂。予营养丰富饮食,多食蔬菜和水果,避免辛辣食物,戒烟酒。遵医嘱应用缓泻剂。对不适应卧位小便者,予以指导进行排尿训练或留置导尿管。

6.预防和治疗脑血管痉挛

遵医嘱应用钙通道阻滞剂,改善微循环。

（二）术后护理

1.一般护理

全麻后取去枕平卧位,头偏向健侧,保持呼吸道通畅;患者清醒后,血压平稳者床头抬高 $15°\sim30°$;持续低流量吸氧,床旁心电监护,密切观察意识、瞳孔、生命体征、四肢活动及血氧饱和度情况;特别注意血压变化,根据医嘱控制血压在适当范围,防止术后发生出血;若患者出现头晕、头痛、呕吐、失语、肌力下降等症状,应立即报告医师,尽快采取紧急处理措施。

2.平稳度过水肿期

由于手术创伤、牵拉致脑组织受刺激,术后 $2\sim4$ 天可发生脑组织水肿,应准确记录液体出入量,控制入液量,正确应用脱水剂,维持水、电解质平衡。术后高热患者及时采取降温措施,如头部冰帽、间断乙醇擦浴、温水擦浴等,因高热易造成脑组织相对低氧、水肿,加重脑损害。

3.营养支持

营养治疗是临床治疗的重要组成部分,也是一种基本治疗手段。因此,必须及时有效地补充能量和蛋白质,以减轻机体损耗。评估患者营养状况,如体重、氮平衡、血浆蛋白、血糖、电解质等,以便及时调整营养素供给量和配方,做好饮食指导。便秘者应多食富含纤维素的食物和蔬菜,必要时服用缓泻剂。

4.用药护理

及时观察药物治疗效果及发现不良反应。常规用药应掌握用药的方法及注意事项如下。①止血药物:用药期间注意肢体活动情况,抬高患肢,不在下肢静脉滴注此类药物,防止深静脉血栓形成。②防治脑血管痉挛药物:尼莫地平能优先作用于脑部小血管,改善脑供血,但在治疗过程中可出现头晕、血压下降、头痛、胃肠不适、皮肤发红、多汗、心动过缓等症状,应注意密切观察,防止低血压的发生;应静脉微量泵注入,避光使用,以 3~5 mL/h 速度持续泵入,尼莫地平 10 mg 静脉滴注需要 10~12 小时,如为紧张造成血压升高,可适当增加流速,维持在术前平均血压水平;因尼莫地平制剂中含有一定浓度的乙醇,若患者出现心率增快、面色潮红、头疼、头晕及胸闷等不适症状,应适当减慢流速。

5.并发症的预防和护理

(1)脑血管痉挛:术后脑血管痉挛的发生率为 41%~47%,由此引起的延迟性脑缺血及脑水肿,是颅内动脉瘤术后死亡或致残的主要原因。护理的重点是术后动态观察患者的意识状况,观察有无新增神经功能障碍表现或原有神经症状的恶化等。脑血管痉挛的预防措施:①应用特异性解痉剂尼莫地平或法舒地尔;②提高脑血流的灌注压,提高血压和扩容;③改善血流变学,降低血液黏滞度;④调节控制吸氧浓度。

(2)再出血:术后搬运患者时,应注意保护头部,防止外力作用引起出血,头部引流管一般于术后 24~48 小时拔除,在此期间,应密切观察并记录引流液的颜色、性质、量及切口渗血情况。避免一切引起颅内压升高的因素,如用力咳嗽、排便、情绪激动等。注意观察患者有无突发的头痛、呕吐、意识障碍、脑膜刺激征等再出血征象。

(3)脑积水:遵医嘱准确应用脱水剂,并严密观察患者意识、瞳孔、生命体征,及时发现有无颅内压升高的症状。如果患者出现脑积水症状,如智力减退、记忆力减退、步态不稳及大小便失禁等,应及时通知医师,做好术前准备,配合医师尽早行"脑室-腹腔分流手术"治疗。

(4)颅内感染:保持伤口敷料清洁、干燥,无污染。观察患者体温、血常规变化,有无脑膜刺激征。如果患者出现切口感染伴颅内感染,根据医嘱做皮下积液、脑脊液和血培养,根据培养结果选择有效抗生素,并按时、按量给药,保证血药浓度,同时观察疗效;高热患者给予物理降温;腰穿持续引流的患者,做好引流管的护理。

6.介入治疗术后护理

(1)预防出血:介入术后穿刺侧下肢应伸直并制动 24 小时,穿刺点用压迫止血器或消毒纱布卷及弹性绷带加压包扎固定 24 小时,密切观察穿刺部位局部有无渗血及血肿,观察术侧足背动脉搏动、足部皮肤色泽、肢体温度、痛觉及末梢循环等情况,并与对侧肢体比较,如有异常应及时报告医师处理。

(2)饮食护理:根据患者情况嘱患者多饮水,每天在 1 500 mL 以上,或遵医嘱给予利尿剂,促进造影剂的排出,术后 6 小时后嘱其进易消化饮食。

(3)过度灌注综合征:主要是由于颅内血管长期处于低血流灌注状态,一旦血管突然扩张,血流明显增多可发生脑过度灌注综合征。护理上需:观察患者有无头疼、头胀、恶心、呕吐、癫痫和意识障碍等症状;监测血压、心率、呼吸、血氧饱和度的变化并记录;遵医嘱有效控制血压。

(4)急性脑梗死:栓塞术后脑梗死是严重的并发症之一,轻者发生偏瘫,重者导致死亡。其主要原因多由于导管在血管内停留时间过长,损伤内皮组织,还与球囊微导管弹簧圈过早脱离等因素有关。因此术后应严密观察患者的语言、运动、感觉功能的变化,病情有变化,及时通知医师。

　　(5)剧烈头痛:栓塞后第 1 天发生剧烈头痛是颅脑介入栓塞治疗术后常见的并发症,一般反应轻者 1～2 天即痊愈,严重者可达 1 周以上。患者突发头痛并加重,应特别给予重视,及时发现病情变化报告医师,正确遵医嘱应用 20％甘露醇 125～250 mL 静脉滴注或泵入血管解痉剂。

七、健康指导

(一)服药

　　指导患者用药方法和注意事项,遵医嘱服用药物,若服用降压药、抗癫痫类及抗血管痉挛类药物,不可擅自减量。服抗凝药期间注意观察出血情况,定期复查凝血三项及肝肾功能。

(二)饮食

　　指导患者多吃富含维生素 A、维生素 C 的绿色蔬菜和水果,如胡萝卜、菠菜、白菜、番茄、苹果、芒果;常吃瘦肉、鸡蛋、新鲜的奶制品及深海鱼类等;低盐低脂饮食,少食胆固醇较高的食物,如蛋黄、动物内脏、猪油等。防止动脉硬化。

(三)运动

　　出院后注意休息,3 个月后可做些简单的家务活,避免重体力劳动。适当锻炼,在体力允许的情况下逐渐增加活动量。出院后注意休息,在身体尚未恢复前,少去公共场所,注意自我保护,防止感染其他疾病。

(四)良好的生活习惯

　　注意戒烟,适当饮酒,保证充足的睡眠,保持愉快的心情。

(五)复诊

　　出院后遵医嘱到门诊复查。出现以下症状,应立即就诊:①头痛逐渐加重、恶心、呕吐;②癫痫、失语及肢体功能障碍加重;③精神萎靡不振,意识障碍等。

(战　俊)

第四节　脑　膜　瘤

一、概述

　　脑膜瘤占颅内肿瘤的 19.2％,男:女之比为 1:2。一般为单发,多发脑膜瘤偶尔可见,好发部位依次为矢状窦旁、大脑镰、大脑凸面,其次为蝶骨嵴、鞍结节、嗅沟、小脑脑桥角与小脑幕等部位,生长在脑室内者很少,也可见于硬膜外。其他部位偶见。依肿瘤组织学特征,将脑膜瘤分为五种类型,即内皮细胞型、成纤维细胞型、血管瘤型、化生型和恶性型。

(一)临床表现

1.慢性颅压增高症状

　　因肿瘤生长较慢,当肿瘤达到一定体积时才引起头痛、呕吐及视力减退等,少数呈急性发病。

2.局灶性体征

　　因肿瘤呈膨胀性生长,患者往往以头疼和癫痫为首发症状。根据肿瘤位置不同,还可以出现视力、视野、嗅觉或听觉障碍及肢体运动障碍等。老年患者尤以癫痫发作为首发症状多见,颅压增高症状多不明显。

（二）辅助检查

1.头颅 CT 扫描

典型的脑膜瘤，显示脑实质外圆形或类圆形高密度，或等密度肿块，边界清楚，含类脂细胞者呈低密度，周围水肿带较轻或中度，且有明显对比增强效应。瘤内可见钙化、出血或囊变，瘤基多较宽，并多与大脑镰、小脑幕或颅骨内板相连，其基底较宽，密度均匀一致，边缘清晰，瘤内可见钙化。增强后可见肿瘤明显增强，可见脑膜尾征。

2.MRI 扫描

同时进行 CT 和 MRI 的对比分析，方可得到较正确的定性诊断。

3.脑血管造影

脑血管造影可显示瘤周呈抱球状供应血管和肿瘤染色。同时造影技术也为术前栓塞供应动脉，减少术中出血提供了帮助。

（三）鉴别诊断

需同脑膜瘤鉴别的肿瘤因部位而异，幕上脑膜瘤应与胶质瘤、转移瘤鉴别，鞍区脑膜瘤应与垂体瘤鉴别，桥小脑角脑膜瘤应与听神经瘤鉴别。

（四）治疗

1.手术治疗

手术切除脑膜瘤是最有效的治疗手段，应力争全切除，对受肿瘤侵犯的脑膜和颅骨，亦应切除之，以求达到根治。

（1）手术原则：控制出血，保护脑功能，争取全切除。对无法全切除的患者，则可行肿瘤次全切除或分次手术，以免造成严重残疾或死亡。

（2）术前准备：①肿瘤血运极丰富者可术前行肿瘤供应血管栓塞以减少术中出血；②充分备血，手术开始时做好快速输血准备；③鞍区肿瘤和颅压增高明显者，术前数天酌用肾上腺皮质激素和脱水治疗；④有癫痫发作史者，需术前应用抗癫痫药物、预防癫痫发作。

（3）术后并发症。①术后再出血：术后密切观察神志瞳孔变化，定期复查头部 CT 早期处理。②术后脑水肿加重：对于影响静脉窦和粗大引流静脉的肿瘤切除后应用脱水药物和激素预防脑水肿加重。③术后肿瘤残余和复发：需定期复查并辅以立体定向放射外科治疗等防止肿瘤复发。

2.立体定向放射外科治疗

因其生长位置，有 $17\%\sim50\%$ 的脑膜瘤做不到全切，另外还有少数恶性脑膜瘤也无法全切。肿瘤位于脑深部重要结构难以全切除者，如斜坡、海绵窦区、视丘下部或小脑幕裂孔区脑膜瘤，应同时行减压性手术，以缓冲颅压力，剩余的瘤体可采用 γ 刀或 X 刀治疗，亦可达到很好效果。

3.放疗或化疗

恶性脑膜瘤在手术切除后，需辅以化疗或放疗，防止肿瘤复发。

4.其他治疗

其他治疗包括激素治疗、分子生物学治疗、中医治疗等。

二、护理

（一）入院护理

（1）入院常规护理：常规安全防护教育、健康指导。

（2）指导患者合理饮食，保持大便通畅。

（3）指导患者肢体功能锻炼、语言功能锻炼。

（4）结合患者的个体情况，每1～2小时协助患者翻身，保护受压部位皮肤；如局部皮肤有压红，可缩短翻身的间隔时间，受压部位应予软枕垫高减压。

（二）术前护理

（1）每1～2小时巡视患者，观察患者的生命体征、意识、瞳孔、肢体活动，如有异常及时通知医师。

（2）了解患者的心理状态，向患者讲解疾病的相关知识，介绍同种疾病手术成功的例子，增强患者治疗信心，减轻焦虑、恐惧心理。

（3）根据医嘱正确采集标本，进行相关检查。

（4）术前落实相关化验、检查报告的情况，如有异常立即通知医师。

（5）根据医嘱进行治疗、处置，注意观察用药后反应。

（6）注意并发症的观察和处理。

（7）指导患者练习深呼吸及有效咳嗽；指导患者练习床上大小便。

（8）指导患者修剪指（趾）甲、剃胡须，女性患者勿化妆及涂染指（趾）甲。

（9）指导患者戒烟、戒酒。

（10）根据医嘱正确备血（复查血型），行药物过敏试验。

（11）指导患者术前12小时禁食，8小时禁饮水，防止术中呕吐导致窒息；术前晚进半流质饮食，如米粥、面条等。

（12）指导患者保证良好的睡眠，必要时遵医嘱使用镇静催眠药。

（三）手术当日护理

1.送手术前

（1）术晨为患者测量体温、脉搏、呼吸、血压；如有发热、血压过高、女性月经来潮等情况均应及时报告医师，以确定是否延期手术。

（2）协助患者取下义齿、项链、耳钉、手链、发夹等物品，并交给家属妥善保管。

（3）皮肤准备（剃除全部头发及颈部毛发、保留眉毛）后，更换清洁的病员服。

（4）遵医嘱术前用药，携带术中用物，平车护送患者入手术室。

2.术后回病房

（1）每15～30分钟巡视患者，注意观察患者的生命体征、意识、瞳孔、肢体活动等，如异常及时通知医师。

（2）注意观察切口敷料有无渗血。

（3）密切观察引流液的颜色、性状、量等情况并记录，妥善固定引流管，引流袋置于头旁枕上或枕边，高度与头部创腔保持一致，保持引流管引流通畅，活动时注意引流管不要扭曲、受压，防止脱管。

（4）观察留置导尿管患者尿液的颜色、性状、量，会阴护理每天2次。

（5）术后6小时内给予去枕平卧位，6小时后可床头抬高，麻醉清醒的患者可以协助床上活动，保证患者舒适。

（6）保持呼吸道通畅。

（7）若患者出现不能耐受的头痛，及时通知医师，遵医嘱给予止痛药物，并密切观察患者的生命体征、意识、瞳孔等变化。

(8)精神症状患者的护理:加强患者安全防护,上床档,需使用约束带的患者,应告知家属并取得同意,定时松解约束带,按摩受约束的部位,24小时有家属陪护,预防自杀倾向,同时做好记录。

(9)术后24小时内禁食水,可行口腔护理,每天2次。清醒患者可口唇覆盖湿纱布,保持口腔湿润。

(10)结合患者的个体情况,每1~2小时协助患者翻身,保护受压部位皮肤;如局部皮肤有压红,可缩短翻身的间隔时间,受压部位应予软枕垫高减压。

(四)术后护理

1.术后第1天~第3天

(1)每1~2小时巡视患者,注意观察患者的生命体征、意识、瞳孔、肢体活动等,如发现有头痛、恶心、呕吐等颅内压增高症状及时通知医师。

(2)注意观察切口敷料有无渗血。

(3)密切观察引流液的颜色、性状、量等情况并记录,妥善固定引流管,并保持引流管引流通畅,不可随意放低引流袋,以保证创腔内有一定的液体压力。若引流袋放低,会导致创腔内液体引出过多,创腔内压力下降,脑组织迅速移位,撕破大脑上静脉,从而引发颅内血肿。医师根据每天引流液的量调节引流袋的高度。

(4)观察留置导尿管患者尿液的颜色、性状、量,会阴护理每天2次。

(5)术后引流管放置3~4天,引流液由血性脑脊液转为澄清脑脊液时,即可拔管,避免长时间带管形成脑脊液漏。拔除引流管后,注意观察患者的生命体征、意识、瞳孔等变化,切口敷料有无渗血、渗液及皮下积液等,如有异常及时通知医师。

(6)加强呼吸道的管理,鼓励深呼吸及有效咳嗽、咳痰,如痰液黏稠不易咳出可遵医嘱予雾化吸入,必要时吸痰。

(7)术后24小时如无恶心、呕吐等麻醉后反应,可遵医嘱进食,由流质饮食逐步过渡到普通饮食,积极预防便秘的发生。

(8)指导患者床上活动,床头摇高,逐渐坐起,逐渐过渡到床边活动(做好跌倒风险评估),家属陪同。活动时以不疲劳为宜。

(9)指导患者进行肢体功能锻炼;进行语言功能锻炼。

(10)做好生活护理,如洗脸、刷牙、喂饭、大小便等,定时协助患者翻身,保护受压部位皮肤,预防压疮的发生。

2.术后第4天~出院日

(1)每1~2小时巡视患者,注意观察患者的生命体征、意识、瞳孔、肢体活动等,如发现有头痛、恶心、呕吐等颅内压增高症状及时通知医师;注意观察切口敷料有无渗血。

(2)指导患者注意休息,病室内活动,活动时以不疲劳为宜。对高龄、活动不便、体质虚弱等可能发生跌倒的患者及时做好跌倒或坠床风险评估。

(五)出院指导

1.饮食指导

指导患者进食高热量、高蛋白、富含纤维素、维生素丰富、低脂肪、低胆固醇食物,如蛋、牛奶、瘦肉、鱼、蔬菜、水果等。

2.用药指导

有癫痫病史者遵医嘱按时、定量口服抗癫痫药物。不可突然停药、改药及增减药量,以避免加重病情。

3.康复指导

对肢体活动障碍者,户外活动须有专人陪护,防止意外发生,鼓励患者对功能障碍的肢体需经常做主动和被动运动,防止肌肉萎缩。

(战 俊)

第五节 听神经鞘瘤

听神经鞘瘤是颅内常见肿瘤之一,占颅内肿瘤的 8%~12%,占桥小脑区肿瘤的 90%。听神经鞘瘤主要起源于听神经前庭部分,肿瘤并非起源于神经本身,而是鞘膜施万细胞瘤变增生而来,因此听神经瘤应该称为听神经鞘瘤,临床仍习惯沿用听神经瘤。听神经鞘瘤多发生于成年人,幼儿少见,男女发病无明显差异。肿瘤多为单侧生长,如合并神经纤维瘤病时,多为双侧生长。

听神经鞘瘤属良性病变,临床预后多较好,但是由于肿瘤毗邻脑干、三叉神经、前庭神经及后组脑神经等重要结构,临床手术后并发症多且明显,其手术全切除及术后并发症的防治仍是神经外科的难点和重点。随着显微手术技术的发展和在神经外科临床的运用和普及,以及术中神经功能监测、超声刀的使用等手段的不断完善,目前临床听神经鞘瘤的全切率、神经保护和术后并发症的预防已经有了很大改进。另外 γ 刀等放射辅助治疗方法的改进有效改善和巩固了手术切除效果,高压氧等术后康复治疗的重视和运用明显改善损伤神经功能恢复,提高了患者生存质量。

一、病理生理

听神经鞘瘤主要起源于前庭神经支,少数起源于蜗神经支,起源于前庭神经纤维者罕见。肿瘤多起源于前庭神经鞘膜和神经胶质移行处,即 Obersteiner-Redlich 区,该区主要位于内耳道,故听神经鞘瘤主要起源于内耳道。随着肿瘤的生长,大部分主要向桥小脑角区生长。临床上内耳道常受累扩大或破坏,但肿瘤完全位于内耳道者少见。

肉眼观察听神经鞘瘤有蛛网膜覆盖,肿瘤有增厚的胶原性包膜,符合神经鞘瘤的特点,以实质性病变包含部分囊性变为主,实质部色泽灰黄,部分微红,质地致密,硬而脆,部分肿瘤组织质地软,囊性部分常为多个囊腔,内含清亮浅黄色囊液,局部可能由于受肿瘤挤压脑脊液循环不畅形成蛛网膜囊肿,肿瘤很少见出血。显微镜下观察听神经鞘瘤主要分为 Antoni A 型和 Antoni B 型。Antoni A 型细胞多为长条梭形状细胞排列呈栏栅状,细胞排列致密,Antoni B 细胞为多形态,排列疏松,无一定方向序列。两者细胞之间多有网状纤维,可伴有脂肪变及色素沉着等。

听神经鞘瘤的血供主要来自小脑前下动脉。在肿瘤的生长过程中主要接受同侧小脑下动脉变异分支血管的供血,随着肿瘤的增大,瘤体接触挤压邻近血管,所以小脑上动脉、小脑后下动脉及小脑表面的部分血管也参与肿瘤的供血。肿瘤的回流静脉主要经岩静脉进入岩上窦。

二、临床表现

了解听神经鞘瘤的临床表现和肿瘤的起源,肿瘤生长部位、发展方向、生长速度,以及肿瘤是否合并囊变、出血等。临床主要表现为病变同侧桥小脑角区相关神经功能受损症状。

(一)前庭神经症状

由于绝大部分听神经鞘瘤均起源于前庭神经支,因而前庭神经功能受损表现为首发症状。患者主要表现为阵发性眩晕和进展性耳鸣、病变侧听力下降甚者耳聋。上述症状在肿瘤早期多为阵发性,大多不会引起患者重视,而且容易和梅尼埃综合征及外周前庭功能疾病混淆,患者多在神经内科和耳鼻喉科首诊,从而延误诊疗。因此临床上很多患者在肿瘤进一步生长,出现面神经损伤、后组脑神经损伤甚至小脑症状或颅内高压等表现时才来就诊,但是追问病史,70%患者都早已有前庭神经受损的症状。眩晕、耳鸣、听力下降和耳聋可以持续一年甚至更长时间,其间耳鸣可以消失,可能是随着肿瘤的生长,前庭神经受压失去其功能,也有部分患者听力急剧下降或突发耳聋,可能与内耳道血管受压闭塞,耳蜗缺血所致有关。

(二)三叉神经症状

三叉神经功能受损表现仅次于前庭神经。三叉神经包含运动支和感觉支,随着肿瘤的生长,三叉神经受到挤压,从而引起相应症状。感觉根受到刺激可引起同侧面部疼痛感,如果感觉根受到严重挤压或侵蚀破坏,则出现面部麻木,感觉和角膜反射减退、丧失;运动根受到影响可以出现同侧咀嚼无力,咬肌萎缩等症状。临床上,三叉神经孤立分支受损少见,多为多支损伤,有时肿瘤生长体积大,占位效应明显,对侧三叉神经受压也可出现对侧相应症状。

(三)展神经、动眼神经症状

肿瘤突向桥小脑角区上方生长,动眼神经和展神经受压,出现同侧眼球外展受限、复视、瞳孔散大、直接和间接光反射迟钝或消失等症状。

(四)面神经症状

面神经自脑干发出后,和前庭神经、蜗神经一起进入内耳道,听神经鞘瘤由前庭神经Obersteiner-Redlich区生长,很早便对面神经有推挤或压迫,但临床早期听神经鞘瘤患者出现面瘫症状却很少。有推测认为运动神经根耐压能力更强,但其感觉纤维和副交感纤维成分已经受压,例如瞬目反射、腺体分泌等已经异常,但临床体征不明确。听神经鞘瘤生长过程中大多对面神经产生推挤、压迫或破坏,术后经常伴有面瘫等神经功能障碍,以致患者难以接受,术中对面神经的保护,有效减少面神经损伤,减少术后面瘫等并发症仍然是神经外科医师面临的难题和挑战。

(五)小脑和脑干症状

随着肿瘤的进一步生长增大,其向中线占位效应愈加明显,邻近的小脑半球和脑干受压。临床上患者小脑受压可出现行走步态不稳、平衡和协调功能受损、水平眼球震颤等症状;脑干受压出现锥体束征,如一侧或双侧的偏瘫及偏身感觉障碍等。

(六)后组脑神经症状

当肿瘤生长向下使舌咽神经、迷走神经和副神经受到损伤,则出现饮水呛咳,吞咽困难,声音嘶哑,咽反射减退或消失,舌后1/3味觉减退或消失,颈部肌肉萎缩耸肩无力等症状。

(七)颅内压增高症状

随着肿瘤的进一步增大,病程进入晚期,肿瘤压迫第四脑室变形,压迫中脑导水管引起脑脊液循环受阻,出现导水管以上梗阻性脑积水,临床上患者主要表现为头痛、恶心呕吐及视盘水肿等颅内高压症状,部分患者颅内压缓慢持续增高,双侧视盘水肿,出现视力进行性下降甚至失明。

三、分型

根据不同分类标准,听神经鞘瘤临床主要分型依据有病理学、肿瘤大小、肿瘤起源部位、肿瘤生长及疾病进展、Matthies 和 Samii 根据肿瘤生长、扩展程度等。临床多根据肿瘤生长及疾病进展对听神经鞘瘤进行分期并制订具体治疗方案。

(一)根据神经鞘瘤镜下病理学分型

1.Antoni A 型

肿瘤细胞条状、长梭形,排列紧密,并且按照一定方向排列,呈栅栏状。

2.Antoni B 型

肿瘤细胞形态多样,排列疏松,无一定方向。

3.Antoni A 和 Antoni B 混合型

临床以混合型多见。

(二)根据肿瘤大小分型

根据术前 CT 或 MRI 测量内耳道外肿瘤最大径线。①小型:<1.5 cm;②中型:1.5～3.0 cm;③大型:3～4 cm;④巨大型:>4 cm。

(三)根据肿瘤起源部位分型

1.外侧型

该型在临床最为常见,约占 70%。肿瘤主要起源于前庭神经远离脑干方向的外侧,与 Ober-steiner-Redlich 区吻合。该类型肿瘤临床症状最符合典型听神经鞘瘤的进展顺序和临床渐进性表现特点。

2.内侧型

临床占 20%～25%。肿瘤主要起源于前庭神经邻近脑干方向的内侧,临床上该型脑干受压症状较早发生。

3.管内型

少见,约占 5%。前庭神经和蜗神经支受损症状明显,面神经受损出现面瘫症状也较早、较明显。

(四)根据肿瘤生长、疾病进展分型

1.Ⅰ期

肿瘤生长早期,体积尚小,直径<1 cm,临床患者主要出现耳鸣、眩晕、听力减退等症状。仅有前庭神经受损表现,多不引起患者注意,或者于神经内科、耳鼻喉科就诊。

2.Ⅱ期

肿瘤继续生长,直径在 2 cm 左右;临床患者出现一侧面部麻木,角膜反射减退,咬肌萎缩,部分患者出现复视、眼球活动障碍等症状。除前庭神经外,三叉神经、面神经、展神经及动眼神经也逐步受到影响,CT 检查可以观察到内耳道骨质破坏、扩大。

3.Ⅲ期

肿瘤生长到中等大小,直径约 3 cm,临床患者上述症状加重外,出现饮水呛咳、吞咽困难、声音嘶哑、耸肩无力、步态不稳、平衡欠佳等症状。此时舌咽神经、迷走神经和副神经后组脑神经受到影响,同时由于肿瘤的压迫,小脑和脑干变形移位,出现相应症状。

4.Ⅳ期

肿瘤生长达到大型或巨大型,直径＞3 cm,此时病程进展已经进入晚期。临床患者出现头痛明显加重,恶心呕吐,吞咽困难导致营养不良及意识模糊等颅内高压症状。此期患者病情已经相当严重,应该做好及时、尽早手术的准备。

(五)根据肿瘤生长、扩展程度分型

1.T_1

肿瘤完全位于内耳道内。

2.T_2

肿瘤骑跨位于内耳道内、外。

3.T_{3a}

肿瘤向脑干方向发展,充满桥小脑角池,但仍未触及脑干。

4.T_{3b}

肿瘤向脑干方向发展并已经触及脑干。

5.T_{4a}

肿瘤对脑干产生压迫。

6.T_{4b}

肿瘤压迫脑干,使脑干移位,第四脑室受压变形。

四、辅助检查

(一)神经耳科检查

1.电测听检查

主要区别前庭神经支、蜗神经支和听觉传导通路病变。前庭神经病变 Bekesy 听力测验主要表现为Ⅲ、Ⅳ型。

2.前庭功能检查

主要区别前庭神经支和蜗神经支病变。冷热水实验在前庭神经病变均出现减退或消失。

3.脑干听觉诱发电位检查

主要表现为只存在正常Ⅰ波,其后Ⅴ波消失或波间期延长。脑干听觉诱发电位对听神经鞘瘤诊断具有一定意义,目前临床已广泛开展。

(二)脑脊液检查

听神经鞘瘤病程进展到Ⅲ期时,脑脊液化验可见蛋白含量增高,其余脑脊液常规,糖和氯化物含量无明显变化。由于腰穿脑脊液化验具有创伤性,且可能诱发脑疝发生,目前临床已经不作为听神经鞘瘤的常规诊断方法。

(三)影像学检查

1.X 线片检查

大多数听神经鞘瘤患者 X 线片检查可以看到岩骨内耳道口处不同程度异常扩大,骨质较正常疏松,部分出现破坏。目前 CT 在临床已广泛应用,其骨窗片可以很好地观察内耳道的变化,因此 X 线片扫描已经不再是临床诊断听神经鞘瘤的常规检查方法。

2.CT 检查

CT 平扫时可见听神经鞘瘤为等密度影表现,部分为等密度局部混杂低密度影,为肿瘤合并

囊性变,部分为局部脑脊液循环不畅,蛛网膜囊肿形成,肿瘤形态不规则或类圆形。肿瘤以内耳道为中心主要向桥小脑角区生长,是听神经鞘瘤特征性表现;CT增强扫描可见肿瘤实质部分均匀强化,囊变部分除外周囊壁不同程度强化外,其余囊变无强化。MRI未在临床广泛运用前,对于直径较小的听神经鞘瘤进行脑池造影检查,但由于对患者有一定的影响,部分患者临床症状加重,因此,脑池造影在临床已经很少采用。

3.MRI检查

目前磁共振检查是临床术前诊断听神经鞘瘤最为可靠方法。磁共振平扫时,肿瘤在T_1加权像上表现为等信号或稍低信号,在T_2加权像上表现为等高或稍高信号,平扫信号不均匀,考虑肿瘤合并囊变;增强扫描可见肿瘤不均匀强化,实质部分强化明显,囊性部分除囊壁强化外,其余囊变不强化。MRI比CT能更清晰显示肿瘤,对临床诊断听神经鞘瘤有很大帮助,另外,薄层MRI扫描检查可以部分显示桥小脑角区三叉神经、面神经等结构,这样可以做到术前评估,另外薄层MRI扫描也可以发现早期较小的肿瘤。

五、诊断和鉴别诊断

(一)诊断

听神经鞘瘤的临床诊断主要根据临床病史、阳性体征及相应的辅助检查。典型听神经鞘瘤患者具有渐进性发展的典型症状,但部分不典型患者就需要临床医师详细询问、追查病史;由于各类诊断技术的发展,目前临床医师已不再重视和依赖临床体检,对于不典型患者常常漏诊,因此系统、规范的神经外科体检,特别是桥小脑角区相关神经体征的及时发现对听神经鞘瘤的临床诊断具有不可忽视的作用;CT和MRI仍然是临床听神经鞘瘤诊断的可靠依据,特别是内耳道扩大等特征性影像学表现尤为有意义。

(二)鉴别诊断

临床听神经鞘瘤主要与发生于颅后窝特别是向桥小脑角区、岩斜区生长的病变相鉴别。听神经鞘瘤约占桥小脑角区肿瘤的90%,其余常见的有脑膜瘤、表皮样囊肿等,三叉神经鞘瘤、蛛网膜囊肿、脂肪瘤等少见,面神经鞘瘤等罕见。

1.脑膜瘤

以岩骨尖脑膜瘤常见,临床表现不具备听神经鞘瘤进展性的典型表现,前庭神经受累表现不明显或不严重,而三叉神经和面神经受损表现出现较早且症状较重;影像学表现为密度和信号均匀,但囊性变少见,肿瘤生长中心远离内耳道,且有典型的脑膜尾征。另外部分天幕脑膜瘤也可向该部位生长,根据肿瘤基底,生长主要压迫小脑半球,脑膜尾征等特点,临床容易作出鉴别。

2.表皮样囊肿

表皮样囊肿在桥小脑角区并不少见,临床主要表现为神经刺激症状,如三叉神经痛、面肌抽搐等,不具备听神经鞘瘤的典型症状;影像学上CT为低密度,MRI为T_1加权低信号,T_2加权高信号,病灶不强化,形态不规则、多变,与邻近脑池、脑沟关系密切。临床多容易鉴别。

3.三叉神经鞘瘤

三叉神经鞘瘤主要起源于三神经半月节或神经根。临床主要以三叉神经受损出现面部麻木、疼痛及咬肌萎缩等表现为主,肿瘤生长增大后可影响到面神经、前庭神经及后组脑神经,出现相应症状;影像学表现和听神经鞘瘤相似,但三叉神经鞘瘤除向颅后窝生长外,中颅窝也经常见到肿瘤组织,肿瘤一般不影响内耳道。

4.蛛网膜囊肿

颅后窝蛛网膜囊肿多见,局限于桥小脑角区单独存在的却相对少见,蛛网膜囊肿多伴随听神经鞘瘤存在。影像学与脑脊液相同信号表现是其特点。一般认为听神经鞘瘤发生于蛛网膜下腔,可能随着听神经鞘瘤的生长,局部脑脊液循环受阻而致形成蛛网膜囊肿。临床容易鉴别。

六、护理

(一)护理评估

了解患者起病方式或主要症状,评估有无剧烈头痛、呕吐、复视及视盘水肿,评估有无邻近脑神经受损,评估有无动作不协调,走路不平衡。

(二)主要护理问题

(1)潜在并发症:脑疝、角膜溃疡。

(2)清理呼吸道无效。

(3)有误吸的危险。

(4)有外伤的危险。

(5)口腔黏膜改变。

(6)自我形象紊乱。

(7)皮肤完整性受损。

(三)护理要点及措施

1.术前护理

(1)常规护理:按神经外科疾病术前护理常规。

(2)做好安全管理:注意保护患者,有神经麻痹者应注意饮食、饮水温度及洗脸水温度,以免烫伤患者;有耳聋及动作不协调者,应协助患者日常生活(包括如厕、洗漱、进食等),以免摔伤患者。

(3)密切观察病情:主要观察患者头痛情况,有无颅内压增高症状,如头痛加剧、呕吐、复视等,报告医师及时处理。

2.术后护理

(1)常规护理:按神经外科术后护理常规护理。

(2)病情观察:密切观察患者的意识、瞳孔、生命体征及四肢活动情况,并准确记录。如出现头痛、头晕、呕吐及视力障碍,共济失调、烦躁不安、癫痫发作等症状,伴有血压升高,脉搏呼吸变慢,应及时通知医师。准备脑室穿刺包,密切观察意识状态的改变,防止脑疝的发生。

(3)做好管道护理:正确设置引流袋高度,保持引流通畅,避免扭曲、受压、脱落,观察引流液量性质。每班记录并交接班,如引流量短时间大量增多,引流液颜色加深,且有分层现象,提示有颅内出血,应立即通知医师处理。躁动患者要适当约束四肢。

(4)饮食护理:术后患者意识完全清醒后,检查无后组脑神经损伤时,方可经口进食。对吞咽困难、呛咳的患者应给予留置胃管,鼻饲饮食并注意观察胃液,以便及时发现并处理应激性溃疡。

(5)心理护理:及时告知患者手术效果,传达有利信息,以增强康复的信心,帮助患者缓解疼痛不适,使其减轻恐惧、抑郁反应。主动向患者解释可能存在的并发症、后遗症及其发生的原因和预后情况,同时鼓励患者积极对待人生,坦然接受现实。

3.并发症护理

(1)角膜炎、角膜溃疡:眼睑闭合不全,角膜反射减弱或消失,瞬目动作减少及眼球干燥为面神经、三叉神经损伤所致,如护理不当可导致角膜溃疡,甚至失明。故护理上需注意:眼睑闭合不全可用眼罩保护患侧眼球,或用蝶形胶布将上下眼睑黏合在一起,必要时做眼睑缝合术。白天定时滴入重组牛碱性成纤维细胞生长因子滴眼液,晚间睡前予重组牛碱性成纤维细胞生长因子眼用凝胶涂于上下眼睑之间,并给予蝶形胶布固定。

(2)面瘫的护理:观察能否完成皱眉、上台前额、闭眼、露齿鼓双颊等动作,并注意观察双侧颜面是否对称,正确评估患者面瘫程度。对于患者因口角歪斜进食不便、流涎而表现的不良心理做好耐心解释和安慰工作。加强口腔护理,保持口腔清洁,可鼓励患者嚼口香糖,既锻炼面部肌肉又可防止发生口腔感染。指导患者进行自我按摩、表情动作训练,并配合物理治疗,以促进神经功能恢复。

(3)脑脊液漏:与硬脑膜不缝合或缝合不严密,乳突小房封闭不严有关。患者可出现脑脊液耳漏或伤口处皮下积液。给予枕下垫无菌治疗巾,保持清洁、干燥,头部敷料如有渗湿,应及时报告医师给予更换,防止感染。嘱患者卧床休息,抬高床头 15°~30°,头偏向患侧,维持到脑脊液漏停止后 3~5 天,目的是借重力使脑组织贴近硬脑膜漏孔处,促使粘连封闭,必要时行腰大池引流,或行脑脊液漏修补术。

(杨翠翠)

第六节　椎管内肿瘤

一、护理评估

(一)评估是否有感觉功能障碍

1.疼痛

询问患者有无刺激性疼痛,疼痛的程度,疼痛是否影响休息与睡眠。疼痛由肿瘤刺激神经后根、传导束,以及硬脊膜受牵引所致,可因咳嗽、喷嚏、大便用力而加重,有"刀割样""针扎样"疼痛感。有的患者可表现为平卧疼,是因平卧后脊髓延长,改变了神经根与脊髓、脊柱的关系所致。

2.感觉异常

感觉不良,如麻木、蚁走感、针刺、烧灼、冷;感觉错乱,如触为疼,冷为热。

3.感觉缺失

相应的神经根损害,部分感觉缺失,表现为割伤、烧伤后不知疼痛。

(二)评估是否有运动障碍

肢体无力,脊髓肿瘤在颈段时上肢不能高举,握物不稳,不能完成精细的动作,下肢举步无力、僵硬、易跌,甚至发生肌肉萎缩与瘫痪(偏瘫、全瘫、高位瘫、低位瘫)。

(三)评价是否有反射异常

肿瘤所在平面,由于神经根和脊髓受压使反射弧中断而发生发射减弱或反射消失。在肿瘤所在的节段以下深反射亢进、浅反射消失,并出现病理反射。

(四)评价是否有自主神经功能障碍

1.膀胱和直肠功能障碍

膀胱和直肠功能障碍可表现为尿频、尿急、排尿困难,甚至尿潴留、尿失禁,大便秘结、失禁。

2.排汗异常

汗腺在脊髓的前神经元受到破坏,化学药物仍起作用,可表现为少汗和无汗。

(五)了解辅助检查的结果

1.腰椎穿刺(腰穿)和脑脊液检查

腰穿和脑脊液检查主要表现为以下几点。

(1)压力常较正常为低。

(2)颜色改变:呈黄色,肿瘤部位越低,颜色越深。

(3)蛋白增加:完全阻塞、梗阻部位低、肿瘤位于硬脊膜内者,蛋白含量增高。

(4)细胞数增加:增加的细胞主要为淋巴细胞,也有肿瘤脱落细胞。

2.X线检查

X线检查可见椎弓根间距增宽,椎间孔扩大,椎体变形、破坏及出现肿块。

3.脊髓造影

脊髓造影可以确定肿瘤平面与脊髓和硬脊膜的关系。

4.CT检查

CT检查可见脊髓明显局限性增粗,呈对称型或非对称型;瘤细胞多呈等密度。

5.MRI检查

MRI检查结果可清晰显示肿瘤的形态、大小及邻近结构的关系,其信号可因肿瘤的性质不同而变化。

(六)个人史

询问患者一般情况,包括患者年龄、职业、民族,以及饮食营养是否合理,有无烟酒嗜好,有无大小便异常,睡眠是否正常,生活能否自理,有无接受知识的能力。同时评估患者的既往健康史、过敏史、用药史。

(七)心理-社会评估

了解患者的文化程度、生活环境、宗教信仰、住址、家庭成员及患者在家中的地位和作用,了解陪护和患者的关系、经济状况及费用支付方式,了解患者及家庭成员对疾病的认识和康复的期望值,了解患者的个性特点,有助于对患者进行针对性心理指导和护理支持。

二、护理问题

(一)恐惧

恐惧与担心疾病预后有关。

(二)脊髓功能障碍

脊髓功能障碍与肿瘤压迫有关。

(三)疼痛

疼痛与脊髓肿瘤压迫脊髓、神经有关。

(四)潜在并发症

潜在并发症有截肢、感染。

(五)预感性悲哀

预感性悲哀与面临截瘫有关。

三、术前护理措施

(一)心理护理

由于疼痛、感觉障碍、肢体活动受限或大小便障碍等,患者会承受躯体和心理痛苦,产生悲观心理。①应主动关心患者、耐心倾听患者的主观感觉,并协助患者的日常生活;②向患者介绍手术经过及术后康复的病例,鼓励其以乐观的心态配合治疗与护理;③遵医嘱使用镇痛药物促进睡眠,增进食欲,可提高机体抵抗力。

(二)饮食

术前晚 10 时起禁水禁食以减少粪便形成,可避免手术区因麻醉后肛门括约肌松弛被大便污染。手术前一晚清洁灌肠一次。

(三)体位

睡硬板床,适当休息,保证充足的睡眠,以增进食欲,提高机体抵抗力;训练患者在床上大小便;肢体活动障碍者勿单独外出,以免摔倒。

(四)症状护理

1.呼吸困难

应密切注意患者的呼吸情况,呼吸费力、节律不齐等表现提示高位颈髓肿瘤导致膈肌麻痹。①应备气管切开包和呼吸机于床旁;②遵医嘱输氧;③指导并鼓励患者有意识地深呼吸,保持呼吸次数为12 次/分,防止呼吸停止;④鼓励、指导患者有效咳嗽。

2.瘫痪

瘫痪因脊髓损伤所致,表现为损伤平面以下感觉、运动障碍、被动体位。护理上要预防褥疮发生,保持大小便通畅,鼓励和指导患者最大限度地自理部分生活,积极指导患者进行功能锻炼,改善肢体营养,防止肌肉萎缩。

四、术后护理措施

(一)心理护理

患者可因术后的麻醉反应、手术创伤、伤口疼痛及脑水肿等出现呕吐等表现,加之伤口引流管、导尿管、静脉输液管等各种管道限制了其躯体活动,而使患者产生孤独、恐惧的心理反应,护理时应注意以下几点。

(1)及时了解并对患者进行心理疏导。

(2)指导患者正确配合,如呕吐时头偏向一侧,排出呕吐物,不可吞下呕吐物,避免呕吐物进入气管引起咳嗽或窒息或反流入胃内加重呕吐。

(3)术后早期安排家人和亲友探视,必要时可陪护患者,指导其亲友鼓励、安慰患者,分担患者的痛苦,使之消除孤独感。

(4)尽量减少插管、穿刺等物理刺激给患者造成的恐惧,并宣教各种管道的自我保护法。

(二)饮食

腰骶部肿瘤术后,应待肛门排气后才可进食少量流质饮食,以后逐渐增加饮食量。应给予患者高蛋白、高能量、易消化、多纤维的食物,并注意补充维生素及水分,以促进机体康复。

(三)体位

(1)睡硬板床以保持脊柱的功能位置。

(2)术后应平卧4～6小时后按时翻身,呈卷席样翻身,保持颈、躯干在同一个水平,以防止扭转造成损伤,应对受压部进行按摩,翻身时动作须轻柔、协调,切记杜绝强行的拖拉动作,减轻伤口疼痛,保持床单平整、干燥清洁,防止继发损伤。

(3)慎用热水袋,因患者皮肤感觉障碍,易导致烫伤。

(4)对颈部手术者,应用沙袋置其头部两侧,输氧并注意呼吸情况,对腰部手术者,用平枕置于其腰部,并及时检查患侧瘫痪肢体的运动感觉恢复情况。

(四)症状护理

1.便秘

便秘是由脊髓损伤使神经功能障碍、卧床、进食不当、不适应床上排便等因素所致。促进肠蠕动的护理措施:合理进食,增加纤维素、水果摄入,并补充足够水分;指导并教会患者顺肠蠕动方向自右下腹、右上腹、上腹、左上腹、左下腹,由轻到重,再由重到轻按摩腹部;指导患者病情允许时做肢体活动及做收腹活动;督促患者养成定时排便的习惯;必要时用润滑剂、缓泻剂,以及灌肠等方法解除便秘。

2.压疮

压疮发生与截瘫以下失去知觉,骨突起处皮肤持续受压有关。护理:勤翻身,以防止局部长时间受压;常按摩骨突部位,可改善局部血液循环;加强支持疗法,包括增加蛋白质和维生素摄入量,适量输血,调整水电解质平衡,应用抗生素,增加受压局部的抵抗力。

(五)留置导尿管的护理

(1)每天清洗消毒两次尿道口,女患者月经期随时保持会阴部清洁。

(2)不长期开放导尿管,避免膀胱挛缩。

(3)训练膀胱功能,每4小时开放一次,每次30分。

(4)膀胱高度充盈时不能完全排空膀胱,避免膀胱内压力突然降低而引起充血性出血。

(5)使用气囊导尿管者每周更换导尿管,并注意无菌操作。

(6)怀疑有泌尿系统感染时,以250 mL 1∶5 000的呋喃西林冲洗膀胱,每天2次,冲洗前排空膀胱,冲洗后保留30分钟再开放。

(7)对尿失禁男患者用男式接尿器或尿袋接尿,女患者可用接尿器。

(8)监测有无感染指针,如尿液的颜色,性质、尿道口有无红肿等。

(9)鼓励患者多喝水,以增加尿量,稀释尿液,起到自然冲洗的作用。

(六)潜在的并发症——感染

感染常与腰骶部肿瘤术后大小便失禁、伤口污染、留置导尿管和引流管等有关。护士应注意以下几点。

(1)术前晚、术晨灌肠后应指导患者彻底排尽肠道粪便,以免术中排便污染术区。

(2)骶部手术患者,术后3天给予流质饮食,有助于减少术后大便污染的机会。

(3)大小便污染,渗湿后及时更换敷料,保持伤口敷料干燥。

(4)术后3～7天出现,若患者出现伤口局部搏动性疼痛、皮肤潮红、肿胀、皮温升高、压痛明显并有体温升高应及时通知医师,检查伤口情况。

五、健康教育

(一)饮食

合理进食以提高机体抵抗力,保持大小便通畅,促进疾病康复:行高热量、高蛋白(鱼,肉,鸡,蛋,牛奶,豆浆等)、富含纤维素(韭菜,麦糊,芹菜等)、维生素丰富(新鲜蔬菜、水果)饮食;应限制烟酒、浓茶、咖啡、辛辣刺激性食物。

(二)康复

1.出院时戴有颈托、腰托者

此类患者应注意翻身时保持头、颈、躯干一致,翻身时呈卷席样,以免脊柱扭曲引起损伤。

2.肢体运动感觉障碍者

此类患者应加强功能锻炼,保持肢体功能位置,用"L"形夹板固定脚踝部以防止足下垂。必要时行辅助治疗,如高压氧、针灸、理疗等帮助功能恢复。下肢运动障碍者应尽量避免单独外出,以免发生摔伤等意外。

3.截瘫者

此类患者应正视现实,树立生活的信心,学会使用轮椅,并尽早参与社会生活及从事力所能及的活动。

4.卧床者

此类患者应预防褥疮发生,方法是定时翻身,按摩(1次/2小时),保持床上被服干燥、整洁、柔软,体瘦者骨突处垫气圈或柔软衣物、枕头等,防止皮肤破损。

(三)特别护理指导

1.保持大便通畅

便秘者可服果导、番泻叶等药物导泻,或使用开塞露塞肛。大便失禁者,应及时更换污染衣物,注意保持肛周会阴部皮肤清洁、干燥,可涂用湿润烧伤膏或麻油等保护肛周皮肤。

2.留置导尿管

每天清洗消毒两次尿道口,每天更换引流袋,导尿管应每周更换,注意引流袋低于膀胱位置,防止逆行感染。留置尿管期间定时夹闭开放尿管,锻炼膀胱收缩功能。

3.复查

应告知患者定期门诊复查。

（杨翠翠）

第九章

胸外科护理

第一节　气道异物

一、概述

气道异物所引起的气道异物阻塞(FBAO)是导致窒息的紧急情况,如不及时解除,数分钟内即可死亡。FBAO造成心脏停搏并不常见,但有意识障碍或吞咽困难的老人和儿童发生人数相对较多。FBAO是可以预防从而避免发生的。

二、原因与预防

任何人突然的呼吸骤停都应考虑到FBAO。成人通常在进食时易发生,肉类食物是造成FBAO最常见的原因。FBAO的诱因:吞食大块难咽食物、饮酒、老年人戴义齿或吞咽困难、儿童口含小颗粒状食物及物品。注意以下事项有助于预防FBAO:①进食切碎的食物,细嚼慢咽,尤其是戴义齿者;②咀嚼和吞咽食物时,避免大笑或交谈;③避免酗酒;④阻止儿童口含食物行走、跑或玩耍;⑤将易误吸入的异物放在婴幼儿拿不到处;⑥不宜给小儿需要仔细咀嚼或质韧而滑的食物(如花生、坚果、玉米花及果冻等)。

三、临床表现

异物可造成呼吸道部分或完全阻塞,识别气道异物阻塞是及时抢救的关键。

(一)气道部分阻塞

患者有通气,能用力咳嗽,但咳嗽停止时,出现喘息声。这时救助者不宜妨碍患者自行排出异物,应鼓励患者用力咳嗽,并自主呼吸。但救助者应守护在患者身旁,并监视患者的情况,如不能解除,即求救紧急医疗服务(EMS)系统。

FBAO患者可能一开始表现为通气不良,或一开始通气好,但逐渐恶化,表现乏力、无效咳嗽、吸气时高调噪音、呼吸困难加重、发绀。对待这类患者要同对待气道完全阻塞患者一样,须争分夺秒的救助。

(二)气道完全阻塞

患者已不能讲话,呼吸或咳嗽时,双手抓住颈部,无法通气。对此征象必须能够立即明确识别。救助者应马上询问患者是否被异物噎住,如果患者点头确认,必须立即救助,帮助解除异物。由于气体无法进入肺脏,如不能迅速解除气道阻塞,患者很快就会意识丧失,甚至死亡。如果患者已意识丧失、猝然倒地,则应立即实施心肺复苏。

四、治疗

(一)解除气道异物阻塞

对气道完全阻塞的患者,必须争分夺秒地解除气道异物。通过压迫使气道内压力骤然升高,产生人为咳嗽,把异物从体内排除。具体可采用以下方法。

1.腹部冲击法(Heimlish 法)

此法可用于有意识的站立或坐位患者。急救者站在患者身后,双臂环抱患者腰部,一手握拳,握拳手的拇指侧抵住患者腹部,位于剑突下与脐上的腹中线部位,再用另一手握紧拳头,快速向内向上用拳头冲击腹部,反复冲击腹部直到把异物排出。如患者意识丧失,立即开始心肺复苏术(CPR)。

采用此法后,应注意检查有无危及生命的并发症,如胃内容物反流造成误吸、腹部或胸腔脏器破裂。除必要时,不宜随便使用。

2.自行腹部冲击法

气道阻塞患者本人可一手握拳,用拇指抵住腹部,再用另一只手握紧拳头,用力快速向内、向上使拳头冲击腹部。如果不成功,患者应快速将上腹部抵压在一硬质物体上,如椅背、桌缘、护栏,用力冲击腹部,直到把异物排出。

3.胸部冲击法

患者是妊娠末期或过度肥胖者时,救助者双臂无法环抱患者腰部,可用胸部冲击法代替Heimlish法。救助者站在患者身后,把上肢放在患者腋下,将胸部环抱住。一只手握拳,拇指侧放在胸骨中线,避开剑突和肋骨下缘,另一只手握住拳头,向后冲压,直至把异物排出。

(二)对意识丧失者的解除方法

1.解除 FBAO 中意识丧失

救助者立即开始 CPR。在 CPR 期间,经反复通气后,患者仍无反应,急救人员应继续 CPR,严格按30:2的按压/通气比例。

2.发现患者时已无反应

急救人员初始可能不知道患者发生了 FBAO,在反复通气数次后,若患者仍无反应,应考虑到 FBAO。可采用以下方法。

(1)在 CPR 过程中,如果有第二名急救人员在场,一名实施救助,另一名启动急救医疗服务体系(EMSS),患者保持平卧。

(2)用舌-上颌上提法开放气道,并试用手指清除口咽部异物。

(3)如果通气时患者胸廓无起伏,应重新摆正头部位置,注意开放气道,再尝试通气。

(4)异物清除前,如果通气后仍未见胸廓起伏,应考虑进一步抢救措施[如凯利钳(Kelly Forceps),马吉拉镊(Magilla Forceps),环甲膜穿刺/切开术]来开通气道。

(5)如异物取出,气道开通后仍无呼吸,需继续缓慢人工通气。再检查脉搏、呼吸、反应。如无脉搏,即行胸外按压。

五、急救护理

急性呼吸道异物短时间内可危及生命，护士必须有强烈的风险意识，争分夺秒地协助抢救治疗工作。

（一）做好抢救准备

备氧气、吸引器、电动负压吸引器、纤维支气管镜、直接喉镜、气管插管及气管切开包等急救物品。使用静脉留置针建立静脉通道。与手术室联系，做好气管、支气管镜检查等各项准备。询问过敏史。一旦出现极度呼吸困难，立即协助医师抢救，给予氧气吸入。

（二）病情观察

密切观察患者的呼吸情况，判断异物所在部位及运动情况。异物进入喉部及声门下时，患者有剧烈呛咳、喉喘鸣、声嘶、面色发绀、吸气性呼吸困难等症状，可在数分钟内引起窒息。发现上述情况立即报告医师抢救。观察双肺呼吸动度是否相同、两侧呼吸音是否一致，吸气时胸骨上窝、锁骨上窝、肋间隙有无凹陷，有无喘鸣、口唇发绀，咳嗽及咳嗽的性质，有无颈静脉怒张及颈胸部皮下气肿。持续监护生命体征和血氧饱和度，记录各项目的基础数据。观察有无颅内压增高或颅内出血的征象，注意瞳孔大小、神经反射，有无惊厥、四肢震颤及肌张力增高或松弛等。

（三）尽量保持患者安静

安排在单人间，保持环境安静。使患者卧床，安定其情绪，避免其紧张，集中进行检查和治疗，尽量避免刺激。减少患儿哭闹，避免因大哭导致异物突然移位阻塞对侧支气管或卡在声门后引起窒息或增加耗氧量。禁饮食。

（四）向患者及家属介绍手术过程及注意事项

确定实施经气管镜取异物者，遵医嘱给予阿托品等术前用药。向患者及家属介绍手术的过程，术中、术后可能发生的并发症，配合治疗及护理的注意事项等。检查手术知情同意书是否签字。

（五）术后护理

（1）全麻术后麻醉尚未清醒前，设专人护理，取平卧位，头偏向一侧，防止误吸分泌物，及时吸净患者口腔及呼吸道分泌物，保持呼吸道通畅，持续吸氧。

（2）严密观察呼吸的节率、频率及形态，保持呼吸道通畅，血氧饱和度应保持在 95%～100%。观察有无口唇发绀、烦躁不安、鼻翼翕动，注意呼吸有无喉鸣或喘鸣音，监测心电和血氧饱和度。检查口腔中有无分泌物和血液，观察双侧胸部呼吸动度是否对称一致。触诊患者颈部、胸部有无皮下气肿，如有应及时通知医师处理，并标记气肿的范围，以便动态观察。检查患者牙齿有无松动或脱落，并详细记录。

（3）了解术中情况和处理结果，包括异物是否取出、异物的种类、有无异物残留，术中是否发生呼吸暂停、出血、心力衰竭、气胸等并发症，便于进行有预见性和针对性的护理。

（4）并发症的观察与护理。①喉头水肿：婴幼儿患者，施行支气管镜取出异物术后，可发生喉头水肿。如患儿出现声音嘶哑、烦躁不安、吸气性呼吸困难等症状，应考虑有喉头水肿。此时应密切观察呼吸，有无口唇、面色发绀等窒息的前驱症状。遵医嘱给予吸氧，应用足量抗生素及激素，定时雾化吸入。若患者症状经上述处理仍无缓解，并呈进行性加重，应及时告知医师，必要时行气管切开术解除梗阻。②气胸和纵隔气肿：术后患者出现咳嗽、胸闷、不同程度的呼吸困难时，应考虑可能并发气胸。立即听诊双肺呼吸音，密切观察呼吸情况、血氧饱和度等，及时通知医师。

做好紧急胸腔穿刺放气和胸腔闭式引流的准备,并做好相应护理。③支气管炎、肺炎:注意呼吸道感染的早期征象。反复出现体温升高、咳嗽、气促、多痰等,在确定无异物残留的情况下应考虑并发支气管炎、肺炎等感染。应鼓励患者咳嗽,帮助其每小时翻身1次,定时拍背,促进呼吸道分泌物排出,必要时超声雾化吸入,湿化气道、稀释痰液,使其便于咳出。根据医嘱给予抗生素治疗。

(六)健康指导

呼吸道异物是最常见的儿童意外危害之一,但可以预防。应加强宣传教育,使人们认识到呼吸道异物的危险性,掌握预防知识。

(1)避免给幼儿吃花生、瓜子、豆类等带硬壳的食物,避免给孩子玩能够进入口、鼻孔的细小玩具。

(2)教育儿童进食应保持安静,避免其间逗笑、哭闹、嬉戏或受惊吓,以免深吸气时将食物误吸入气道。

(3)教育儿童不要口中含物玩耍。成人要纠正口中含物作业的不良习惯。

(4)加强对昏迷及全麻患者的护理,防止呕吐物被吸入下呼吸道。

(战　俊)

第二节　食　管　异　物

食管异物是临床常见急诊之一,常发生于幼童及缺牙老人。食管自上而下有4个生理狭窄,食管入口为第一狭窄,异物最常停留在食管入口。

一、常见原因

(1)进食匆忙,食物未经仔细咀嚼而咽下,发生食管异物。

(2)进餐时注意力不集中,大口吞吃混有碎骨的汤饭。

(3)松动的牙齿或义齿脱落或使用义齿咀嚼功能差,口内感觉欠灵敏,易误吞。

(4)小儿磨牙发育不全,食物未充分咀嚼或将物件放在口中玩耍误咽等。

(5)食管本身的疾病如食管狭窄或食管癌,引起管腔变细。

二、临床分级

Ⅰ级:食管壁非穿透性损伤(食管损伤达黏膜、黏膜下层或食管肌层,未穿破食管壁全层),伴少量出血或食管损伤局部感染。

Ⅱ级:食管壁穿透性损伤,伴局限性食管周围炎或纵隔炎,炎症局限且较轻。

Ⅲ级:食管壁穿透性损伤并发严重的胸内感染(如纵隔脓肿、脓胸),累及邻近器官(如气管)或伴脓毒症。

Ⅳ级:濒危出血型,食管穿孔损伤,感染累及主动脉,形成食管-主动脉瘘,发生致命性大出血。

三、临床表现

(1)吞咽困难。异物较小时虽有吞咽困难,但仍能进流质食;异物较大时,会并发感染,可完全不能进食,重者饮水也困难。小儿患者常有流涎症状。

(2)疼痛,异物较小或较圆钝时,常仅有梗阻感。尖锐、棱角异物刺入食管壁时,疼痛明显,吞咽时疼痛更甚,患者常能指出疼痛部位。

(3)呼吸道症状,异物较大,向前压迫气管后壁时,或异物位置较高,未完全进入食管内,且压迫喉部时,可有呼吸困难。

(4)食管异物致食管穿破而引起感染的患者发生食管周围脓肿或脓胸,可有胸痛、吐脓。损伤血管表现为呕血、黑便、休克甚至死亡。

四、治疗原则

食管镜下取出异物;有食管穿孔者应禁经口进食、水,采用鼻饲及静脉给予营养;颈深部或纵隔脓肿形成者切开引流;给足量有效抗生素治疗;对症、支持治疗。

五、急救护理

(一)护理目标

(1)密切观察病情变化,使患者迅速接受治疗,提高救治成功率。

(2)协助患者迅速进入诊疗程序,完善围术期护理。

(3)预防各种并发症,提高救治成功率。

(4)保持呼吸道通畅,增加患者舒适感。

(5)帮助患者及家庭了解食管异物的有关知识。

(二)护理措施

1.密切观察病情变化

Ⅲ级、Ⅳ级食管异物患者病情危重、多变,胸腔、纵隔受累多见,而大血管损伤出血病死率最高。

(1)给予持续心电、血压监护,密切监视心率和心律的变化。必要时需监测中心静脉压和血氧饱和度,随时观察患者的意识、神志变化。

(2)观察患者疼痛的部位、性质和持续时间,胸段食管异物痛常在胸骨后或背;异物位于食管上段时,疼痛部位常在颈根部或胸骨上窝处,为诊断提供依据。

(3)观察有无呕血,估计出血量。观察大便次数、性质和量。注意肢体温度和湿度,睑结膜、皮肤与甲床色泽,如有异常及时通知医师。

(4)记录24小时出入量,病情危重者应记录每小时尿量。

(5)监测体温变化。食管穿孔后伴有局部严重感染,体温是观察、判断治疗效果的重要指标之一,每2小时测量1次。如体温过高应给予物理降温,防止高热惊厥,如出现体温不升,伴血压下降、脉搏细速、面色苍白应警惕有大出血的发生,要及时报告医师。

(6)随时监测电解质,患者有不明原因的腹胀和肌无力时,要警惕低血钾,结合检查结果及时补钾。

(7)注意全身基础疾病的护理。既往有糖尿病、肝硬化等全身基础疾病者,预后极差。合并糖尿病者,需监测血糖。合并高血压者,加强血压监测。

2.食管异物取出术的围术期护理

(1)患者入院后,详细询问病史,包括时间、吞入异物的种类、异物是否有尖、吞咽困难及疼痛部位、有无呛咳史等,以便与气管异物鉴别。及时进行胸片检查,确定异物存留部位,并通知患者禁食,备好手术器械,配合医师及早手术。

(2)注意患者有无疼痛加剧、发热及食管穿孔等并发症的症状。

(3)患者因异物卡入食管,急需手术治疗,常表现出精神紧张、恐惧,应耐心做好解释工作,说明手术的目的、过程,消除患者不良心理,并指导其进行术中配合,避免手术中患者挣扎,使异物不能取出或引起食管黏膜损伤等并发症。

(4)对异物嵌顿时间过长、合并感染、水与电解质紊乱者,首先应用有效的抗菌药物,静脉补液,给予鼻饲,补充足够的水分与营养,待炎症控制,纠正酸碱平衡紊乱后,及时进行食管镜检查加异物取出术。

(5)术前30分钟注射阿托品,减少唾液分泌,以利手术。将患者送入手术室,应将术前拍摄的胸片送入手术室,为手术医师提供异物存留部位的相关资料,避免盲目性手术。

(6)术后及时向术者了解手术过程是否顺利,异物是否取出,有无残留异物,并注意体温、脉搏、呼吸的变化,严密观察有无颈部皮下气肿、疼痛加剧、进食后呛咳、胸闷等症状。术后若出现颈部皮下气肿,局部疼痛明显或放射至肩背部,X线检查见纵隔气肿等,提示有食管穿孔可能。

(7)术后禁食6小时,如病情稳定,可恢复软质饮食,如有食管黏膜损伤或炎症者,勿过早进食,应禁食48小时以上,以防引起食管穿孔,对发生穿孔者,应给予鼻饲,同时注意观察钾、钠、氯及非蛋白氮的变化,防止发生或加重水与电解质紊乱,从而加重病情。

3.并发症的护理

(1)食管周围炎:食管周围脓肿是较常见的并发症,常表现为局部疼痛加重,吞咽困难和发热。应严密观察病情,注意局部疼痛是否加剧,颈部是否肿胀,有无吞咽困难及呼吸困难等,定时测量体温、脉搏、呼吸,体温超过39℃者,在给予药物降温的同时,进行物理降温,按时、按量应用抗菌药物,积极控制炎症,给予鼻饲,加强口腔护理。

(2)食管气管瘘的护理:卧床休息,严密观察病情变化,应用大量有效的抗生素、静脉补液、鼻饲饮食,控制病情发展,避免发生气胸。对发生气胸者,进行胸腔闭式引流术,并严格按胸腔闭式引流术常规护理。

(3)食管主动脉瘘的护理:食管主动脉瘘是食管异物最严重的致死性并发症,重点应在预防。一旦疑为此并发症,应严密观察出血先兆,从主动脉损伤到引起先兆性出血,潜伏期一般为5天至3周,此期间应注意观察患者有无胸骨后疼痛、不规则低热等症状,同时做好抢救的各种准备工作,根据患者情况,配合医师进行手术治疗。

4.保持呼吸道通畅

食管异物严重并发症多有气道压迫和肺部感染,通气功能往往受到影响,应加强气道管理。

(1)给予半卧位,减轻压迫症状和肺淤血,以利于呼吸。

(2)吸氧。对呼吸困难、低氧血症患者应给予鼻导管或面罩吸氧,并监测血氧饱和度,定时行血气分析。

(3)及时清除气道分泌物:协助患者变换体位,轻拍其背部,鼓励咳嗽,促进呼吸道分泌物排除。对痰液黏稠者,应给予雾化吸入以稀释痰液,利于咳出,必要时可予以吸痰。

（4）有呼吸困难者,应做好气管插管和气管切开的准备。气管切开后做好气管切开护理,及时有效地吸痰。

5.维持营养和水、电解质平衡

（1）密切观察病情,严格记录出入量,判断有无营养缺乏、失水等表现。

（2）做好胃管护理。对于食管穿孔患者,最好在食管镜下安置胃管,避免盲法反复下插,加重食管损伤。留置胃管者,要保持通畅、固定,防止脱出。管饲饮食要合理配搭,保证足够的热量和蛋白质,适当的微量元素和维生素,以促进伤口愈合。管饲的量应满足个体需要,一般每天1 500～3 000 mL,具体应结合输入液量、丢失液量和患者饮食量来确定。

（3）维持静脉通畅。外周静脉穿刺困难者,应给予中心静脉置管,保证液体按计划输入。低位食管穿孔要禁止胃管管饲,可给予静脉高营养或胃造瘘。

（4）若有其他严重的基础疾病,应注意相应的特殊饮食要求,如糖尿病要控制糖的摄入,心脏病和肾脏病需限制钠盐及水分,以免顾此失彼。

6.做好心理护理,适时开展健康教育

由于病情重,病程长,患者往往有不良情绪反应,应关心、爱护患者,多与其交谈,建立良好的护患关系。应介绍有关疾病的知识、治疗方法及效果,将检查结果及时告知患者,提高遵医率,消除患者不良情绪。

（三）健康教育

食管异物虽不及气管异物危险,但仍是事故性死亡的一个原因,在护理上应予重视。加强卫生宣教,可减少食管异物发生,食管异物发生后应尽早取出异物,可减少或避免食管异物所致的并发症。健康教育的具体内容为下。

（1）教育人们进食不宜太快,提倡细嚼慢咽,进食时勿高声喧哗、大笑。

（2）教育儿童不要把小玩具放在口中玩耍,小儿口内有食物时不宜哭闹、嬉笑及奔跑等。工作时不要将钉子之类的物品含在口中,以免误吞。

（3）照顾好年岁已高的老人,松动义齿应及时修复,戴义齿者尤应注意睡前将义齿取出,团块食物宜切成小块等。昏迷患者或做食管、气管镜检查者,应取下义齿。

（4）强酸、强碱等腐蚀性物品要标记清楚,严格管理,放在小孩拿不到的地方。

（5）误吞异物后要及时到医院就诊,不要强行自吞。切忌自己吞入饭团、韭菜等食物,以免加重损伤或将异物推入深部,增加取出难度。

（战　俊）

第三节　支气管扩张

一、概述

（一）定义

支气管扩张是由于支气管壁及其周围组织的炎性破坏所造成的一根或多根支气管异常性、永久性扩张的慢性呼吸道疾病。

(二)病因

支气管扩张的主要病因是支气管－肺组织感染和支气管阻塞。可能与先天发育障碍、遗传因素、免疫失衡或解剖缺陷等因素有关。

(三)临床表现及并发症

1.临床表现

临床表现主要为咳痰、咯血。慢性咳嗽、大量脓痰和反复咯血为典型的症状。

2.并发症

胸膜炎、慢性肺源性心脏病、肺脓肿。

(四)主要辅助检查

1.CT 检查

CT 检查为支气管扩张的主要诊断方法。特征性表现为管壁增厚的柱状扩张或成串、成簇的囊样改变。

2.纤维支气管镜

纤维支气管镜有助于支气管扩张的病因诊断。

3.支气管造影

支气管造影检查可明确扩张的部位、范围和形状。

(五)诊断和鉴别诊断

1.诊断

根据临床表现及 CT 影像学的改变与支气管造影,即可明确诊断支气管扩张。

2.鉴别诊断

肺脓肿、慢性支气管炎。

(六)治疗原则

支气管扩张症的内科治疗主要是控制感染和促进痰液引流;必要时应考虑外科手术切除。

二、常见护理诊断

(一)清理呼吸道无效

清理呼吸道无效与肺部感染、肺组织破坏等有关。

(二)营养失调

低于机体需要量与营养素摄入不足、消耗增大有关。

(三)潜在并发症

窒息、肺部感染或胸腔感染。

三、护理措施

(一)术前护理

(1)控制感染,减少痰液,清除慢性感染灶。

(2)保持呼吸道通畅,指导患者体位引流,咯血患者除外。

(3)戒烟:术前戒烟 2 周,减少气管分泌物,预防肺部并发症。

(4)营养:提供高蛋白、高热量、高维生素饮食,鼓励患者摄取足够的水分。

(5)呼吸功能锻炼:练习腹式呼吸与有效咳嗽。

(6)心理护理:多与患者交流,减轻焦虑情绪和对手术的担心。

(7)术前准备:①术前 2~3 天训练患者床上排尿、排便的适应能力;②术前清洁皮肤,常规备皮(备皮范围:上过肩,下过脐,前后过正中线,包括手术侧腋窝);③术前一日晚给予开塞露或磷酸钠盐灌肠液纳肛,按医嘱给安眠药。术前 6~8 小时禁饮食;④手术早术晨穿病员服,戴手腕带,摘除眼镜、活动性义齿及饰物等,备好水封瓶、胸带、X 线片、病历等。

(二)术后护理

(1)按全麻术后护理常规。

(2)生命体征监测。术后密切监测生命体征变化,特别是呼吸、血氧饱和度的变化,注意有无血容量不足和心功能不全的发生。

(3)呼吸道护理:①鼓励并协助深呼吸及咳嗽,协助叩背咳痰;②雾化吸入疗法;③必要时用鼻导管或支气管镜吸痰。

(4)胸腔闭式引流的护理:按胸腔闭式引流常规进行护理。

(5)上肢功能康复训练:早期手臂和肩关节的运动训练可防止患侧肩关节僵硬及手臂挛缩。

四、健康教育

(一)休息与运动

术后尽早下床活动,活动量逐渐增加,劳逸结合。

(二)饮食指导

维持良好的进食环境及口腔清洁,提供高蛋白、高热量、富含维生素、易消化的食物。

(三)用药指导

遵医嘱准确用药。

(四)心理指导

了解患者思想状况,解除顾虑,树立信心。

(五)康复指导

戒烟,注意口腔卫生,避免感冒。继续进行手术侧肩关节和手臂的锻炼,多做深呼吸以扩大肺活量。

(六)复诊须知

告知患者术后定期门诊随访。若出现发热、血痰、胸痛等表现应及时与医师联系。

(战 俊)

第四节 脓 胸

脓胸是指脓性渗出液聚积于胸膜腔内的化脓性感染,其可分为急性脓胸和慢性脓胸。急性脓胸多为继发性感染,以肺部为最主要的原发灶。一般急性脓胸病程超过 3 个月,脓腔壁硬厚,脓腔容量固定不变者,即为慢性脓胸。急性脓胸常伴有高热、呼吸急促、脉速、胸痛、食欲缺乏及全身乏力等症状。其处理原则为控制感染、排出脓液、消除病因和全身支持治疗。慢性脓胸常有慢性全身中毒症状,表现为长期低热、消瘦、低蛋白血症、食欲缺乏、贫血等。手术治疗包括胸廓成形术、胸膜纤维板剥除术、胸膜肺切除术。

一、术前护理

(1)执行外科术前护理常规。

(2)病情观察:观察患者有无呼吸急促、胸痛;有无发热、发绀、全身乏力、食欲缺乏;观察排出痰的量、颜色、性状。

(3)体位:取半坐卧位,利于呼吸和引流;支气管胸膜瘘者取患侧卧位。

(4)全身支持治疗:嘱患者多进食高蛋白、高热量、维生素丰富的食物,注意补充电解质。病情危重者少量多次输入新鲜血或血浆,纠正贫血,增加抵抗力。

(5)改善呼吸功能:遵医嘱给予氧气吸入。痰液多者,协助患者进行有效排痰或体位引流,并遵医嘱给予止咳化痰、抗生素抗感染治疗。

(6)协助医师治疗:急性脓胸者每天或隔天一次行胸腔穿刺抽脓,抽脓后给予抗生素。脓液多时,分次抽吸,每次抽吸量小于1 000 mL,抽吸过程中密切观察患者有无不良反应。脓液稠厚者、治疗后脓液未减少者、伴有气管或食管瘘者、腐败性脓胸者,应行胸腔闭式引流术。执行胸腔闭式引流护理常规。

二、术后护理常规

(1)执行外科术后护理常规。

(2)执行全身麻醉后护理常规。

(3)执行术后疼痛护理常规。

(4)控制反常呼吸:胸廓成形术后患者取术侧向下卧位,用厚棉垫、胸带加压包扎,根据肋骨切除范围,在胸廓下垫一硬枕或用1~3 kg沙袋压迫,从而控制反常呼吸。经常检查包扎松紧是否适宜,并随时进行调整。

(5)呼吸功能训练:教患者吹气球或用深呼吸功能训练器等方法进行呼吸功能训练,使患者能有效咳嗽、排痰,促进肺膨胀。

(6)引流管护理:保持引流管通畅,严密观察患者生命体征及引流液的量、颜色和性状,妥善固定引流管,防止其受压、打折、扭曲、堵塞、滑脱。

急性脓胸:患者若能及时排出脓液,肺逐渐膨胀,一般可治愈。胸腔闭式引流置管位置通常选择脓液积聚的最低位,引流脓液的管子较引流气体的管子质地硬,管径为1.5~2.0 cm,不易打折扭曲和堵塞,以利于引流。

慢性脓胸:除引流管不能过细外,引流位置适当,勿插入过深;若脓腔缩小,纵隔固定,可将胸腔闭式引流改为开放式引流,注意引流口周围皮肤保护,可使用皮肤保护膜或开放式造口袋,防止皮炎的发生。

(7)降温:高热患者嘱其多饮水,可给予物理降温,如冰敷、擦浴等,必要时遵医嘱予以药物降温。

(8)康复锻炼:胸廓成形术后患者宜取直立姿势,坚持头部及上半身运动。

(9)并发症的观察与护理:胸膜纤维板剥脱术后易发生大量渗血,严密观察生命体征、引流液颜色、量、性状;若出现血压下降、心率增快、尿量减少等,立即通知医师给予止血处理,必要时协助医师准备再次开胸手术。

(10)健康指导:注意保暖,防止感冒,防止肺部感染。加强营养,鼓励患者进食高蛋白、高维生素、易消化饮食。保证睡眠,劳逸结合。进行呼吸功能锻炼和散步、太极拳等有氧运动。遵医嘱按时服药,定期复查肺功能。

(战 俊)

第五节 肺 大 疱

一、概述

(一)定义

肺大疱是指发生在肺实质内的直径超过 1 cm 的气肿性肺泡。一般继发于细小支气管的炎性病变,如肺炎、肺气肿和肺结核,临床最常见与肺气肿并存。

(二)病因

肺大疱一般继发于细小支气管的炎性病变,如肺炎、肺气肿和肺结核,临床上最常与肺气肿并存。

(三)临床表现及并发症

1.临床表现

小的肺大疱可无任何症状,巨大肺大疱可使患者感到胸闷、气短。当肺大疱破裂,产生自发性气胸,可引起呼吸困难、胸痛。

2.并发症

自发性气胸、自发性血气胸。

(四)主要辅助检查

1.X 线检查

X 线检查是诊断肺大疱的主要方法。

2.CT 检查

CT 检查能显示大疱的大小,有助于与气胸的鉴别诊断。

(五)诊断和鉴别诊断

1.诊断

根据临床表现及辅助检查可诊断。

2.鉴别诊断

局限性气胸、肺结核空洞、膈疝。

(六)治疗原则

(1)体积小的肺大疱多采用非手术治疗,如戒烟、抗感染治疗等。

(2)体积大的肺大疱,合并自发性气胸或感染等,应采取手术治疗。

二、常见护理诊断

(一)气体交换受损

气体交换受损与疼痛、胸部损伤、胸廓活动受限或肺萎陷有关。

(二)疼痛

疼痛与组织损伤有关。

(三)潜在并发症

肺部或胸腔感染。

三、护理措施

(一)术前护理

1.戒烟

术前戒烟2周,减少气管分泌物,预防肺部并发症。

2.营养

提供高蛋白、高热量、高维生素饮食,鼓励患者摄取足够的水分。

3.呼吸功能锻炼

练习腹式呼吸与有效咳嗽。

4.用药护理

遵医嘱准确用药。

5.心理护理

与患者交流,减轻焦虑情绪和对手术的担心。

6.术前准备

术前2～3天训练患者床上排尿、排便的适应能力;术前清洁皮肤,常规备皮(备皮范围:上过肩,下过脐,前后过正中线,包括手术侧腋窝),做药物过敏试验;术前一日晚给予开塞露或磷酸钠盐灌肠液纳肛,按医嘱给安眠药,术前6～8小时禁饮食;手术日早晨穿病员服,戴手腕带,摘除眼镜、活动性义齿及饰物等。备好水封瓶、胸带、X线片、病历等。

(二)术后护理

1.全麻术后护理常规

麻醉未清醒前去枕平卧位,头偏向一侧,以防误吸而窒息,意识恢复血压平稳后取半卧位。

2.生命体征监测

术后密切监测生命体征变化,特别是呼吸、血氧饱和度的变化,注意有无血容量不足和心功能不全的发生。

3.呼吸道护理

鼓励并协助深呼吸及咳嗽,协助叩背咳痰;雾化吸入疗法;必要时用鼻导管或支气管镜吸痰。

4.胸腔闭式引流的护理

按胸腔闭式引流常规进行护理。

5.上肢功能康复训练

早期手臂和肩关节的运动训练可防止患侧肩关节僵硬及手臂挛缩。

6.疼痛的护理

给予心理护理,分散患者的注意力;给予安置舒适体位;咳嗽时协助患者按压手术切口减轻疼痛,必要时遵医嘱应用止痛药物。

四、健康教育

(一)休息与运动

适当活动,避免剧烈运动,防止并发症发生。

(二)饮食指导

加强营养,多食水果、蔬菜、忌食辛辣油腻,防止便秘。

(三)用药指导

遵医嘱准确用药。

(四)心理指导

了解患者思想状况,解除顾虑,增强战胜疾病信心。

(五)康复指导

加强营养,预防感冒。戒烟,注意口腔卫生,继续进行手术侧肩关节和手臂的锻炼。

(六)复诊须知

告知患者术后定期门诊随访。若出现胸痛、呼吸困难等症状应及时与医师联系。

（战 俊）

第十章

普外科护理

第一节　单纯性甲状腺肿

单纯性甲状腺肿，又称非毒性甲状腺肿，是由非炎症和非肿瘤因素阻碍甲状腺激素合成而导致的甲状腺代偿性肿大。一般不伴有明显的甲状腺功能改变。病变早期，甲状腺为单纯弥漫性肿大，至后期呈多结节性肿大。

一、病因

单纯性甲状腺肿根据病因可分为三类。

（1）由于碘摄入不足，无法合成足够量的甲状腺素，反馈性地引起垂体促甲状腺激素分泌增高，导致甲状腺代偿性肿大。

（2）甲状腺素需要量增高：由于对甲状腺素的需要量增高，可发生轻度弥漫性甲状腺肿，叫作生理性甲状腺肿。

（3）甲状腺素合成和分泌的障碍：可由某些食物、药物引起，或先天性缺乏合成甲状腺素的酶导致甲状腺肿大，大多数患者甲状腺功能和基础代谢率正常。肿大的甲状腺和结节可对周围器官引起压迫。

二、病理

血中甲状腺素减少可反馈性引起垂体促甲状腺激素分泌增加，并刺激甲状腺增生和代偿性肿大。初期滤泡呈均匀性增生，形成弥漫性甲状腺肿，补碘后可恢复；病变若继续发展，腺体因不规则的增生或再生，逐渐形成单个或多个结节，称为结节性甲状腺肿，补碘后多不可恢复；至后期，腺体结节发生退行性病变，形成囊肿和局部纤维化或钙化、出血，甚至可出现自主功能性结节、继发性甲状腺功能亢进症或恶变。

三、临床表现

本病多见于女性。一般无全身症状，主要表现为甲状腺不同程度的肿大和对周围器官引起的压迫症状。部分患者可继发甲状腺功能亢进症，也可发生恶变。

(一)甲状腺肿大

腺体肿大为渐进性,开始为弥漫性、对称性肿大,腺体表面平滑,质地柔软。此后一侧叶或双侧叶出现单个或多个大小不一、质地不一的无痛性结节,生长缓慢,可随吞咽上下活动。合并钙化者质地较硬。囊性变的结节可并发囊内出血,结节在短期内迅速增大,并出现疼痛。

(二)压迫症状

随着腺体增大,可出现对周围组织的压迫症状。

1.气管受压

气管受压可出现堵塞感、憋气及呼吸不畅,甚至出现呼吸困难。气管可狭窄、弯曲移位或软化。

2.食管受压

巨大的甲状腺可伸入气管和食管之间,压迫食管造成吞咽困难。

3.喉返神经受压

早期为声音嘶哑、痉挛性咳嗽,晚期可失声。此外静脉受压,引起喉黏膜水肿,也可使发声沙哑。

4.颈交感神经受压

同侧瞳孔扩大,严重者出现 Horner 综合征,即眼球下陷、瞳孔变小、眼睑下垂。

5.静脉受压

腔静脉受压可引起上腔静脉综合征(单侧面部、颈部或上肢水肿);胸廓入口处狭窄可影响头、颈和上肢的静脉回流,当患者上臂举起时,阻塞表现加重,可发生晕厥;胸骨后甲状腺肿可压迫颈内静脉或上腔静脉,造成胸壁静脉怒张或皮肤瘀点,挤压肺部,造成肺扩张不全。

(三)继发甲状腺功能亢进症

部分患者可继发甲状腺功能亢进症,出现甲状腺功能亢进症的相关症状。

(四)恶变

部分结节可发生恶变,短期内出现无痛性增大,甚至出现颈淋巴结肿大。

四、诊断与鉴别诊断

(一)诊断

除通过临床表现外,还可结合相关辅助检查进行诊断。

1.实验室检查

(1)甲状腺功能基本正常,部分患者促甲状腺激素可略高。合并甲状腺功能亢进症者可出现三碘甲状腺原氨酸(T_3)、甲状腺素(T_4)增高。

(2)甲状腺球蛋白增高,为衡量碘缺乏的敏感指标。

(3)尿碘减少,一般低于 $100\ \mu g/L$。

2.影像学检查

(1)B超:结节性甲状腺肿多表现为甲状腺两侧叶不规则增大,可见大小不等的结节,结节多无包膜,内部回声不均。部分结节内可见囊性变、片状钙化灶等改变。

(2)放射性核素扫描:可评估甲状腺的功能状态,并对异位甲状腺肿的诊断也有帮助。结节性甲状腺肿多表现为温或凉结节,自主功能性结节表现为热结节。

(3)CT、MRI:有助于了解胸骨后甲状腺肿与邻近组织的关系及其与颈部甲状腺的延续情况。

3.细针穿刺细胞学检查

对可触及的甲状腺结节均可行穿刺细胞学检查,尤其是对疑为恶变者。必要时也可在 B 超引导下进行。

(二)鉴别诊断

主要考虑与以下疾病的鉴别。

1.甲状腺癌

甲状腺癌多表现为甲状腺内突然出现肿块或已存在的肿块突然增大,质硬而固定,表面不光滑。必要时行细针穿刺细胞学检查进行鉴别。

2.甲状舌骨囊肿

甲状舌骨囊肿易与甲状腺峡部的结节相混,其特征为张口伸舌时可觉肿块回缩上提。

3.胸骨后甲状腺肿

有时不易与纵隔肿瘤鉴别,CT、MRI 及放射性核素扫描对诊断有帮助。

五、预防

在流行地区,最常用、有效的方法是使用碘盐,常用剂量为每 10～20 kg 食盐中加入碘化钾或碘化钠 1.0 g。碘盐无法普及地区也可使用碘油肌内注射,有效期约为 3 年。

六、治疗

(1)青春发育期或妊娠期的生理性甲状腺肿,可以不给予药物治疗,也不需手术治疗,应多食含碘食物。

(2)对于 20 岁以前年轻人的弥漫性甲状腺肿者,可给予小剂量甲状腺素,以抑制促甲状腺激素的分泌。常用剂量为甲状腺素片每天 60～120 mg 或左甲状腺素每天 50～100 μg,持续3～6 个月。

(3)手术治疗:手术方式应根据结节多少、大小、分布而决定,一般可行甲状腺叶次全切除术或全切除术,也可行近全甲状腺切除术。

七、护理评估

(一)健康史

评估患者的年龄、性别、病因、症状、治疗用药情况、既往疾病史、家族史,居住环境及周围有无类似疾病者。

(二)身体状况

患者一般无明显症状,查体可见甲状腺轻度、中度肿大,表面平滑,质软,无压痛。重度肿大的甲状腺可出现压迫症状,如压迫气管可出现咳嗽、呼吸困难;压迫食管可引起吞咽困难;压迫喉返神经引起声音嘶哑;胸骨后甲状腺肿压迫上腔静脉可出现面部青紫、水肿、颈部与胸部浅静脉扩张。

(三)心理、社会评估

患者可因颈部增粗而出现自卑心理及挫折感;由于缺乏疾病的相关知识,而怀疑肿瘤或癌变产生焦虑,甚至恐惧心理。注意评估患者有无焦虑、抑郁、自卑、恐惧等不良心理反应,能否积极配合治疗。

八、主要护理诊断(问题)

(一)自身形象紊乱

自身形象紊乱与甲状腺肿大致颈部增粗有关。

(二)潜在并发症

呼吸困难、声音嘶哑、吞咽困难等。

九、护理目标

(1)患者的身体外观逐渐恢复正常。

(2)没有并发症的发生或发生后及时得到处理。

十、护理措施

(一)一般护理

适当休息,劳逸结合。指导患者多进食海带、紫菜等含碘丰富的食物,避免过多食用花生、萝卜等抑制甲状腺激素合成的食物。

(二)病情观察

观察患者甲状腺肿大的程度、质地,有无结节及压痛,颈部增粗的进展情况及有无局部压迫的表现。

(三)用药护理

1.补充碘剂

由于碘缺乏所致者,应补充碘剂,世界卫生组织推荐的成年人每天碘摄入量为 $150~\mu g$。在地方性甲状腺肿流行地区可采用碘化食盐防治。成年人,特别是结节性甲状腺肿患者,应避免大剂量碘治疗,以免诱发碘致性甲状腺功能亢进症。由于摄入致甲状腺肿物质所致者,停用后甲状腺肿一般可自行消失。碘剂补充应适量,以免碘过量引起自身免疫性甲状腺炎和甲状腺功能减退症。

2.甲状腺肿的护理

甲状腺肿大明显的患者,可采用干甲状腺片口服。指导患者遵医嘱准确服药,不能随意增减量。观察甲状腺素治疗的效果和不良反应。如患者出现心动过速、呼吸急促、怕热多汗、食欲亢进、腹泻等甲状腺功能亢进症表现时,应及时通知医师并进行相应的处理。

(四)手术护理

有甲状腺肿压迫症状时,应积极配合医师进行手术治疗。

1.术前护理

(1)心理护理:多与患者沟通,了解患者对所患甲状腺疾病的感知和认识。

(2)饮食护理:给予患者高热量、高蛋白和富含维生素的食物,并保证足够的液体入量。避免饮用浓茶、咖啡等刺激性饮料,戒烟、酒。

(3)完善术前检查:除全面的体格检查和必要的实验室检查外,还包括颈部 X 线及喉镜等,以了解气管是否受压软化及声带功能是否受损。

2.术后护理

(1)病情观察:密切监测患者生命体征的变化,观察伤口渗血情况。如伤口渗血,及时更换浸湿的敷料,估计并记录出血量。有颈部引流管者,观察引流液的量和颜色,固定好引流管,避免其受压、打折和脱出。监测患者体温,如有发热,协助医师查明原因,并遵照医嘱采用物理或药物降温。

(2)体位:全麻清醒后可取半坐卧位,利于呼吸和切口引流。24 小时内减少颈部活动,减少出血。变更体位时,用手扶持头部,减轻疼痛。

(3)活动和咳痰:指导患者起身活动时可用手置于颈后以支撑头部。指导患者深呼吸、有效咳嗽。咳嗽时可护住伤口两侧,以减轻咳嗽时伤口的压力,减轻疼痛。

(4)饮食:麻醉清醒后,可选用冷流质饮食,减少局部充血,避免过热食物引起血管扩张出血,以后逐步过渡到半流食和软食。

(五)心理护理

患者可因颈部增粗而有自卑心理及挫折感;由于疾病相关知识的缺乏,而怀疑肿瘤或癌变产生焦虑、恐惧的心理。护理中应向患者阐明单纯性甲状腺肿的病因和防治知识,与患者一起讨论引起甲状腺肿大的原因,使患者认识到经补碘等治疗后甲状腺肿可逐渐缩小或消失,消除患者的自卑与挫折感,正确认识疾病;帮助患者进行恰当的修饰打扮,改善其自我形象,树立战胜疾病的信心;积极与患者家属沟通,使家属能够给予患者心理支持。

(六)健康指导

1.饮食指导

指导患者摄取含碘丰富的食物,并适当使用碘盐,以预防缺碘所致地方性甲状腺肿;避免摄入阻碍甲状腺激素合成的食物,如花生、菠菜、卷心菜、萝卜等。

2.用药指导

指导患者按医嘱服药,每天碘摄入量适当,必要时可用尿碘监测碘营养水平。当尿碘中位数为 $100\sim200\ \mu g/L$ 时,是最适当的碘营养状态,当尿碘中位数大于 $300\ \mu g/L$ 为碘过量。对需长期使用甲状腺制剂的患者,应告知其要坚持长期服药,以免停药后复发。教会患者观察药物疗效及不良反应。避免摄入阻碍甲状腺激素合成的药物,如碳酸锂、硫氰酸盐、保泰松等。

3.防治指导

在地方性甲状腺肿流行地区,开展宣传教育工作,指导患者补充碘盐,这是预防缺碘性地方性甲状腺肿最有效的措施。对青春发育期、妊娠期、哺乳期人群,应适当增加碘的摄入量。

十一、护理评价

(1)患者身体外观能逐渐恢复正常。

(2)没有并发症的发生或发生后及时得到处理。

十二、健康指导

(1)在甲状腺肿流行地区推广加碘食盐;告知患者碘的作用。

(2)拆线后适度练习颈部活动,防止瘢痕收缩。

(3)请按照医师开具的出院证明书上的要求进行复诊,如果出现伤口红、肿、热、痛,体温升高,抽搐等情况,及时到医院就诊。若发现颈部结节、肿块,及时治疗。

（张金荣）

第二节 甲状腺肿瘤

一、概念

甲状腺肿瘤主要包括甲状腺腺瘤和甲状腺癌。甲状腺腺瘤是最常见的甲状腺良性肿瘤,多见于 40 岁以下的女性。按形态学可分为滤泡状和乳头状囊性腺瘤两种。滤泡状甲状腺腺瘤较常见,腺瘤有完整的包膜。甲状腺癌是最常见的甲状腺恶性肿瘤,约占全身恶性肿瘤的 1%。

二、相关病理生理

甲状腺是人体最大的内分泌腺体,位于甲状软骨下方、气管两旁,分左、右两叶,中央为峡部。甲状腺由两层被膜包裹:内层被膜叫甲状腺固有被膜,很薄,紧贴腺体并形成纤维束伸入到腺实质内;外层包绕并固定于气管和环状软骨上,可随吞咽动作上、下移动。两层被膜之间有疏松的结缔组织,甲状腺动、静脉,淋巴,神经和甲状旁腺。

甲状腺的血液供应十分丰富,主要来自两侧的甲状腺上、下动脉。甲状腺上、下动脉的分支之间,及其分支与咽喉部、气管和食管动脉的分支间,都有广泛的吻合、沟通,故手术结扎两侧甲状腺上、下动脉后,残留的腺体及甲状旁腺仍有足够的血液供应。甲状腺有三条主要的静脉,即甲状腺上、中、下静脉。甲状腺上、中静脉流入颈内静脉,甲状腺下静脉流入无名静脉。甲状腺的淋巴液汇入颈深部淋巴结。支配甲状腺的神经来自迷走神经,主要有喉返神经和喉上神经。喉返神经位于甲状腺背侧的气管食管沟内,支配声带运动;喉上神经的内支(感觉支)分布于喉黏膜上,外支(运动支)支配环甲肌,使声带紧张。

甲状腺的主要功能是合成、贮存和分泌甲状腺素。甲状腺素的主要作用是参与人体的物质和能量代谢,促进蛋白质、脂肪和碳水化合物的分解,促进人体生长发育和组织分化等。甲状腺功能的调节主要依靠丘脑-垂体-甲状腺轴控制系统和甲状腺自身进行调节。

甲状腺癌除髓样癌来源于滤泡旁降钙素分泌细胞外,其他均起源于滤泡上皮细胞。按肿瘤的病理类型可分为以下几种。①乳头状腺癌:约占成人甲状腺癌的 70% 和儿童甲状腺癌的全部,30~45 岁女性多见,属低度恶性,可较早出现颈部淋巴结转移,但预后较好。②滤泡状腺癌:约占甲状腺癌的 15%,50 岁左右中年人多见,属中度恶性,可经血运转移至肺和骨,预后不如乳头状腺癌。③未分化癌:占甲状腺癌的 5%~10%,多见于 70 岁左右老年人,属高度恶性,可早期发生颈部淋巴结转移,或侵犯喉返神经、气管、食管,并常经血液转移至肺、骨等处,预后很差。④髓样癌:仅占甲状腺癌的 7%,常有家族史,中度恶性,较早出现淋巴结转移,也可经血行转移至肺和骨,预后不如乳头状腺癌,但较未分化癌好。

三、病因与诱因

甲状腺肿瘤的病因与诱因尚不完全清楚,有研究表明与甲状腺的功能失调及患者的情绪有关。

四、临床表现

(一)甲状腺腺瘤

大多数患者常在无意中或体检时发现颈部有圆形或椭圆形结节,多为单发。质稍硬,表面光滑,边界清楚,随吞咽可上下移动。腺瘤生长缓慢,当乳头状囊性腺瘤发生囊内出血时肿瘤可迅速增大,并伴有局部胀痛。

(二)甲状腺癌

腺体内出现单个、固定、表面凹凸不平、质硬的肿块是各型甲状腺癌的共同表现。随着肿物逐渐增大,肿块随吞咽上下移动度减少。晚期常压迫气管、食管或喉返神经而出现呼吸困难、吞咽困难和声音嘶哑;压迫颈交感神经节引起 Horner 综合征;颈丛浅支受侵时可有耳、枕、肩等部位的疼痛。髓样癌组织可产生激素样活性物质,如 5-羟色胺和降钙素,患者可出现腹泻、心悸、颜面潮红和血钙降低等症状。局部转移常在颈部出现硬而固定的淋巴结,远处转移多见于扁骨(颅骨、胸骨、椎骨、骨盆)和肺。

五、辅助检查

(一)实验室检查

除常规生化和三大常规外,测定甲状腺功能和血清降钙素有助于髓样癌的诊断。

(二)放射性^{131}I 或 ^{99m}Tc 扫描

甲状腺腺瘤多为温结节,若伴有囊内出血时可为冷结节或凉结节,边缘一般较清晰。甲状腺癌为冷结节,边缘一般较模糊。

(三)细胞学检查

细针穿刺结节并抽吸、涂片行病理学检查,确诊率可高达 80%。

(四)B 超检查

B 超可显示结节位置、大小、数量及与邻近组织的关系。

(五)X 线检查

颈部正侧位片,可了解有无气管移位或狭窄、肿块钙化及上纵隔增宽等。胸部及骨骼摄片可了解有无肺及骨转移。

六、治疗原则

(一)非手术治疗

未分化癌一般采用放疗。

(二)手术治疗

(1)因甲状腺腺瘤有 20% 引起甲状腺功能亢进症和 10% 发生恶变的可能,故原则上应早期手术治疗,即包括腺瘤的患侧甲状腺大部或部分切除术,术中行快速冰冻切片病理检查。

(2)除未分化癌外,其他类型甲状腺癌均应行甲状腺癌根治术,手术范围包括患侧甲状腺及峡部全切除、对侧大部切除,有淋巴结转移时应行同侧颈淋巴结清扫,并辅以核素、甲状腺素和外放射等治疗。

七、护理评估

(一)一般评估

1.健康史

患者一般资料,如年龄、性别;询问患者是否曾患有结节性甲状腺肿或伴有其他免疫系统疾病;了解有无家族史及既往史等。

2.生命体征(T、P、R、BP)

一般体温、脉搏、血压正常。少数患者有呼吸困难。

3.患者主诉

包块有无疼痛,睡眠状况,有无疲倦、乏力、咳嗽与心慌气短等症状。

4.相关记录

甲状腺肿块的大小、形状、质地、活动度,颈部淋巴结的情况,体重,饮食,皮肤等记录结果。

(二)身体评估

1.术前评估

了解甲状腺肿块的大小、形状、质地、活动度;肿块生长速度;颈部有无肿大淋巴结;患者有无呼吸困难、声音嘶哑、吞咽困难、Horner 综合征等;有无远处转移,如骨和肺的转移征象;腹泻、心悸、颜面潮红和血钙降低等症状。

2.术后评估

了解麻醉和手术方法、手术经过是否顺利、术中出血情况;了解术后生命体征、切口及引流情况等;观察是否出现呼吸困难和窒息、喉返神经损伤、喉上神经损伤和手足抽搐等并发症。

(三)心理、社会评估

(1)术前患者情绪是否稳定。

(2)患者是否了解甲状腺疾病的相关知识。

(3)患者能否掌握康复知识。

(4)了解患者的家庭经济承受能力等。

(四)辅助检查阳性结果评估

(1)了解放射性^{131}I 或^{99m}Tc 扫描结果,以判断温结节和冷结节。

(2)了解生化和三大常规、甲状腺功能和血清降钙素、B 超、X 线、心电图、细胞学等结果,判断是否有影响手术效果的因素存在。

(五)治疗效果的评估

1.非手术治疗评估要点

放疗后是否出现并发症,如放射性皮炎、骨髓抑制引起的白细胞计数减少等。

2.手术治疗评估要点

(1)术后患者的生命体征是否平稳;切口及引流情况;有无急性呼吸困难以及喉上神经或喉返神经损伤;有无甲状旁腺损伤等。

(2)根据病情、手术情况及术后病理检查结果,评估预后状况。

八、主要护理诊断(问题)

(一)焦虑
焦虑与担心肿瘤的性质、手术及预后有关。

(二)疼痛
疼痛与手术创伤、肿块压迫或肿块囊内出血有关。

(三)清理呼吸道无效
清理呼吸道无效与全麻未醒、手术刺激分泌物增多及切口疼痛有关。

(四)潜在并发症
1.窒息

窒息与全麻未醒、手术刺激分泌物增多误入气管有关。

2.呼吸困难

呼吸困难与术后出血压迫气管有关。

3.手足抽搐

手足抽搐与术中误切甲状旁腺,术后出现低血钙有关。

4.神经损伤

神经损伤与手术操作误伤神经有关。

九、主要护理措施

(一)术前护理
1.术前准备

(1)指导、督促患者练习手术时的体位:将软枕垫于肩部,保持头低位(过仰后伸位)。

(2)术前晚给予镇静类药物,保证患者充分休息和睡眠。

(3)若患者行颈部淋巴结清扫术,术前1天剃去其耳后毛发。

2.心理护理

让患者及家属了解所患肿瘤的性质,讲解有关知识,帮助患者以平和的心态接受手术。

3.床旁准备气管切开包

甲状腺手术,尤其行颈淋巴结清扫术者,床旁必须备气管切开包。肿块较大、长期压迫气管的患者,术后可能出现气管软化塌陷而引起窒息,或因术后出血引流不畅而淤积颈部,局部迅速肿胀,患者呼吸困难等都需立即配合医师行气管切开及床旁抢救或拆除切口缝线,清除血肿。

(二)术后护理
1.体位

取平卧位,血压平稳后给予半卧位。

2.饮食

麻醉清醒、病情平稳后,协助患者主动饮少量温水,若无不适,鼓励其进食流质,但不可过热,逐步过渡为半流质及软食。

3.病情观察

术后密切监测患者的生命体征,尤其是呼吸、脉搏变化;观察患者有无声音嘶哑、误吸、呛咳等症状;妥善固定颈部引流管,保持引流通畅,观察并记录引流液的量、颜色及性状;保持创面敷料清洁干燥,注意渗液流向肩背部,及时通知医师并配合处理。

(三)术后并发症的观察及护理

1.呼吸困难和窒息

呼吸困难和窒息多发生于术后48小时内,是术后最危急的并发症。表现为进行性呼吸困难、烦躁、发绀,甚至窒息;可有颈周肿胀、切口渗出鲜血等。常见原因和处理如下。

(1)切口内血肿压迫气管:立即拆线,敞开切口,清除血肿,如呼吸仍无改善则吸氧、气管切开,再急送手术室止血。

(2)喉头水肿:由手术创伤、气管插管引起。先用激素静脉滴注,无效者行气管切开。

(3)痰液阻塞气道:有效吸痰。

(4)气管塌陷:气管壁长期受肿大的甲状腺压迫,气管软化所致。行气管切开术。

(5)双侧喉返神经损伤:气管切开。

2.喉返神经损伤

大多数是由于术中不慎将喉返神经切断、缝扎、钳夹或牵拉过度而致永久性或暂时性损伤;少数由于血肿或瘢痕组织压迫或牵拉而致。前者在术中立即出现症状,后者在术后数小时或数天才出现症状。切断、缝扎会引起永久性损伤,钳夹、牵拉过度、血肿压迫所引起的多数为暂时性,一般经3~6个月理疗可恢复或好转。单侧喉返神经损伤引起声音嘶哑,可由健侧声带过度地向患侧内收而代偿。双侧喉返神经损伤导致双侧声带麻痹,可引起失声、呼吸困难,甚至窒息,应立即行气管切开。

3.喉上神经损伤

喉上神经外支损伤可使环甲肌瘫痪,引起声带松弛、声调降低;内支损伤可使喉部黏膜感觉丧失,患者进食、特别是饮水时容易发生误咽、呛咳。应协助患者取坐位进半流质饮食,一般于术后数天可恢复正常。

4.手足抽搐

术中甲状旁腺被误切、挫伤或其血液供应受累可引起甲状旁腺功能低下,血钙降低,神经肌肉的应激性提高。症状一般出现在术后1~2天内,轻者面部、口唇或手足部针刺感、麻木感或强直感,2~3周后症状消失。严重者面肌和手足持续性痉挛、疼痛,频繁发作,每次持续10~20分钟或更长,甚至可发生喉和膈肌痉挛,引起窒息死亡。

护理措施:①抽搐发作时,立即静脉注射10%葡萄糖酸钙或5%氯化钙10~20 mL。②症状轻者,可口服葡萄糖酸钙或乳酸钙;症状重或长期不恢复者,加服维生素 D_3,以促进钙在肠道内的吸收。③每周测血钙和尿钙1次。④限制肉类、乳类和蛋类等高磷食品,多吃绿叶蔬菜、豆制品和海味等高钙低磷食物。

(四)健康教育

(1)指导患者头颈部活动练习,如头后仰及左右旋转运动,以促进颈部的功能恢复,防止切口瘢痕挛缩。颈淋巴结清扫术者,斜方肌可有不同程度损伤,切口愈合后还需进行肩关节的功能锻炼,持续至出院后3个月。

(2)指导患者遵医嘱服用甲状腺素片等药物替代治疗,以满足机体对甲状腺素的需要,抑制促甲状腺激素的分泌,预防肿瘤复发。

(3)出院后定期复诊,学会自行检查颈部。若出现颈部肿块或淋巴结肿大等应及时就诊。

十、护理效果评估

(1)患者焦虑程度是否减轻,情绪是否稳定。

(2)患者疼痛是否得到有效控制。

(3)患者生命体征平稳,有无发生并发症,或已发生的并发症是否得到及时诊治。

(4)患者能否保持呼吸道通畅。

（张金荣）

第三节　甲状腺功能亢进症

一、概念

甲状腺功能亢进症简称甲亢,是由于各种原因导致甲状腺素分泌过多而引起的以全身代谢亢进为主要特征的内分泌疾病。根据发病原因可分为以下几种。

(一)原发性甲亢

原发性甲亢最常见,腺体呈弥漫性肿大,两侧对称,常伴有突眼,又称为"突眼性甲状腺肿"。患者年龄多在 20～40 岁,男女之比约为 1：4。

(二)继发性甲亢

继发性甲亢较少见,患者先有结节性甲状腺肿多年,以后才出现甲状腺功能亢进症状。腺体肿大呈结节状,两侧多不对称,无突眼,容易发生心肌损害,患者年龄多在 40 岁以上。

(三)高功能腺瘤

高功能腺瘤少见,腺体内有单个自主性高功能结节,其周围的甲状腺组织萎缩。

二、相关病理生理

甲亢的病理学改变为甲状腺腺体内血管增多、扩张,淋巴细胞浸润。滤泡壁细胞多呈高柱状并发生增生,形成突入滤泡腔内的乳头状体,滤泡腔内的胶体含量减少。

三、病因与诱因

原发性甲亢的病因迄今尚未完全阐明。目前多数认为原发性甲亢是一种自身免疫性疾病,患者血中有两类刺激甲状腺的自身抗体:一类抗体的作用与促甲状腺激素相似,能刺激甲状腺功能活动,但作用时间较促甲状腺激素持久,称为"长效甲状腺激素";另一类为"甲状腺刺激免疫球蛋白"。两类物质均属 G 类免疫球蛋白,都能抑制促甲状腺激素,且与促甲状腺激素受体结合,从而增强甲状腺细胞的功能,分泌大量甲状腺激素,即 T_3 和 T_4。

四、临床表现

典型的表现有高代谢群、甲状腺肿及眼征三大主要症状。

(一)甲状腺激素分泌过多症候群

(1)患者性情急躁、容易激动、失眠、双手颤动、怕热、多汗。

(2)食欲亢进但消瘦、体重减轻。

(3)心悸、脉快有力,脉率常在每分钟100次以上,休息及睡眠时仍快,脉压增大。

(4)可出现内分泌功能紊乱,如月经失调、停经、易疲劳等。

其中脉率增快及脉压增大尤为重要,常可作为判断病情严重程度和治疗效果的重要标志。

(二)甲状腺肿

甲状腺多呈对称性、弥漫性肿大;由于腺体内血管扩张、血流加速,触诊可扪及震颤,听诊可闻及杂音。

(三)眼征

突眼是眼征中重要且较特异的体征之一,可见双侧眼裂增宽、眼球突出、内聚困难、瞬目减少等突眼征。

五、辅助检查

(一)基础代谢率测定

用基础代谢率测定器测定,较可靠。也可根据脉压和脉率计算。计算公式:基础代谢率(%)=(脉率+脉压)-111。基础代谢率正常值为±10%,增高至20%～30%为轻度甲亢,30%～60%为中度甲亢,60%以上为重度甲亢。注意此计算方法不适用于心律不齐者。

(二)甲状腺摄^{131}I率测定

正常甲状腺24小时内摄取^{131}I的量为进入人体总量的30%～40%,吸^{131}I高峰在24小时后。如果2小时内甲状腺摄^{131}I量超过进入人体总量的25%,或在24小时内超过进入人体总量的50%,且摄^{131}I高峰提前出现,都提示有甲亢。

(三)血清中T_3和T_4含量测定

甲亢时血清T_3可高于正常值4倍,而血清T_4仅为正常值的2.5倍,所以T_3的增高对甲亢的诊断较T_4更为敏感。

六、治疗原则

(一)非手术治疗

严格按医嘱服药治疗。

(二)手术治疗

甲状腺大部切除术仍是目前治疗中度以上甲亢最常用而有效的方法。

(1)手术适应证:①继发性甲亢或高功能腺瘤;②中度以上的原发性甲亢,经内科治疗无明显疗效;③腺体较大伴有压迫症状,或胸骨后甲状腺肿伴甲亢;④抗甲状腺药物或^{131}I治疗后复发者;⑤坚持长期用药有困难者。另外,甲亢可引起妊娠患者流产、早产,而妊娠又可加重甲亢;因此,凡妊娠早、中期的甲亢患者具有上述指征者,仍应考虑手术治疗。

(2)手术禁忌证:①青少年患者;②症状较轻者;③老年患者或有严重器质性疾病不能耐受手术者。

七、护理评估

(一)一般评估

1.健康史

患者一般资料,如年龄、性别;询问患者是否曾患有结节性甲状腺肿或其他免疫系统的疾病;有无甲状腺疾病的用药或手术史并了解患者发病的过程及治疗经过;有无甲亢疾病的家族史。

2.生命体征(T、P、R、BP)

患者心悸、脉快有力,脉率常在每分钟100次以上,休息及睡眠时仍快,脉压增大。

3.患者主诉

睡眠状况,有无疲倦、乏力、咳嗽、心慌、气短等症状。

4.相关记录

甲状腺肿大的情况;体重;饮食、皮肤、情绪等记录结果。

(二)身体评估

1.术前评估

(1)患者有无自觉乏力、多食、消瘦、怕热、多汗、急躁易怒及排便次数增多等异常改变。

(2)甲状腺多呈弥漫性肿大,可有震颤或血管杂音。

(3)伴有眼征者眼球可向前突出。

(4)病情严重变化时可出现甲亢危象。

2.术后评估

了解麻醉和手术方法、手术经过是否顺利、术中出血情况;了解术后生命体征、切口及引流情况等;观察是否出现甲状腺危象、呼吸困难和窒息、喉返神经损伤、喉上神经损伤和手足抽搐等并发症。

(三)心理、社会评估

患者主要表现为敏感、急躁易怒、焦虑,处理日常生活事件能力下降,家庭人际关系紧张。患者也可因甲亢所致突眼、甲状腺肿大等外形改变,产生自卑心理。部分老年患者可表现为抑郁、淡漠,重者可有自杀行为。

(四)辅助检查阳性结果评估

辅助检查结果包括基础代谢率测定、甲状腺摄^{131}I率测定及血清中T_3和T_4含量测定的结果,以助判断病情。

(五)治疗效果的评估

1.非手术治疗评估要点

评估患者服药治疗后的效果,如心率、基础代谢率的变化等。

2.手术治疗评估要点

监测患者生命体征、切口、引流等,观察是否出现甲状腺危象、呼吸困难和窒息、喉返神经损伤、喉上神经损伤和手足抽搐等并发症。根据病情、手术情况及术后病理检查结果,评估预后状况。

八、主要护理诊断(问题)

(一)营养失调

营养低于机体需要量与基础代谢率增高有关。

(二)有受伤危险

受伤与突眼造成眼角不能闭合、有潜在的角膜溃疡、感染而致失明的可能有关。

(三)潜在并发症

1.窒息与呼吸困难

窒息与呼吸困难与全麻未醒、手术刺激分泌物增多误入气管,术后出血压迫气管有关。

2.甲状腺危象

甲状腺危象与术前准备不充分、甲亢症状未能很好控制及手术应激有关。

3.手足抽搐

手足抽搐与术中误切甲状旁腺,术后出现低血钙有关。

4.神经损伤

神经损伤与手术操作误伤神经有关。

九、主要护理措施

(一)术前护理

1.完善各项术前检查

对甲亢或甲状腺巨大肿块患者应行颈部透视或摄片、心脏检查、喉镜检查和基础代谢率测定等,了解气管受压或移位情况及心血管、声带功能和甲亢的程度。

2.提供安静舒适的环境

保持环境安静、舒适,减少活动,避免体力消耗,尽可能限制会客,避免过多外来刺激,对精神紧张或失眠者遵医嘱给予镇静剂,保证患者充足的睡眠。

3.加强营养,满足机体代谢需要

给予高热量、高蛋白、富含维生素的食物;鼓励多饮水以补充出汗等丢失的水分。忌用对中枢神经有兴奋作用的咖啡、浓茶等刺激性饮料。每周测体重1次。

4.术前药物准备的护理

通过药物降低基础代谢率,以满足手术的必备条件,是甲亢患者术前准备的重要环节。常用的方法如下。

(1)碘剂。术前准备开始即可服用,碘剂能抑制甲状腺素的释放,使腺体充血减少而缩小变硬,有利于手术。常用复方碘化钾溶液,每天3次,口服,第1天每次3滴,第2天每次4滴,以后每天逐次增加1滴至每次16滴,然后维持此剂量至手术。

(2)抗甲状腺药物。先用硫脲类药物,通过抑制甲状腺素的合成,以控制甲亢症状;待甲亢症状基本控制后,再改服碘剂1~2周,然后行手术治疗。少数患者服用碘剂2周后症状改善不明显,可同时服用硫脲类药物,待甲亢症状基本控制后,再继续单独服用碘剂1~2周后手术。

(3)普萘洛尔。为缩短术前准备时间,可单独使用或与碘剂合用,每6小时口服1次,每次20~60 mg,连服4~7天脉率降至正常水平时,即可施行手术。最后一次服用应在术前1~2小时,术后继续口服4~7天。此外,术前禁用阿托品,以免引起心动过速。

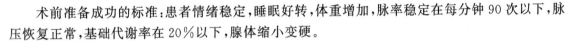

术前准备成功的标准：患者情绪稳定，睡眠好转，体重增加，脉率稳定在每分钟 90 次以下，脉压恢复正常，基础代谢率在 20% 以下，腺体缩小变硬。

5.突眼护理

对于原发性甲亢突眼患者要注意保护眼睛，卧床时头部垫高，减轻眼部肿胀；眼睑闭合不全者，可戴眼罩，睡眠前用抗生素眼膏涂眼，防止角膜干燥、溃疡。

6.颈部术前常规准备

术前戒烟，教会患者深呼吸、有效咳嗽及咳痰方法；对患者进行颈过伸体位训练，以适应手术时体位改变；术前 12 小时禁食，4 小时禁水。床旁备引流装置、无菌手套、拆线包及气管切开包等急救物品。

（二）术后护理

1.体位

取平卧位，血压平稳后给予半卧位。

2.饮食

麻醉清醒病情平稳后，协助患者主动饮少量温水，若无不适，鼓励其进食流质，但不可过热，逐步过渡为半流质及软食。

3.病情观察

（1）术后密切监测患者的生命体征，尤其是呼吸、脉搏变化。

（2）观察患者有无声音嘶哑、误吸、呛咳等症状。

（3）妥善固定颈部引流管，保持引流通畅，观察并记录引流液的量、颜色及性状。

（4）保持创面敷料清洁干燥，注意渗液流向肩背部，及时通知医师并配合处理。

4.用药护理

继续服用碘剂，每天 3 次，每次 10 滴，共 1 周左右；或由每天 3 次，每次 16 滴开始，逐天每次减少 1 滴，至每次 3～5 滴为止。年轻患者术后常规口服甲状腺素，每天 30～60 mg，连服 6～12 个月，预防复发。

5.颈部活动指导

术后床上变换体位时注意保护颈部；术后第 2 天床上坐起，或弯曲颈部时，将手放于颈后支撑头部重量，并保持头颈部于舒适位置，减少因震动而引起的疼痛；手术 2～4 天后，进行点头、仰头、伸展和左右旋转等颈部活动，防止切口挛缩。逐渐增加活动范围和活动量。

（三）术后并发症的观察及护理

（1）呼吸困难和窒息：同甲状腺肿瘤护理方法。

（2）喉返神经损伤：同甲状腺肿瘤护理方法。

（3）喉上神经损伤：同甲状腺肿瘤护理方法。

（4）手足抽搐：同甲状腺肿瘤护理方法。

（5）甲状腺危象：甲状腺危象是甲亢的严重并发症，死亡率为 20%～30%。其发生可能与术前准备不充分、甲亢症状未能很好控制及手术应激有关。主要表现为术后 12～36 小时内高热（>39 ℃）、脉搏细速（>120 次/分）、大汗、烦躁不安、谵妄甚至昏迷，常伴有呕吐、腹泻。若处理不及时或不当可迅速发展为昏迷、虚脱、休克甚至死亡。甲亢患者基础代谢率降至正常范围再实施手术，是预防甲状腺危象的关键。

护理措施如下。①碘剂：口服复方碘化钾溶液 3～5 mL，紧急时将 10% 碘化钠 5～10 mL 加入 10%葡萄糖溶液 500 mL 中静脉滴注,以降低血液中甲状腺素水平。②激素治疗:给予氢化可的松每天 200～400 mg,分次静脉滴注,以拮抗过量甲状腺素的反应。③镇静剂:常用苯巴比妥钠 100 mg 或冬眠Ⅱ号半量,6～8 小时肌内注射一次。④肾上腺素能阻滞剂:可用利血平 1～2 mg肌内注射或胍乙啶 10～20 mg 口服,还可用普萘洛尔 5 mg 加入 5%～10%葡萄糖溶液 100 mL中静脉滴注,以降低周围组织对肾上腺素的反应。⑤降温:物理或药物降温,使患者体温维持在 37 ℃左右。⑥静脉滴注大量葡萄糖溶液补充能量。⑦吸氧:以减轻组织缺氧。⑧心力衰竭者,遵医嘱应用洋地黄类制剂。⑨保持病室安静,避免刺激。

(四)心理护理

有针对性与患者沟通,了解其心理状态,满足患者需要,消除其顾虑和恐惧心理,避免情绪激动。

(五)健康教育

(1)鼓励患者早期下床活动,但注意保护头颈部。拆线后教会患者做颈部活动,促进功能恢复,防止瘢痕挛缩;声音嘶哑者,指导患者做发音训练。讲解有关甲状腺术后并发症的临床表现和预防措施。

(2)用药指导:讲解甲亢术后继续服药的重要性并督促执行。如将碘剂滴在饼干、面包等固体食物上同服,既能保证剂量准确,又能避免口腔黏膜损伤。

(3)出院康复指导:注意休息,保持心情愉快;加强颈部活动,防止瘢痕粘连;定期门诊复查,术后第 3、6、12 个月复诊,以后每年 1 次,共 3 年;若出现心悸、手足震颤、抽搐等情况及时就诊。

十、护理效果评估

(1)患者是否出现甲状腺危象,或已发生的危象能否得到及时发现和处理。

(2)患者营养需要是否得到满足。

(3)患者术后能否有效咳嗽,保持呼吸道通畅。

(4)患者术后生命体征是否平稳,是否出现各种并发症;一旦发生,能否及时发现和处理。

(张金荣)

第四节　原发性甲状旁腺功能亢进症

原发性甲状旁腺功能亢进症(原发性甲旁亢)是指由甲状旁腺激素过度分泌引起的钙、磷和骨代谢紊乱的一种全身性疾病,表现为骨吸收增加的骨骼病变、泌尿系统结石、高钙血症和低磷血症等。原发性甲状旁腺功能亢进症在欧美多见,仅次于糖尿病和甲亢,占内分泌疾病的第三位,我国较少见。近 20 年来,随着临床医学中开展多种甲状旁腺功能亢进的筛选检查,特别是血清离子钙浓度和甲状旁腺激素测定的推广应用,其发生率明显提高。采用血钙筛查后本病的发病率较前增加 4 倍。女性多于男性,为(2～4):1。本病发病率为就诊人数的 0.10%～0.25%。最常见于成年人,发病高峰在 30～50 岁,但也可见于幼儿和老年人,以 60 岁以上的女性较多见。目前我国报道的主要是症状型原发性甲状旁腺功能亢进症,而无症状型原发性甲状旁腺功能亢进症并不多见。

一、病理

在经手术证实的原发性甲状旁腺功能亢进症患者中,绝大多数是由甲状旁腺腺瘤引起,其次是甲状旁腺增生。4个腺体都增生的甲状旁腺功能亢进常伴发有家族性发病的多发性内分泌肿瘤。

(一)甲状旁腺增生

原发性甲状旁腺增生约占原发性甲状旁腺功能亢进症的15%,病变常累及多个腺体。分为主细胞增生和透明细胞增生两类,前者最为常见。另外还有一种少见类型,为增生性慢性甲状旁腺炎,病变除主细胞增生外,还伴有淋巴细胞性甲状旁腺炎,无甲状旁腺功能亢进的表现,酷似桥本氏甲状腺炎的改变。可能是一种自身免疫反应,刺激实质细胞增生,导致甲状旁腺的增生。

由于维生素D缺乏、肾脏疾病等所致的继发性甲状旁腺功能亢进症患者的甲状旁腺增生均呈均匀性,增生细胞以主细胞为主,但亦可见过渡型及成熟型嗜酸性粒细胞增生。

(二)甲状旁腺腺瘤

甲状旁腺腺瘤为甲状旁腺亢进的主要病因,可单发或多发。腺瘤可有三种类型,即主细胞腺瘤、嗜酸性粒细胞腺瘤和混合性腺瘤。甲状旁腺腺瘤多为有功能性,占30%～90%,也可为非功能性的。肿瘤可发生于任何一个腺体,但以下一对甲状旁腺多发,为上一对的2～4倍。甲状旁腺瘤的部位随胚胎时正常甲状旁腺的位置而异,可从颈动脉分叉处到心包,从甲状腺的前面到胸骨后或食管后,有时可位于甲状腺包膜内,甚至被结节性甲状腺肿的结节所包裹。异位腺瘤占10%～20%,其中70%见于纵隔,20%见于甲状腺(表10-1)。

表 10-1　甲状旁腺增生与甲状旁腺瘤的鉴别

病变	增生	腺瘤
累及腺体	累及4个腺体	累及1个,偶尔2个腺体
病变部位	常为双侧腺体病变	多见于下部腺体
包膜	被膜薄,不完整	包膜完整,无粘连
镜下改变	常为多种成分混合性增生	主要为主细胞
	脂肪间质存在	脂肪间质缺乏
	被膜旁无挤压的甲状旁腺	膜旁见挤压的甲状旁腺
锇酸染色	大量细胞内脂质	部分含少量细胞内脂质
功能亢进症状	有	有,少数无症状

(三)甲状旁腺癌

甲状旁腺癌很少见,占原发性甲状旁腺功能亢进症病例的2%～4%。临床诊断甲状旁腺癌的可靠依据是周围组织浸润、局部淋巴结和远处脏器如肺、胸膜、心包、肝脏、骨等转移。病理上有人认为最有价值的诊断指标是核分裂。甲状旁腺癌的诊断标准如下:①甲状旁腺功能亢进表现显著;②血甲状旁腺激素值高于正常2～4倍,血钙大于3.2 mmol/L;③颈部触诊或B超检查发现肿块;④术中发现肿块与周围粘连;⑤病理见核分裂象,或侵犯包膜、血管,或证明有颈部淋巴结转移(表10-2)。

(四)骨骼病理

早期仅有骨量减少,以后骨吸收日渐加重,可出现畸形、骨囊性变和多发性病理性骨折,易累及颅骨、四肢长骨和锁骨等部位。镜下见骨内膜和骨外膜的骨吸收部位增多,破骨细胞数量增加,骨皮质明显变薄。

表 10-2　甲状旁腺腺瘤与甲状旁腺癌的鉴别

病变	腺瘤	腺癌
累及范围	1 个,偶尔 2 个腺体	1 个腺体
生长速度	缓慢	较快
肿瘤大小	大多小于 3 cm	多数大于 3 cm
包膜	完整,无粘连	厚,有粘连
浸润	无	邻近组织和(或)脏器浸润
转移	无	局部淋巴结和(或)远处转移
血管瘤栓	无	有
细胞异型性	不明显	明显
核分裂象	很少	较多

骨形成部位也增多,矿化骨体积减小,但矿化沉积速率仅轻度下降。病程长和(或)病情重者,在破坏的旧骨和膨大的新骨处形成囊肿样改变,囊腔内充满纤维细胞,钙化不良的新骨及大量的毛细血管,巨大多核的破骨细胞衬于囊壁,形成纤维囊性骨炎,较大的囊肿常有陈旧性出血而呈棕黄色(棕色瘤)。

二、临床表现

临床症状可分为高钙血症、骨骼病变和泌尿系统三组,可单独出现或合并存在。进展缓慢,常数月或数年才引起患者的注意,往往不能叙述正确的发病时间。少数情况下,可突然发病,表现为明显的脱水和昏迷(高钙血症性甲状旁腺危象)。

(一)高钙血症

原发性甲状旁腺功能亢进症时甲状旁腺激素升高,但血钙也高。血钙增高所引起的症状可影响多个系统。中枢神经系统有淡漠、烦躁、消沉、性格改变、反应迟钝、记忆力减退、失眠、情绪不稳定及衰老加速等。高血钙可导致神经肌肉激惹性降低,胃肠道平滑肌张力降低,蠕动缓慢,引起食欲缺乏、腹胀、便秘、恶心呕吐、反酸、上腹痛。高血钙可刺激胃泌素分泌,使胃酸增多,导致消化性溃疡。钙离子易沉着于有碱性胰液的胰管和胰腺内,激活胰蛋白酶原和胰蛋白酶,5%～10%的患者有急性或慢性胰腺炎。高血钙还可引起心血管症状,如心悸、气促、心律失常、心力衰竭及眼部病变等。

(二)骨骼系统

骨密度呈进行性降低,可伴广泛脱钙、纤维囊性骨炎、囊肿形成、病理性骨折和骨畸形。青少年患者可引起骨骺变形、脱位或碎裂。纤维囊性骨炎是骨受累较特有的表现,其病理特点为骨小梁数目减少,骨表面扇形区中巨大的多核破骨细胞增多,正常的细胞和骨髓成分被纤维组织所替代。

骨骼受累的主要表现为广泛的骨关节疼痛,伴明显压痛。绝大多数有脱钙,骨密度低。起初症状为腰腿痛,逐渐发展为全身骨及关节,活动受限,严重时不能起床,不能触碰,表现为难以忍受的全身性疼痛。易发生病理性骨折。囊样改变的骨骼常呈局限性膨隆并有压痛,好发于颌骨、肋骨、锁骨外 1/3 端及长骨。80％以骨骼病变表现为主或与泌尿系统结石同时存在,但亦可以骨量减少和骨质疏松为主要表现。可通过骨密度的测定发现是否存在进行性骨质减少。

(三)泌尿系统

长期高钙血症可影响肾小管的浓缩功能,同时尿钙和磷排量增多,因此患者常有烦渴、多饮和多尿。可反复发生肾脏或输尿管结石,表现为肾绞痛或输尿管痉挛的症状,血尿或砂石尿等,也可有肾钙盐沉积症。结石反复发生或大结石形成可引起尿路梗阻和感染,一般手术后可恢复正常,少数可发展为肾功能不全和尿毒症。

多数患者无特殊体征,10％～30％在颈部可触及肿块者骨骼有压痛、畸形、局部隆起和身材缩短等。体检可见身高变矮、头颅变形、鸡胸、驼背、四肢骨弯曲,呈 O 型或 X 型腿,髋内翻,骨囊肿部位膨大变形。

按症状可将甲状旁腺功能亢进分为三型:Ⅰ型以骨病为主,血清钙平均 3.3 mmol/L,肿瘤平均 5.9 g,平均症状期 3.6 年;Ⅱ型以肾结石为主,血清钙平均 2.88 mmol/L,肿瘤平均 1.05 g,平均症状期 6.8 年;Ⅲ型为两者兼有。

三、诊断与鉴别诊断

甲状旁腺功能亢进的诊断主要依靠临床和实验室资料。出现以下情况时应怀疑本病:①经常复发的、活动性泌尿系统结石或肾钙盐沉积者;②原因未明的骨质疏松,尤其伴有骨膜下骨皮质吸收和(或)牙槽骨板吸收及骨囊肿形成者;③长骨骨干、肋骨、颌骨或锁骨巨细胞瘤,特别是多发者;④原因不明的恶心、呕吐,久治不愈的消化性溃疡,顽固性便秘和复发性胰腺炎者;⑤无法解释的精神神经症状,尤其伴有口渴、多尿和骨痛者;⑥阳性家族史者以及新生儿手足抽搐症者的母亲;⑦长期应用抗惊厥药或噻嗪类利尿剂而发生较明显的高血钙症者;⑧高尿钙伴或不伴高钙血症者。

原发性甲状旁腺功能亢进症的诊断要点:①高血钙(正常值为 2.1～2.6 mmol/L),低血磷,尿钙增高。血清甲状旁腺素增高(正常值为 9～55 pg/mL)。②肾石病、钙化性肾功能不全、多尿、烦渴、高血压、尿毒症、难治性胃十二指肠溃疡、便秘。③骨痛、囊肿性病变和较少见的病理性骨折。④血清和尿钙增高,尿磷酸盐增高伴血清磷酸盐降低或正常,碱性磷酸酶正常至增高。⑤眼裂隙灯检查显示“带状角膜病变”。⑥X 线检查示骨膜下吸收、牙齿硬板损耗、肾实质钙化或结石、骨囊肿。

(一)定位诊断

原发性甲状旁腺功能亢进症的治疗主要是手术治疗,而手术治疗的术前定位是非常重要的。定位诊断的主要方法包括 B 超、CT、MRI、数字减影血管造影和核素扫描等。

1.颈部 B 超

B 超(10 Hz)可显示较大的病变腺体。B 超定位的敏感性达 89％,阳性正确率达 94％。假阴性的原因是位置太高或太低,或藏在超声暗区,腺体太小、异位甲状旁腺等。B 超检查作为术前的常规检查,对鉴别腺瘤和增生有一定的价值。

2.放射性核素甲状旁腺显像

放射性核素甲状旁腺显像是诊断甲状旁腺疾病的重要方法和途径,近年来应用广泛。正常甲状旁腺组织和功能亢进的甲状旁腺组织均可摄取放射性核素 ^{201}Tl 和 ^{99m}Tc-MIBI(^{99m}锝-异丁基异氰)。但前者的摄取量较低,且清除较快。利用计算机减影,即可得到功能亢进的甲状旁腺影像。常用的显像方法有三种：①^{201}Tl/^{99m}Tc 双核素减影法；②^{99m}Tc-MIBI/^{99m}Tc 双核素减影法；③^{99m}Tc-MIBI 双时相法。前面两种检查，患者必须在两次注药显像时完全保持体位不动，才能保证减影后甲状旁腺影像的正确性，否则可出现明显误差。根据^{99m}Tc-MIBI 在正常甲状腺组织内清除快，在功能亢进的甲状旁腺组织内清除慢的原理建立双时相法。

甲状旁腺功能正常时不显影，对于功能亢进的甲状旁腺组织术前定位及术后追踪。^{201}Tl/^{99m}Tc 双核素减影法灵敏度为 $80\%\sim90\%$，^{99m}Tc-MIBI/^{99m}Tc 双核素减影法更高。异位甲状旁腺腺瘤的灵敏度最高。甲状旁腺瘤重量超过 1 500 mg 时阳性率达 100%。^{99m}Tc-MIBI 显像对原发性甲状旁腺功能亢进症定位的诊断敏感性(91%)高于继发性甲状旁腺功能亢进(83%)。

3.颈部和纵隔 CT

颈部和纵隔 CT 可发现纵隔内病变，对位于前上纵隔腺瘤的诊断符合率达 67%，可检出直径>1 cm 的病变。

通过上述三种检查至少有 3/4 以上的旁腺瘤可以通过这些常规检查而发现。

4.血清甲状旁腺素

血清甲状旁腺素的峰值点反映病变甲状旁腺的位置，增生和位于纵隔的病变则可选用上腔、颈外和甲状腺静脉分段抽血，测定甲状旁腺激素，在甲状旁腺激素偏高的静脉旁探查，寻找甲状旁腺有一定的意义。

5.选择性甲状腺动脉造影

其肿瘤染色的定位诊断率为 $50\%\sim70\%$。其主要目的是显示异位的甲状旁腺腺瘤。选择性动脉造影至少需要包括甲状颈干、颈总动脉及内乳动脉造影。导管插入上述血管后，经导管注入少量稀释的造影剂，确认导管的位置，注入造影剂。若以上造影均为阴性，则需行其他动脉造影，如支气管动脉、主动脉弓或无名动脉造影，以显示异位的甲状旁腺腺瘤。甲状旁腺腺瘤具有特征性的血管造影表现，表现为丰富血管的、圆形或卵圆形的肿块影，边缘光滑锐利，呈均匀血管染色。数字减影血管造影较常规血管造影能更好地显示甲状旁腺腺瘤。

(二)鉴别诊断

1.高钙血症的鉴别

多发性骨髓瘤可有局部和全身性骨痛、骨质破坏及高钙血症。通常球蛋白、特异性免疫球蛋白增高、血沉增快、尿中本-周蛋白阳性，骨髓可见瘤细胞。血碱性磷酸酶正常或轻度增高，血甲状旁腺激素正常或降低。

恶性肿瘤性高钙血症常见于如下。①肺、肝、甲状腺、肾、肾上腺、前列腺、乳腺和卵巢肿瘤的溶骨性转移。骨骼受损部位很少在肘和膝关节以下，血磷正常，血甲状旁腺激素正常或降低。临床上有原发性肿瘤的特征性表现。②假性甲状旁腺功能亢进患者不存在溶骨性的骨转移癌，但肿瘤(非甲状旁腺)能分泌体液因素引起高血钙。假性甲状旁腺功能亢进的病情进展快、症状严重、常有贫血。体液因素包括甲状旁腺激素类物质、前列腺和破骨性细胞因子等。

2.代谢性骨病的鉴别

主要与骨质疏松症、骨质软化症、肾性骨营养不良及骨纤维异常增殖症等鉴别。

四、治疗

手术是治疗原发性甲状旁腺功能亢进症的有效措施。

（一）术前准备

对已确诊者，可按一般术前处理。血钙明显升高者，应将血钙降至正常范围内，因高血钙症易导致严重的心律失常。

（二）术前定位

采用 B 超及同位素扫描相结合的方法，术前可以确定甲状旁腺腺瘤的位置。必要时，可以行有创性的定位检查如动脉造影、颈静脉插管分段取样检测血清甲状旁腺素浓度，主要用于初次探查因肿瘤异位等特殊困难而失败的再次探查术。

（三）手术方法

术前明确定位的腺瘤可直接切除，但应行术中冰冻切片予以证实。若无明确定位者探查时，必须详细寻找四枚腺体，以免手术失败。如属腺瘤，应予以切除，但需保留 1 枚正常腺体。如属增生，则应切除 3 枚，第 4 枚腺体切除 50％左右。也可将全部增生的甲状旁腺切下，将其中一个做成小薄片行自体移植，移植于前臂内侧，术后若仍有高血钙则切开植入的部位取出其中一部分的薄片。异位的腺体，多数位于纵隔，可顺沿甲状腺下动脉分支寻找，不必常规打开胸骨。若仍未能探查到则加胸骨正中纵行切口，暴露纵隔，探察胸腺周围及纵隔的脂肪组织。有时异位甲状旁腺包埋在甲状腺中，应避免遗漏。

手术成功时，血清甲状旁腺素常迅速恢复正常，血钙和血磷多在术后 1 周内降至正常。伴有明显骨病者，由于术后钙、磷大量沉积于脱钙的骨组织，故术后数天内可发生手足抽搐症。有时血钙迅速下降，可造成意外，必须定期检查血生化指标，并适当静脉补充钙剂。

如术后症状无缓解，血钙于 1 周后仍未能纠正，提示手术失败。常见原因：①腺瘤为多发性，探查中遗漏了能自主分泌甲状旁腺激素的腺瘤，被遗漏的腺瘤可能在甲状腺、食管旁、颈动脉附近甚至纵隔；②甲状旁腺有 5 枚以上，腺体切除相对不足；③甲状旁腺腺癌复发或已有远处转移；④非甲状旁腺来源的异位甲状旁腺激素综合征。

对于无症状型甲状旁腺功能亢进是否需要手术目前还有分歧，赞成者认为 30％无症状型甲状旁腺功能亢进会发生一种或多种代谢性疾病。1992 年，美国国立卫生研究院研究讨论会提出，无症状患者具有客观的原发性甲状旁腺功能亢进症表现者，宜于手术治疗。无症状而仅有轻度高钙血症的甲状旁腺功能亢进病例需随访观察，如有以下情况需手术治疗：①骨吸收病变的 X 线表现；②肾功能减退；③活动性尿路结石；④血钙水平大于 3 mmol/L；⑤血清甲状旁腺素较正常增高 2 倍以上；⑥严重精神病、溃疡病、胰腺炎和高血压等。

近几年来开展的新技术射线引导下的微创性甲状旁腺切除术，可在局麻下进行。其优点是切口小、手术时间短、治愈率高、甲旁减的机会低。但适应证只是扫描证实为单个腺瘤的原发性甲状旁腺功能亢进症患者。

五、临床护理

（一）术前护理

（1）给低钙高磷饮食，多饮水，以利于尿钙排出，降低血钙。

（2）根据病情不同程度地限制患者活动，以防发生病理性骨折。已有骨折的患者，应卧床并做外固定，注意患肢末梢血运。

（3）卧床患者应定时翻身，防止发生压疮，翻身时动作要轻，以防发生骨折。

（4）正确留取血、尿标本，及时送检，了解检查结果。若血钙等于或大于 3.75 mmol/L，即为甲旁亢危象,需遵医嘱立即静脉输液,静脉推注呋塞米 20～40 mg,肌内或皮下注射降钙素,依据病情重复使用,降低血钙水平。

(5)颈部常规备皮及术前准备,按时进手术室。

(二)术后护理

(1)进行生命体征监测,通常每 30 分钟 1 次,血压平稳后取半卧位,观察伤口有无渗血及渗液等。

(2)术后 6 小时可进流质饮食,如无呛咳应改半流质,与营养室联系给高钙、低磷饮食。

(3)术后 24～48 小时拔除橡皮引流条。

(4)密切观察病情,注意有无感觉异常、四肢麻木、手足搐搦等低血钙临床表现,一旦出现应立即报告医师进行处理。

(5)隔天复查 1 次血清钙和磷,如出现低钙血症,应及时补充钙剂。症状轻者可口服葡萄糖酸钙 1～2 g,每天 3 次,症状重者宜静脉补钙。

(三)术后并发症的观察与护理

甲旁亢术后的主要并发症是低钙血症,一般在术后 24～48 小时出现,1 周内最明显,表现为四肢麻木、感觉异常、手足抽搐,严重者可发生喉、膈肌和肠平滑肌痉挛。血清钙常在 2.0 mmol/L 以下,由于患者神经肌肉兴奋性增高,即使轻微刺激,如寒冷、心情不好即可诱发其发作,必须注意加强护理。

首先应善于发现患者的心理问题,进行心理疏导,使其心情愉快,避免各种不良刺激。控制因低钙血症所致的症状,若出现手足抽搐,应立即静脉缓推 10% 葡萄糖酸钙或氯化钙 10～20 mL,每天 1～3 次,必要时可加用镇静剂。如 2～3 天仍不能控制症状,可加用钙化醇 0.5～1.0 μg/d。伴有低血镁的患者可给 10% 硫酸镁 10 mL 肌内注射,每天 2～4 次,有利于纠正低钙血症。术后永久性甲状旁腺功能不足的患者,应长期口服钙剂和维生素 D 治疗,有条件者可做甲状旁腺移植术。

(张金荣)

第五节　胃　癌

一、概念

胃癌是消化道最常见的恶性肿瘤,发病率占我国消化道肿瘤的第一位。发病年龄以 40～60 岁为多见,但 40 岁以下仍占 15%～20%。男多于女,男女比例约为 3:1。早期胃癌因症状不明显,易被忽视,若有胃不适症状出现而经诊断为胃癌者,往往多为进展期胃癌。胃癌多见于胃窦,其次为胃体小弯、贲门。胃癌分为早期胃癌和进展期胃癌:①早期胃癌,指所有局限于黏膜或黏膜下层的胃癌,胃镜检查直径在 6～10 mm 的癌灶为小胃癌,直径小于等于 5 mm 的癌灶为微小胃癌;②进展期胃癌在临床上又分为块状型、溃疡型和弥漫型癌三种。从组织学上看,胃癌分为腺癌、腺鳞癌、鳞状细胞癌、未分化癌和未分化类癌。其转移途径有直接蔓延、淋巴转移、血行转移及腹腔种植转移。

胃癌的发生原因目前尚未明确,但与以下因素有关。

(一)饮食形态

(1)从全球来看,胃癌的发病率高低相差大,中国、日本等发病率高,而美国、马来西亚发病率低,有人学习这些发病率低的国家的饮食形态后,胃癌发生率显著下降。

(2)食物或添加物内含有致癌物质。

(3)烹煮过程不当,如烟熏及腌制鱼肉,烤过的食物等。

(二)遗传因素

(1)胃癌常见于近亲中。双胞胎中,若有一人患胃癌,则另一人患病的概率也较高。

(2)调查发现,A 型血人的胃癌发病率较其他血型高 20%。

(三)其他

环境、土壤等;体质、种族、职业;恶性贫血、胃溃疡、萎缩性胃炎、胃酸缺乏症等患者的胃癌发病率比一般人高。近年发现胃幽门螺杆菌是胃癌发生的重要因素之一。某些疾病,如胃息肉、萎缩性胃炎、恶性贫血等胃癌发病率高。

二、临床表现

(1)胃癌早期临床症状多不明显,也不典型,表现为模糊的上腹不适、隐痛,食欲减退、嗳气、反酸、轻度贫血等。

(2)随着病情发展,上述症状加重,出现体重减轻症状。胃窦部癌可致幽门部分性或完全性梗阻,出现幽门梗阻症状。

(3)癌肿破溃或侵袭血管可导致出血,通常为隐血和黑便,也可突发上消化道大出血。

(4)胃癌也可能发生急性穿孔,尤其是溃疡型胃癌发生穿孔者较多见。

(5)晚期患者消瘦,贫血更明显或呈恶病质,查体可有上腹部肿块、肝大、腹水、锁骨上淋巴结肿大。直肠指检在直肠前壁可摸到肿块。

三、辅助检查

(一)胃液分析

患者胃酸减低或缺乏。

(二)血常规检查

血常规显示血红蛋白、红细胞计数均下降,部分患者可有缺铁性贫血。

(三)粪便隐血试验

粪便隐血试验为阳性。

(四)X 线钡餐检查

X 线钡餐检查以观察胃的形态和黏膜变化、胃蠕动功能和排空时间,可发现不规则充盈缺损或腔内壁龛影,气钡双重造影更有助于发现早期胃癌,早期确诊率可达 90%。

(五)纤维胃镜检查

胃镜检查对胃癌诊断有重要价值,可直接观察病变部位,并可做活检确定诊断,是一种安全、有效、痛苦少的检查方法。

(六)细胞学检查

可采用一般冲洗法或采用纤维胃镜直接冲洗法,通过收集冲洗液查找癌细胞。

四、护理措施

到目前为止,胃癌治疗仍采取以手术治疗为主的综合治疗。早期胃癌的有效治疗方法是胃癌根治术,根治手术的原则是按癌肿位置整块地切除胃的全部或大部,以及大、小网膜和区域淋巴结,并重建消化道。如癌肿已有远处转移,无根治之可能,而原发肿瘤可切除者,可行包括原发肿瘤在内的胃部分切除术,又称姑息性切除。对于癌肿不能切除而又有幽门梗阻者,可行胃空肠吻合术,以解除梗阻。化学疗法是胃癌治疗的重要手段之一,根据不同的患者选择不同的治疗方案。护理措施如下。

(1)热情接待患者,耐心解答患者的问题,讲解有关疾病知识,消除患者不良心理,增强患者对手术的信心,使患者及家属能积极配合治疗。

(2)给予高蛋白、高热量、富含维生素、易消化饮食,注意少量多餐。术前一天进流质饮食。

(3)营养状况较差的患者,术前应予以纠正,必要时静脉补充血浆或全血,以提高患者手术耐受力。

(4)术前 12 小时禁食,4 小时禁饮,术晨安置胃管,必要时放置尿管。

(5)术后护理:对于全胃切除者,除行胃大部分切除术后护理措施外,还应注意肺部并发症的预防及营养支持。如经胸全胃切除者,要注意胸腔闭式引流的护理。

(6)观察术后化疗期间出现的不良反应,如恶心、呕吐等消化道症状,也可出现脱发、口腔溃疡等,应给予对症处理;同时注意患者血常规变化,若白细胞总数低于 3×10^9/L,血小板计数低于 100×10^9/L,此时应酌情停药,给予相应的处理;有时可出现腹泻、便血,如患者出现持续腹泻等应引起高度重视,及时处理。

(张金荣)

第六节 胆囊结石

一、概述

胆囊结石是指原发于胆囊的结石,是胆石症中最多的一种疾病。近年来随着卫生条件的改善及饮食结构的变化,胆囊结石的发病率呈升高趋势,已高于胆管结石。胆囊结石以女性多见,男女之比为 1∶3~1∶4;其以胆固醇结石或以胆固醇为主要成分的混合性结石为主。少数结石可经胆囊管排入胆总管,大多数存留于胆囊内,且结石越聚越大,可呈多颗小米粒状,在胆囊内可存在数百粒小结石,也可呈单个巨大结石;有些终身无症状而在尸检中发现(静止性胆囊结石),大多数反复发作腹痛症状,一般小结石容易嵌入胆囊管发生阻塞引起胆绞痛症状,发生急性胆囊炎。

二、诊断

(一)症状

1.胆绞痛

胆绞痛是胆囊结石并发急性胆囊炎时的典型表现,多在进油腻食物后胆囊收缩,结合移位并嵌顿于胆囊颈部,胆囊压力升高后强力收缩而发生绞痛。小结石通过胆囊管或胆总管时可发生典型的胆绞痛,疼痛位于右上腹,呈阵发性,可向右肩背部放射,伴恶心、呕吐,呕吐物为胃内容物,吐后症状并不减轻。存留在胆囊内的大结石堵塞胆囊腔时并不引起典型的胆绞痛,故胆绞痛常反映结石在胆管内的移动。急性发作特别是坏疽性胆囊炎时还可出现高热、畏寒等显著的感染症状,严重病例由于炎性渗出或胆囊穿孔可引起局限性腹膜炎,从而出现腹膜刺激症状。胆囊结石一般无黄疸,但30%的患者因伴有胆管炎或肿大的胆囊压迫胆管,肝细胞损害时也可有一过性黄疸。

2.胃肠道症状

大多数慢性胆囊炎患者有不同程度的胃肠道功能紊乱,表现为右上腹隐痛不适、厌油、进食后上腹饱胀感,常被误认为"胃病"。有近半数的患者早期无症状,称为静止性胆囊结石,此类患者在长期随访中仍有部分出现腹痛等症状。

(二)体征

1.一般情况

无症状期间患者大多一般情况良好,少数急性胆囊炎患者在发作期可有黄疸,症状重时可有感染中毒症状。

2.腹部情况

如无急性发作,患者腹部常无明显异常体征,部分患者右上腹可有深压痛;急性胆囊炎患者可有右上腹饱满、呼吸运动受限、右上腹触痛及肌紧张等局限性腹膜炎体征,Murphy 征阳性。有1/3～1/2的急性胆囊炎患者,在右上腹可扪及肿大的胆囊或由胆囊与大网膜粘连形成的炎性肿块。

(三)检查

1.化验检查

胆囊结石合并急性胆囊炎有血液白细胞升高,少数患者谷丙转氨酶也升高。

2.B超检查

B超检查简单易行,价格低廉,且不受胆囊大小、功能、胆管梗阻或结石含钙多少的影响,诊断正确率可达96%以上,是首选的检查手段。典型声像特征是胆囊腔内有强回声光团并伴声影,改变体位时光团可移动。

3.胆囊造影

能显示胆囊的大小及形态并了解胆囊收缩功能,但易受胃肠道功能、肝功能及胆囊管梗阻的影响,应用很少。

4.X线检查

腹部 X 线平片对胆囊结石的显示率为10%～15%。

5.十二指肠引流

通过十二指肠引流有无胆汁可确定是否有胆囊管梗阻,胆汁中出现胆固醇结晶提示结石存在,但此项检查目前已很少用。

6.CT、MRI、ERCP、PTC 检查

在 B 超不能确诊或者怀疑有肝内胆管、肝外胆管结石或胆囊结石术后多年复发又疑有胆管结石者,可酌情选用其中某一项或几项诊断方法。

(四)诊断要点

1.症状

20%~40%的胆囊结石可终生无症状,称"静止性胆囊结石"。有症状的胆囊结石的主要临床表现:进食后,特别是进油腻食物后,出现上腹部或右上腹部隐痛不适、饱胀,伴嗳气、呃逆等。

2.胆绞痛

胆囊结石的典型表现,疼痛位于上腹部或右上腹部,呈阵发性,可向肩胛部和背部放射,多伴恶心、呕吐。

3.Mirizzi 综合征

持续嵌顿和压迫胆囊壶腹部和颈部的较大结石,可引起肝总管狭窄或胆囊管瘘,及反复发作的胆囊炎、胆管炎及梗阻性黄疸,称"Mirizzi 综合征"。

4.Murphy 征

右上腹部局限性压痛、肌紧张,阳性。

5.B超检查

胆囊暗区有一个或多个强回声光团,并伴声影。

(五)鉴别诊断

1.肾绞痛

胆绞痛需与肾绞痛相鉴别,后者疼痛部位在腰部,疼痛向外生殖器放射,伴有血尿,可有尿路刺激症状。

2.胆囊非结石性疾病

胆囊良、恶性肿瘤,胆囊息肉样病变等,B超、CT 等影像学检查可提供鉴别线索。

3.胆总管结石

患者可表现为高热、黄疸、腹痛,超声等影像学检查可以鉴别,但有时胆囊结石可与胆总管结石并存。

4.消化性溃疡性穿孔

患者多有溃疡病史,腹痛发作突然并很快波及全腹,腹壁呈板状强直,腹部 X 线平片可见膈下游离气体。较小的十二指肠穿孔,或穿孔后很快被网膜包裹,形成一个局限性炎性病灶时,易与急性胆囊炎混淆。

5.内科疾病

一些内科疾病如肾盂肾炎、右侧胸膜炎、肺炎等,亦可发生右上腹疼痛症状,若注意分析不难获得正确的诊断。

三、治疗

(一)一般治疗

饮食宜清淡,防止急性发作,对无症状的胆囊结石应定期 B 超随诊;伴急性炎症者宜进食,注意维持水、电解质平衡,并静脉应用抗生素。

(二)药物治疗

溶石疗法服用鹅去氧胆酸或熊去氧胆酸对胆固醇结石有一定溶解效果,主要用于胆固醇结石。但此种药物有肝毒性,服药时间长,反应大,价格贵,停药后结石易复发。其适应证:胆囊结石直径在 2 cm 以下;结石为含钙少的 X 线能够透过的结石;胆囊管通畅;患者的肝脏功能正常,无明显的慢性腹泻史。目前多主张采取熊去氧胆酸单用或与鹅去氧胆酸合用,不主张单用鹅去氧胆酸。鹅去氧胆酸总量为 15 mg/(kg·d),分次口服。熊去氧胆酸为 8～10 mg/(kg·d),分餐后或晚餐后 2 次口服。疗程 1～2 年。

(三)手术治疗

对于无症状的静止胆囊结石,一般认为无需施行手术切除胆囊。但有下列情况时,应进行手术治疗:①胆囊造影胆囊不显影;②结石直径超过 2～3 cm;③并发糖尿病且在糖尿病已控制时;④老年人或有心肺功能障碍者。

腹腔镜胆囊切除术适于无上腹创伤及手术史者,无急性胆管炎、胰腺炎和腹膜炎及腹腔脓肿的患者。对并发胆总管结石的患者应同时行胆总管探查术。

1.术前准备

择期胆囊切除术后引起死亡的最常见原因是心血管疾病。这强调了详细询问病史发现心绞痛和仔细进行心电图检查注意有无心肌缺血或以往心肌梗死证据的重要性。此外还应寻找脑血管疾病特别是一过性缺血发作的症状。若病史阳性或有问题时应做非侵入性颈动脉血流检查。此时对择期胆囊切除术应当延期,按照指征在冠状动脉架桥或颈动脉重新恢复血管流通后施行。除心血管病外,引起择期胆囊切除术后第二位的死亡原因是肝胆疾病,主要是肝硬化。除术中出血外,还可发生肝功能衰竭和败血症。自从在特别挑选的患者中应用预防性措施以来,择期胆囊切除术后感染中毒性并发症的发生率已有显著下降。慢性胆囊炎患者胆汁内的细菌滋生率占10%～15%;而在急性胆囊炎消退期患者中则高达 50%。细菌菌种为肠道菌如大肠埃希菌、产气克雷伯菌和粪链球菌,其次也可见到产气荚膜杆菌、类杆菌和变形杆菌等。胆管内细菌的发生率随年龄而增长,故主张年龄在 60 岁以上、曾有过急性胆囊炎发作刚恢复的患者,术前应预防性使用抗生素。

2.手术治疗

对有症状胆石症已成定论的治疗是腹腔镜胆囊切除术。虽然此技术的常规应用时间尚短,但是其结果十分突出,以致仅在不能施行腹腔镜手术或手术不安全时,才选用开腹胆囊切除术,包括无法安全地进入腹腔完成气腹,或者由于腹内粘连,或者解剖异常不能安全地暴露胆囊等。外科医师在遇到胆囊和胆管解剖不清及遇到止血或胆汁渗漏而不能满意地控制时,应当及时中转开腹。目前,中转开腹率在 5% 以下。

(四)其他治疗

体外震波碎石适用于胆囊内胆固醇结石,直径不超过 3 cm,且胆囊具收缩功能。治疗后部分患者可发生急性胆囊炎或结石碎片进入胆总管而引起胆绞痛和急性胆管炎,此外碎石后仍不能防止结石的复发。因并发症多,疗效差,现已基本不用。

四、护理

(一)术前护理

1.饮食

指导患者选用低脂肪、高蛋白质、高糖饮食。因为脂肪饮食可促进胆囊收缩排出胆汁,加剧疼痛。

2.术前用药

严重的胆石症发作性疼痛可使用镇痛剂和解痉剂,但应避免使用吗啡,因吗啡有收缩胆总管的作用,可加重病情。

3.病情观察

应注意观察胆石症急性发作患者的体温、脉搏、呼吸、血压、尿量及腹痛情况,及时发现有无感染性休克征兆。注意患者皮肤有无黄染及粪便颜色变化,以确定有无胆管梗阻。

(二)术后护理

1.症状观察及护理

定时监测患者生命体征的变化,注意有无血压下降、体温升高及尿量减少等全身中毒症状,及时补充液体,保持出入量平衡。

2."T"形管护理

胆总管切开放置"T"形管的目的是为了引流胆汁,使胆管减压。①"T"形管应妥善固定,防止扭曲、脱落;②保持"T"形管无菌,每天更换引流袋,下地活动时引流袋应低于胆囊水平,避免胆汁回流;③观察并记录每天胆汁引流量、颜色及性质,防止胆汁淤积引起感染;④拔管:如果"T"形管引流通畅,胆汁色淡黄、清澄、无沉渣且无腹痛无发热等症状,术后 10～14 天可夹闭管道。开始每天夹闭 2～3 小时,无不适可逐渐延长时间,直至全日夹管。在此过程中要观察患者有无体温增高、腹痛、恶心、呕吐及黄疸等。经"T"形管造影显示胆管通畅后,再引流 2～3 天,及时排出造影剂。经观察无特殊反应,可拔除"T"形管。

(三)健康指导

(1)给予少油腻、高维生素、低脂饮食。烹调方式以蒸煮为宜,少吃油炸类的食物。

(2)适当体育锻炼,提高机体抵抗力。

(张金荣)

第七节 肝 脓 肿

一、细菌性肝脓肿患者的护理

当全身性细菌感染,特别是腹腔内感染时,细菌侵入肝脏,如果患者抵抗力弱,可发生细菌性肝脓肿。细菌可以从下列途径进入肝脏。①胆道:细菌沿着胆管上行,是引起细菌性肝脓肿的主要原因。包括胆石、胆囊炎、胆道蛔虫、其他原因所致胆管狭窄与阻塞等。②肝动脉:体内任何部位的化脓性病变,细菌可经肝动脉进入肝脏。如败血症、化脓性骨髓炎、痈、疖等。③门静脉:已较少见,如坏疽性阑尾炎、细菌性痢疾等,细菌可经门静脉入肝。④肝开放性损伤:细菌可直接经伤口进入肝,引起感染而形成脓肿。细菌性肝脓肿的致病菌多为大肠埃希菌、金葡菌、厌氧链球菌等。肝脓肿可以是单个脓肿,也可以是多个小脓肿,数个小脓肿可以融合成为一个大脓肿。

(一)护理评估

1.健康史

注意询问有无胆道感染和胆道疾病、全身其他部位的化脓性感染特别是肠道的化脓性感染、肝脏外伤病史。是否有肝脓肿病史,是否进行过系统治疗。

2.身体状况

通常继发于某种感染性先驱疾病,起病急,主要症状为骤起寒战、高热、肝区疼痛和肝大。体温可高达39～40℃,多表现为弛张热,伴有大汗、恶心、呕吐、食欲缺乏。肝区疼痛多为持续性钝痛或胀痛,有时可伴有右肩牵涉痛,右下胸及肝区叩击痛,增大的肝有压痛。肝前下缘比较表浅的脓肿,可有右上腹肌紧张和局部明显触痛。巨大的肝脓肿可使右季肋区呈饱满状态,甚至可见局限性隆起,局部皮肤可出现凹陷性水肿。严重时或并发胆道梗阻者,可出现黄疸。

3.心理、社会状况

细菌性肝脓肿起病急剧,症状重,如果治疗不彻底容易反复发作转为慢性,并且细菌性肝脓肿极易引起严重的全身性感染,导致感染性休克,患者产生焦虑。

4.辅助检查

(1)血液检查:化验检查白细胞计数及中性粒细胞增多,有时出现贫血。肝功能检查可出现不同程度的损害和低蛋白血症。

(2)X线胸腹部检查:右叶脓肿可见右膈肌升高,运动受限;肝影增大或局限性隆起;有时伴有反应性胸膜炎或胸腔积液。

(3)B超:在肝内可显示液平段,可明确其部位和大小,阳性诊断率在96%以上,为首选的检查方法。必要时可进行CT检查。

(4)诊断性穿刺:抽出脓液即可证实本病。

(5)细菌培养:脓液细菌培养有助于明确致病菌,选择敏感的抗生素,并与阿米巴性肝脓肿相鉴别。

5.治疗要点

(1)全身支持疗法:给予充分营养,纠正水、电解质及酸碱平衡失调,必要时少量多次输血和血浆以纠正低蛋白血症,增强机体抵抗力。

(2)抗生素治疗:应使用大剂量抗生素。由于肝脓肿的致病菌以大肠埃希菌、金葡菌和厌氧性细菌最为常见,在未确定病原菌之前,可首选对此类细菌有效的抗生素,然后根据细菌培养和抗生素敏感试验结果选用有效的抗生素。

(3)经皮肝穿刺脓肿置管引流术:适用于单个较大的脓肿。在B超引导下进行穿刺。

(4)手术治疗:对于较大的单个脓肿,估计有穿破可能,或已经穿破胸腹腔;胆源性肝脓肿;位于肝左外叶脓肿,穿刺易污染腹腔;慢性肝脓肿,应施行经腹切开引流。病程长的慢性局限性厚壁脓肿,也可行肝叶切除或部分肝切除术。多发性小脓肿不宜行手术治疗,但对其中较大的脓肿,也可行切开引流。

(二)护理诊断及合作性问题

1.营养失调

低于机体需要量,与高代谢消耗或慢性消耗病程有关。

2.体温过高

体温过高与感染有关。

3.急性疼痛

急性疼痛与感染及脓肿内压力过高有关。

4.潜在并发症

急性腹膜炎、上消化道出血、感染性休克。

(三)护理目标

患者能维持适当营养,维持体温正常,疼痛减轻;无急性腹膜炎休克等并发症发生。

(四)护理措施

1.术前护理

(1)病情观察,配合抢救中毒性休克。

(2)高热护理:保持病室空气新鲜、通风、温湿度合适,物理降温。衣着适量,及时更换汗湿衣。

(3)维持适当营养:对于非手术治疗和术前的患者,给予高蛋白、高热量饮食,纠正水、电解质平衡失调和低蛋白血症。

(4)遵医嘱正确应用抗生素。

2.术后护理

(1)经皮肝穿刺脓肿置管引流术术后护理:术前做术区皮肤准备,协助医师进行穿刺部位的准确定位。术后向医师询问术中情况及术后有无特殊观察和护理要求。患者返回病房后,观察引流管固定是否牢固,引流液性状,引流管道是否密闭。术后第2天或数天开始进行脓腔冲洗,冲洗液选用等渗盐水(或遵医嘱加用抗生素)。冲洗时速度缓慢,压力不宜过高,估算注入液与引出液的量。每次冲洗结束后,可遵医嘱向脓腔内注入抗生素。待到引流出或冲洗出的液体变清澈,B超检查脓腔直径小于2 cm即可拔管。

(2)切开引流术术后护理:切开引流术术后护理遵循腹部手术术后护理的一般要求。除此之外,每天用生理盐水冲洗脓腔,记录引流液量,少于 10 mL 或脓腔容积小于 15 mL,即考虑拔除引流管,改凡士林纱布引流,致脓腔闭合。

3.健康指导

为了预防肝脓肿疾病的发生,应教育人们积极预防和治疗胆道疾病,及时处理身体其他部位的化脓性感染。告知患者应用抗生素和放置引流管的目的和注意事项,取得患者的信任和配合。术后患者应加强营养和提高抵抗力,定期复查。

(五)护理评价

患者是否能维持适当营养,体温是否正常;疼痛是否减轻,有无急性腹膜炎、上消化道出血、感染性休克等并发症发生。

二、阿米巴性肝脓肿患者的护理

阿米巴性肝脓肿是阿米巴肠病的并发症,阿米巴原虫从结肠溃疡处经门静脉血液或淋巴管侵入肝内并发脓肿。常见于肝右叶顶部,多数为单发性。原虫产生溶组织酶,导致肝细胞坏死、液化组织和血液、渗液组成脓肿。

(一)护理评估

1.健康史

注意询问有无阿米巴痢疾病史。

2.身体状况

阿米巴性肝脓肿有着跟细菌性肝脓肿相似的表现,两者的区别详见表10-3。

表 10-3 细菌性肝脓肿与阿米巴性肝脓肿的鉴别

鉴别要点	细菌性肝脓肿	阿米巴性肝脓肿
病史	继发于胆道感染或其他化脓性疾病	继发于阿米巴痢疾后
症状	病情急骤严重,全身中毒症状明显,有寒战、高热	起病较缓慢,病程较长,可有高热,或不规则发热、盗汗
血液化验	白细胞计数及中性粒细胞可明显增加。血液细菌培养可阳性	白细胞计数可增加,如无继发细菌感染液细菌培养阴性。血清学阿米巴抗体检查阳性
粪便检查	无特殊表现	部分患者可找到阿米巴滋养体或结肠溃面(乙状结肠镜检)黏液或刮取涂片可找阿米巴滋养体或包囊
脓液	多为黄白色脓液,涂片和培养可发现细菌	大多为棕褐色脓液,无臭味,镜检有时可到阿米巴滋养体。若无混合感染,涂片和培养无细菌
诊断性治疗	抗阿米巴药物治疗无效	抗阿米巴药物治疗有好转
脓肿	较小,常为多发性	较大,多为单发,多见于肝右叶

3.心理、社会状况

由于病程长,忍受较重的痛苦,担忧预后或经济拮据等原因,患者常有焦虑、悲伤或恐惧心理。

4.辅助检查

基本同细菌性肝脓肿。

5.治疗要点

阿米巴性肝脓肿以非手术治疗为主。应用抗阿米巴药物,加强支持疗法纠正低蛋白、贫血等,无效者穿刺置管闭式引流或手术切开引流,多可获得良好的疗效。

(二)护理诊断及合作性问题

1.营养失调

低于机体需要量与高代谢消耗或慢性消耗病程有关。

2.急性疼痛

急性疼痛与脓肿内压力过高有关。

3.潜在并发症

合并细菌感染。

(三)护理措施

1.非手术疗法和术前护理

(1)加强支持疗法:给予高蛋白、高热量和高维生素饮食必要时少量多次输新鲜血、补充丙种球蛋白,增强抵抗力。

(2)正确使用抗阿米巴药物,注意观察药物的不良反应。

2.术后护理

除继续做好非手术疗法护理外,重点做好引流的护理。宜用无菌水封瓶闭式引流,每天更换消毒瓶,接口处保持无菌,防止继发细菌感染。如继发细菌感染需使用抗生素。

(张金荣)

第十一章

骨 科 护 理

第一节　肱骨干骨折

肱骨干骨折是指肱骨髁上与胸大肌止点之间的骨折。

一、解剖概要

肱骨干中段后外侧有桡神经沟，桡神经在其内紧贴。当肱骨中、下 1/3 交界处骨折时，易合并桡神经损伤。上臂有多个肌肉附着点，故不同平面骨折所致的骨折移位也不同。

二、病因及移位

(1)直接暴力多致中、上 1/3 骨折，多为横断或粉碎骨折。

(2)传导暴力多见于中、下 1/3 段骨折，多为斜形或螺旋形。

(3)旋转暴力多可引起肱骨中、下 1/3 交界处骨折，所引起的肱骨骨折多为典型螺旋形骨折。

如骨折平面在三角肌止点上者，近折端受胸大肌、大圆肌、背阔肌牵拉向内移位，远折端因三角肌、肱二头肌、肱三头肌做外上移位。如骨折平面在三角肌止点以下，近折端受三角肌和喙肱肌牵拉向外前移位，远折端受肱二头肌、肱三头肌作用向上重叠移位。

三、临床表现及诊断

此种骨折均有明显的外伤史。若有局部肿胀、压痛、畸形、反常活动及骨摩擦音，均可诊断骨折。X线检查可确诊骨明确骨折部位、类型及移位情况，以供治疗参考。如合并神经损伤者，可出现典型垂腕，伸腕、伸掌指关节功能丧失，以及手背桡侧皮肤有大小不等的感觉麻木区。

四、治疗

肱骨被丰厚的肌肉包绕，轻度的成角短缩畸形在外观不明显，对功能也无影响。因此不必为追求良好的复位而滥用手术治疗。

(一)对横断、斜形或粉碎性骨折

对横断、斜形或粉碎性骨折可于复位后用夹板或石膏练习肩关节活动时，应弯腰 90°，做钟摆样活动。这是因为直立位练习易引起骨折部位成角畸形。

(二)对螺旋形或长斜形骨折

对螺旋形或长斜形骨折可采用小夹板固定,亦可采用悬垂石膏固定,通过石膏重量牵引使骨折复位,但患者不能平卧,睡觉时需取半卧位。

(三)对肱骨开放性骨折

断端嵌入软组织或手法复位失败的闭合骨折,同一肢体多发骨折或合并神经血管损伤需手术探查者,可行切开复位内固定。

闭合性肱骨干骨折合并桡神经损伤时,一般采用非手术方法治疗。观察2～3个月后,若桡神经仍无神经功能恢复的表现,可再行手术探查。在观察期间将腕关节置于功能位,多做伤侧手指伸直活动以防畸形或僵硬。

五、护理问题

(一)有体液不足的危险
体液不足与创伤后出血有关。

(二)疼痛
疼痛与损伤、牵引有关。

(三)有周围组织灌注异常的危险
周围组织灌注异常与神经血管损伤有关。

(四)有感染的危险
感染与损伤有关。

(五)躯体移动障碍
躯体移动障碍与骨折脱位、制动、固定有关。

(六)潜在并发症
脂肪栓塞综合征、骨筋膜隔室综合征、关节僵硬等。

(七)知识缺乏
缺乏康复锻炼知识。

(八)焦虑
焦虑与担忧骨折预后有关。

六、护理目标

(1)患者生命体征稳定。

(2)患者疼痛缓解或减轻,舒适感增加。

(3)能维持有效的组织灌注。

(4)未发生感染或感染得到控制。

(5)保证骨折固定效果,患者在允许的限度内保持最大的活动量。

(6)预防并发症的发生或及早发现、及时处理。

(7)患者了解功能锻炼知识。

(8)患者焦虑程度减轻。

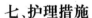

七、护理措施

(一)手术治疗及术前护理

1.心理护理

肱骨干骨折,特别是伴有桡神经损伤时,患肢伸腕、伸指功能障碍,皮肤感觉减退,患者心理压力大,易产生悲观情绪。应向患者介绍神经损伤修复的特殊性,告知骨折端将按 1 mm/d 的速度由近端向远端生长,治疗周期长,短期内症状改善不明显,使患者有充分的思想准备。关注患者感觉和运动恢复的微小变化并以此激励患者,使其看到希望。

2.饮食

给予高蛋白、高热量、高维生素、含钙丰富的饮食,以利于骨折愈合。

3.体位

采用 U 形石膏托固定时可平卧,患侧肢体以枕垫起,保持复位的骨折不移动。悬垂石膏固定 2 周内只能取坐位或半卧位,以维持其下垂牵引作用。但下垂位或过度牵引易引起骨折端分离,特别是中下 1/3 处横形骨折,其远折端血供差,可致骨折延迟愈合或不愈合,需予以注意。

4.皮肤护理

桡神经损伤后引起支配区域皮肤营养改变,使皮肤萎缩干燥,弹性下降,容易受伤,而且损伤后伤口易形成溃疡。

预防:①每天用温水擦洗患肢,保持清洁,促进血液循环;②定时变换体位,避免皮肤受压引起压疮;③禁用热水袋,防止烫伤。

5.观察病情

(1)夹板或石膏固定者,观察伤口及患肢的血运情况,如出现患肢青紫、肿胀、剧痛等,应立即报告医师处理。

(2)伴有桡神经损伤者,应观察其感觉和运动功能恢复情况。通过检查汗腺功能,可了解自主神经恢复情况。

(3)如骨折后远端皮肤苍白、皮温低且摸不到动脉搏动,在排除夹板、石膏固定过紧的因素外,应考虑有肱动脉损伤的可能;如前臂肿胀严重,皮肤发绀、湿冷,则可能有肱静脉损伤。出现上述情况,应及时报告医师处理。

6.早、中期功能锻炼

骨折固定后立即进行上臂肌肉的早期舒缩活动,可加强两骨折端在纵轴上的压力,以利于愈合。握拳、腕屈伸及主动耸肩等动作每天 3 次,并根据骨折的部位,选择相应的锻炼方法。

(1)肱骨干上 1/3 段骨折:骨折远端向外上移位。①第 8 天站立位,上身向健侧侧屈并前倾 30°,患肢在三角巾或前臂吊带支持下,自由下垂 10~20 秒,做 5~10 次。②第 15 天增加肩前后摆动 8~20 次,做伸肘的静力性收缩练习 5~10 次,抗阻肌力练习,指屈伸、握拳和腕屈伸练习,前臂旋前、旋后运动。③第 22 天增加身体上身向患侧侧屈,患肢在三角巾或吊带支持下左右摆动 8~20 次。

(2)肱骨干中 1/3 段骨折:骨折远端向上、向内移位。①第 8 天站立位上身向患侧侧屈并前倾约 30°,患肢在三角巾或吊带支持下,自由下垂 10~20 秒,做 5~10 次。②第 15 天增加肩前后摆动练习,做屈伸肘的静力性收缩练习 5~10 次。伴有桡神经损伤者,用弹性牵引装置固定腕关节功能位,用橡皮筋将掌指关节牵拉,进行手指的主动屈曲运动。在健肢的帮助下进行肩、肘关节的运动,健手握住患侧腕部,使患肢向前伸展,再屈肘后伸上臂。

(3)肱骨干下 1/3 段身骨折:此型骨折易造成骨折不愈合,更应重视早期锻炼。①第 3 天患肢三角巾胸前悬吊位,上身向患侧侧屈并前倾约 30° 做患肢前后、左右摆动各 8~20 次。②第 15 天增加旋转肩关节运动,即身体向患侧倾斜,屈肘 90°,使上臂与地面垂直,以健手握患侧腕部做画圆圈动作。双臂上举运动,即两手置于胸前,十指相扣,屈肘 45°,用健肢带动患肢,先使肘屈曲 120% 双上臂同时上举,再缓慢放回原处。

7.晚期功能锻炼

去除固定后第 1 周可进行肩摆动练习,站立位上身向患侧侧屈并略前倾,患肢做前后、左右摆动,垂直轴做绕环运动;第 2 周用体操棒协助进行肩屈、伸、内收、外展、内旋、外旋练习并做手爬墙练习,用拉橡皮带做肩屈伸、内收、外展及肘屈等练习,以充分恢复肩带肌力。

(二)术后护理

1.体位

内固定术后,使用外展架固定者,以半卧位为宜。平卧位时,可于患肢下垫一软枕,使之与身体平行并减轻肿胀。

2.疼痛的护理

(1)找出引起疼痛的原因:手术切口疼痛在术后 3 天内较剧烈,以后逐天递减。组织缺血引起的疼痛表现为剧烈疼痛且呈进行性,肢体远端有缺血体征。手术 3 天后,如疼痛呈进行性加重或搏动性疼痛,伴皮肤红、肿、热,伤口有脓液渗出或有臭味,则多为继发感染引起。

(2)手术切口疼痛可用镇痛药;缺血性疼痛须及时解除压迫,松解外固定物;如发生骨筋膜隔室综合征须及时切开减压;发现感染时报告医师处理伤口并应用有效抗生素。

(3)移动患者时,对损伤部位要重点托扶保护,缓慢移至舒适体位,以免引起或加重疼痛。

3.预防血管痉挛

行神经修复和血管重建术后,可能出现血管痉挛。

(1)避免一切不良刺激:严格卧床休息,石膏固定患肢 2 周;患肢保暖,保持室温 25 ℃左右。不在患肢测量血压、镇痛,禁止吸烟与饮酒。

(2)1 周内应用扩血管、抗凝药,保持血管的扩张状态。

(3)密切观察患肢血液循环的变化:检查皮肤颜色和温度,毛细血管回流反应,肿胀或干瘪,伤口渗血,等等。

4.功能锻炼

详见术前护理相关内容。

八、健康指导

(一)饮食

给予高蛋白、高维生素、含钙丰富的饮食。

(二)体位

对桡神经损伤后行外固定者,应确保外固定的稳定,以保持神经断端于松弛状态,有利于恢复。

(三)药物

对伴有神经损伤者,遵医嘱口服营养神经药物。

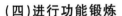

(四)进行功能锻炼

防止肩、肘关节僵硬或强直而影响患肢功能。骨折4周内,严禁做上臂旋转活动。

(五)复查指征及时间

U形石膏固定的患者,在肿胀消退后,石膏固定会松动,应复诊;悬吊石膏固定2周后,更换长臂石膏托,继续维持固定6周左右。伴桡神经损伤者,定期复查肌电图,了解神经功能恢复情况。

(买万茹)

第二节　尺桡骨干双骨折

一、概述

(一)概念

尺桡骨干双骨折常见,占各类骨折的6%左右,以青少年多见。因骨折后常导致复杂的移位,使复位十分困难,易发生骨筋膜隔室综合征。

(二)相关病理生理

骨筋膜隔室综合征:骨筋膜室是由骨、骨间膜、肌间膜和深筋膜形成的密闭腔隙。骨折时,骨折部位骨筋膜隔室内的压力增高,导致肌肉和神经因急性缺血而产生一系列早期综合征,主要表现为5P征:疼痛(pain)、苍白(pallor)、感觉异常(paresthesia)、麻痹(paralysis)及脉搏消失(pulseless)。

(三)病因与诱因

尺桡骨干双骨折多由直接暴力、间接暴力和扭转暴力导致。

1.直接暴力

骨折多由重物直接打击、挤压或刀伤引起。特点为两骨同一平面的横形骨折或粉碎性骨折,多伴有不同程度的软组织损伤,包括肌肉、肌腱断裂、神经血管损伤等,整复对位不稳定。

2.间接暴力

跌倒时手掌着地,由于桡骨负重较多,暴力作用向上传导后首先使桡骨骨折,继而残余暴力通过骨间膜向内下方传导,引起低位尺骨斜形骨折。

3.扭转暴力

跌倒时手掌着地,同时前臂发生旋转,导致不同平面的尺桡骨螺旋形骨折或斜形骨折,尺骨的骨折线多高于桡骨的骨折线。

(四)临床表现

1.症状

受伤后,患侧前臂出现疼痛、肿胀、畸形及功能障碍。

2.体征

检查可发现畸形、反常活动、骨摩擦感。尺骨上1/3骨干骨折可合并桡骨小头脱位,称为蒙泰贾(Monteggia)骨折。桡骨干下1/3骨干骨折合并尺骨小头脱位,称为加莱亚齐(Galeazzi)骨折。

(五)辅助检查

X线拍片检查应包括肘关节或腕关节,可发现骨折部位、类型、移位方向,以及是否合并有桡骨头脱位或尺骨小头脱位。

(六)治疗原则

1.手法复位外固定

手法复位成功后采用石膏固定,即用上肢前、后石膏夹板固定,待肿胀消退后改为上肢管型石膏固定,一般8～12周可达到骨性愈合,也可以采用小夹板固定,即在前臂掌侧、背侧、尺侧和桡侧分别放置四块小夹板并捆扎,将前臂放在防旋板上固定,再用三角巾悬吊患肢。

2.切开复位内固定

在骨折部位选择切口,在直视下准确对位,用加压钢板螺钉固定或髓内针固定。

二、护理评估

(一)一般评估

1.健康史

(1)一般情况:了解患者的年龄、职业特点、运动爱好、日常饮食结构、有无酗酒等。

(2)受伤情况:了解患者受伤的原因、部位和时间,受伤时的体位和环境,外力作用的方式、方向与性质,骨折轻重程度,急救处理的过程,等等。

(3)既往史:重点了解与骨折愈合有关的因素,如患者有无骨折史,有无药物滥用、服用特殊药物及药物过敏史,有无手术史,等等。

2.生命体征

按护理常规监测生命体征。

3.患者主诉

受伤的原因、时间、外力方式与性质,骨折轻重程度及有无合并桡神经损伤、受伤时的体位和环境、急救处理的过程,等等。

4.相关记录

外伤情况及既往史;X线拍片及实验室检查等结果记录。

(二)身体评估

1.术前评估

(1)视诊:患侧前臂出现肿胀、皮下瘀斑。

(2)触诊:患肢有触痛、骨摩擦音或骨擦感。

(3)动诊:可见反常活动。

(4)量诊:患肢有无短缩、双侧上肢周径大小、关节活动度。

2.术后评估

(1)视诊:患侧前臂出现肿胀、皮下瘀斑减轻或消退;外固定清洁、干燥,保持有效固定。

(2)触诊:患侧触痛减轻或消退;骨摩擦音或骨擦感消失。

(3)动诊:反常活动消失。

(4)量诊:患肢无短缩,双侧上肢周径大小相等、关节活动度无差异。

(三)心理、社会评估

患者突然受伤骨折,患侧肢体活动障碍,生活自理能力下降,疼痛刺激及外固定的使用,易产

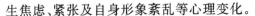

生焦虑、紧张及自身形象紊乱等心理变化。

(四)辅助检查阳性结果评估

肘关节或腕关节 X 线拍片结果确定骨折类型、移位方向,以及是否合并有桡骨头脱位或尺骨小头脱位。

(五)治疗效果的评估

(1)局部无压痛及纵向叩击痛。

(2)局部无反常活动。

(3)X 线拍片显示骨折处有连续骨痂通过,骨折线已模糊。

(4)拆除外固定后,成人上肢能平举 1 kg 重物持续达 1 分钟。

(5)连续观察 2 周骨折处不变形。

三、主要护理诊断(问题)

(一)疼痛

疼痛与骨折、软组织损伤、肌痉挛和水肿有关。

(二)外周神经血管功能障碍的危险

外周神经血管功能障碍的危险与骨和软组织损伤、外固定不当有关。

(三)潜在并发症

肌萎缩、关节僵硬。

四、主要护理措施

(一)病情观察与体位护理

1.疼痛护理

及时评估患者疼痛程度,遵医嘱给予止痛药物。

2.体位

用吊带或三角巾将患肢托起,以促进静脉回流,减轻肢体肿胀疼痛。

3.患肢缺血护理

观察石膏绷带或夹板固定的松紧度,必要时及时调整,以免神经、血管受压,影响有效组织灌注。观察前臂肿胀程度及手的感觉运动功能,如出现高张力肿胀、手指发凉、感觉异常、手指主动活动障碍、被动伸直剧痛、桡动脉搏动减弱或消失,即可确定骨筋膜隔室高压存在,须立即通知医师并做好手术准备。如已出现 5P 征,及时手术也难以避免缺血性肌挛缩,从而遗留爪形手畸形。

4.局部制动

支持并保护患肢在复位后体位,防止腕关节旋前或旋后。

(二)饮食护理

指导患者进食高蛋白、高维生素、高热量、高钙和高铁的食物。

(三)生活护理

指导患者进行力所能及的活动,必要时提供帮助。

(四)心理护理

向患者和家属解释骨折的愈合是一个循序渐进的过程,充分固定能为骨折断端连接提供良好的条件,正确的功能锻炼可以促进断端生长愈合和患肢功能恢复。

(五)健康教育

1.指导功能锻炼

复位固定后尽早开始手指伸屈和用力握拳活动,并进行上臂和前臂肌肉的主动舒缩运动。2周后局部肿胀消退,开始练习腕关节活动;4周以后开始练习肘关节和肩关节活动;8～10周后拍片证实骨折已愈合,才可进行前臂旋转活动。

2.复查

告知患者及家属若骨折远端肢体肿胀或疼痛明显加重,肢体感觉麻木、肢端发凉,夹板或外固定松动,应立即到医院复查并评估功能恢复情况。

3.安全指导

指导患者及家属评估家庭环境的安全性,妥善放置可能影响患者活动的障碍物。

五、护理效果评估

(1)患者是否主诉骨折部位疼痛减轻或消失,感觉舒适。

(2)患侧肢端能否维持正常的组织灌注,皮肤温度和颜色正常,末梢动脉搏动有力。

(3)能否避免因缺血性肌挛缩导致爪形手畸形的发生。一旦发生骨筋膜隔室综合征,能否及时发现和处理。

(4)患者在指导下能否按计划进行有效的功能锻炼,患肢功能恢复情况及有无活动障碍。

(买万茹)

第三节 股骨颈骨折

一、基础知识

(一)解剖生理

1.内倾角

股骨颈指股骨头下至粗隆间的一段较细部,股骨颈与股骨干相交处形成夹角称颈干角,又名内倾角。正常成人颈干角为 125°～135°,平均为 127°,幼儿可达 150°,若<125°为髋内翻,>135°为髋外翻。内翻时股骨颈变短,大粗隆位置升高,沿大粗隆顶端向内的水平线高于股骨头凹,内、外翻均可引起功能障碍,影响正常步态。但临床多发生髋内翻畸形,股骨颈骨折治疗时,应注意恢复正常的颈干角。

2.前倾角

下肢中立位时,股骨头与股骨干还在同一冠状面上,股骨头居前,因而股骨颈向前倾斜与股骨干之冠状面形成一个夹角,称前倾角。新生儿为 20°～40°,随年龄增长而逐渐减小,成人为 12°～15°。股骨上端大部分为松质骨,股骨颈近乎中空。股骨头表层有 0.5～1.0 cm 的致密区,股骨颈内侧骨皮质最为坚厚,称股骨距。因此,当对股骨颈骨折进行内固定时,理想的位置是靠近内侧皮质深达股骨头表层的致密区,固定最为牢固。

3.血液供应

股骨头、颈供血较差,其主要供血来源有三。

(1)关节囊支为股骨头、颈的主要供血来源,来自由股动脉发出的旋股内动脉,分成上、下干骺端动脉,分别由上、下方距股骨头软骨缘下 0.5 cm 处,经关节囊进入股骨头,彼此交通形成血管网。

(2)网韧带支来自闭孔动脉的髋臼支,沿圆韧带进入股骨头,供血范围较小,仅供股骨头内下方不到 1/3 的范围,但为儿童生长期的重要血供来源。

(3)骨干营养支在儿童期不穿过骺板,在成年一般也只达股骨颈,仅小部分与关节囊支有吻合,故当股骨颈骨折或股骨头脱位时,均可损伤关节囊支和圆韧带支而影响血液供应,导致骨折愈合迟缓或不愈合,甚或发生股骨头缺血性坏死。

(二)病因

股骨颈骨折多发于老人,平均年龄在 60 岁以上。由于老人肾气衰弱,股骨颈骨质疏松、脆弱,不需太大外力即可造成骨折。骨折多为间接外力引起,如平地滑倒,大粗隆部着地,或下肢于固定情况下,躯体猛烈扭转,或自高坠下足跟着地时沿股骨纵轴的冲击应力,均可引起股骨颈骨折。而青壮年的股骨颈骨折,多由严重损伤引起,如工、农业生产事故和交通事故,或由高处跌坠等引起,偶有因过量负重、行走过久而引起的疲劳性骨折。

(三)分型

股骨颈骨折从不同方面有多种分型方法,而正确的分型对指导治疗和预后都有很重要的意义。

(1)按外力作用方向和损伤机制,可分为内收型和外展型。①内收型骨折:骨折移位大时将严重损伤关节囊血管,使骨折愈合迟缓,股骨头缺血坏死率增高。②外展型骨折:骨折比较稳定,血循环破坏少,愈合率高,预后较好。

(2)按骨折移位程度,分为有移位型骨折和无移位型骨折。

(3)按骨折部位,可分为头下型、颈型和基底型三种,以颈型最多,头下型次之,基底型多见于儿童。前两型骨折部位均在关节囊内,故又称囊内骨折;后一型的骨折部位在关节囊外,故又称囊外骨折。

(4)按骨折线倾斜度可分为稳定型和不稳定型。

(5)按骨折时间可分为新鲜性和陈旧性,一般以骨折在 3 周以内者为新鲜性骨折,若骨折后由于某种原因失治或误治,超过 3 周者为陈旧性骨折。

除以上各型外,还有因负重过度、长久行走而引起的股骨颈疲劳性骨折。

(四)临床表现

1.肢体功能障碍

虽因不同类型而有很大差异,但都有程度不等的功能受限。无移位的线性骨折或嵌插骨折,伤后尚可站立或勉强行走,特别是疲劳性骨折,能坚持较长时间的劳动。

2.肿胀

在不同类型的股骨颈骨折中,差异很大。关节囊内骨折多无明显肿胀和瘀斑,有些可在腹股沟中点出现小片瘀斑。外展嵌插骨折也无明显肿胀,股骨颈基底部骨折多有明显肿胀,甚或可沿内收肌向下出现大片瘀斑。

3.畸形

在不同类型的股骨颈骨折中,差异很大。无移位骨折,外展嵌插骨折和疲劳性骨折的早期,均无明显畸形。而有移位的内收型骨折和股骨颈基底部骨折,多有明显畸形。

4.疼痛

腹股沟中点部的压痛,大粗隆部的叩击痛,沿肢体纵轴的推、顶、叩击、扭旋等的疼痛和大腿滚动试验阳性,为股骨颈骨折所共有。

二、治疗原则

(一)新鲜股骨颈骨折的治疗

1.无移位或外展嵌插骨折

无须整复,卧床休息和限制活动即可。患肢外展 30°,膝下垫枕使髋、膝关节屈曲 30°~40°位,大粗隆部外贴止痛膏,挤压法固定维持体位,也可于上述体位下采用皮肤牵引,以对抗肌肉收缩,预防骨折移位。一般牵引 6~8 周,骨折愈合后,可扶拐下床进行不负重活动。

2.内收型股骨颈骨折

临床上最多见的一种,治疗比较困难,不愈合率和股骨头坏死率也较高。为提高治愈率,减少并发症,在全身条件允许的情况下,应尽早整复固定,常用的固定方法为经皮进行三根鳞纹钉内固定。术后置患肢于外展 30°中立位,膝关节微屈,膝下垫软枕或其他软物,固定 3~4 周,可下床扶拐不负重行走。

(二)陈旧性股骨颈骨折的治疗

可根据不同情况,采取下述方法处理。

(1)骨折时间在 1 个月左右,可先用胫骨结节或皮肤牵引,1 周后行 X 线片检查。若仍未完成复位者,可实行"牵拉推挤内旋外展"手法复位。复位后进行鳞纹针经皮内固定,3~4 周后可扶拐下床不负重活动。

(2)骨折时间在 2~3 个月者,可进行股骨髁上牵引,1~2 周行 X 线片检查。若复位仍不满意者,可辅以手法矫正残余错位,然后进行鳞纹针固定术,3~4 周后扶拐下床不负重活动。

(3)若骨折日久,折端上移,吸收均较严重,骨折不易愈合并有股骨头坏死的可能者,或陈旧性股骨颈骨折不愈合者,可以采用鳞纹针固定加股骨颈植骨手术。植骨方法多采用带肌蒂骨瓣或带血管蒂骨瓣,如股方肌骨瓣移植或旋髂深血管蒂髂骨骨瓣移植较为常用,以改善局部血供,有利于骨折愈合和股骨头复活。

三、护理

(一)护理要点

(1)股骨颈骨折多见于老年人,感觉及反应都比较迟钝,生活能力低下,并且有不少老年人合并有其他疾病,如心脏病、高血压、糖尿病、脑血栓、偏瘫、失语、大小便失禁、气管炎、哮喘病等。因此,护理人员首先应细致地观察、了解病情,给予及时、适当的治疗和护理,同时要加强基础护理,预防肺炎、泌尿系统感染、褥疮等并发症的发生。

(2)鳞纹钉内固定术后,应严密观察患者体位摆放是否正确,正确的体位应保持患肢外展中立位,严禁侧卧、患肢内收或外旋、盘腿坐,以防鳞纹钉移位。

(3)陈旧性股骨颈骨折进行"带血管骨瓣移植术"后,4 周内禁止患者坐起,以防骨瓣、血管蒂

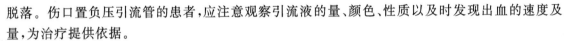

脱落。伤口置负压引流管的患者,应注意观察引流液的量、颜色、性质以及时发现出血的速度及量,为治疗提供依据。

（二）护理问题

(1)疼痛。

(2)肿胀。

(3)应激的心理反应。

(4)有发生意外的可能。

(5)营养不良。

(6)生活自理能力下降。

(7)失眠。

(8)伤口感染。

(9)有发生并发症的可能。

(10)食欲缺乏。

(11)不能保持正确体位。

(12)功能锻炼主动性差。

(13)移植的骨瓣和血管有脱落的可能。

(14)股骨头置换有脱位的可能。

（三）护理措施

(1)一般护理措施。①创伤骨折、外固定过紧、压迫、伤口感染等均可引起疼痛,针对引起疼痛的不同原因对症处理,对疼痛严重而诊断已明确者,在局部对症处理前,可应用吗啡、哌替啶、布桂嗪等镇痛药物,减轻患者的痛苦。②适当抬高患肢,如无禁忌应尽早恢复肌肉、关节的功能锻炼,促进损伤局部血液循环,以利于静脉血液及淋巴液回流,防止、减轻或及早消除肢体肿胀。③突然的创伤刺激造成的较重伤势,可能会遗留较严重的肢体功能障碍或丧失,患者会有焦虑、恐惧、忧郁、消沉、悲观、失望等应激的心理反应,要有针对性地进行医疗卫生知识宣教,及时了解患者的思想情绪波动,通过谈心、聊天,有的放矢地进行心理护理。④有些骨折及老年患者合并有潜在的心脏病、高血压、糖尿病等疾病,受到疼痛刺激后,可能诱发脑血管意外、心肌梗死、心脏骤停等意外的发生,应予以密切观察,以防发生意外。⑤加强营养,提高机体的抗病能力,对严重营养缺乏的患者,可从静脉补充脂肪乳剂、氨基酸、人血清蛋白等。⑥股骨颈骨折因牵引、手术或保持有效固定的被迫体位,长期不能下床,导致生活自理能力下降。应从生活上关心体贴患者,以理解、宽容的态度主动与患者交往,了解生活所需,尽量满足患者的要求,并引导患者做一些力所能及的事,有助于锻炼和增强信心。同时告诫患者力所不及的事不要勉强去做,以免影响体位引起骨折错位。⑦因疼痛、恐惧、焦虑、对环境不熟悉、生活节奏被打乱等常导致患者失眠,应同情、关心、体贴患者,消除影响患者情绪的不良因素,使患者尽快适应医院环境。避免一切影响患者睡眠的不良刺激,如噪声、强光等,为患者创造一个安静舒适的优良环境,鼓励患者适当娱乐,分散患者对疾病的注意力。⑧注意观察伤口情况,伤口疼痛的性质是否改变,有无红肿、波动感。对于伤口污染或感染严重的,应根据情况拆除缝线,敞开伤口、中药外洗、抗生素湿敷等。同时定期细菌培养,合理有效使用抗生素,积极控制感染。⑨保持病室空气新鲜,温、湿度适宜,定期紫外线消毒,预防感染。鼓励患者做扩胸运动、深呼吸、拍背咳痰、吹气球等,以改善肺功能,预防发生坠积性肺炎。保持床铺平整、清洁、干燥、无皱褶、无渣屑。经常为患者进行温水擦浴,保持皮肤清洁。每天定时按摩骶尾部、膝关节、足跟等受压部位,预防褥疮发生。督促患者多饮水,便后清洗会阴部,预防泌尿系统感染。多食新鲜蔬菜和水果,以防发生胃肠道感染和大便秘结。鼓励患者及早进行正确的活动锻炼,如肌肉的等长收缩、关节活动,辅以肌肉按摩,指导髌骨及关节的被动活动,以促进血液循环,维持肌力和关节的正常活动度,以防止发生肌肉萎缩、关节僵硬、骨质疏松等并发症。

(2)老年患者胃肠功能差,常发生紊乱;损伤早期,因情绪不佳,肝失条达,横逆反胃,往往导致消化功能减弱。①指导患者食素淡可口、易消化吸收的软食物,如米粥、面条、藕粉、青菜、水果等,忌食油腻或不易消化的食物,同时要注意色、香、味俱全,以提高患者食欲。②深入病房与之亲切交谈,进行思想、情感上的沟通,使患者心情舒畅、精神愉快。③做好口腔护理、保持口腔清洁。④加强功能锻炼,在床上进行一些力所能及的活动,促进消化功能恢复。⑤必要时,少食多餐,口服助消化的药物,以利消化。

(3)骨折整复后,要求患者被动体位,且时间较长,老年患者因耐受力差等因素,往往不能保持正确体位。①可向患者讲解股骨颈的生理解剖位置,说明保持正确体位的重要性和非正确体位会出现的不良后果,以取得患者积极合作。②患者应保持患肢外展中立位(内收型骨折外展20°～30°,外展型骨折外展15°左右即可),忌侧卧、盘腿、内收、外旋,以防鳞纹钉移位,造成不良后果。③老年患者因皮下脂肪较薄,长时间以同一姿势卧床难免不适,因此应保持床铺清洁、平整、干燥,硬板床上褥子应厚些并经常按摩受压部位,同时可协助患者采取适当半坐位,避免时间过长,以减轻不适。④抬高患肢,以利消肿止痛。⑤必要时穿丁字鞋,两腿之间放一枕头,以防患肢外旋、内收。

(4)对功能锻炼的目的不甚了解,导致误认为功能锻炼会影响骨折愈合和对位,老年患者体质差,懒于活动等因素可导致功能锻炼主动性差。①向患者说明功能锻炼的目的及意义,打消思想顾虑,使其主动进行功能锻炼,配合治疗和护理。②督促和指导患者功能锻炼,使其掌握正确的功能锻炼方法,如股四头肌的等长收缩、踝、趾关节的自主运动。同时应给患者经常推拿、按摩髌骨,以防肌肉萎缩,髌骨粘连,膝、踝关节强直等。功能锻炼应循序渐进,量力而行,以不感到疲劳为度。③患者下床活动时,应指导患者正确使用双拐,患肢保持外展、不负重行走,2～3个月行X线片复查后,再酌情负重行走。

(5)移植的骨瓣和血管束在未愈合的情况下,如果髋关节活动度过大或患肢体位摆放不正确,均有造成脱落的可能。①术后4周内患者保持平卧位,禁止坐起和下床活动。患肢需维持在外展20°～30°中立位,禁止外旋、内收。②术后4～6周后,移植的骨瓣和血管束已部分愈合,方可鼓励和帮助患者坐起并扶拐下床做不负重活动。待3个月后行X线片检查,再酌情由轻到重进行负重行走。

(6)护理搬动方法不当、早期功能锻炼方法不正确、患者个体差异等因素,均可造成所置换股骨头脱位的可能。①了解患者的手术途径、关节类型,以便做好术后护理,避免关节脱位。②术后应保持患肢外展中立位,必要时穿防外旋鞋,以防外旋引起脱位。③搬动患者时需将髋关节及患肢整个托起,指导患者将患肢保持水平位,防止内收及屈髋,避免造成髋脱位。④鼓励患者尽早进行床上功能锻炼,并使其掌握正确的功能锻炼方法,即在术后疼痛消失后,在床上锻炼股四头肌、臀肌,以及足跖屈、背伸等,以增强髋周围的肌肉力量,固定股骨头,避免过早进行直腿抬高活动。⑤如发生髋关节脱位,应绝对卧床休息,制动,以防发生血管、神经损伤,然后酌情处理。

(买万茹)

第四节　股骨干骨折

股骨干骨折多发于青壮年，一般多由外界强大、直接的暴力所致。

一、临床表现及诊断

股骨干骨折可分为上 1/3 骨折、中 1/3 骨折、下 1/3 骨折。上 1/3 骨折后，近端受髂腰肌、臀中肌、臀小肌及其他外旋肌群的牵引而有屈曲、外旋、外展移位，远端因受内收肌群牵拉而向上、内移位，造成成角短缩畸形。中 1/3 骨折常随暴力作用方向而变化。下 1/3 骨折因远端受腓肠肌牵拉而向后倾斜，可压迫或刺激窝部的神经血管。患者有外伤史，患肢有剧烈疼痛、肿胀、缩短、畸形，完全骨折时出现骨摩擦音、假关节活动。X 线片可显示骨折类型。

二、治疗

大多数人可用非手术疗法，应注意防治失血性休克或创伤性休克。

(一)非手术法

产伤引起者，可将伤肢用绷带固定于胸部或做垂直悬吊牵引 2 周。3 岁以内儿童一般采用垂直悬吊牵引 3～4 周。对成人股骨干骨折，可用固定持续牵引或平衡持续牵引治疗，一般牵引 8～10 周，牵引期间应加强大腿肌肉特别是股四头肌的锻炼。

(二)手术治疗

股骨干上、中 1/3 横骨折，髓内钉内固定已取代钢板内固定成为首选。但应严格掌握手术指征，现多主张采用闭合插针。开放伤口污染严重和软组织损伤严重的情况下，多采用外固定架固定。手术指征参考如下。

(1)非手术治疗失败。

(2)伴多发性损伤者或多发骨折。

(3)骨折不愈合或畸形愈合，影响功能。

(4)伴股部血管、神经损伤。

(5)老年患者不宜长久卧床。

三、护理问题

(一)有体液不足的危险

体液不足与创伤后出血有关。

(二)疼痛

疼痛与损伤、牵引有关。

(三)有周围组织灌注异常的危险

周围组织灌注异常与神经血管损伤有关。

(四)有感染的危险

感染与损伤有关。

(五)躯体移动障碍

躯体移动障碍与骨折脱位、制动、固定有关。

(六)潜在并发症

脂肪栓塞综合征、骨筋膜隔室综合征、关节僵硬等。

(七)知识缺乏

缺乏康复锻炼知识。

(八)焦虑

焦虑与担忧骨折预后有关。

四、护理目标

(1)患者生命体征稳定。

(2)患者疼痛缓解或减轻,舒适感增加。

(3)能维持有效的组织灌注。

(4)未发生感染或感染得到控制。

(5)保证骨折固定效果,患者在允许的限度内保持最大的活动量。

(6)预防并发症的发生或及早发现、及时处理。

(7)患者了解功能锻炼知识。

(8)患者焦虑程度减轻。

五、护理措施

(一)非手术治疗及术前护理

1.心理护理

由于股骨干骨折多由强大的暴力所致,骨折时常伴有严重软组织损伤,大量出血、内脏损伤、颅脑损伤等可危及生命安全,患者多恐惧不安。应稳定患者的情绪,配合医师采取有效的抢救措施。

2.饮食

高蛋白、高钙、高维生素饮食,需急诊手术者则禁食。

3.体位

抬高患肢。

4.保持牵引有效效能

不能随意增减牵引重量,以免导致过度牵引或达不到牵引效果。小儿悬吊牵引时,牵引重量以能使臀部稍稍悬离床面为宜,且应适当约束躯干,防止牵引装置滑脱至膝下而压迫腓总神经。在牵引过程中,要定时测量肢体长度和进行床旁 X 线检查,了解牵引重量是否合适。

5.病情观察

(1)全身情况:包括神志、瞳孔、脉搏、呼吸、腹部情况及失血征象。创伤初期应警惕颅脑、内脏损伤及休克发生。

(2)肢体情况:观察患肢末梢血液循环、感觉和运动情况,尤其对于股骨下 1/3 骨折的患者,应注意有无刺伤或压迫腘动脉、静脉和神经征象。

6.指导、督促患者进行功能锻炼

（1）伤后1~2周内应练习患肢股四头肌等长收缩；同时被动活动髌骨（左右推动髌骨）；还应练习踝关节和足部其他小关节，乃至全身其他关节活动。

（2）第3周健足踩床，双手撑床或吊架抬臂练习髋、膝关节活动，防止股间肌和膝关节粘连。

（二）术后护理

1.饮食

鼓励进食促进骨折愈合的饮食，如排骨汤、牛奶、鸡蛋等。

2.体位

抬高患肢。

3.病情观察

监测生命体征、患肢及伤口局部情况。

4.功能锻炼

方法参见术前。

六、健康指导

（一）体位

股骨中段以上骨折患者下床活动时，应始终保持患肢的外展位，以免因负重和内收肌的作用而发生继发性向外成角畸形。

（二）扶拐锻炼

由于股骨干骨折后的愈合及重塑时间延长，因此需较长时间扶拐锻炼。扶拐方法的正确性与发生继发性畸形、再损伤甚至臂丛神经损伤等有密切关系。因此，应教会患者正确使用双拐。

拐杖是辅助步行的一种工具，常用的有前臂拐和腋拐。前臂拐轻便，使用方便，拐的把手位置可依患者上肢长短调节；腋拐靠腋下支撑，应用普遍。用拐注意事项如下。

（1）拐杖下端必须安装橡皮头，以免拐杖压在地上滑动而致不稳；拐杖上端的横梁上须垫软垫，以免使用时压迫腋下软组织。

（2）腋拐高度：以患者直立时，拐从腋窝到地面并向身体两侧分开，橡皮头距足20 cm为宜。过高，行走时拐杖将撑至腋下，引起疼痛不适，甚至难以行走；过低，则可发生驼背，感到疲劳。

（3）单拐与双拐的选择与使用：腋拐可用单拐也可用双拐。单拐适用于因手术后恢复期、患肢不能完全负重，而需借助单拐来增加健侧对整个身体重量的支撑，大部分置于健侧。当一侧下肢完全不能负重时，必须使用双拐，这样可增加行走时的平衡且省力。双腋拐使用方法：先将两拐同时稳放在两腿前方，然后提起健肢移到两拐的前方，再将两拐同时向前方移到健肢前方，如此反复，保持两拐及一健肢形成一个等边三角形。

（4）防跌倒：患者初次下地时，应有护理人员在旁扶助并及时给予帮助与鼓励，指导用拐，防止患者因不习惯而失去重心而跌倒及出现情绪低落。初次下地时间不可过长，以后逐渐延长下地时间。

（三）复查

2~3个月后行X线片复查。若骨折已骨性愈合，可酌情使用单拐而后弃拐行走。

（买万茹）

第十二章

眼 科 护 理

第一节 泪 囊 炎

一、新生儿泪囊炎

(一)概述

新生儿泪囊炎是儿童常见的眼病之一,为鼻泪管下端先天残膜未开放造成泪道阻塞,致使泪液滞留于泪囊之内,伴发细菌感染引起的。常见致病菌为葡萄球菌、链球菌、假白喉棒状杆菌等。

(二)诊断

1.症状

出生后数周或数天发现患儿溢泪并伴有黏液脓性分泌物。

2.体征

内眦部有黏液脓性分泌物,局部结膜充血,下睑皮肤浸渍或粗糙,可伴有湿疹。指压泪囊区有脓性分泌物从泪小点返出。

3.辅助检查

分泌物行革兰染色,血琼脂培养,以确定感染细菌类型。

(三)鉴别诊断

1.累及内眦部眼眶蜂窝织炎

挤压泪囊区无分泌物自泪小点溢出。

2.急性筛窦炎

鼻骨表面疼痛、肿胀,发红区可蔓延至内眦部。

3.急性额窦炎

炎症主要累及上睑,前额部有触痛。

(四)治疗

1.按摩

用示指沿泪囊上方向下方挤压,挤压后滴抗生素滴眼液,每天2~4次。

2.滴眼液或眼膏

有黏液脓性分泌物时,滴抗生素滴眼液或眼膏,每天 2～4 次。

3.泪道探通术

对于 2～4 个月患儿,可以施行泪道探通术,探通后滴抗生素眼药水 1 周。

4.泪道插管手术

对于大于 5 个月或者存在反复泪道探通术失败的患儿,可以考虑行泪道插管手术治疗。

5.抗感染治疗

继发急性泪囊炎或眼眶蜂窝织炎时,须及时全身及局部抗感染治疗。

二、急性泪囊炎

(一)概述

急性泪囊炎是儿童比较少见但十分严重的泪道疾病。其常继发于新生儿泪囊炎、先天性泪囊突出、泪囊憩室及先天性骨性鼻泪管发育异常等。常见致病菌为葡萄球菌、链球菌等。

(二)诊断

1.症状

内眦部红肿、疼痛,患眼流泪并伴有黏液脓性分泌物。

2.体征

内眦部充血肿胀,患眼局部结膜充血,可伴有全身症状,如发热等。

3.辅助检查

分泌物行革兰染色、血琼脂培养,以确定感染细菌类型。

(三)鉴别诊断

1.累及内眦部眼眶蜂窝织炎

挤压泪囊区无分泌物自泪小点溢出。

2.急性筛窦炎

鼻骨表面疼痛、肿胀,发红区可蔓延至内眦部。

3.急性额窦炎

炎症主要累及上睑,前额部有触痛。

(四)治疗

(1)全身及局部应用广谱抗生素治疗。根据眼部分泌物细菌培养加药敏试验结果调整用药。

(2)局部脓肿形成,可以先尝试经上、下泪小点引流脓液。如果上述方法无效,则只能行经皮肤的切开引流。

(3)炎症控制后尽快行进一步影像学检查如 CT 等,明确发病原因。根据不同的发病原因行进一步的病因治疗。

三、护理措施

(一)慢性期护理重点

1.指导正确滴眼药

每次滴眼药前,先用手指按压泪囊区或行泪道冲洗,排空泪囊内的分泌物后,再滴抗生素眼药水,每天 4～6 次。

2.冲洗泪道

选用生理盐水加抗生素行泪道冲洗,每周1～2次。

(二)急性期护理重点

(1)指导正确热敷和超短波物理治疗,以缓解疼痛,注意防止烫伤。

(2)按医嘱应用有效抗生素,注意观察药物的不良反应。

(3)急性期切忌泪道冲洗或泪道探通,以免感染扩散,引起眼眶蜂窝织炎。

(4)脓肿未形成前,切忌挤压,以免脓肿扩散,待脓肿局限后切开排脓或行鼻内镜下开窗引流术。

(三)新生儿泪囊炎护理重点

指导患儿家长泪囊局部按摩方法,置患儿立位或侧卧位,用一手拇指自下睑眶下线内侧与眼球之间向下压迫,压迫数次后滴用抗生素眼药水,每天3～4次,坚持数周,促使鼻泪管下端开放。操作时应注意不能让分泌物进入患儿气管内。如果保守治疗无效,按医嘱做好泪道探通术准备。

(四)经皮肤径路泪囊鼻腔吻合术护理

1.术前护理

(1)术前3天滴用抗生素眼药水并行泪道冲洗。

(2)术前1天用1‰麻黄碱液滴鼻,以收缩鼻黏膜,利于引流及预防感染。

(3)向患儿家属解释手术目的、意义、注意点。泪囊鼻腔吻合术是通过人造骨孔使泪囊和中鼻道吻合,使泪液经吻合孔流入中鼻道。

2.术后护理

(1)术后患儿置半坐卧位:术后24小时内可行面颊部冷敷,以减少出血及疼痛。

(2)做好鼻腔护理:术后第2天开始给予1‰麻黄碱液、雷诺考特鼻喷雾剂等喷鼻,以收敛鼻腔黏膜,利于引流,达到消炎、止血、改善鼻腔通气功能的目的。注意鼻腔填塞物的正确位置,嘱患儿勿牵拉填塞物,勿用力擤鼻及挖鼻腔,以防止填塞物松动或脱落而引起出血。

(3)做好泪道护理:术后患儿眼部滴用抗生素滴眼液,滴眼时,患儿面部处于水平稍偏健眼位置,有利于药液聚集在患眼内眦部,从而被虹吸入泪道,增强伤口局部药物浓度,促进局部炎症的消退。

(4)术后嘱患儿注意保暖、防止感冒。术后当天进温凉饮食,多吃水果蔬菜,加强营养,忌食酸辣刺激性食物,禁烟、酒,忌喝浓茶、咖啡。

(五)鼻内镜下泪囊鼻腔吻合术护理

(1)加强并发症的观察和护理:术后短时间内鼻腔或口腔的少许血丝不需处理;若有大量鲜血顺前鼻流出,或吐出血性分泌物,色鲜红,则可能为伤口活动性出血,应及时通知医师给予处理。

(2)术后3～5天起,每天在鼻内镜下对手术侧腔道进行彻底清理,以减少腔道内结痂、黏膜炎症,加快愈合。

(3)术后应用抗菌药物加地塞米松进行泪道冲洗,每天1次,连续1周。冲洗时注意动作轻柔,应顺着泪道方向缓慢进针。如植入人工泪管,嘱患儿不要用力揉眼、牵拉泪管,以免人工泪管脱落。

(4)教会患儿家属正确滴鼻药和眼药方法,嘱家属带患儿定期随访,坚持复诊。在内镜下彻底清理鼻腔凝血块、分泌物和结痂等;按时冲洗泪道,冲刷泪道内分泌物,避免泪道再次堵塞。

(毕文桐)

第二节 睑 腺 炎

睑腺炎又称麦粒肿,是眼睑腺体的急性化脓性炎症。临床上分为内睑腺炎、外睑腺炎。其中睑板腺感染,称内睑腺炎;睫毛毛囊或其附属皮脂腺、汗腺感染,称外睑腺炎。

一、护理评估

患侧眼睑可出现红、肿、热、痛等急性炎症表现,常伴同侧耳前淋巴结肿大。外睑腺炎的炎症反应集中于睫毛根部的睑缘处,红肿范围较弥散,脓点常溃破于皮肤面。内睑腺炎的炎症浸润常局限于睑板腺内,有硬结,疼痛和压痛程度均较外睑腺炎剧烈,病程较长,脓点常溃破于睑结膜面。

二、治疗要点

早期局部热敷,用抗生素眼药水或眼药膏;脓肿形成后切开引流。

三、护理诊断和问题

(一)眼痛
眼痛与睑腺炎症有关。
(二)知识缺乏
知识缺乏主要与缺乏睑腺炎的相关知识有关。

四、护理目标

(1)患者疼痛减轻。
(2)患者家长获取睑腺炎相关的预防与护理知识。

五、护理措施

(一)疼痛护理
仔细观察患者对疼痛的反应,耐心听取患者对疼痛的主诉,解释疼痛的原因,给予支持与安慰,指导放松技巧。
(二)热敷指导
早期睑腺炎给予局部热敷,每次 10～15 分钟,每天 3～4 次。热敷可以促进血液循环,有助于炎症消散和疼痛减轻。热敷时注意温度,以防烫伤。常用方法有汽热敷法、干热敷法、湿热敷法等。
(三)药物护理
指导正确地滴用抗生素眼药水或涂用眼药膏的方法。
(四)脓肿护理
脓肿未形成时不宜切开,更不能挤压排脓。因为眼睑和面部的静脉无瓣膜,挤压脓肿可使感染扩散,导致眼睑蜂窝织炎,甚至脓毒性海绵窦血栓或败血症而危及生命。

脓肿形成后,如未溃破或引流排脓不畅者,应切开引流。外睑腺炎应在皮肤面切开,切口与睑缘平行;内睑腺炎则在结膜面切开,切口与睑缘垂直。

(五)健康教育

指导家庭护理,养成良好的卫生习惯,不用脏手或不洁手帕揉眼。告知患者及家属治疗原发病的重要性,如有慢性结膜炎、睑缘炎或屈光不正者,应及时治疗或矫正。

(毕文桐)

第三节 睑板腺囊肿

睑板腺囊肿是睑板腺特发性慢性非化脓性炎症,通常称为霰粒肿。

一、护理评估

睑板腺囊肿通常自觉症状不明显,较小的囊肿经仔细触摸才能发现,较大的囊肿可使眼睑皮肤隆起,表现为皮下圆形肿块,大小不一,触之不痛,与皮肤不粘连。如继发感染,临床表现与内睑腺炎相似。

二、治疗要点

较大囊肿可给予热敷,或向囊肿腔内注射抗生素和糖皮质激素;如囊肿仍不消退,可行睑板腺囊肿刮除。继发感染者,先抗感染治疗,待炎症控制后再行睑板腺囊肿刮除。

三、护理诊断和问题

(一)有感染的危险
感染主要与睑板腺囊肿有关。
(二)知识缺乏
知识缺乏与缺乏睑板腺囊肿防治知识有关。

四、护理目标

(1)无继发感染。
(2)患儿及家属获取睑板腺囊肿相关的预防与护理知识。

五、护理措施

(一)热敷护理
小而无症状的睑板腺囊肿,注意观察病情变化,指导热敷护理。
(二)配合护理
1.术前准备
术前准备主要包括滴抗生素眼液、查凝血功能、清洁面部皮肤、局部麻醉准备等。

2.手术切口准备

从结膜面囊肿顶端作与睑垂直的切口。切口可略小于囊肿的直径。

3.局部观察

术后用手掌压迫眼部10～15分钟,观察局部有无出血等。

4.病理检查

反复发作的睑板腺囊肿,应将标本送病理检查,以排除睑板腺癌。

(三)术后硬结护理

术后硬结可局部热敷,能自行吸收。如不能吸收者行手术切除。

(四)药物护理

介绍术后用药,按时换药和门诊随访。一般术后次日眼部换药,涂抗生素眼药膏,并用眼垫遮盖。

(五)健康指导

(1)在脓肿未成熟前,切忌挤压或用针挑刺,以免细菌经眼静脉进入海绵窦,导致颅内感染、全身感染等严重并发症。

(2)养成良好的卫生习惯,不用脏手或不洁手帕揉眼。

(3)对顽固复发、抵抗力低下者,给予支持治疗,提高机体抵抗力。

(4)嘱患儿多吃新鲜水果及蔬菜,保持大便通畅。

(毕文桐)

第四节 角 膜 炎

角膜炎是我国常见的致盲眼病之一。角膜炎的分类尚未统一,根据病因可分为感染性角膜炎、免疫性角膜炎、外伤性角膜炎、营养不良性角膜炎等,其中感染性角膜炎最为常见,其病原体包括细菌、真菌、病毒、棘阿米巴、衣原体等,以细菌和真菌感染最为多见。角膜炎最常见的症状是眼痛、畏光、流泪、眼睑痉挛,伴视力下降,甚至摧毁眼球。其典型体征为睫状充血、角膜浸润、角膜溃疡的形成。

角膜炎病理变化过程基本相同,可以分为四期。①浸润期:致病因子侵入角膜,引起角膜边缘血管网充血,随即炎性渗出液及炎症细胞进入,导致病变角膜出现水肿和局限性灰白色的浸润灶,如炎症及时得到控制,角膜仍能恢复透明。②溃疡形成期:浸润期的炎症向周围或深层扩张,可导致角膜上皮和基质坏死、脱落形成角膜溃疡,甚至角膜穿孔,房水从角膜穿破口涌出,导致虹膜脱出、角膜瘘、眼内感染、眼球萎缩等严重并发症。③溃疡消退期:炎症控制、患者自身免疫力增加,阻止致病因子对角膜的损害,溃疡边缘浸润减轻,可有新生血管长入。④愈合期:溃疡区上皮再生,由成纤维细胞产生的瘢痕组织修复,留有角膜薄翳、角膜斑翳、角膜白斑。

一、细菌性角膜炎

(一)概述

细菌性角膜炎是由细菌感染引起的角膜炎症的总称,为临床常见的角膜炎之一。

(二)病因与发病机制

本病常由角膜外伤后被感染所致,常见的致病菌有表皮葡萄球菌、金黄色葡萄球菌、肺炎球菌、链球菌、铜绿假单胞菌(绿脓杆菌)等。眼局部因素(如慢性泪囊炎、倒睫、戴角膜接触镜等)和导致全身抵抗力低下的因素(如长期使用糖皮质激素和免疫抑制剂、营养不良、糖尿病等)也可诱发感染。

(三)护理评估

1.健康史

(1)了解患者有无角膜外伤史、角膜异物剔除史、慢性泪囊炎、眼睑异常、倒睫病史,或长期佩戴角膜接触镜等。

(2)有无营养不良、糖尿病病史,是否长期使用糖皮质激素或免疫抑制剂,以及此次发病以来的用药史。

2.症状与体征

(1)发病急,常在角膜外伤后 24~48 小时发病,有明显的畏光、流泪、疼痛、视力下降等症状,伴有较多的脓性分泌物。

(2)眼睑肿胀,结膜混合充血或睫状充血,球结膜水肿,角膜中央或偏中央有灰白色浸润,逐渐扩大,进而组织坏死脱落形成角膜溃疡。并发虹膜睫状体炎,表现为角膜后沉着物、瞳孔缩小、虹膜后粘连及前房积脓,是因毒素渗入前房所致。

(3)革兰阳性球菌角膜感染表现为圆形或椭圆形局灶性脓肿,边界清楚,基质处出现灰白色浸润。革兰阴性球菌角膜感染多表现为快速发展的角膜液化坏死,其中铜绿假单胞菌角膜感染者发病迅猛,剧烈眼痛,严重充血水肿,角膜溃疡浸润灶及分泌物略带黄绿色,前房严重积脓,感染如未控制,可导致角膜坏死穿孔、眼球内容物脱出或全眼球炎。

3.心理、社会状况评估

(1)通过与患者及其家属的交流,了解患者及其家属对细菌性角膜炎的认识程度及有无紧张、焦虑、悲哀等心理表现。

(2)评估患者视力对工作、学习、生活等能力的影响。

(3)了解患者的用眼卫生和个人卫生习惯。

4.辅助检查

了解角膜溃疡刮片镜检和细胞培养是否发现相关病原体。

(四)护理诊断

1.疼痛

疼痛与角膜炎症刺激有关。

2.感知紊乱

感知紊乱与角膜炎症引起的角膜混浊导致的视力下降有关。

3.潜在并发症

角膜溃疡、穿孔、眼内炎等。

4.知识缺乏

缺乏细菌性角膜炎相关的防治知识。

(五)护理措施

1.心理护理

向患者介绍角膜炎的病变特点、转归过程及角膜炎的防治知识,鼓励患者表达自己的感受,解释疼痛原因,帮助患者转移注意力,及时给予安慰理解,消除其紧张、焦虑、自卑的心理,正确认识疾病,树立战胜疾病的信心,争取患者对治疗的配合。

2.指导患者用药

根据医嘱积极抗感染治疗,急性期选择高浓度的抗生素滴眼液,每15～30分钟滴药一次。严重病例,可在开始30分钟内每5分钟滴药一次。同时全身应用抗生素,随着病情的控制逐渐减少滴眼次数,白天使用滴眼液,睡前涂眼药膏。进行球结膜下注射时,先向患者解释清楚,并在充分麻醉后进行,以免加重局部疼痛。

3.保证充分休息、睡眠

要提供安静、舒适、安全的环境,病房要适当遮光,避免强光刺激,减少眼球转动,外出应佩戴有色眼镜或眼垫遮盖。指导促进睡眠的自我护理方法,如睡前热水泡脚、喝热牛奶、听轻音乐等,避免情绪波动。患者活动空间不留障碍物,将常用物品固定摆放,以方便患者使用,教会患者使用传呼系统,鼓励其寻求帮助。厕所必须安置方便设施,如坐便器、扶手等,并教会患者如何使用,避免跌倒。

4.严格执行消毒隔离制度

换药、上药均要无菌操作,药品及器械应专人专眼专用,避免交叉感染。

5.严密观察

为预防角膜溃疡穿孔,护理时要特别注意如下几点。

(1)治疗操作时,禁翻转眼睑,勿加压眼球。

(2)清淡饮食,多食易消化、富含维生素、粗纤维的食物,保持大便通畅,避免便秘,以防增加腹压。

(3)告知患者勿用手擦眼球,勿用力闭眼、咳嗽及打喷嚏。

(4)球结膜下注射时,避免在同一部位反复注射,尽量避开溃疡面。

(51)深部角膜溃疡、后弹力层膨出者,可用绷带加压包扎患眼,配合局部及全身应用降低眼压的药物,嘱患者减少头部活动,避免低头,可蹲位取物。

(6)按医嘱使用散瞳剂,防止虹膜后粘连而导致眼压升高。

(7)可用眼罩保护患眼,避免外物撞击。

(8)严密观察患者的视力、角膜刺激征、结膜充血及角膜病灶和分泌物的变化,注意有无角膜穿孔的症状。例如,角膜穿孔时,房水从穿孔处急剧涌出,虹膜被冲至穿孔处,可出现眼压下降、前房变浅或消失、疼痛减轻等症状。

6.健康教育

(1)帮助患者了解疾病的相关知识,树立治疗信心,保持良好的心理状态。

(2)养成良好的卫生习惯,不用手或不洁手帕揉眼。

(3)注意劳逸结合,生活规律,保持充足的休息和睡眠,戒烟酒,避免摄入刺激性食物(如咖啡、浓茶等)。

(4)注意保护眼睛,避免角膜受伤,外出要戴防护眼镜。

(5)指导患者遵医嘱坚持用药,定期随访。

二、真菌性角膜炎

(一)概述

真菌性角膜炎为致病真菌引起的感染性角膜病。近年来,随着广谱抗生素和糖皮质激素的广泛应用,其发病率有升高趋势,是致盲率极高的角膜疾病。

(二)病因与发病机制

其常见的致病菌有镰刀菌和曲霉菌,还有念珠菌属、青霉菌属、酵母菌等。它常发生于植物引起的角膜外伤后,有的则发生于长期应用广谱抗生素、糖皮质激素和机体抵抗力下降者。

(三)护理评估

1.健康史

(1)多见于青壮年男性农民,有农作物枝叶或谷物皮壳擦伤眼史。

(2)有长期使用抗生素及糖皮质激素史。

2.症状与体征

疼痛、畏光、流泪等刺激性症状均较细菌性角膜炎为轻,病程进展相对缓慢,呈亚急性,有轻度视力下降。体征较重,眼部充血明显,角膜病灶呈灰白色或黄白色,表面微隆起,外观干燥而欠光滑,似牙膏样或苔垢样。溃疡周围抗体与真菌作用,形成灰白色环形浸润即"免疫环"。有时在角膜病灶旁可见"伪足""卫星状"浸润病灶,角膜后可有纤维脓性沉着物。前房积脓为黄白色的黏稠脓液。由于真菌穿透力强,易发生眼内炎。

3.心理、社会状况评估

了解患者职业,评估该病对患者的工作学习及家庭经济有无影响。评估患者对真菌性角膜炎的认识度,有无紧张、焦虑、悲哀等心理表现。

4.辅助检查

(1)角膜刮片革兰染色和吉姆萨染色可发现真菌菌丝,是早期诊断真菌最常见的方法。

(2)共聚焦显微镜检查角膜感染灶,可直接发现真菌病原体(菌体和菌丝)。

(3)病变区角膜组织活检,可提高培养和分离真菌的阳性率。

(四)护理诊断

1.疼痛

慢性眼痛与角膜真菌感染刺激有关。

2.焦虑

焦虑与病情反复及担心预后不良有关。

3.感知紊乱

感知紊乱与角膜真菌感染引起的角膜混浊导致的视力下降有关。

4.潜在并发症

角膜溃疡、穿孔、眼内炎等。

5.知识缺乏

缺乏真菌性角膜炎防治知识。

(五)护理措施

(1)由植物引起的角膜外伤史者、长期应用广谱抗生素及糖皮质激素滴眼液或眼药膏者,应严密观察病情,注意真菌性角膜炎的发生。

（2）遵医嘱应用抗真菌药物，同时要观察药物的不良反应，禁用糖皮质激素。

（3）对于药物不能控制或有角膜溃疡穿孔危险者，可行角膜移植手术。

（4）真菌性角膜炎病程长，易引起患者情绪障碍，应对患者做好解释、疏导工作，并告知患者真菌复发的表现，如患眼出现畏光、流泪、眼痛、视力下降等，应立即就诊。

三、单纯疱疹病毒性角膜炎

（一）概述

单纯疱疹病毒性角膜炎是指由单纯疱疹病毒所致的严重的感染性角膜病，发病率及致盲率均占角膜病首位。特点是复发性强，角膜知觉减退。

（二）病因与发病机制

本病多为单纯疱疹病毒原发感染后的复发，多发生在上呼吸道感染或发热性疾病以后。原发感染常发生于幼儿，单纯疱疹病毒感染三叉神经末梢和三叉神经支配的区域（头、面部皮肤和黏膜），并在三叉神经节长期潜伏下来。当机体抵抗力下降时，潜伏的病毒被激活，可沿三叉神经至角膜组织，引起单纯疱疹病毒性角膜炎。

（三）护理评估

1.健康史

（1）了解患者有无上呼吸道感染史，全身或局部有无使用糖皮质激素、免疫抑制剂。

（2）评估有无复发诱因存在，如过度疲劳、日光暴晒、月经来潮、发热、熬夜、饮酒、角膜外伤等。

（3）了解有无疾病反复发作史。

2.症状与体征

（1）原发感染常见于幼儿，有发热、耳前淋巴结肿大、唇部皮肤疱疹，呈自限性。眼部表现为急性滤泡性或假膜性结膜炎、眼睑皮肤疱疹，可有树枝状角膜炎。

（2）复发感染常在诱因存在下引起角膜感染复发，多为单侧。患眼可有轻微眼痛、畏光、流泪、眼痉挛，若中央角膜受损，则视力明显下降，并有典型的角膜浸润灶形态。①树枝状和地图状角膜炎：最常见的类型。初起时患眼角膜上皮呈小点状浸润，排列成行或成簇，继而形成小水疱，水疱破裂互相融合，形成树枝状表浅溃疡，称为树枝状角膜炎。随病情进展，炎症逐渐向角膜病灶四周及基质层扩展，可形成不规则的地图状角膜溃疡，称为地图状角膜炎。②盘状角膜炎：炎症浸润角膜中央深部基质层，呈盘状水肿、增厚，边界清楚，后弹力层皱褶。伴发虹膜睫状体炎时，可见角膜内皮出现沉积物。③坏死性角膜基质炎：角膜基质层内出现单个或多个黄白色浸润灶、溃疡甚至穿孔，常可诱发基质层新生血管。疱疹病毒在眼前段组织内复制，可引起虹膜睫状体炎、小梁网炎。炎症波及角膜内皮时，可诱发角膜内皮炎。

3.心理、社会状况评估

注意评估患者的情绪状况、性别、年龄、职业、经济、文化、教育背景。

4.辅助检查

角膜上皮刮片可见多核巨细胞、病毒包涵体或活化性淋巴细胞，角膜病灶分离培养出单纯疱疹病毒；酶联免疫法发现病毒抗原；分子生物学方法如通过聚合酶链式反应（PCR）查到病毒核酸，有助于病原学的诊断。

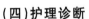

(四)护理诊断

1.疼痛

急性眼痛与角膜炎症反应有关。

2.焦虑

焦虑与病程长、病情反复发作、担心预后不良有关。

3.感知紊乱

感知紊乱与角膜透明度受损导致视力下降有关。

4.潜在并发症

角膜溃疡、穿孔、眼内炎等。

5.知识缺乏

缺乏单纯疱疹病毒性角膜炎的防治知识。

(五)护理措施

(1)严密观察患者病情,注意角膜炎症的进展。

(2)指导患者据医嘱正确用药。①急性期每1～2小时滴眼一次,睡前涂眼药膏。注意观察眼睛局部药物的毒性作用,如出现点状角膜上皮病变和基质水肿。②使用糖皮质激素滴眼液者,要告知患者按医嘱及时用药。停用时要逐渐减量,不能随意增加使用次数和停用,并告知其危害性。注意观察激素的并发症,如出现细菌、真菌的继发感染,出现角膜溶解,出现青光眼等。③用散瞳药的患者,外出可戴有色眼镜,以减少光线刺激,并加强生活护理。④使用阿昔洛韦者要定期检查肝、肾功能。

(3)鼓励患者参加体育锻炼,增强体质,预防感冒,以降低复发率。

(4)药物治疗无效、反复发作、角膜溃疡面积较大者,有穿孔危险,可行治疗性角膜移植术。

(毕文桐)

第五节　结膜疾病

结膜表面大部分暴露于外界环境中,容易受各种病原微生物的侵袭和物理、化学因素的刺激。在正常情况下,结膜组织具有一定的防御能力。当全身或局部的防御能力减弱或致病因素过强时,将使结膜组织发生急性或慢性的炎症,统称为结膜炎。结膜炎是常见的眼病之一,根据病因可分为细菌性、病毒性、衣原体性、真菌性和变态反应性结膜炎;细菌和病毒感染性结膜炎是最常见的结膜炎。

一、急性细菌性结膜炎

(一)概述

急性细菌性结膜炎是指由细菌所致的急性结膜炎症的总称,临床上最常见的是急性细菌性结膜炎和淋球菌性结膜炎,两者均具有传染性及流行性,通常为自限性,病程在2周左右,一般不引起角膜并发症,预后良好。

(二)病因与发病机制

1.急性细菌性结膜炎

以革兰阳性球菌感染为主的急性结膜炎,俗称"红眼病"。常见致病菌为肺炎球菌、Koch-Weeks杆菌和葡萄球菌等。本病多在春、秋季流行,通过面巾、面盆、手或患者用过的其他用具接触传染。

2.淋球菌性结膜炎

本病主要由淋球菌感染所致,是一种传染性极强、破坏性很大的超急性化脓性结膜炎。由接触患有淋病的尿道、阴道分泌物或患眼分泌物而引起感染。成人主要为淋球菌性尿道炎的自身感染,新生儿则在通过患有淋球菌性阴道炎的母体产道时被感染。

(三)护理评估

1.健康史

(1)了解患者有无与本病患者接触史,或有无淋球菌性尿道炎史,或患儿母亲有无淋球菌性阴道炎史。成人淋球菌性结膜炎潜伏期为10小时至3天,新生儿则在出生后2~3天发病。

(2)了解患者眼部周围组织的情况。

2.症状与体征

(1)起病急,潜伏期短,常累及双眼。自觉眼睛刺痒、异物感、灼热感、畏光、流泪。

(2)急性细菌性结膜炎眼睑肿胀、结膜充血,以睑部及穹隆部结膜最为显著,重者出现眼睑及结膜水肿,结膜表面覆盖一层伪膜,易擦掉。眼分泌物增多,多呈黏液或脓性,常发生晨起睁眼困难,上、下睑睫毛被黏住。Koch-Weeks杆菌或肺炎双球菌所致者可发生结膜下出血斑点。

(3)淋球菌性结膜炎病情发展迅速,单眼或双眼先后发病,眼痛流泪、畏光,眼睑及结膜高度水肿、充血,而致睁眼困难,或肿胀的球结膜掩盖角膜周边或突出于睑裂。睑结膜可见小出血点及薄层伪膜。初期分泌物为浆液性或血水样,不久转为黄色脓性,量多而不断溢出,故又称脓漏眼。淋球菌侵犯角膜,严重影响视力。重者耳前淋巴结肿痛,为引起淋巴结病变的仅有的细菌性结膜炎。

细菌培养可见相应的细菌,即肺炎球菌、Koch-Weeks杆菌、淋球菌等。

3.心理、社会状况评估

急性结膜炎起病急,症状重,结膜充血、水肿明显且有大量分泌物流出,影响外观,患者容易产生焦虑情绪,同时实行接触性隔离,患者容易产生孤独情绪。护士应评价患者的心理状态、对疾病的认识程度及理解、接受能力。

4.辅助检查

(1)早期结膜刮片及结膜囊分泌物涂片中有大量多形核白细胞及细菌,提示细菌性感染,必要时还可进行细菌培养及药物敏感试验。

(2)革兰染色,显微镜下可见上皮细胞和中性粒细胞内或外的革兰阴性双球菌,提示淋球菌性结膜炎。

(四)护理诊断

1.疼痛

疼痛与结膜炎症累及角膜有关。

2.潜在并发症

角膜炎症、溃疡和穿孔、眼内炎、眼睑脓肿、脑膜炎等。

3.知识缺乏

缺乏急性细菌性结膜炎的预防知识。

(五)护理措施

(1)向患者解释本病的发病原因、病程进展和疾病预后,解除患者的忧虑,使其树立战胜疾病的信心,并配合治疗。

(2)结膜囊冲洗:以清除分泌物,保持清洁。常用的冲洗液有生理盐水、3%硼酸溶液。淋球菌性结膜炎用1∶5 000的青霉素溶液冲洗。冲洗时使患者取患侧卧位,以免冲洗液流入健眼。冲洗动作轻柔,以免损伤角膜。如有假膜形成,应先除去假膜再冲洗。

(3)遵医嘱留取结膜分泌物送检细菌培养及药物敏感试验。

(4)药物护理:常用滴眼液有0.25%氯霉素、0.5%新霉素、0.1%利福平,每1~2小时滴眼1次;夜间涂眼药膏。淋球菌感染则局部和全身用药并重,遵医嘱使用阿托品软膏散瞳。

(5)为减轻不适感,建议佩戴太阳镜。炎症较重者,为减轻充血、灼热等不适症状,可用冷敷。禁忌包扎患眼,因包盖患眼,使分泌物排出不畅,不利于结膜囊清洁,反而有利于细菌的生长繁殖,加剧炎症。健眼可用眼罩保护。

(6)严密观察角膜刺激征或角膜溃疡症状。对淋球菌性结膜炎还要注意观察患者有无全身并发症的发生。

(7)传染性结膜炎急性感染期应实行接触性隔离。①注意洗手和个人卫生,勿用手拭眼,勿进入公共场所和游泳池,以免交叉感染。接触患者前后的手要立即彻底冲洗与消毒。②向患者和其家属传授结膜炎预防知识,提倡一人一巾一盆。淋球菌性尿道炎患者,要注意便后立即洗手。③双眼患病者实行一人一瓶滴眼液。单眼患病者,实行一眼一瓶滴眼液。做眼部检查时,应先查健眼,后查患眼。④接触过眼分泌物和病眼的仪器、用具等都要及时消毒隔离,用过的敷料要烧毁。⑤患有淋球菌性尿道炎的孕妇须在产前治愈。未愈者,婴儿出生后,立即用1%硝酸银液或0.5%四环素或红霉素眼药膏涂眼,以预防新生儿淋球菌性结膜炎。

二、病毒性结膜炎

(一)概述

病毒性结膜炎是一种常见的急性传染性眼病,由多种病毒引起,传染性强,好发于夏、秋季,在世界各地引起过多次大流行,通常有自限性。临床上以流行性角膜结膜炎、流行性出血性结膜炎最常见。

(二)病因与发病机制

1.流行性角膜结膜炎

流行性角结膜炎由8型、19型、29型和37型腺病毒引起。

2.流行性出血性结膜炎

流行性出血性结膜炎由70型肠道病毒引起。

(三)护理评估

1.健康史

(1)了解患者有无与病毒性结膜炎接触史,或其工作、生活环境中有无病毒性结膜炎流行史。

(2)了解患者发病时间,评估其潜伏期。

2.症状与体征

(1)潜伏期长短不一。流行性角膜结膜炎约 7 天;流行性出血性结膜炎约在 24 小时内发病,多为双眼。

(2)流行性角结膜炎的症状与急性细菌性结膜炎相似,自觉异物感、疼痛、畏光、流泪及水样分泌物。眼睑充血水肿,睑结膜滤泡增生,可有假膜形成。

(3)流行性出血性结膜炎症状较急性卡他性结膜炎重,常见球结膜点状、片状出血,分泌物为水样。耳前淋巴结肿大、压痛。角膜常被侵犯,发生浅层点状角膜炎。

(4)部分患者可有头痛、发热、咽痛等上呼吸道感染症状。

3.心理、社会状况评估

因患者被实行接触性隔离,容易产生焦虑情绪。护士应评价患者的心理状态、对疾病的认识和理解程度、接受能力等。

4.辅助检查

分泌物涂片镜检可见单核细胞增多,并可分离到病毒。

(四)护理诊断

1.疼痛

眼痛与病毒侵犯角膜有关。

2.知识缺乏

缺乏有关结膜炎的防治知识。

(五)护理措施

(1)加强心理疏导,告知患者治疗方法、预后及接触性隔离的必要性,消除其焦虑情绪。

(2)药物护理:抗病毒滴眼液以 0.5％利巴韦林、1％碘苷、3％阿昔洛韦等配制,每小时滴眼 1 次;合并角膜炎、混合感染者,可配合使用抗生素滴眼液;角膜基质浸润者可酌情使用糖皮质激素,如 0.02％氟美童等。

(3)生理盐水冲洗结膜囊,眼局部冷敷以减轻充血和疼痛,注意消毒隔离。

(4)做好传染性眼病的消毒隔离和健康教育,防止疾病的传播。

三、沙眼

(一)概述

沙眼是由沙眼衣原体引起的一种慢性传染性角膜结膜炎,因其睑结膜面粗糙不平,形似沙粒,故名沙眼。其并发症常损害视力,甚至失明。

(二)病因与发病机制

沙眼是由 A 抗原型沙眼衣原体、B 抗原型沙眼衣原体、C 抗原型沙眼衣原体或 Ba 抗原型沙眼衣原体感染结膜角膜所致的,通过直接接触眼分泌物或污染物传播。

(三)护理评估

1.健康史

(1)沙眼多发生于儿童及青少年时期,男女老幼皆可罹患。发病率和严重程度与环境卫生、生活条件及个人卫生有密切关系。沙眼在流行地区常有重复感染。

(2)潜伏期为 5～14 天,常为双眼急性或亚急性发病。急性期过后 1～2 个月转为慢性期,急性期可不留瘢痕而愈。在慢性期,结膜病变被结缔组织所代替而形成瘢痕。

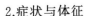

2.症状与体征

(1)急性期有异物感、刺痒感、畏光、流泪、少量黏性分泌物。体征:眼睑红肿、结膜明显充血、乳头增生。

(2)慢性期症状不明显,仅有眼痒、异物感、干燥和烧灼感。体征:结膜充血减轻,乳头增生和滤泡形成,角膜缘滤泡发生瘢痕化改变称为 Herbert 小凹,若有角膜并发症,可出现不同程度的视力障碍及角膜炎症。可见沙眼的特有体征,即角膜血管翳(角巩膜缘血管扩张并伸入角膜)和睑结膜瘢痕。

(3)晚期并发症:发生睑内翻及倒睫、上睑下垂、睑球粘连、慢性泪囊炎、结膜角膜干燥症和角膜混浊。

3.心理、社会状况评估

(1)注意评估患者生活或工作的环境卫生、生活居住条件和个人生活习惯。

(2)评估患者的文化层次、对疾病的认识程度、心理特点。

4.辅助检查

结膜刮片行吉姆萨染色可找到沙眼包涵体;应用荧光抗体染色法或酶联免疫法,可测定沙眼衣原体抗原,是确诊的依据。

(四)护理诊断

1.疼痛

异物感、刺痛与结膜炎症有关。

2.潜在并发症

倒睫、睑内翻、上睑下垂、睑球粘连、慢性泪囊炎等。

3.知识缺乏

缺乏沙眼预防及治疗知识。

(五)护理措施

(1)遵医嘱按时滴用抗生素滴眼液,每天 4～6 次,晚上涂抗生素眼药膏,教会患者及其家属正确使用滴眼液和涂眼药膏的方法,注意随访观察药物疗效。

(2)遵医嘱全身治疗急性沙眼或严重的沙眼,可口服阿奇霉素、多西环素、红霉素和螺旋霉素等。

(3)积极治疗并发症,介绍并发症及后遗症的治疗方法。如倒睫可选电解术,睑内翻可行手术矫正,角膜混浊可行角膜移植术,参照外眼手术护理常规和角膜移植护理常规,向患者解释手术目的、方法,使患者缓解紧张心理,积极配合治疗。

(4)健康教育。①向患者宣传沙眼并发症的危害性,做到早发现、早诊断、早治疗,尽量在疾病早期治愈。②沙眼病程长,容易反复,向患者说明坚持长期用药的重要性,一般要用药 6～12 周,重症者需要用药半年以上。③指导患者和其家属做好消毒隔离,预防交叉感染,接触患者分泌物的物品通常选用煮沸和 75％乙醇消毒法。④培养良好的卫生习惯,不与他人共用毛巾、脸盆、手帕,注意揉眼卫生,防止交叉感染。⑤选择公共卫生条件好的地方理发、游泳、洗澡等。

四、翼状胬肉

(一)概述

翼状胬肉是指睑裂区增殖的球结膜及结膜下组织侵袭到角膜上的一种疾病。呈三角形,尖端指向角膜,形似翼状。通常双眼患病,多见于鼻侧。

(二)病因与发病机制

病因尚不十分明确,一般认为与结膜慢性炎症、风沙、粉尘等长期刺激使结膜组织变性、肥厚及增生有关;也可能与长期紫外线照射导致角膜缘干细胞损害有关,故多见于户外工作者,如渔民、农民、勘探工人等。

(三)护理评估

1.健康史

(1)了解患者的发病时间。

(2)评估患者的视力情况。

2.症状与体征

(1)小的翼状胬肉一般无症状,偶有异物感,若侵及瞳孔可影响视力。

(2)初起时,球结膜充血肥厚,结膜下有三角形变性增厚的膜样组织,表面有血管走行。常发生于鼻侧,也可发生于颞侧,或鼻侧、颞侧同时存在。

(3)三角形翼状胬肉的尖端为头部,角膜缘处为颈部,球结膜上处为体部。进行性翼状胬肉的头部前端角膜灰白色浸润,颈部及体部肥厚充血。静止性翼状胬肉的头部前方角膜透明,颈部及体部较薄且不充血。

3.心理、社会状况评估

(1)注意评估患者的年龄、职业,生活或工作的环境卫生、生活居住条件和个人生活习惯。

(2)评估患者的文化层次、对疾病的认识程度、心理特点。

4.辅助检查

裂隙灯检查,以确定损害范围和角膜完整性及厚度变化。

(四)护理诊断

1.自我形象混乱

自我形象混乱与翼状胬肉生长在睑裂、影响美观有关。

2.知识缺乏

缺乏翼状胬肉的防治知识。

(五)护理措施

(1)静止性翼状胬肉不侵入瞳孔区者一般不予手术,以免手术刺激可能促进其发展,积极防治眼部慢性炎症,避免接触有关致病因素,户外活动时戴防风尘及防紫外线眼镜;避免风尘、阳光的刺激。

(2)进行性翼状胬肉未侵及瞳孔区不影响视力时,局部可用糖皮质激素滴眼液滴眼或结膜下注射。小而无须治疗者,应做好病情解释工作并嘱患者定期复查。

(3)手术治疗患者,参照外眼手术护理。术前3天滴抗生素滴眼液。介绍手术过程和配合方法,消除患者的紧张心理,使其积极配合手术。

(4)术后嘱患者注意眼部卫生,一般于7~10天后拆除缝线。定期复查,观察患者是否有胬肉复发,复发率可在 20%~30%。

(5)为预防术后复发,可应用 X 射线照射、丝裂霉素 C 等。

(毕文桐)

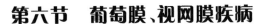

第六节　葡萄膜、视网膜疾病

一、葡萄膜炎

(一)概述

葡萄膜炎是指一类由多种原因引起的葡萄膜的炎症,为眼科常见疾病,多发生于青壮年,常反复发作。按发病部位可分为前葡萄膜炎(包括虹膜炎、虹膜睫状体炎和前部睫状体炎)、中间葡萄膜炎、后葡萄膜炎和全葡萄膜炎。本节主要介绍虹膜睫状体炎。

(二)病因与发病机制

本病病因复杂,大致可分为感染性和非感染性两大类。感染性是由细菌、病毒、真菌、寄生虫等病原体感染所致。非感染性又分为外源性和内源性两类。外源性主要是由外伤、手术等物理损伤和酸、碱及药物等化学损伤所致;内源性主要是由免疫反应及对变性组织、坏死肿瘤组织的反应所致。

(三)护理评估

1.健康史

(1)重点询问患者有无反复发作史和全身相关性疾病,如风湿性疾病、结核病、溃疡性结肠炎、梅毒等。

(2)询问患者起病时间、发病诱因、主要症状、发作次数、治疗经过及用药情况。

2.症状及体征

急性虹膜睫状体炎表现为眼痛、畏光、流泪和视力减退。检查结果如下。①睫状充血和混合充血。②角膜后沉着物:炎症时由于血-房水屏障破坏,房水中进入大量炎症细胞和纤维素。随着房水的不断对流和温差的影响,渗出物沉积在角膜下部,排成基底向下的三角形角膜后沉着物。③房水混浊:裂隙灯下前房内光束增强,呈灰白色半透明带,称为房水闪辉;混浊的前房水内可见浮游的炎症细胞,称丁铎尔现象,为炎症活动期的体征。④虹膜水肿、纹理不清并有虹膜粘连、虹膜膨隆等改变。⑤瞳孔改变:瞳孔缩小、光反射迟钝或消失。⑥可出现继发性青光眼、并发性白内障、低眼压及眼球萎缩等并发症。

3.心理、社会状况评估

炎症起病急,易反复发作,影响视力,且多发生于青壮年,注意评估患者对疾病的认知度;了解疾病对患者工作、学习、生活的影响;患者有无焦虑、忧郁心理。

4.辅助检查

了解患者的血常规、血沉、眼底荧光素血管造影、X线检查、HLA-B27检查、尿道衣原体检查、抗核抗体检查、梅毒抗体测定等结果。

(四)护理诊断

1.疼痛

疼痛与睫状神经刺激有关。

2.感知改变

感知改变与房水混浊、角膜后沉着物、晶状体色素沉着、继发性青光眼、并发性白内障及黄斑水肿导致的视力障碍有关。

3.焦虑

焦虑与视功能障碍有关。

4.潜在并发症

晶状体混浊、眼压升高、感染等。

(五)护理措施

1.用药护理

(1)滴散瞳剂时要按压泪囊区2～3分钟,注意阿托品毒性反应,如出现明显的心跳、面红、口干、烦躁不安等症状,应及时通知医师,嘱患者卧床、多饮水、保温、静脉滴注葡萄糖。抽取散瞳合剂时,要选择1 mL的注射器,结膜下注射时,要选择瞳孔未散开的部位。

(2)使用糖皮质激素应注意观察患者有无活动性消化道溃疡或消化道出血、向心性肥胖、骨质疏松,了解患者睡眠情况,必要时遵医嘱加用安眠药。

(3)使用免疫抑制剂前检查肝功能、肾功能、血常规及生化指标,治疗过程中定期复查,注意全身用药不良反应。

(4)热敷:局部热敷可减轻炎症反应并有止痛作用。指导患者正确方法,防止烫伤。

2.病情观察

观察患者眼部充血的情况,瞳孔的变化,前房渗出物吸收的情况,眼压的变化,经过治疗眼部不适是否减轻,疗效如何。

3.缓解疼痛及心理护理

向患者讲解疾病相关知识,解除其思想负担,树立治疗信心,注意休息,合理安排活动,以减少眼球运动,可戴有色眼镜及眼罩,以避免眼部受强光刺激,可行局部热敷,以扩张血管促进血液循环,消除毒素和炎症产物,从而减轻炎症反应,达到止痛作用。

4.健康教育

(1)积极寻找全身原因,尽量避免细菌、病毒、原虫等感染,一旦发现要积极治疗。保持健康而有规律的生活方式,指导患者戒烟戒酒,注意劳逸结合,增强体质,预防复发。家中常备散瞳药并妥善保管。

(2)坚持继续按时服用糖皮质激素,随病情好转逐渐减少用量,应在医师指导下定时、定量使用,不可突然停药。

二、视网膜动脉阻塞

(一)概述

视网膜动脉阻塞是指视网膜中央动脉或其分支阻塞。视网膜中央血管为终末血管,当动脉阻塞后,该血管供应的视网膜营养中断,势必引起视网膜的功能障碍,如果处理不及时,终将失明。

(二)病因与发病机制

本病多发生在有高血压、糖尿病、血液病、心血管疾病的老年人。导致视网膜血管发生阻塞的直接原因主要为血管栓塞、血管痉挛、血管壁的改变和血栓的形成及血管外部的压迫等。

(三)护理评估

1.健康史

询问患者发病到就诊时间。询问患者是否患有高血压、动脉粥样硬化、糖尿病、细菌性心内膜炎等疾病;必要时了解患者有无口服避孕药物、偏头痛、梅毒史。

2.症状及体征

视网膜中央动脉主干阻塞者表现为突然发生一眼无痛性视力急剧下降甚至无光感,分支阻塞者则为视野某一区域突然出现遮挡。外眼检查正常,但主干阻塞的患眼瞳孔中等散大,直接光反射消失,而间接光反射存在。

眼底检查可见视网膜呈灰白色,黄斑区可透见其深面的脉络膜红色背景,与其周围灰白水肿的视网膜形成鲜明的对比,成为樱桃红点。分支阻塞者,该动脉分布区的视网膜呈灰白色水肿,有时可以见到栓子阻塞的部位。

3.心理、社会状况评估

患者因突然视物不清甚至完全失明,需要接受一系列抢救治疗措施,使得患者容易产生不同程度的恐惧、紧张、焦虑心理,故应该注意评估患者的年龄、文化层次和对疾病的认知度,评估患者的情绪和心理状态。

4.辅助检查

(1)眼底荧光素血管造影检查:显示视网膜动脉充盈时间延长及阻塞动脉内有无灌注,可以作为诊断该疾病的依据。

(2)视野检查:提示病变程度和范围。

(3)内科检查:包括血压、血沉、血常规、血糖、超声心电图、颈动脉多普勒超声。

(四)护理诊断

1.感知改变

感知改变与视网膜动脉阻塞导致的突然视力丧失或视野缺损有关。

2.自理缺陷

自理缺陷与视功能障碍有关。

3.焦虑

焦虑与视力突然下降或视野遮挡有关。

(五)护理措施

(1)一旦确诊应争分夺秒配合医师进行抢救。患者在短时间内很难接受视力丧失这一现实,护士应注意主动安抚患者,稳定其情绪,解释发病原因及治疗方法,帮助患者树立战胜疾病的自信心,取得患者的主动配合。

(2)指导患者正确压迫和按摩眼球,即闭眼后用手掌大鱼际在上眼睑压迫眼球5～10秒,放松数秒,重复5～10次,至少15分钟。

(3)据医嘱正确使用血管扩张剂,用药过程中严密监测血压情况,特别是对全身使用扩血管药物的患者,嘱其卧床休息,避免低头、突然站立等动作,以防发生直立性低血压。

(4)吸氧:白天每小时吸氧一次,晚上每4小时吸氧一次,每次10分钟,吸入包含95%氧及5%二氧化碳的混合气体,能增加脉络膜毛细血管血液的氧含量,从而缓解视网膜的缺氧状态,二氧化碳还可扩张血管。

(5)对因治疗:进行全身检查,特别注意颈动脉及心血管系统的异常体征,以寻找病因,积极治疗全身疾病,预防另一只眼发病;观察患者的视力恢复状况并做好记录,发现视力异常情况,及时报告医师并协助做好相应处理。

(6)健康教育:指导患者养成健康的生活和饮食习惯,不用冷水洗头,避免过度疲劳;积极治疗高血压、动脉硬化、糖尿病等内科疾病,减少诱发因素;嘱患者定期随访,若出现头胀、眼痛、视力锐减等,应立即就诊。

三、视网膜静脉阻塞

(一)概述

视网膜静脉阻塞是比较常见的眼底血管病,临床上根据阻塞部位的不同,分为视网膜中央静脉阻塞和视网膜分支静脉阻塞两种。本病较视网膜中央动脉阻塞更多见,常为单眼发病,左、右眼发病率无差别。

(二)病因与发病机制

本病病因比较复杂,与高龄、高血压、高血脂、血液高黏度和血管炎等引起血流动力学、血管壁、血液流变学的改变有密切关系。本病特点是静脉扩张、迂曲,沿静脉分布区域的视网膜有出血、水肿和渗出现象。

(三)护理评估

1.健康史

询问患者是否患有高血压、动脉粥样硬化、糖尿病、红细胞沉降率增加、开角型青光眼等疾病;询问患者是否服用避孕药。

2.症状及体征

视网膜中央静脉阻塞可分为轻型(非缺血型)和重型(缺血型)两种类型。其主要临床表现为不同程度的视力减退,瞳孔对光反射迟钝。眼底检查可见患眼视网膜静脉粗大、迂曲,血管呈暗红色,大量的火焰状出血,视网膜静脉管壁的渗漏引起视网膜水肿,病程久者可见一些黄白色硬性脂质渗出及黄斑囊样水肿。视力损害的程度则依据黄斑区出血及囊样水肿的有无及轻重而不同,一般视力损害较严重。

视网膜分支静脉阻塞,主要表现为视力不同程度下降。阻塞点远端视网膜静脉扩张、迂曲,该区视网膜水肿、火焰状出血。阻塞严重者,有时可见棉绒斑,黄斑区常发生管壁渗漏,引起阻塞侧的黄斑囊样水肿,周围视野多无影响,中心视力依据黄斑区水肿及出血的程度而异,一般较总干阻塞者稍好。

3.心理、社会状况评估

注意评估患者的情绪和心理状态,以及患者的年龄、文化层次、饮食习惯和对疾病的认知度。

4.辅助检查

(1)荧光素眼底血管造影(FFA)检查:主要了解血管阻塞的程度,黄斑区是否有渗漏,视网膜无灌注区的范围,以及有无新生血管形成等情况,对诊断、治疗和判断该病的预后有重要作用。

(2)血液检查:可协助区分缺血型视网膜中央静脉阻塞和非缺血型视网膜中央静脉阻塞。

(四)护理诊断

1.感知改变

感知改变与视网膜出血、渗出等因素导致的视力丧失有关。

2.焦虑

焦虑与视力下降、担心预后有关。

3.自理缺陷

自理缺陷与视力下降有关。

4.潜在并发症

玻璃体积血、增生性玻璃体视网膜病变、视网膜脱离、新生血管性青光眼。

(五)护理措施

(1)用药护理:据医嘱指导患者正确用药,观察药物的疗效及不良反应,使用抗凝血药物时应检查纤维蛋白原及凝血酶原时间,低于正常时,及时通知医师停药。使用糖皮质激素时,要注意监测患者血糖的变化。

(2)心理护理:评估患者的焦虑程度,耐心听取患者的主诉,讲解疾病相关知识,增强患者疾病恢复的自信心,保持愉快的心情,能主动配合治疗。

(3)为患者提供安静、整齐、通风良好的休息环境,病情轻者可适当活动,如散步等。但应注意少低头,减少头部活动,重者需卧床休息。

(4)观察患者有无高眼压的表现,如出现头痛、眼痛、畏光、流泪等异常时,应及时通知医师进行处理。

(5)健康教育:指导患者保持充足的睡眠,避免眼睛的过度疲劳,饮食以清淡、易消化为主,少吃油炸、高脂、高糖食物。积极治疗内科疾病,防止进一步加重病情。嘱患者定期随访,一般3~4周随访一次。

四、中心性浆液性脉络膜视网膜病变

(一)概述

中心性浆液性脉络膜视网膜病变是一种常见于中青年男性的散发性、自限性眼病,病变局限于眼底后极部,预后较好。

(二)病因与发病机制

视网膜色素上皮的屏障功能发生障碍,致使脉络膜毛细血管漏出的血浆通过受损的色素上皮进入视网膜下,液体积聚于视网膜神经上皮与色素上皮之间,从而形成后极部视网膜的盘状脱离。进行糖皮质激素治疗、熬夜、用眼过度、精神兴奋紧张等容易诱发本病。

(三)护理评估

1.健康史

询问患者有无视网膜或脉络膜的原发疾病史;了解患者是否进行过糖皮质激素的治疗,近期有无用眼过度疲劳、精神紧张或长时间熬夜等。

2.症状及体征

本病多发生于20~45岁健康男性,也可见于女性妊娠期;患者突发单眼或双眼视物模糊,但常不低于0.5,且可用凸透镜部分矫正;同时患眼自觉视物变小、变远,眼前固定暗影;眼底检查可见黄斑中心凹反射消失,黄斑区可见灰白色视网膜后沉着物,后极部视网膜盘状脱离。

3.心理、社会状况评估

本病起病较急,伴有不同程度的视力下降,患者常有紧张、焦虑的不良情绪,注意评估患者对疾病的认知度、患者的性格特点及心理状况等。

4.辅助检查

(1)FFA检查:可以具体显示色素上皮的损害程度和病变范围,了解病情进展。

(2)光学相干断层成像(OCT)检查:有助于诊断并了解病变范围。

(四)护理诊断

1.感知改变

感知改变与黄斑区沉着物等因素导致的视力障碍、视物变形有关。

2.焦虑

焦虑与疾病反复发作、病程长等因素有关。

3.知识缺乏

缺乏对此病的防治知识。

(五)护理措施

(1)主动与患者交流,讲解疾病相关知识,缓解其紧张焦虑的不良情绪,帮助患者保持稳定情绪,以积极乐观的心态接受治疗和护理;有视物变小、变形者应减少活动,防止碰撞。

(2)定期检测患者的视力及其眼底情况,以便了解病情的进展。

(3)健康教育:注意用眼卫生,不要长时间用眼,不熬夜,避免过度劳累,建立规律的作息时间。病情重者尽量不用眼,闭目养神,使眼得到休息;病情轻者连续用眼看物时间不可超过30分钟。进食补充视网膜组织所必需的维生素类食物(如动物肝脏、奶类、菠菜、胡萝卜等)、富含维生素A的食物,以及植物油、坚果等富含维生素E的食物,同时戒除烟酒及刺激性食物。

(4)告知患者该病禁用糖皮质激素类药物。嘱患者定期随访,一般6～8周检查一次。

五、视网膜脱离

(一)概述

视网膜脱离是指视网膜的色素上皮层和神经上皮层之间的分离,可分为孔源性(原发性)视网膜脱离、渗出性(继发性)视网膜脱离及牵拉性视网膜脱离三种类型。

(二)病因与发病机制

孔源性视网膜脱离是因视网膜神经上皮层发生裂孔,液化的玻璃体经此裂孔进入视网膜神经上皮与色素上皮之间积存,从而导致视网膜脱离,多见于老年人、高度近视、无晶体眼、眼外伤后等。非裂孔性视网膜脱离是由脉络膜渗出所致的视网膜脱离,又称渗出性视网膜脱离,多见于视网膜血管病变、脉络膜病变葡萄膜炎等。牵拉性视网膜脱离是指因增生性玻璃体视网膜病变的增生条带牵拉而引起的没有裂孔的视网膜脱离,多见于视网膜缺血、眼球穿通伤等。

(三)护理评估

1.健康史

(1)评估患者是否为高度近视眼、白内障摘除术后的无晶体眼、老年人和眼外伤患者、中心性浆液性脉络膜视网膜病变、葡萄膜炎、后巩膜炎、妊娠高血压综合征、恶性高血压及特发性葡萄膜渗漏综合征等疾病。

(2)了解患者的发病情况,如发病时间等。

(3)评估患者重要脏器的功能及对手术的耐受程度。

2.症状及体征

(1)孔源性视网膜脱离主要表现为眼前闪光感和眼前黑影飘动,某一象限视野缺损,累及黄斑时中心视力下降或视物变形等。眼底可见视网膜隆起合并裂孔,玻璃体常有变性、混浊、积血、浓缩或膜形成。

(2)渗出性视网膜脱离主要表现为不同程度的视力减退和视野缺损。眼底可见视网膜隆起，视网膜下积液可随体位而向低位移动，玻璃体混浊。如果黄斑区受到影响则有中心视力减退。

(3)牵拉性视网膜脱离可无症状，也可出现视力减退和视野缺损，眼底检查可见视网膜表面出现玻璃体膜、玻璃体积血或混浊。

3.心理、社会状况评估

多数患者由于视力障碍，担心预后不好，心理上容易产生紧张、焦虑、悲观的情绪，应注意评估患者的年龄、性别、职业、性格特征等，评估患者对疾病的认知程度。

4.辅助检查

(1)散瞳检查眼底：采用双目间接检眼镜结合巩膜压迫法及裂隙灯三面镜检查，可以发现视网膜裂孔，并确定裂孔的数目、大小、形态及分布情况，视网膜隆起和受牵拉的部位。

(2)眼部 B 超检查：确定视网膜脱离的部位、大小等。

(3)眼部荧光血管造影：了解视网膜的渗出情况。

(四)护理诊断

1.感知改变

感知改变与视网膜的脱离导致视力下降及视野缺损有关。

2.焦虑

焦虑与视功能损害及担心预后有关。

3.潜在并发症

术后高眼压、感染等。

(五)护理措施

视网膜脱离的治疗原则是手术封闭裂孔，根据视网膜裂孔的大小或数量，选择不同的手术方式使视网膜复位。

1.手术前护理

(1)按内眼手术护理常规做好术前准备。

(2)向患者讲解视网膜脱离的相关知识，说明充分散瞳，详细查明脱离及裂孔的部位、大小、个数，选择适宜的术式是手术治疗成功的关键，使患者能稳定情绪积极配合检查。若病程短并且视网膜下积液较多、不易查找裂孔时，应卧床休息，戴小孔眼镜，使眼球处于绝对安静状态，2～3 天后再检查眼底。

(3)嘱患者安静卧床并使裂孔区处于最低位，减少视网膜脱离范围扩大的机会。

(4)给予低盐、富含维生素饮食，保持大便通畅。

2.手术后护理

(1)包扎双眼，安静卧床休息一周。玻璃体注气患者为帮助视网膜复位和防止晶状体混浊应低头或给予俯卧位，以裂孔位于上方位为原则，待气体吸收后行正常卧位。

(2)药物治疗的护理：术后患眼继续散瞳至少 1 个月。玻璃体注气患者若出现眼痛，应及时给予止痛药或降眼压药，必要时适当放气。

(3)出院前嘱患者继续戴针孔眼镜 3 个月，半年内勿剧烈运动或从事重体力劳动，尤其避免拖、拉、提重物等用力动作，选择座位平稳的交通工具。按时用药，按时复查。如有异常，随时来诊。

(毕文桐)

第十三章

耳鼻喉科护理

第一节 外耳疾病

一、外耳道炎

外耳道炎是外耳道皮肤或皮下组织广泛的急、慢性炎症。由于在潮湿的热带地区发病率高，因而又被称为"热耳病"。根据病程可分为急性弥漫性外耳道炎和慢性外耳道炎，较常见的是急性弥漫性外耳道炎。

(一)病因

1.温度与湿度

温度升高，空气湿度大，影响腺体分泌，降低局部防御能力。

2.外耳道局部环境改变

外耳道局部环境的改变，如游泳、洗头或沐浴时水进入外耳道，浸泡皮肤，角质层被破坏，微生物侵入。同时改变了外耳道酸性环境使外耳道抵抗力下降。

3.外耳道皮肤损伤

挖耳时损伤外耳道皮肤，引起感染。

4.中耳炎

中耳炎分泌物的持续刺激使皮肤损伤感染。

5.全身性疾病

全身性疾病使身体抵抗力下降，引起外耳道感染，如糖尿病、慢性肾炎、内分泌紊乱、贫血等。

(二)治疗原则

清洁外耳道，使局部干燥和引流通畅，并使外耳道处于酸性环境；合理使用敏感抗生素；外耳道红肿严重时，可用消炎消肿纱条置于外耳道；耳痛剧烈时可适当予以止痛剂。

(三)护理评估

1.健康史

(1)评估患者耳部不适及疼痛、分泌物流出发生和持续的时间。

(2)有无明显诱因如挖耳损伤皮肤，游泳、洗头时污水进入外耳道等。

(3)有无全身性疾病史，如糖尿病、慢性肾炎、内分泌紊乱、贫血等。

2.身体状况

(1)急性外耳道炎：①发病初期耳内有灼热感，随后疼痛剧烈，甚至坐卧不宁，咀嚼、说话、牵拉耳郭、按压耳屏时加重，伴有外耳道分泌物。②外耳道皮肤弥漫性肿胀、充血。③可伴发热，耳周淋巴结肿大。

(2)慢性外耳道炎：①自觉耳痒不适，可有少量分泌物流出。游泳、洗头或耳道损伤可使之转为急性。②检查可见外耳道皮肤增厚，有痂皮附着，去除后皮肤呈渗血状。耳道内可有少量稠厚或豆腐渣样分泌物。

3.辅助检查

(1)耳窥镜检查，了解外耳道皮肤肿胀及鼓膜情况。

(2)分泌物细菌培养和药敏试验。

4.心理-社会状况

评估患者的文化层次、职业、卫生习惯、居住环境等。

(四)护理措施

1.心理护理

向患者简单说明发病的原因和治疗的情况，并告知患者不要担心，密切配合医师治疗，使病情得到控制。

2.用药护理

根据医嘱使用敏感抗生素，全身或局部使用，控制炎症。外耳道红肿可根据医嘱局部敷用鱼石脂甘油，消炎消肿。耳痛剧烈影响睡眠时，按医嘱给予止痛药和镇静剂。进食流质或半流质食物，减少咀嚼引起的疼痛。

3.耳道清洁

仔细清除耳道内分泌物，可用无菌棉签蘸生理盐水擦拭，并教会患者或家属正确擦拭的方法，以保持局部清洁干燥，减少刺激，又不会损伤外耳道。

4.健康指导

(1)教会患者或家属正确滴耳药的方法。

(2)用药后如有耳部症状加重，应及时就医，确定是否局部药物过敏。

(3)无论慢性或急性外耳道炎，均应坚持治疗至完全治愈，防止复发或迁延不愈。

(4)加强个人卫生，经常修剪指甲，避免挖耳损伤皮肤。

(5)炎症期间不要从事水上运动。

(6)游泳、洗头、沐浴时不要让水进入外耳道，如有水进入外耳道内，可用无菌棉签或柔软纸巾放在外耳道口将水吸出。或患耳向下，蹦跳几下，让水流出后擦干。保持外耳道清洁干燥。

(7)如有中耳疾病，应积极治疗。

(8)积极治疗全身性疾病。

二、外耳湿疹

外耳湿疹是发生在外耳道、耳郭、耳周皮肤的变态反应性皮炎。

(一)病因

病因不清，可能与变态反应因素、神经功能障碍、内分泌功能失调、代谢障碍、消化不良等因素有关。引起变态反应的因素可为食物(如牛奶、海鲜等)、吸入物(如花粉、动物的皮毛、油漆等)、接触物(如药物、化妆品、化纤织物、助听器的塑料外壳、眼镜架、肥皂、化学物质等)等,也可从头面部和颈部皮炎蔓延而来,潮湿和高温常是诱因。外耳道湿疹还可由化脓性中耳炎的脓性分泌物持续刺激引起。

(二)治疗原则

去除变应原,口服抗过敏药,局部对症治疗。有继发感染加用抗生素。

(三)护理评估

1.健康史

(1)评估患者外耳不适和出现红斑、丘疹、水疱等症状的时间,发作的频次。

(2)了解患者有无上述诱因或过敏体质等。

2.身体状况

急性期主要表现为外耳奇痒、灼热感、有渗液。外耳皮肤红肿、红斑、粟粒状丘疹、小水疱等,慢性期患处皮肤增厚、粗糙、皲裂、有脱屑和色素沉着。易反复发作。

3.心理-社会状况

评估患者的年龄、性别、文化层次、职业、生活习惯、饮食习惯、生活和工作环境等。

(四)护理措施

1.用药护理

根据医嘱指导患者服用抗过敏药和抗生素,减轻不适反应。

2.局部用药

根据医嘱指导患者局部用药的方法,如下。

(1)急性期渗液较多时,用炉甘石剂清洗渗液和痂皮后,用3‰硼酸溶液湿敷1~2天。干燥后可用10‰氧化锌软膏涂擦。

(2)亚急性湿疹渗液不多时局部涂擦2‰甲紫溶液。

(3)慢性湿疹局部干燥时,局部涂擦10‰氧化锌软膏、抗生素激素软膏或艾洛松软膏等。干痂较多时先用过氧化氢清洗局部后再用上述膏剂。皮肤增厚者可用3‰水杨酸软膏。

3.饮食护理

进清淡饮食,禁忌食用辛辣、刺激或有较强变应原食物,如牛奶、海鲜类等。

4.心理护理

向患者讲解发病的原因和治疗的方法、效果等预防再次发作的措施,使患者情绪稳定,密切配合医师治疗。

5.耳道清洁

对慢性化脓性中耳炎患者尤应注意清除外耳道脓液,减少刺激。保持耳郭清洁干燥。

6.健康指导

(1)嘱患者不要搔抓挖耳,不用热水肥皂擦洗患处。

(2)根据医嘱坚持用药和复诊,积极治疗慢性化脓性中耳炎、头颈面部湿疹。

(3)加强个人卫生,经常修剪指甲,避免挖耳损伤皮肤。

(4)不进行水上运动,洗头洗澡时注意保护耳郭。

(5)避免食用鱼、虾、海鲜类、牛奶等易过敏食物,不吃辛辣、刺激性食物。

(6)避免接触变应原物质,如化妆品、耳环、油漆和化纤织物等。

(7)锻炼身体,均衡营养,充足睡眠,提高机体抵抗力。

三、外耳道异物

外耳道异物多见于小儿,以学龄前儿童为最多。

(一)病因

(1)儿童将豆类、小珠粒等塞入外耳道。

(2)成人挖耳时将纸条、棉花球等不慎留在外耳道内。

(3)工作中因意外事故发生,将小石块、铁屑、木屑等飞入耳内。

(4)医师在对患者治疗时误留棉花或纱条在耳内。

(5)小飞虫等误入耳内。

(二)治疗原则

据异物大小、形状、性质和部位,采用不同的取出方法,并以不造成感染和损伤为原则。

(三)护理评估

1.健康史

(1)评估患者耳内不适和疼痛发生的时间,有无异物进入及何种异物,它的形状和性质等。

(2)询问患者有无挖耳习惯或耳外伤史。

2.身体状况

(1)小的非生物性异物可无症状,也可引起轻度耳内不适。

(2)遇水膨胀的异物在耳道内会很快引起胀痛或感染,疼痛剧烈,小儿会哭闹不停,并常以手抓挠患耳。

(3)昆虫等进入耳道,可引起疼痛、奇痒、噪声,甚至损伤鼓膜。

(4)异物刺激外耳道和鼓膜会引起反射性咳嗽或眩晕。

3.辅助检查

耳镜检查了解异物的大小、性质、形状和位置。

4.心理-社会状况

评估患者的年龄、性别、文化层次、职业、生活习惯、生活环境、卫生习惯、对疾病的认知等。

(四)护理措施

1.心理护理

向患者或小孩家属简单说明取异物的过程,可能出现的不适及如何与医师密切配合,对儿童应采取鼓励亲切的语言,减轻其恐惧感。

2.异物取出

协助医师用合适的器械和正确的方法取出异物。如对活动的昆虫类异物,可先用油类滴入耳道内,将其杀死,再行取出或冲出。对较大或嵌顿的异物,需在全麻下取出。取异物的过程尽量避免损伤外耳道,如损伤无法避免,根据医嘱局部使用抗生素。

3.健康指导

(1)指导家长不要把容易误塞入耳内的小玩具或小球类物品放在小孩容易拿得到的地方。

(2)因工作场所容易飞入铁屑或木屑者,应有保护意识,戴防护帽。

(3)如有小飞虫飞入耳内,应及时到专科医院取出,不要自行挖耳,防止残体遗留耳内引起感染。

(4)成人挖耳时不要将棉签等放入外耳道过深。

四、耵聍栓塞

由于耵聍在外耳道内积聚较多,形成较硬的团块,阻塞外耳道,称为耵聍栓塞。

(一)病因

(1)尘土杂物进入外耳道构成耵聍的核心。

(2)习惯性挖耳,反复将耵聍块推向外耳道深部。

(3)外耳因各种刺激如炎症等致耵聍腺分泌过多。

(4)外耳道畸形、狭窄、肿瘤、异物等妨碍耵聍向外脱落。

(5)老年人肌肉松弛,下颌关节运动无力,外耳道口塌陷影响耵聍向外脱落。

(6)油性耵聍或耵聍变质。

(二)治疗原则

根据耵聍阻塞的部位、大小及性质采取不同的取出方法,并以保护外耳道和鼓膜为原则。常用方法:①耵聍钩取出法;②外耳道冲洗法;③吸引法。

(三)护理评估

1.健康史

(1)评估患者耳部不适、闷胀感持续的时间。

(2)了解患者有无挖耳、异物飞入耳内、外耳道畸形、狭窄、外伤史等。

2.身体状况

(1)耳内不适,局部瘙痒感。

(2)耵聍完全阻塞外耳道,引起耳闷胀不适,伴听力下降,可有与脉搏一致的搏动性耳鸣。

(3)耳道内进水后,耵聍膨胀引起耳道胀痛。

(4)耳镜检查可见外耳道内棕黑色团块,质地不一。

3.辅助检查

听力检查示传导性听力损失。

4.心理-社会状况

评估患者的年龄、文化层次、卫生习惯、饮食习惯、对疾病的认知状况等。

(四)护理措施

1.耵聍取出

向患者解释耳部不适的原因及处理方法,配合医师采用正确方法将耵聍取出,取出过程预防外耳道和鼓膜损伤。

2.滴耳指导

对需先用滴耳剂软化耵聍的患者,应教会患者或家属正确滴耳的方法,并告知患者,滴软化剂后,耳部胀痛感会加重,是正常反应,不必紧张。

3.外耳道冲洗

耵聍软化后按外耳道冲洗法将耵聍冲洗干净。患者取坐位,解释操作目的和注意事项,取得配合。检查耵聍的位置、大小,确定耳膜完整,中耳无炎症,可以冲洗。将弯盘置于患耳耳垂下方,紧贴皮肤,头稍向患侧倾斜,协助医师固定弯盘。左手向后上方牵拉耳郭(小儿向后下方),右手将吸满温生理盐水、装有塑料管的橡皮球对准外耳道后上壁方向冲洗,使水沿外耳道后上壁进入耳道深部,借回流力量冲出耵聍。用纱布擦干耳郭,用铁棉签擦净耳道内残留的水,检查外耳道内是否清洁,如有耵聍残留,可再次冲洗至彻底冲净为止。

4.健康指导

(1)养成良好的卫生习惯,避免用手挖耳。

(2)耵聍聚积较多,不易脱落时,应及时到专科医院取出,防止外耳道堆积过多,形成胆脂瘤。

(3)耵聍取出之后的短时期内,如有声响过高时,可用无菌棉花松松塞在外耳道口,半天到一天后取出。

(4)对皮脂腺分泌旺盛的患者,建议其减少食物中油脂的摄入。

(5)外耳道炎症患者积极治疗。

(张　晶)

第二节　中 耳 疾 病

一、分泌性中耳炎

分泌性中耳炎是以中耳积液(包括浆液、黏液或浆黏液)及听力下降为主要特征的中耳非化脓性炎性疾病,可分为急性和慢性两种。急性中耳炎症未愈、病程大于 8 周者称为慢性分泌性中耳炎。

(一)病因

尚不完全明了,可能与咽鼓管功能障碍、感染、免疫反应等有关。

(二)治疗原则

清除中耳积液(鼓膜穿刺抽液、鼓膜切开、鼓室置管术等);控制感染,改善咽鼓管通气引流,病因治疗。

(三)护理评估

1.健康史

了解病程,询问患者发病前有无感冒、腺样体肥大、鼻炎、鼻窦炎、中耳感染等,近期有无乘坐飞机。

2.身体状况

(1)听力下降:急性发病者大多于感冒后有听力减退,听力可因头位不同而改变;慢性者起病隐匿。

(2)耳痛:急性者可有隐隐耳痛,慢性者耳痛不明显。

(3)耳鸣:有"噼啪"声、"嗡嗡"声及流水声等。当头部震动时耳内可有气过水声。

(4)耳内闭塞感:本病尚有耳内闭塞或闷胀感,按压耳屏后可暂时减轻。

3.辅助检查

(1)耳镜检查:急性期可见鼓膜充血、内陷;鼓室积液时可见液平面或鼓膜呈淡黄、橙红或琥珀色。慢性者鼓膜可呈灰蓝或乳白色。

(2)听力测试:示传导性聋。

(3)声阻抗测定:鼓室压曲线常呈平坦型或高负压型。

（4）乳突 X 线检查：多发现乳突气房模糊，密度增加。

（5）鼓膜穿刺：可抽出积液。

4.心理-社会状况

评估患者年龄、性别、文化层次、对疾病的认知、家庭功能状况、情绪反应等。

（四）护理措施

1.心理护理

向患者及其家人介绍本病的致病原因和各种治疗方法，增强患者信心，使其积极配合治疗。

2.用药护理

遵医嘱给予抗生素类、类固醇激素类药物以控制感染，减轻炎性渗出和机化。注意观察用药效果和不良反应。

3.滴鼻指导

教会患者正确的滴鼻药方法，遵医嘱给予 1% 的麻黄碱滴鼻，保持鼻腔及咽鼓管通畅。

4.操作配合

行咽鼓管吹张时，应先清除鼻腔分泌物。行鼓膜穿刺抽液时，严格按操作规程执行。行鼓膜切开或鼓室置管术者，向其解释目的及注意事项，以利其配合。

5.健康指导

（1）加强体育锻炼，增强体质，防止感冒。乘飞机起飞或降落时，做吞咽或张口说话动作，使咽鼓管两侧压力平衡。

（2）嘱患者积极治疗鼻咽部疾病，如腺样体肥大、鼻窦炎、扁桃体炎等。

（3）对 10 岁以下儿童告知家长定期行筛选性声阻抗检测。

（4）掌握正确的擤鼻方法，压一侧鼻翼擤出或吸至咽部吐出。

（5）行鼓室置管术后，勿自行用棉棒擦拭外耳道，以防小管脱出。通气管取出前或鼓膜切开者，禁止游泳及淋浴，以防耳内进水，导致中耳感染。

（6）本病急性期，应尽早、彻底治愈，以免迁延成慢性。

二、急性化脓性中耳炎

急性化脓性中耳炎是中耳黏膜的急性化脓性炎症。

（一）病因

主要致病菌为肺炎链球菌、流感嗜血杆菌、乙型溶血性链球菌、葡萄球菌及铜绿假单胞菌等。感染途径以咽鼓管途径为最常见，也可经外耳道鼓膜途径感染，血行感染者极少见。

（二）治疗原则

控制感染、通畅引流、祛除病因。

（三）护理评估

1.健康史

评估患者是否有上呼吸道感染和传染病史。近期是否接受过鼓膜穿刺或置管、咽鼓管吹张等治疗。了解擤鼻习惯、婴幼儿吮乳姿势，以及是否有污水入耳等情况。

2.身体状况

（1）耳痛：早期患者感耳深部锐痛或搏动性跳痛，疼痛可向同侧头部或牙齿放射。鼓膜穿孔流脓后疼痛减轻。

(2)耳鸣及听力减退:患耳可有搏动性耳鸣,听力逐渐下降。耳痛剧烈者,轻度的耳聋可不被察觉。鼓膜穿孔后听力反而提高。

(3)耳漏:鼓膜穿孔后耳内有液体流出,初为血水脓样,以后变为脓性分泌物。

(4)全身症状:轻重不一,可有畏寒、发热、怠倦、食欲减退。小儿症状较成人严重,可有高热、惊厥,常伴有呕吐,腹泻等消化道症状。鼓膜穿孔后,体温逐渐下降,全身症状亦明显减轻。

3.辅助检查

(1)耳镜检查:可见鼓膜充血、肿胀,鼓膜穿孔后可见穿孔处有搏动亮点,为脓液从该处涌出。

(2)耳部触诊:乳突部可有轻压痛,鼓窦区较明显。

(3)听力检查:多为传导性聋。

(4)血常规检查:显示白细胞总数和多形核白细胞数量增加,鼓膜穿孔后血常规结果恢复正常。

(5)乳突 X 线检查:乳突部呈云雾状模糊,但无骨质破坏。

4.心理-社会状况

注意评估患者的年龄、文化层次、生活习惯、心理状态及对疾病的认知程度。

(四)护理措施

1.用药护理

(1)遵医嘱给予足量广谱抗生素控制感染,同时观察药物的疗效及不良反应。

(2)耳痛剧烈者,遵医嘱酌情应用镇静、止痛药物。

(3)观察体温变化,高热者给予物理降温或遵医嘱使用退热药。

2.滴耳护理

正确使用滴耳药。禁止使用粉剂滴耳,以免其与脓液结块而影响引流。

3.滴鼻护理

并发上呼吸道感染或有鼻炎鼻窦炎者给予血管收缩药滴鼻,以利咽鼓管引流通畅。

4.病情观察

注意观察耳道分泌物性质、量和伴随症状,注意耳后是否有红肿、压痛。如出现恶心、呕吐、剧烈头痛、烦躁不安等症状时,应警惕并发症的发生。必要时配合医师做鼓膜切开术,以利排脓。

5.饮食护理

注意休息,多饮水,进食易消化营养丰富的软食,保持大便通畅。

6.健康教育

(1)告知正确的擤鼻方法,指导母亲采取正确的哺乳姿势。

(2)及时清理外耳道脓液,指导正确的滴耳药方法。嘱患者坚持治疗,按期随访。

(3)有鼓膜穿孔或鼓室置管者避免游泳等可能导致鼓室进水的活动。禁滴酚甘油。

(4)加强体育锻炼,增强抗病能力,做好各种传染病的预防接种工作。患上呼吸道感染等疾病时积极治疗。

三、急性坏死性中耳炎

急性坏死性中耳炎是中耳黏膜、鼓膜和听小骨急性的严重破坏,炎症深达骨质。

(一)病因

常为小儿流感、麻疹尤其是猩红热的并发症。

(二)治疗原则

全身应用大剂量抗生素控制感染,手术引流、清除病灶。

(三)护理评估

1.健康史

评估近期有无患流感或猩红热、麻疹等传染病等。

2.身体状况

与急性化脓性中耳炎类似,但程度更严重。听力下降明显,鼓膜穿孔较大,鼓室内常伴有肉芽形成,脓液稀,有臭味。

3.辅助检查

(1)耳镜检查:可见鼓膜穿孔较大,多呈肾形。

(2)听力检查:常为较严重的传导性耳聋。

(3)乳突 X 线或颞骨 CT 检查:显示听骨链、乳突气房、鼓室和乳突天盖及乙状窦骨质破坏。

4.心理-社会状况

评估患者的年龄、文化层次、生活习惯和心理状况及家属的支持情况等。

(四)护理措施

1.心理护理

耐心倾听患者主诉,向患者和家属讲解疾病发生的原因和治疗方法,消除其紧张焦虑情绪,鼓励患者积极配合治疗。

2.用药护理

遵医嘱给予大剂量广谱抗生素控制感染,注意药物的疗效及不良反应。

3.疼痛护理

评估患者疼痛程度,给予精神安慰,分散注意力,必要时按医嘱给予镇痛剂。

4.滴鼻、滴耳护理

正确使用滴鼻药和滴耳药。鼓膜穿孔、持续流脓者可局部滴用无耳毒性抗生素,如泰利必妥滴耳液,滴前先用 3%过氧化氢溶液清洗外耳道脓液。

5.病情观察

注意观察病情变化,注意有无恶心、呕吐、头痛、表情淡漠或耳后红肿、明显压痛等症状,防止发生颅内、外并发症。

6.健康教育

(1)向患者及家属讲解疾病的危害,嘱患者积极治疗,按期随访,病情变化时及时就医。

(2)告知鼓膜穿孔或鼓室成形术后不宜游泳,洗头和沐浴时可用干棉球塞于外耳道口,谨防污水流入耳内。

(3)忌用氨基糖苷类抗生素滴耳液(如新霉素、庆大霉素等)滴耳,以防耳中毒。

(4)行鼓室成形术患者术后 2～3 个月内不要乘坐飞机,以防气压突然变化影响手术效果。并告知其术后 3 个月耳内会有少量渗出,此为正常现象,注意保持外耳道清洁,防止感染。

(5)加强锻炼,增强机体抵抗力,认真做好各种传染病的预防接种工作。

四、慢性化脓性中耳炎

急性化脓性中耳炎病程超过 6 周时,病变侵犯中耳黏膜、骨膜或深达骨质,造成不可逆损伤,常合并存在慢性乳突炎,此谓慢性化脓性中耳炎。

(一)病因

与急性化脓性中耳炎治疗不及时或用药不当,全身或局部抵抗力下降,致病菌毒力过强,鼻、咽部存在慢性病灶致中耳炎反复发作等有关。

(二)治疗原则

祛除病因、控制感染、通畅引流、消除病灶、提高听力。

(三)护理评估

1.健康史

认真评估患者是否曾患急性化脓性中耳炎,是否有鼻咽部慢性疾病,是否有免疫力低下等情况。

2.身体状况

可分为三型,即单纯型、骨疡型、胆脂瘤型。

(1)单纯型:间歇性耳流脓,量多少不等。脓液呈黏液性或黏脓性,一般不臭,鼓膜穿孔常呈中央性。听觉损伤为轻度传导性耳聋。

(2)骨疡型:耳持续性流脓,脓液黏稠,常有臭味,可有血丝或耳内出血。鼓膜边缘性穿孔、紧张部大穿孔或完全缺失。患者多有较重的传导性耳聋。

(3)胆脂瘤型:长期耳流脓,脓量多少不等,有特殊臭味。鼓膜松弛部穿孔或紧张部后上方边缘性穿孔。听力检查一般为不同程度的传导性耳聋。

(4)颅内并发症:患者可有头痛、恶心、呕吐、发热等症状,表示炎症已由骨质破坏向颅内扩散。胆脂瘤型慢性化脓性中耳炎最易出现颅内并发症。

3.辅助检查

(1)耳镜检查:可见鼓膜穿孔大小不等,可分为中央性和边缘性两种。穿孔处可见鼓室内壁黏膜充血、肿胀或有肉芽、息肉循穿孔伸展于外耳道。鼓室内或肉芽周围及外耳道有脓性分泌物。

(2)听力检查:显示传导性或混合性耳聋,程度轻重不一,少数可为重度感音性听力丧失。

(3)乳突 X 线或颞骨 CT 检查:单纯型无骨质破坏征,骨疡型有骨质破坏征象,胆脂瘤型可见圆形或椭圆形透亮区。

4.心理-社会状况

注意评估患者的文化层次、性格特征、对疾病的认知程度等。

(四)护理措施

1.滴耳、滴鼻护理

按医嘱指导患者正确使用滴耳液,用药前先用 3% 过氧化氢溶液彻底清洗外耳道内脓液,然后再滴用抗生素耳剂。正确使用 1% 麻黄碱液滴鼻,保持咽鼓管通畅。

2.病情观察

密切观察病情变化,注意有无头痛、恶心、呕吐、发热及耳后红肿、明显压痛等症状,防止发生颅内、外并发症。对疑有颅内并发症者,禁止使用止痛、镇静类药物,以免掩盖症状。应密切观察生命体征变化,及时、准确使用降压药物,全身使用足量抗生素,保持大便通畅,以防止发生脑疝。

3.健康教育

(1)向患者及家属讲解慢性化脓性中耳炎的危害,特别是引起颅内、外并发症的严重性,引起患者对疾病治疗的重视。嘱患者积极配合治疗,按期随访,病情变化时及时就医。

(2)教会患者正确的滴耳和洗耳方法及注意事项。忌用氨基糖苷类抗生素滴耳液(如新霉素、庆大霉素等)滴耳,以防耳中毒。脓液多或穿孔小者,忌用粉剂,以免影响引流。

(3)加强锻炼,增强机体抵抗力,积极治疗鼻咽部慢性疾病。

(张　晶)

第三节　内耳疾病

一、耳硬化症

耳硬化症是内耳骨迷路发生反复的局灶性吸收并被富含血管和细胞的海绵状新骨所代替,继而血管减少,骨质沉着,形成骨质硬化病灶而产生的疾病。好发于前庭窗前区和圆窗边缘。好发年龄为 20~40 岁,女性多于男性。

(一)病因

尚无定论,可能与遗传、种族、代谢紊乱及内分泌障碍等因素有关。

(二)治疗原则

各期镫骨硬化患者以手术治疗为主,可采用镫骨部分或全部切除、人工镫骨术等。另可选配助听器和采用药物治疗。据报道氟化钠肠衣片、硫酸软骨素片等药物对本病有一定的防治作用。

(三)护理评估

1.健康史

仔细询问患者是否有代谢紊乱、内分泌障碍等疾病,家族中是否有类似病例,女性患者是否怀孕。

2.身体状况

(1)缓慢进行性听力下降:可因妊娠、分娩、外伤、过劳及烟酒过度等而致听力减退加剧。

(2)耳鸣:一般以"轰轰"或"嗡嗡"低音调为主,可为持续性或间歇性。

(3)韦氏错听(闹境返聪):在嘈杂环境中,患者的听觉反较在安静环境中为佳,此现象称为韦氏错听。

(4)眩晕:少数患者在头部活动时出现轻度短暂眩晕。

3.辅助检查

(1)耳镜检查:可见外耳道宽大,皮肤菲薄,鼓膜完整,标志清楚,可见 Schwartze 征。

(2)听力检查:可表现为单纯传导性聋或伴有不同程度耳蜗功能损失之混合性聋。

(3)声导抗测试:显示 A 型鼓室导抗图。

(4)颞骨 CT 扫描:明确病变部位。

4.心理-社会状况

注意评估患者的性别、年龄、文化层次、对疾病的认知程度,以及压力应对方式等。

（四）护理措施

1.心理护理

多与患者接触，了解患者焦虑的原因、程度，让家人经常探望和陪伴患者。告知其治疗方法和目的，鼓励患者勇敢面对疾病，积极配合治疗。

2.安全护理

注意患者安全，避免车辆等物体的撞击。外出检查和活动要有人陪伴。在可能出现危险的地方安置警示牌。

3.佩戴助听器

不宜手术或不愿意接受手术的患者，可佩戴助听器。应告知患者助听器的类型、适配对象和佩戴效果，协助患者选配合适的助听器。

4.健康教育

（1）佩戴助听器的患者应每天清洗耳模和套管，耳部感染时不可佩戴。不用时关闭助听器，准备备用电池，夜间将电池盖打开，以免漏电。

（2）口服氟化钠肠衣片等药物者应注意饭后服用。

（3）手术后注意休息，避免剧烈活动，尤其是头部过度晃动和撞击。

（4）伤口未愈不可洗头，以防污水流入耳内。

（5）注意保暖，防止感冒，防止致病菌进入鼓室。

二、梅尼埃病

梅尼埃病是一种原因不明的以膜迷路积水为主要病理特征，以发作性眩晕、波动性耳聋、耳鸣、耳内胀满感为临床特征的内耳疾病。多见于 50 岁以下的中青年。

（一）病因

病因未明，主要学说有耳蜗微循环障碍，内淋巴液生成、吸收平衡障碍，变态反应与自身免疫异常，另外可能与遗传、病毒感染等有关。

（二）治疗原则

采用以调节自主神经功能、改善内耳微循环，以及解除迷路积水为主的药物综合治疗或手术治疗。手术有保存听力的颈交感神经节普鲁卡因封闭术、内淋巴分流术、前庭神经切除术及非听力保存的迷路切除术等。

（三）护理评估

1.健康史

评估患者是否患过各种耳病，有无其他自身免疫性疾病，有无家族遗传史，有无反复发作的眩晕、耳鸣和听力障碍等情况。

2.身体状况

（1）眩晕：多为无先兆突发旋转性眩晕，伴有恶心、呕吐、面色苍白、出冷汗、脉迟缓、血压下降等症状。

（2）耳鸣：多出现在眩晕发作之前，眩晕发作时加剧，间歇期自然缓解，但常不消失。

（3）耳聋：一般为单侧，多次发作后明显。发作期加重，间歇期减轻，呈明显波动性听力下降，耳聋随发作次数增加而加重。

（4）耳胀满感：发作期患侧头部或耳内有胀满、沉重或压迫感，有时感耳内灼热或钝痛。

3.辅助检查

(1)耳镜检查:鼓膜多正常,咽鼓管功能良好。

(2)听力检查:呈感音性聋,多年长期发作者可能呈感音神经性聋。

(3)前庭功能试验:早期患者前庭功能正常或轻度减退。发作期可见自发性水平型或水平旋转型眼震,发作过后,眼震逐渐消失。多次发作后,可出现向健侧的优势偏向。晚期出现半规管轻瘫或功能丧失。

(4)甘油试验:阳性反应提示耳聋系膜迷路积水引起。

(5)颞骨 CT 扫描:偶显前庭导水管周围气化差,导水管短而直。

4.心理-社会状况

注意评估患者的年龄、文化层次、心理状况及对本病的认知程度。

(四)护理措施

1.心理护理

向患者讲解本病的有关知识,使其主动配合治疗和护理,消除其紧张、恐惧心理,使之心情愉快、精神放松。对久病、频繁发作、伴神经衰弱者要多做耐心解释,消除其思想负担。心理精神治疗的作用不容忽视。

2.病情观察

观察眩晕发作的次数、持续时间、患者的自我感觉,以及神志、面色等情况。眩晕发作前,可有耳鸣为先发症状。

3.用药护理

按医嘱给予镇静药、改善微循环药及减轻膜迷路积水等药物,同时观察药物疗效和不良反应,如长期使用利尿剂者,应注意补钾。

4.饮食护理

给予高蛋白、高维生素、低脂肪、低盐饮食,适当减少饮水量。

5.休息护理

急性发作时应卧床休息,避免意外损伤。休养环境宜暗并保持安静舒适。对症状重或服用镇静药者,起床时动作要慢,下床活动时有人搀扶,防止跌倒。

6.手术护理

对发作频繁、症状重、保守治疗无效而选择手术治疗者,应告知其手术目的和注意事项,做好各项术前准备,围术期护理按耳科手术患者护理常规。

7.健康教育

(1)指导患者在治疗的同时配合适当的体育运动,如做呼吸操、散步、做静功等助气血运行的运动,增强体质。

(2)指导患者保持健康的心理状态和良好的生活习惯,起居规律、睡眠充足。戒除烟酒,禁用耳毒性药物。

(3)对眩晕发作频繁者,告知其不要骑车、登高等,以免发生危险。

(4)积极治疗因病毒引起的呼吸道感染及全身性疾病。

(张 晶)

第四节　鼻　　炎

一、急性鼻炎

急性鼻炎是由病毒感染引起的鼻黏膜急性炎症性疾病。

（一）病因

主要为病毒感染，继之合并细菌感染。最常见的是鼻病毒，其次是流感和副流感病毒、腺病毒等。病毒主要经飞沫传播，其次是通过被污染的物体或食物进入鼻腔或咽部而传播。病毒常于人体处在某种不利的因素下侵犯鼻黏膜。

1.全身因素

受凉、过劳、烟酒过度、维生素缺乏、内分泌失调或其他全身性慢性疾病等。

2.局部因素

鼻中隔偏曲、慢性鼻炎等鼻腔慢性疾病，邻近的感染灶如慢性化脓性鼻窦炎、慢性扁桃体炎，以及小儿腺样体肥大或腺样体炎等。

（二）治疗原则

以支持和对症治疗为主，同时注意预防并发症。全身应用抗生素和抗病毒药物，局部使用血管收缩剂滴鼻。

（三）护理评估

1.健康史

（1）评估患者有无与感冒患者密切接触史。

（2）了解患者最近有无受凉、过劳、烟酒过度等诱因。

（3）了解患者有无全身慢性病或鼻咽部慢性疾病。

2.身体状况

（1）发病初期鼻内有灼热感、喷嚏，接着出现鼻塞、水样鼻涕、嗅觉减退及闭塞性鼻音。

（2）继发细菌感染后鼻涕变为黏液性、黏脓性，进而脓性。

（3）大多有全身不适、倦怠、发热（37～40 ℃）和头痛等。小儿全身症状较成人重，多有高热（39 ℃以上），甚至惊厥，常出现消化道症状，如呕吐、腹泻等。

（4）鼻腔检查可见鼻黏膜充血、肿胀、总鼻道或鼻底有较多分泌物。

3.辅助检查

实验室检查可见合并细菌感染者可出现白细胞数升高。

4.心理-社会评估

评估患者（家属）对疾病的认知程度、文化层次、卫生习惯、饮食习惯、有无不良嗜好、情绪反应等。

（四）护理措施

1.饮食护理

嘱患者多饮水，清淡饮食，疏通大便，注意休息。可用生姜、红糖、葱白煎水热服。

2.用药护理

指导患者正确使用解热镇痛药、抗生素和抗病毒药物。

3.滴鼻护理

指导患者正确滴鼻,改善不适,也可按摩迎香、鼻通穴,减轻鼻塞。告知患者注意血管收缩剂的连续使用不宜超过7天。

4.健康指导

(1)告知患者急性鼻炎易传播给他人,指导其咳嗽、打喷嚏时用纸巾遮住口鼻,急性炎症期间餐具与家人分开。室内经常通风换气,不与他人共用毛巾,不到人多的公共场合,与他人接触时尽量戴口罩等,防止传播给他人。

(2)嘱患者平时养成良好的生活习惯,注意保暖,不过度熬夜和烟酒,不挑食,保证营养均衡,适当锻炼身体,讲卫生,积极治疗局部和全身其他疾病,提高机体抵抗力。

(3)指导患者锻炼对寒冷的适应能力,提倡冷水洗脸,冬季增加户外活动。

二、慢性鼻炎

慢性鼻炎是发生在鼻腔黏膜和黏膜下层的慢性炎症,可分为慢性单纯性鼻炎和慢性肥厚性鼻炎。

(一)病因

1.局部因素

(1)急性鼻炎反复发作或未获彻底治愈。

(2)鼻腔解剖变异及鼻窦慢性疾病。

(3)邻近感染病灶如慢性扁桃体炎、腺样体肥大或腺样体炎。

(4)鼻腔用药不当或过久等。

2.职业及环境因素

长期或反复吸入粉尘(如水泥、石灰、煤尘、面粉等)或有害化学气体,生活或生产环境中温度和湿度的急剧等。

3.全身因素

全身因素包括全身慢性疾病如贫血、糖尿病、风湿病、慢性便秘等,营养不良如维生素A、维生素C缺乏,内分泌疾病或失调等。

4.其他因素

烟酒嗜好、长期过度疲劳、先天或后天性免疫功能障碍。

(二)治疗原则

根除病因,合理应用鼻腔减充血剂,恢复鼻腔通气功能。慢性肥厚性鼻炎可行下鼻甲激光、射频消融术或部分切除术。

(三)护理评估

1.健康史

(1)评估患者有无鼻咽部的慢性炎症性疾病,有无鼻部长期不当用药等。

(2)了解患者有无贫血、风湿病、慢性便秘等慢性疾病。

(3)评估患者有无长期过劳等诱因。

2.身体状况

(1)慢性单纯性鼻炎表现为间歇性或交替性鼻塞,较多黏液性鼻涕,继发性感染时有脓涕。鼻黏膜充血、下鼻甲肿胀,表面光滑、柔软而富有弹性,探针轻压可现凹陷,但移开探针则凹陷很快复原,对血管收缩剂敏感。

(2)慢性肥厚性鼻炎呈单侧或双侧持续性鼻塞,通常无交替性。鼻涕呈黏液性或黏脓性,不易擤出。有闭塞性鼻音、耳鸣和耳堵塞感,并伴有头痛、头昏沉、咽干、咽痛。少数患者可能有嗅觉减退。下鼻甲黏膜肥厚、充血,严重者黏膜呈紫红色,黏膜表面不平,探针轻压凹陷不明显,触之有硬实感。对血管收缩剂不敏感。

3.心理-社会评估

评估患者的性别、年龄、文化程度、对疾病的认知程度,患者的心理状况、职业、工作环境及生活习惯等。

(四)护理措施

(1)指导患者正确用药,改善鼻塞、头痛等不适。

(2)嘱患者及时治疗原发病,如全身慢性疾病、鼻窦炎、邻近感染病灶和鼻中隔偏曲等。

(3)增加营养、补充维生素,禁烟、酒,锻炼身体,增强机体的抵抗力。

(4)注意休息,勿过度劳累,远离粉尘或有害化学气体。

（张　晶）

第五节　鼻　窦　炎

鼻窦炎是鼻窦黏膜的炎症性疾病,多与鼻炎同时存在,所以也称为鼻-鼻窦炎,发病率15%左右,是鼻科最常见的疾病之一。

一、急性鼻窦炎

(一)病因

1.局部因素

鼻腔疾病(如急或慢性鼻炎、鼻中隔偏曲、异物及肿瘤等)、邻近器官的感染病灶(如扁桃体炎、上列第2双前磨牙和第1、2磨牙的根尖感染、拔牙损伤上颌窦等)、直接感染(鼻窦外伤骨折、异物进入窦腔、跳水不当或游泳后用力擤鼻导致污水进入窦腔)、鼻腔填塞物留置过久、气压骤变(航空性鼻窦炎)等。

2.全身因素

全身因素如过度疲劳、营养不良、维生素缺乏、变应性体质、贫血及糖尿病、内分泌疾病(甲状腺、脑垂体或性腺功能不足)等。

(二)治疗原则

消除病因,清除鼻腔、鼻窦分泌物,促进鼻腔和鼻窦的通气引流,控制感染,防止并发症或病变迁延成慢性鼻窦炎。

1.全身治疗

全身治疗包括对症处理、抗感染治疗、中医治疗等。

2.局部治疗

局部治疗包括鼻内用药、上颌窦穿刺冲洗、物理疗法等。

（三）护理评估

1.健康史

（1）评估患者有无上呼吸道感染史，有无鼻部疾病。

（2）了解患者以往健康状况，有无全身其他疾病。

（3）了解患者最近有无乘坐飞机、潜水或跳水等。

2.身体状况

（1）全身症状：畏寒、发热、食欲减退、周身不适等，儿童可出现咳嗽、呕吐、腹泻等。

（2）局部症状：①持续性鼻塞，常有闭塞性鼻音。②大量黏液脓性或脓性涕，牙源性上颌窦炎有恶臭脓涕。③涕中带血或自觉有腥臭味。④局部疼痛和头痛。不同鼻窦炎疼痛的程度、位置和规律不同。急性上颌窦炎疼痛部位在颌面部或上列牙，晨起时不明显，后逐渐加重，至午后最明显；急性额窦炎为前额部疼痛，晨起后明显，渐加重，中午最明显，午后渐减轻；筛窦炎为内眦或鼻根处疼痛，程度较轻，晨起明显，午后减轻；蝶窦炎表现为枕后痛或眼深部痛，晨起轻，午后重。

（3）体征：鼻镜检查可见鼻黏膜充血肿胀，中鼻道或嗅裂有脓性分泌物。局部压痛，额窦炎压痛点在眶内上壁，筛窦压痛点在内眦，上颌窦压痛点在犬齿窝。

3.辅助检查

（1）实验室检查。

（2）鼻内镜检查、鼻窦 X 线或 CT 检查了解炎症程度和范围。

4.心理-社会评估

评估患者的年龄、性别、文化层次、对疾病认知程度、职业、情绪状态、生活方式、饮食习惯等。

（四）护理措施

1.用药护理

向患者解释疼痛的原因和缓解方法，遵医嘱指导患者正确用药，尤其是抗生素使用要及时、足量、足够时间，不可随意停药，并教会患者正确的点鼻和擤鼻的方法，同时告知患者不宜长期使用鼻内血管收缩剂类药物。

2.饮食护理

嘱患者注意休息，多饮水，多食柔软易消化、富含维生素的食物，避免辛辣刺激性食物。

3.健康指导

（1）嘱患者注意生活环境的卫生，保持适宜的温度和湿度，要多开窗通风。

（2）治疗期间要定期随访至痊愈。

（3）对于抵抗力低下或者年老、体弱、婴幼儿，应当注意预防上呼吸道感染，增强体质。

（4）养成良好的生活和饮食习惯，不熬夜，不过度疲劳，饮食均衡，保证营养全面摄入。

（5）对于有鼻部或全身疾病的患者，应嘱其积极治疗原发病。

（6）飞行员、乘务员、潜水员应指导其及时保持鼻窦内外压力平衡的方法。

二、慢性鼻窦炎

急性鼻窦炎反复发作或急性鼻窦炎、鼻炎治疗不当,病程超过 2 个月,即为慢性鼻窦炎,以筛窦和上颌窦最为多见。

(一)病因

主要发病因素有细菌感染、变态反应、鼻腔和鼻窦的解剖变异、全身抵抗力差、鼻外伤、异物、肿瘤等。

(二)治疗原则

控制感染和变态反应导致的鼻腔鼻窦黏膜炎症。改善鼻腔鼻窦的通气、引流。病变轻者及不伴有解剖畸形者,采用药物治疗(包括全身和局部药物治疗)即可取得较好疗效;否则应采取综合治疗手段,包括内科和外科治疗。

1.全身用药

抗生素、糖皮质激素、黏液稀释及改善黏膜纤毛活性药、抗组胺药物。

2.局部用药

鼻腔减充血剂、局部糖皮质激素、生理盐水冲洗。

3.局部治疗

上颌窦穿刺冲洗、额窦环钻引流、鼻窦置换治疗、鼻内镜下吸引。

4.手术治疗

手术治疗以解除鼻腔鼻窦解剖学异常造成的机械性阻塞、结构重建、通畅鼻窦的通气和引流、黏膜保留为主要原则。

(三)护理评估

1.健康史

(1)了解患者有无急性鼻窦炎反复发作史,了解其治疗过程。

(2)了解患者有无鼻部其他疾病或全身病。

2.身体状况

(1)全身症状:可有头昏、易倦、精神抑郁、记忆力减退、注意力不集中等现象。

(2)局部症状:鼻塞;流脓涕,牙源性鼻窦炎时,脓涕多带腐臭味;嗅觉障碍;局部疼痛及头痛,多在低头、咳嗽、用力或情绪激动时症状加重。

(3)后组筛窦炎和蝶窦炎偶可引起视力减退、视野缺损或复视等。

(4)检查可见鼻黏膜充血、肿胀,中鼻道、嗅裂及鼻咽部有脓。

3.辅助检查

(1)鼻内镜检查和鼻窦 CT 扫描可帮助了解鼻腔解剖学结构异常、病变累积的位置和范围。

(2)细菌培养或免疫学检查可进一步确定鼻窦炎的主要致病因素和特征。

4.心理-社会评估

评估患者年龄、性别、文化层次、对疾病的认知程度、职业、性格特点、生活方式、情绪反应等。

(四)护理措施

1.鼻腔冲洗指导

向患者解释鼻腔冲洗的目的及操作方法,协助并指导患者进行鼻腔冲洗,使患者熟练掌握正确的冲洗方法。

2.病情观察

注意观察患者体温变化,有无剧烈头痛、恶性、呕吐等,鼻腔内有无清水样分泌物流出,如发现应及时报告医师处理。

3.饮食护理

饮食要清淡易消化,禁烟酒,禁辛辣刺激性食物。

4.健康指导

(1)告知患者尽量克制打喷嚏,如果克制不住,打喷嚏时一定把嘴张大。

(2)告知患者不用手挖鼻,防止损伤鼻黏膜。

(3)防止感冒,避免与患感冒的人接触。冬春季外出时应戴口罩,减少花粉、冷空气对鼻黏膜的刺激。

(4)保持大便通畅,勿用力排便。

(5)定期门诊随访鼻腔黏膜情况,清理痂皮。

(张　晶)

第六节　鼻　息　肉

鼻息肉是鼻、鼻窦黏膜的慢性炎性疾病,以极度水肿的鼻黏膜在中鼻道形成息肉为临床特征。

一、病因

病因尚未完全清楚。由鼻部黏膜长期水肿所致,以变态反应和慢性炎症为主要原因。

二、治疗原则

现多主张以手术为主的综合治疗,使用糖皮质激素及功能性鼻内镜手术。

三、护理评估

(一)健康史

评估患者以往健康状况,是否有过敏性鼻炎、慢性鼻炎、哮喘史。有无慢性炎症刺激及诱发因素。

(二)身体状况

(1)进行性鼻塞,逐渐转为持续性鼻塞、流涕。有鼻塞性鼻音。

(2)嗅觉障碍及头痛。

(3)外鼻可形成"蛙鼻"。

(4)前鼻镜检查可见鼻腔内有一个或多个表面光滑呈灰白色或淡红色、半透明的新生物,触之柔软,可移动,不易出血,不感疼痛。

(三)辅助检查

(1)鼻内镜检查。

（2）X线鼻窦摄片，明确病变的部位和范围。

（3）病理学检查。

（四）心理-社会评估

评估患者的年龄、性别、对疾病的认知程度、文化层次、生活习惯、饮食习惯等。观察患者对疾病的情绪反应。

四、护理措施

（一）心理护理

向患者及家属介绍疾病的特点，治疗方法和一般预后情况，如何预防复发等，使患者增加对疾病的认识，树立战胜疾病的信心。

（二）用药护理

鼓励患者多喝水，口唇干燥时涂以润唇膏。根据医嘱使用糖皮质激素，减轻鼻塞症状，缓解不适。

（三）术前护理

1.一般准备

（1）术前检查各项检验报告是否正常，包括血尿常规、出凝血试验、肝肾功能、胸片、心电图等，了解患者是否有糖尿病、高血压、心脏病或其他全身疾病，有无手术禁忌证，以保证手术安全。

（2）准备好鼻部CT或X线片。

（3）根据需要完成药物皮肤敏感试验。

（4）预计术中可能输血者，应做好定血型和交叉配血试验。

（5）术前一天沐浴、剪指（趾）甲，做好个人卫生工作。

（6）术前晚可服镇静剂，以便安静休息。

（7）按医嘱予术前用药，并做好宣教工作。

（8）局麻患者术晨可进少量干食。全麻者术前6小时开始禁食、禁水。

（9）术前有上呼吸道感染者、女患者月经来潮者，暂缓手术。

（10）术前禁烟酒及刺激性食物。

2.鼻部准备

（1）剪去术侧鼻毛，男患者需理发，剃净胡须。如果息肉或肿块过大，已长至鼻前庭，则不宜再剪鼻毛。

（2）检查患者有无感冒、鼻黏膜肿胀等急性炎症，如有应待其消失后手术。

（四）术后护理

1.麻醉护理

局麻患者术后给予半卧位，利于鼻腔分泌物渗出物引流，同时减轻头部充血。全麻按全麻护理常规至患者清醒后，改为半卧位。

2.用药护理

按医嘱及时使用抗生素，预防感染。注意保暖，防止感冒。

3.病情观察

注意观察鼻腔渗血情况，嘱患者如后鼻孔有血液流下，一定要吐出，以便观察出血量，并防止血液进入胃内，刺激胃黏膜引起恶心呕吐。24小时内可用冰袋冷敷鼻部和额部。如出血较多，及时通知医师处理,必要时按医嘱使用止血药,床旁备好鼻止血包和插灯。

4.饮食护理

局麻患者术后2小时、全麻患者术后3小时可进温、凉的流质或半流质饮食,可少量多餐,保证营养,避免辛辣刺激性食物。

5.口腔护理

因鼻腔不能通气,患者需张口呼吸,口唇易干裂,所以要做好口腔护理,保持口腔清洁无异味,防止口腔感染,促进食欲。

6.病情指导

(1)因鼻腔内有填塞物,患者会感觉非常不舒适,如鼻部疼痛、头痛、头胀、流泪、咽痛、咽干等,向患者解释不舒适的原因、可能持续的时间、适当吸氧、雾花吸入等方法减轻不舒适症状。

(2)叮嘱患者不要用力咳嗽或打喷嚏,以免鼻腔内纱条松动或脱出而引起出血。教会患者如果想打喷嚏,可用手指按人中、做深呼吸或用舌尖抵住硬腭以制止。

(3)鼻腔填塞纱条者,第二天开始滴液状石蜡以润滑纱条,便于抽取。纱条抽尽后改用呋麻滴鼻液,防止出血并利于通气。

(五)健康指导

(1)保持良好的心理状态,避免情绪激动,适当参加锻炼。

(2)选择含有丰富维生素、蛋白质的饮食增强机体抵抗力,促进疾病康复。

(3)避免挤压、挖鼻、大力擤鼻等不良习惯。

(4)冬春季外出时可戴口罩,减少花粉、冷空气对鼻黏膜的刺激。

(5)遵医嘱按时正确做鼻腔冲洗,定时服药、滴鼻。

(6)尽量避免上呼吸道感染,减少对鼻腔的强烈刺激。

(7)术后定期进行窥镜检查。

(8)2个月内避免游泳。

(张　晶)

第七节　喉　炎

一、急性喉炎

急性喉炎是喉黏膜的急性卡他性炎症,好发于冬春季,是一种常见的急性呼吸道感染性疾病。

(一)病因

主要为感染,常发生于感冒之后,先由病毒入侵,再继发细菌感染;用声过度也可引起急性喉炎;吸入有害气体、粉尘或烟酒过度等;烟酒过度、受凉、疲劳也可诱发。

(二)治疗原则

全身应用抗生素和激素治疗;使声带休息;超声雾化吸入治疗;结合中医治疗。

(三)护理评估

1.健康史

了解患者最近有无感冒史,有无用声过度、吸入有害气体、机体抵抗力下降等诱因。

2.身体状况

声嘶是急性喉炎的主要症状,患者可出现咳嗽、咳痰但不严重,喉部不适或疼痛,不影响吞咽。喉镜下可见喉部黏膜呈弥漫性红肿。

3.辅助检查

间接喉镜检查。

4.心理-社会状况

评估患者的年龄、性别、职业、工作环境、文化层次、有无不良生活习惯,评估患者的心理状态以及对疾病的认知程度。

(四)护理措施

1.心理护理

向患者解释引起声音嘶哑和疼痛的原因、治疗方法和预后,使患者理解并坚持治疗。

2.用药护理

根据医嘱指导患者及时用药或应用超声雾化吸入。

3.健康指导

(1)告知患者多饮水,避免刺激性食物,禁烟酒,保持大便通畅。

(2)保持室内温湿度适中。

(3)养成良好的生活习惯,均衡营养,劳逸结合,不熬夜,避免过度劳累。

(4)嘱尽量少说话或噤声,使声带休息。避免发声不当和过度用声等。

二、慢性喉炎

慢性喉炎是指喉部黏膜慢性非特异性炎症。

(一)病因

(1)继发于鼻、鼻窦、咽部感染、下呼吸道感染和脓性分泌物刺激。

(2)急性喉炎反复发作或迁延不愈。

(3)用声过度,发声不当。

(4)长期吸入有害气体,烟酒刺激。

(5)胃食管咽反流。

(6)全身性疾病,如糖尿病、心脏病、肝硬化等使血管收缩功能紊乱,喉部长期处于充血状态,可继发本病。

(二)治疗原则

祛除病因,积极治疗局部或全身疾病;避免过度用声,使用正确发声方法;避免在粉尘或有害气体环境中工作;局部用抗生素和糖皮质激素雾化吸入;中药治疗等。

(三)护理评估

1.健康史

(1)询问患者发病前是否有各种局部和全身慢性病史及长期接触有害气体等。

(2)了解喉部不适发生的时间。

2.身体状况

(1)声音嘶哑,喉部不适、干燥感或喉痛感。

(2)间接喉镜可见喉黏膜弥漫性充血,有黏稠分泌物附着。

3.辅助检查

喉镜检查。

4.心理-社会状况

评估患者的年龄、性别、性格特点,对疾病的认知程度,生活工作环境和职业,有无烟酒嗜好等情况。

(四)护理措施

1.心理护理

耐心向患者介绍疾病的发生、发展以及转归过程,坚持治疗,放松心情,促进康复。

2.用药护理

根据医嘱给予抗生素和糖皮质激素治疗,并注意观察患者的用药效果。

3.健康指导

(1)积极治疗全身及鼻、咽、喉部的慢性疾病,合理用声,避免疲劳。

(2)改善生活和工作环境,避免接触有害气体。

(3)避免辛辣饮食,禁烟酒,进食营养丰富的饮食,增强体质,提高免疫力。

(张　晶)

第八节　喉　外　伤

一、概述

喉外伤分为喉外部外伤及喉内部外伤两类。喉外部外伤指喉部的皮肤、肌肉、黏膜、血管、神经等组织的损伤。损伤的种类包括钝挫伤、切割伤、刺伤及混合伤等。喉内部外伤包括喉内烫伤、烧灼伤及器械损伤,常见于麻醉插管、化学腐蚀剂及火灾时烟尘等误吞或吸入。引起咽喉部及呼吸道黏膜充血、水肿、糜烂、溃疡及坏死。严重喉外伤如急救不及时;治疗护理不当可发生喉阻塞、气管-食管瘘、瘢痕性上呼吸道狭窄,严重时可危及生命,治疗原则积极采取抢救措施,控制出血,解除呼吸困难、防止休克。手术治疗恢复喉功能。尽量避免出现喉狭窄。

二、临床护理

(一)术前护理

由于喉部血管丰富,多来自喉动脉、甲状腺动脉及甲状腺组织,出血较严重。易发生休克,应用力压住颈部大血管,减少出血并将伤口出血部位用血管钳夹住。快速建立静脉通道、遵医嘱给予输液输血、用药等抗休克抗感染治疗。保持呼吸道通畅,喉是呼吸的通道,上通咽腔下连气管。喉外伤造成组织移位、出血、分泌物阻塞呼吸道都会引起窒息。应迅速将伤口撑开恢复呼吸道通畅,及时清除口内分泌物、呕吐物,血液、唾液流入下呼吸道造成阻塞,必要时先行环甲膜切开或高位气管切开。患者保持头低位,同时高流量吸入氧气。常规做 TAT、普鲁卡因皮试、对局部皮肤进行清洗备皮,在抢救的同时将病情,手术有关事项、危险性、并发症向家属说明,取得患者家属的配合,详细记录抢救过程。以便在抢救的同时尽快施行手术。

(二)术后护理

全麻术后进病房监护室,因喉外伤施行喉整复术,需保持颈部伤口无张力,所以体位需平卧后头垫枕,使头前倾 30°,禁止左右摆动,避免将吻合口撕裂。观察伤口有无出血、渗血、气管切开周围皮下气肿。保持呼吸道通畅;喉腔整复术的患者先行气管切开,整复后喉腔放置扩张子关闭伤口。呼吸改为颈部气管切开造瘘口,因此做好气管切开护理保持呼吸道通畅尤为重要。严密观察生命体征及血氧饱和度的动态变化,根据病情调节氧流量,及时吸除气管内分泌物,一般术后 2 周左右拔除扩张子。伤口愈合拔除气管套管。保持室内清洁、安静,定期进行空气消毒。及时换药,保持伤口干燥,密切观察有无感染,应用足量广谱抗生素,防止伤口感染引起喉狭窄,给患者痊愈后的生活及治疗带来困难。喉外伤患者术后均需插鼻饲胃管,减少喉部活动及伤口污染,保证伤口愈合。在鼻饲期间做好口腔护理,保持口腔清洁,预防口腔黏膜糜烂。食物种类多选用米汤、牛奶、果汁,2 天后改为面食、骨头汤等,用食品加工机加工成为糊状,由胃管注入。每天注入 4~5 次,在鼻饲期间要观察患者的胃部反应,随时调整饮食种类。

三、康复护理

喉部手术伤口愈合后,嘱患者预防上呼吸道感染,避免咳嗽,禁止烟酒刺激,少说话,多做深呼吸运动锻炼喉功能,保持室内空气湿润,新鲜,适当锻炼身体,提高机体免疫力和抵抗力。如出现咳嗽给予庆大霉素 16 万单位加地塞米松 5 mg 雾化吸入,每天 1~2 次,5 天 1 个疗程。如果堵管后出现憋气,呼吸不畅,不能拔除气管套管,半年后再做喉整复术。

（张　晶）

第九节　喉　梗　阻

一、概述

喉梗阻亦称喉阻塞。小儿发生喉阻塞的机会较成人多。喉阻塞有小儿急性喉炎、咽后壁脓肿、呼吸道异物、喉癌、喉乳头状瘤、喉外伤、双侧声带麻痹及先天性喉畸形等。临床症状为:吸气性呼吸困难、吸气性喘鸣、吸气性三凹征(胸骨上凹、锁骨上凹、剑突下凹),根据喉阻塞的程度,引起呼吸困难分为四度,临床护理观察重点。

(一)Ⅰ度呼吸困难

平静时无症状,活动或哭闹时有轻度的吸气性呼吸困难,喉喘鸣及三凹征因为呼吸困难不明显,要详细询问病史、检查,针对病因治疗。

(二)Ⅱ度呼吸困难

安静时有轻微的吸气性呼吸困难,活动时加重,但不影响睡眠及进食。缺氧症状不明显,脉搏整齐有力。要密切观察病情变化、对症处理。给予氧气吸入,镇静药等。

(三)Ⅲ度呼吸困难

吸气性呼吸困难明显,喉鸣较响,三凹征及缺氧症状明显,出现发绀及烦躁不安,并影响睡眠及进食,脉搏快而弱。因为呼吸困难严重,其病因不明确或短时间内不能除去者,应立即行气管切开术。

(四)Ⅳ度呼吸困难

呼吸困难致极度缺氧及二氧化碳蓄积,患者手足乱动、面色苍白、口唇发绀、出汗、全身衰竭、脉搏细弱、心律不齐,可因窒息或心力衰竭而死亡。对于此类患者应快速气管切开,气管插管或插入气管镜,尽快使呼吸道通畅。

二、临床护理

(一)术前护理

严密观察呼吸,对表现呼吸困难和缺氧的患者应给予高流量氧气吸入,并做好术前准备。卧床休息,去枕半卧位,使颈部舒展以利于呼吸和咳痰。密切观察患者的呼吸变化,患者情绪较紧张,应给予心理疏导。对需行气管切开术的患者,向其本人及家属说明手术的必要性及注意事项,以减轻患者焦虑情绪。气管切开护理用物准备:吸痰器、气管套管(按患者年龄准备不同型号套管)、气管切开护理盘(无菌换药碗、吸痰管、血管钳、棉球、纱布、通内管用的探针)、弯盘、60 mL小滴瓶(装抗生素液)及外用盐水。

(二)术后护理

术后取平卧位或半卧位,设专人护理,严密观察生命体征、血氧饱和度的动态变化,根据病情调节吸氧流量。还要注意观察患者呼吸频率及幅度的变化。24小时内尽量少活动,以防气管套管脱出。术后进流质或半流质饮食,进食时注意有无呛咳及吞咽困难。术后患者暂时不能说话,表现为烦躁不安,护理时应耐心仔细,及时领会患者的意图,可与患者进行书面交流,或让患者堵住气管套管口进行短时交流。保持病室内空气清洁、流通,温度在18~20 ℃,湿度在60%~80%,气管切开口处覆盖1层无菌湿纱布,以增加吸入空气的湿度,并防止异物误吸。保持呼吸道通畅,及时吸痰,吸痰时注意无菌操作,动作要轻柔,注意吸气管内分泌物的导管不得再用作吸口腔分泌物,以防止交叉感染。为预防套管内结痂形成和感染,每30分钟气管内滴入抗生素液2~3滴。痰液黏稠不易吸出,可行超声雾化吸入,1~2次/天,必要时1次/2小时,每天更换1~2次气管切开口纱布。气管切开48小时抽出伤口内填塞的纱条,1周后拆除缝线。气管套管外管固定要牢固,系带的松紧度要适宜(系好后能容纳一指为宜),在颈后系死结。执行气管切开护理常规。内管保持通畅。每4~6小时清洗内管1次,每天消毒1~2次。清洗内管时棉球要适量,以防内管变形。注意棉球勿遗漏在内管中。严密观察有无并发症,如刀口出血、皮下气肿、纵隔气肿、气胸、气管食管瘘、肺部感染等。发现并发症应及时汇报医师处理。术后禁用吗啡、可待因、阿托品等镇咳止痛药,以免抑制咳嗽而使分泌物不易咳出。患者剧烈咳嗽时可酌情使用止咳剂,以防脱管。由于剧烈咳嗽或活动、气管套管系带过松导致气管套管脱出时,患者主诉呼吸困难,小儿突然发出啼哭声,吸痰时有阻力,痰液不能够吸出。应立即用止血钳迅速撑开气管切开口,将气管套管插入气管内,同时给予高流量氧气吸入。喉梗阻去除病因后应尽快拔除气管套管,拔管前应先将大号气管套管换成小号的套管,无明显呼吸困难行堵管48小时,堵管期间注意观察患者呼吸,平稳即可拔除套管。拔管后伤口用创可贴拉拢,不必缝合,一周左右可自愈。

三、康复护理

气管切开术后需长期带气管套管的患者或暂不能拔管的患者,做好出院指导;气管套管内管的取出与放入:左手按住外套管,右后旋转内管上开关后取出,手法要轻柔,以防将外套管拔出;气管套管的清洗与煮沸消毒法;敷料更换与气管内滴药法;外套管固定的重要性及脱管的急救处理方法等。

(张　晶)

第十节　喉　癌

喉癌是头颈部常见的恶性肿瘤,喉癌占全身恶性肿瘤的 2.1%。喉癌的发生有地区差异,我国华北和东北地区的发病率远高于江南各省,近年来喉癌的发病率有明显上升的趋势。喉癌男性较女性多见,高发年龄为 40～60 岁。

一、病因与发病机制

喉癌的病因尚不明确,与以下因素有关,常是多种致癌因素协同作用的结果。

(一)吸烟

据统计约 95% 的喉癌患者有长期吸烟史,并且吸烟持续时间越长、数量越多、吸入程度越深和不戒烟者的发病率越高。因烟草燃烧时产生烟草焦油,其中含有致癌物质苯丙芘。烟草可使呼吸道纤毛运动迟缓或停止,黏膜充血水肿,上皮增厚和鳞状化生,成为致癌基础。

(二)饮酒

临床观察和流行病学调查结果显示慢性酒精摄入与喉癌发生有一定相关性。当吸烟和饮酒共存时有致癌的协同作用。

(三)环境因素

(1)长期大量吸入生产性粉尘或工业废气:如二氧化硫、芥子气、石棉等。

(2)长期接触各种有机化合物:如多环芳香烃、亚硝胺等。

(3)长期接触放射性同位素:如镭、铀、氡等。

(四)病毒感染

许多研究表明,人乳头状瘤病毒可引起喉乳头状瘤,目前认为是喉癌的癌前病变。

(五)其他

喉癌的发生可能与性激素代谢紊乱、免疫功能低下、体内微量元素缺乏有关。

二、分区及分期

根据喉癌的生长范围和扩散程度,按照国际抗癌协会(UICC)TNM 分类标准(2002)方案如下述,临床分期见表 13-1。

(一)解剖分区

(1)声门上区:舌骨上会厌;杓会厌襞,喉面;勺状软骨;舌骨下部会厌;室带。

表 13-1　喉癌临床分期

分期	T	N	M
0	T_{is}	N_0	M_0
I	T_1	N_0	M_0
II	T_2	N_0	M_0
	T_3	N_0	M_0
III	T_1,T_2,T_3	N_1	M_0
IV A	T_{4a}	N_0,N_1	M_0
	T_1,T_2,T_3,T_{4a}	N_2	M_0
IV B	任何 T	N_3	M_0
	T_{4b}	任何 N	M_0
IV C	任何 T	任何 N	M_1

(2)声门区:声带;前联合;后联合。

(3)声门下区。

(二)TNM分类

1.原发肿瘤(T)

T_x:原发肿瘤不能评估。

T_0:无原发肿瘤证据。

T_{is}:原位癌。

(1)声门上型。

T_1:肿瘤局限于声门上一个亚区,声带活动正常。

T_2:肿瘤侵犯声门上一个亚区以上、侵犯声门或声门上区以外(如舌根黏膜、会厌谷等),无喉固定。

T_3:肿瘤局限于喉内,声带固定,和(或)下列部位受侵:环后区、会厌前间隙、声门旁间隙和(或)伴有甲状软骨局灶破坏(如内板)。

T_{4a}:肿瘤侵透甲状软骨板和(或)侵及喉外组织(如气管、颈部软组织等)。

T_{4b}:肿瘤侵及椎前间隙,包裹颈总动脉,或侵及纵隔结构。

(2)声门型。

T_1:肿瘤侵犯声带,但是声带活动正常。

T_{1a}:肿瘤局限于一侧声带。

T_{1b}:肿瘤侵犯两侧声带。

T_2:肿瘤侵犯声门上或声门下,和(或)声带活动受限。

T_3:肿瘤局限于喉内,声带固定和(或)侵犯声门旁间隙,和(或)有甲状软骨局灶破坏。

T_{4a}:肿瘤侵透甲状软骨板或侵及喉外组织。

T_{4b}:肿瘤侵及椎前间隙,侵及纵隔结构,或包裹颈总动脉。

(3)声门下型。

T_1:肿瘤局限于声门下。

T_2:肿瘤侵及声带,声带活动正常或受限。

T_3:肿瘤局限于喉内,声带固定。

T_{4a}:肿瘤侵透环状软骨或甲状软骨板,和(或)侵及喉外组织。

T_{4b}:肿瘤侵及椎前间隙,侵及纵隔结构,或包裹颈总动脉。

2.区域淋巴结转移(N)

N_X:颈部淋巴结无法确定。

N_0:无颈部淋巴结转移。

N_1:同侧单个淋巴结转移,直径$\leqslant 3$ cm。

N_2:同侧、对侧或双侧单个或多个淋巴结转移,最大直径$\leqslant 6$ cm;N_3:淋巴结转移,最大直径>6 cm。

3.远处转移(M)

M_X:远处转移无法确定。

M_0:无远处转移。

M_1:有远处转移。

三、临床表现

(一)根据癌肿发生部位的不同,临床表现不一

见表 13-2。

表 13-2 喉癌分型及临床表现

分型	发生部位	早期症状	特点	临床表现
声门上癌(包括边缘区)	会厌,喉,面根部	无特异症状,仅有咽部不适、痒感或异物感	分化差,发展快,早期易出现颈淋巴结转移	向深层浸润或出现较深溃疡时,可有咽喉痛,并可放射到同侧耳部。侵犯杓状窝可影响吞咽。癌肿表面溃烂时,有咳嗽和痰中带血,并有臭味。晚期症状:呼吸困难、咽下困难、咳嗽、痰中带血。随着肿瘤增大,声嘶逐渐加重,或出现发音粗哑,甚至失声
声门癌(最多见)		声音改变,初期为发声易疲倦或声嘶,时轻时重	分化较好,转移较少	呼吸困难是声门癌另一个常见症状,常为声带运动受限或固定,或肿瘤组织堵塞声门引起肿瘤组织表面糜烂可出现痰中带血。晚期,肿瘤向声门上区或声门下区发展,除严重声嘶或失声外,可出现放射性耳痛、呼吸困难、咽下困难、频繁咳嗽、咳痰困难、口臭等症状
声门下癌(最少见)	位于声带平面以下,环状软骨下缘以上部位	症状不明显		可出现刺激性咳嗽、声嘶、咯血和呼吸困难
贯声门癌	原发于喉室,跨越两个解剖区域即声门上区及声门区	症状不明显	癌组织在黏膜下浸润扩展,广泛浸润声门旁间隙	出现声嘶时,常已有声带固定,但喉镜检查仍未见肿瘤。随着肿瘤向声门旁间隙扩展,浸润和破坏甲状软骨时,可引起咽喉痛

(二)体征

喉镜可见喉部有菜花样、结节样或溃疡性新生物。注意观察声带运动是否受限或固定。仔

细触摸会厌前间隙是否饱满,再触摸颈部有无淋巴结肿大,并注意喉体、颈前软组织和甲状腺有无肿块。

四、辅助检查

(一)间接喉镜检查

此法最常用,可了解癌肿的部位、形态、范围和喉的各部分情况,观察声带运动和声门大小情况等。

(二)纤维喉镜或电子喉镜检查

能进一步观察癌肿大小、形态和基底部。并可进行活检,确定诊断。

(三)影像学检查

颈部和喉部 CT 和 MRI 检查能了解病变范围及颈部淋巴结转移情况,协助确定手术范围。

五、治疗要点

喉癌的治疗手段包括手术、放疗、化疗及免疫治疗等,目前多主张以手术为主的综合治疗。

(一)手术治疗

目前为治疗喉癌的主要手段。原则是在彻底切除癌肿的前提下,尽可能保留或重建喉功能,以提高患者的生存质量。喉癌的手术包括喉全切除术和各种喉部分切除术。喉部分切除术的术式很多,不同术式的选择主要根据肿瘤的部位、范围以及患者的全身状况等因素而定。喉癌常有颈淋巴结转移,为此颈淋巴结清扫是喉癌手术的重要组成部分。

(二)放射治疗

适应证:①小而表浅的单侧或双侧声带癌,声带运动正常。②位于会厌游离缘,比较局限的声门上型癌。③全身情况差,不宜手术者。④病变范围广,术前先行放疗,术后补充放疗者。放疗的剂量和疗程根据具体情况而定。

(三)化学治疗

喉癌中 98% 左右为鳞状细胞癌,常对化疗不太敏感,虽然近年来化疗有一定的进展,但在喉癌的治疗中仍不能作为首选治疗方法。

(四)生物治疗

随着分子生物学、细胞生物学、肿瘤免疫学及遗传工程的发展,使肿瘤生物治疗将可能成为肿瘤治疗的第 4 种方式。生物治疗主要包括生物反应调节和基因治疗。

六、护理措施

(一)术前护理

1.预防窒息

(1)密切观察患者的呼吸情况。

(2)避免剧烈活动,限制活动范围。

(3)预防上呼吸道感染。

(4)手术前夜加强巡视,必要时床旁备好气管切开包。

2.术前指导

(1)保证营养供给。

（2）保持口腔清洁。

（3）教会患者放松的技巧,如缓慢的深呼吸等。

（4）对不能书写者教会简单的手语。

（5）戒除烟酒。

3.术区准备

术前 1 天根据手术范围备皮、剃须:一般喉癌切除术加双颈淋巴结清扫术的备皮范围为上起下唇水平,下平乳头,左右均至胸锁乳突肌前缘。双侧耳后及耳上各四指皮肤,将发根剃净。

4.术日晨准备

全麻患者术前至少禁食 6 小时。术前置入鼻饲管,全麻后置入导尿管。

5.心理护理

(1)评估患者的焦虑程度、心理承受能力。

(2)注意倾听患者的感受并表示理解。

(3)鼓励家属多陪伴患者,给予情感支持。

(4)向患者及家属详细讲解疾病的相关知识、治疗方法及预后。

(5)如需施行喉全切除术,需向患者和家属讲解切除喉的必要性及术后语言沟通的替代方法。帮助患者树立信心,积极配合治疗及护理。

（二）术后护理

1.保持呼吸道通畅

(1)向患者讲解术后呼吸方式:术后气体由颈部气管套管口或气管瘘口进出而不是由鼻进出,嘱患者不要遮盖或堵塞颈部气管套管口(喉部分切除术)或气管瘘口(喉全切除术)。

(2)密切观察患者呼吸节律和频率,监测血氧饱和度。

(3)及时吸出气管套管(或气管瘘口)内痰液,定时湿化气道。

(4)随时检查气管套管系带松紧度,防止气管套管脱出。

(5)病室内湿度保持在 55%～65%,防止气道干燥、痰液结痂。

(6)鼓励患者深呼吸及有效咳嗽(深呼吸,于吸气末屏气片刻,注意要利用胸部力量屏气后将痰液咳出,而非以往的颈部用力屏气),排出气道分泌物。

(7)长期戴管者气管套管套囊需定时充、放气,防止长期压迫气管壁导致气管壁坏死、软化塌陷。

2.防止切口出血

(1)密切观察患者血压、心率变化。

(2)密切观察出血量:敷料渗透情况;引流液的量、颜色及性状;口腔、气管套管或气管瘘口内分泌物的量、颜色及性状。

(3)切口加压包扎。

(4)吸痰动作轻柔,以免剧烈咳嗽引起出血。

(5)气管套管套囊在术后 24 小时内遵医嘱定时充、放气,防止创面渗血进入气道内,如无血性分泌物吸出,可不再给套囊充气。

(6)患者发生大量出血时:立即协助患者平卧;保持气管套管套囊充气状态,如为喉全切除术患者,应于气管瘘口内置入硅胶气管套管,并保持套囊充气状态,以减少血液流入气道内;快速测量生命体征并用负压吸引装置吸出血液以防误吸;迅速建立静脉通路,遵医嘱使用止血药物或协助止血,必要时予以输血。

3.防止切口感染

(1)遵医嘱全身使用抗生素。

(2)观察体温变化。

(3)操作时严格遵守无菌原则。

(4)气管套管护理:定时刷洗、消毒气管内套管;气管套管垫布潮湿或污染时及时更换。

(5)做好口腔护理,嘱患者有唾液及时吐出,1周内不做吞咽动作。

(6)保持负压引流管通畅,防止无效腔形成。

4.保证足够的营养摄入

(1)术后6小时后抽吸胃内容物如无血性液体可给予50 mL温开水,患者无不适方可给予鼻饲流质饮食。

(2)少量多餐,逐步加量,患者无不适后应每隔2小时鼻饲1次,每次给予200 mL或根据患者需求适当增加量及次数,以保证鼻饲量。

(3)注意鼻饲饮食中各种营养的供给,包括蛋白质、热量、维生素、纤维素等。

(4)观察患者鼻饲后反应,如患者出现腹胀、腹泻、恶心、呕吐等,及时通知医师予以处理。

(5)做好鼻饲管护理:防止扭曲、打折及脱出;鼻饲前后用30 mL温水冲管,以防堵管。

5.疼痛的护理

(1)评估疼痛的部位、程度,告知患者疼痛的原因及可能持续的时间。

(2)床头抬高30°~45°,利于术后患者呼吸,减轻水肿及颈部切口张力,在协助患者改变卧位时注意头部的保护。

(3)吸痰时动作轻柔,防止剧烈咳嗽加剧切口疼痛。

(4)必要时遵医嘱给予镇痛泵或镇痛药物。

6.语言交流障碍护理

(1)多与患者沟通,同时鼓励患者与他人交流,可使用写字板、图片、手语等方式。

(2)要耐心领会患者所表达需求,并尽量满足。

7.患者适应自己的形象改变

(1)关爱患者,鼓励其表达自己的感受,调动家庭、社会支持系统,使患者树立战胜疾病的信心。

(2)请同病种恢复好的患者现身说法。

(3)教会患者自我护理,用一些遮盖气管套管口或气管瘘口的技巧如穿自制立领衬衫、佩戴自制围巾等。

8.防止发生肺部感染及压疮

鼓励并协助患者早日下床活动,开始活动要适量。

(三)放射治疗的护理

1.观察呼吸

放射治疗可致喉黏膜肿胀,喉阻塞加重。故如有呼吸困难的患者应先行气管切开,然后进行放疗;已做气管切开术的患者,放疗前需更换非金属性气管套管,喉部分切除术后达拔管指征的患者结束放疗后再拔除气管套管。

2.皮肤护理

颈部皮肤若有发黑、红肿、糜烂等放疗反应,应用温水清洁,勿用肥皂、沐浴露等擦拭皮肤。清洁后涂抗生素油膏加以保护。

3.心理护理

向患者及家属讲解早期喉癌患者经放射治疗可达到治愈的目的,晚期喉癌患者放疗配合手术治疗能降低癌肿复发率和颈淋巴结转移率,为患者树立信心,克服放疗反应,坚持完成每个疗程。

(四)健康指导

1.气管套管或气管瘘口的护理

(1)保持局部清洁:①照镜子观察气管套管口或气管瘘口周围是否有痰液或痰痂附着,可用湿润棉签清洁,切勿伸入套管或瘘口擦拭,以防棉签误吸入气道,必要时用消毒棉球消毒气管套管口或气管瘘口周围皮肤。②教会患者或家属清洗、消毒、佩戴气管内套管或全喉套管的方法,以防感染。

(2)加强保护:①外出时用有系带的清洁纱布系在颈部,遮住气管套管口或气管瘘口,防止异物及灰尘吸入。②沐浴时避免水流入气管套管口或气管瘘口内。

2.湿化气道,防痰痂形成

(1)遵医嘱定时向气道内滴入湿化液,以稀释痰液防止痰痂形成。

(2)鼓励多饮水,保证体内水分供应充足。

(3)对室内干燥的空气进行加湿。

(4)如果气道内有痂皮形成,切勿自行处理,应去医院请医师清理。

3.疾病知识指导

(1)防止上呼吸道感染:不可去人群密集场所;加强锻炼,提高免疫力;勿进行水上运动,注意劳逸结合,勿剧烈运动。

(2)加强营养:进高蛋白、高热量、高维生素、高纤维素的饮食;禁烟酒和刺激性食物,保持大便通畅。

(3)指导患者加强恢复头、颈、肩部功能的训练。

4.自我监测

(1)遵医嘱定期随访、复查,1个月内每两周1次,3个月内每月1次,1年内每3个月1次,1年后每半年1次。

(2)气管套管口或气管瘘口发现新生物、颈部触及包块、出现出血或呼吸困难等情况及时就诊。

5.发声功能康复训练

(1)食管发声:最为经济、简便、得到患者认可的方法。具体如下:吞咽空气并贮留在食管上段,然后以打嗝的方式将空气吐出,从而振动咽、食管部分发出声音,再配合口腔、舌、唇的动作,即构成语句。缺点是发声断续,不能讲长句子。并需患者有较好的体力及长期的训练。

(2)电子喉发声:喉全切除患者常用的交流方式。具体如下:将电子喉置于患者颏部或颈部做说话动作,利用音频振荡器产生声音。缺点是带有杂音,不够自然,不易理解。

(3)食管气管造瘘术:通过手术方式在气管后壁与食管前壁之间造瘘,插入发声钮(单向阀)。发声原理为:患者吸气后,堵住气管瘘口,使呼出的气体通过单向阀进入食管上端和下咽部,产生振动而发声,再配合患者口腔、舌、嘴唇、牙的动作形成语言。食管气管造瘘术的缺点为不是所有患者都适合此手术,而且手术易产生局部感染等并发症。

(张　晶)

第十四章

精神科护理

第一节　临床护理观察与记录

精神疾病的护理观察与记录是精神科护理的重要环节。护士严密观察病情，及时书写护理记录，目的是能及时掌握动态的病情变化，了解患者的需要，使护理活动有目标、有针对性，以便提高护理质量，及时修订适合患者的护理计划。

一、精神疾病的观察

精神症状的表现通常在很短的时间内很难完全表露出来，除了依靠病史以及各种辅助检查外，还需对患者进行全方位的观察，才能做出明确的判断。

(一)观察的内容

1.一般情况

患者的仪容、衣着、步态及个人卫生情况；生活自理的程度；睡眠、进食、排泄、月经情况等；接触主动或被动，交谈热情或冷淡，集体活动中合群或孤僻等；对住院及治疗护理的态度。

2.精神症状

患者有无意识障碍；有无幻觉，妄想，病理性情感，意志活动情况；有无自杀、自伤、毁物、外走等病态行为；症状有无周期性变化；自知力如何等。

3.躯体情况

患者的一般健康状况，如体温、脉搏、呼吸、血压等是否正常；有无躯体各系统(呼吸、循环、消化、内分泌)疾病或症状；有无外伤。

4.治疗情况

患者对治疗的合作程度；治疗效果及药物的不良反应，有无药物过敏及其他不适感。

5.心理状况

心理状况包括患者心理负担和心理需求，急需要解决的问题，以及心理护理的效果。

6.社会功能

社会功能包括学习、工作、社会交往和日常生活能力。

7.环境观察

床单位、门窗等基本设施，医疗设备等有无安全隐患，周围环境中有无危险物品，或者有无暴力和意外行为的发生,还要注意病房环境是否整齐、卫生、安全、舒适。

(二)观察的方法

精神疾病患者很多时候不会陈述病情或将自己的不适归为错误的认知,因此,护士一定要主动地、有意识地观察患者。如出现急腹症的患者,他可能会认为是吃了有毒的食物,或自己内脏烂掉了而出现的疼痛,也许不会告诉医务人员甚至回避接触;如焦虑的患者,护士要观察是疾病引起的还是药物引起的,要及时处理以免导致意外发生;有的患者常跟随护士,表情欲言又止,要考虑是否有难言之隐;不语不动、静卧于床的患者,除了要观察是否在进行病态体验外,还要观察是否发热或伴有其他身体不适。

1.直接观察法

直接观察法是护理工作中最重要的,也是最常用的观察方法。护士与患者直接接触,与其面对面地交谈或通过护理体检来了解患者的情况;护士从旁观察患者独处时、与人交往时、参加集体活动时的动态表现。护士通过直观患者的言语、表情、行为,从而获悉患者的心理需要、精神症状与躯体状况。

2.间接观察法

间接观察是从侧面观察患者独处或与人交往时的精神活动表现,如工娱治疗活动时,患者的注意力是否集中,平时与其他患者的接触以及探视与亲友、家属交往的态度和谈话内容。或借助患者所写的书面资料,如信件、日记、诗歌、绘画等了解患者的病情变化。对思维内容不肯暴露或不合作的患者,间接观察是十分重要手段。护理观察时常用对比观察的方法。比如病情变化时,是疾病本身的变化还是药物不良反应导致患者的焦虑、抑郁。老年患者发生智能改变时,是痴呆的表现还是抑郁之表现。成功的观察还体现出科学的预见性,它包含着护理工作的重要含义。

护士在观察、评估患者的病情时,直接观察法和间接观察法的使用并非是单一的,两种方法是共同使用、相互补充的。

(三)观察的要求

1.客观性、计划性

护士在观察病情时,要将客观观察到的事实进行交班与记录,而不要随意加入自己的猜测,以免误导其他医务人员对患者病情的了解和掌握。护士工作繁忙,必须要有计划地进行观察,病区护士长在工作日程中,应选择最佳时间段(如患者进餐结束后)作为病房护士接触患者的时间,或每位护士依据自己工作的忙闲,有意识地安排时间去接触观察患者。执行治疗护理时也是很好的观察时机。

2.针对性

对新入院患者及未确诊者要从一般情况、精神症状、心理状况、躯体情况等进行全面观察;开始治疗的患者要重点观察其治疗的效果和不良反应;疾病发展期的患者要重点观察其精神症状和心理状态;恢复期患者要重点观察症状消失的情况、自知力恢复的程度及对出院的态度。有心理问题者要重点观察其心理反应与需求;有行为问题者重点观察行为表现与心理状态。如消极患者症状突然好转,恢复期患者情绪突然低落,平时积极参加活动者突然不积极参加活动,平时爱说话者突然表现不爱说话,交谈中出现消极言语或在书写中出现消极内容的词句等,这些常常是情绪变化的重要线索,要严防自杀。

3.整体性

一方面要对患者住院期间各方面的表现都进行观察(包括病态的、正常的),以便对患者情况有一个全面、整体、动态的掌握,及时制订或修订适合患者需要的护理计划。另一方面要对病区内所有患者进行全面观察,掌握每个患者的主要特点。对重点患者或特殊患者做到心中有数,同时对其他患者也要加以注意。

4.疾病不同阶段的观察

(1)新入院患者:从一般情况、住院依从情况、心理情况、躯体情况等全面观察。

(2)治疗期患者:对于开始治疗的患者重点观察其对治疗的态度、治疗效果和不良反应。

(3)缓解期患者:主要观察其精神症状及心理状态。

(4)恢复期患者:一般患者要重点观察症状消失的情况、自知力恢复的程度及出院的态度。有心理问题的患者应重点观察其心理反应与需求。

5.在患者不知不觉中进行观察

观察患者要使患者感到是在轻松地谈心、活动,此时患者所表达或表现的情况较为真实。交谈时不要在患者面前做记录,这样易使患者感到紧张或反感而拒绝交流。观察患者时还要注意技巧,如有自杀意念的患者上厕所时,为防意外,护士要入内察看。此时,护士要关切地问"需要帮忙吗""要手纸吗"等,让患者感到护士的关心,可避免让患者感到被监视、有不被信任的感觉。

精神科临床护理观察要适应上述范围的要求,应力图将观察工作转向主动性和能动性,不能是消极被动的或全凭感性认识的,时时将观察、思考和处理结合起来。充分发挥专科护理功能。在护理活动中,每个护士都有同样的观察机遇,有些人善于将观察到的内容先行分解,用比较的方法,将已获得的知识结合个人或别人的经验,加以判断,并且慎重除外"可能……""考虑……"之后做出结论。结论一确定,问题便迎刃而解。处理的内容包括很多,包括通知报告医师,填写记录并交班,通过沟通或其他操作给予患者心理或身体需要的帮助,督促和引导患者配合治疗或自理护理。观察是为了发现问题,以便及时给予患者所需处理,处理可以解决观察中发现的问题,通过正确的思考分析,将临床护理工作有机地联系起来。从而保证护理工作基本任务得以完成,还由于逐渐外延并丰富护理内容,使护理工作得以发挥更大的作用。

二、护理记录

护理记录是护理人员在护理活动中,通过对患者的观察、护理,将患者动态的病情变化、心理活动及所采取的护理措施等,以文字的形式客观地反映在病历中。护理记录能及时反映患者的健康状况、病情及护理过程,是医疗文件的一部分,便于医护人员对患者病情的掌握,为医护人员修改完善医疗护理方案提供了依据。护理记录也可以为科研提供数据与资料。医患有纠纷时,护理记录还要作为法律和收费的依据。因此,必须认真如实地进行记录。

(一)记录的方式与内容

护理记录的种类、方式多种,临床上采用何种记录方式与所在医疗机构的相关规定、护理角色功能及患者的情况有关。主要有以下几种。

1.入院护理评估单

入院护理评估单一般在入院8小时内完成。记录方式可有叙述性书写或表格式填写。记录内容包括一般资料、简要病史、精神症状、基本情况、疾病诊断、日常生活与自理程度、入院宣教等。

2.入院后护理记录

临床上称为交班报告,按照整体护理的要求,记录患者的生命体征、主诉、入院时间、精神症状、躯体情况、风险评估、主要护理措施,以便护士全面掌握患者的病情特点和变化。交班报告由当班护士完成,向下一班交班。

3.住院护理评估单

临床上以表格式居多。其记录格式按护理程序书写,即护理评估(病情)、护理诊断(问题)、护理计划(措施)、护理实施和护理评价(效果)。护士根据患者不断变化的病情,对患者进行每班、每天、每周或阶段性护理评估,列出护理诊断,制定护理措施并组织实施,定期评价效果。

4.护理记录单

常规的护理记录文书包括体温单、医嘱单、病危(病重)患者护理记录单、手术清点记录单。临床上常用的护理文书还包括各种评估单(压疮评估单、自理能力评估单、自杀风险评估单、暴力风险评估单、跌倒/坠床风险评估单等)交接班记录单、护理计划单、出入量记录单等。

(1)体温单:用于记录患者的体温、脉搏、呼吸及其他情况(如出入院、体重、血压、大便、出入量等),注意记录内容一致性。

(2)医嘱单:包括长期医嘱单、临时医嘱单,是医师根据患者病情拟定的书面嘱咐,由医护共同完成。注意执行的准确性、及时性。

(3)病危(病重)患者护理记录单:病危(病重)患者护理记录是指护士根据医嘱和病情对病危(病重)患者住院期间护理过程的客观记录。病危(病重)患者护理记录应当根据相应专科的护理特点书写,内容包括患者姓名、科别、住院病历号(或病案号)、床位号、页码、记录日期和时间、出入液量、体温、脉搏、呼吸、血压等病情观察、护理措施和效果、护士签名等,记录时间应当具体到分钟。根据精神科特点,记录的专科内容应包括精神症状(最好记录患者的原话)、心理状态、治疗措施及效果、风险评估结果及护理措施、实验室阳性检查结果以及安全宣教、特殊沟通等。

(4)各种评估单:是护理记录方法的发展和补充,根据患者的情况,进行风险评估(自杀、暴力、压疮、跌倒、坠床等)、病情评估(如护士用住院患者观察量表、精神病患者护理观察量表)和自理能力评估。根据评估结果,加强与患者家属的沟通,指导护士临床工作,避免意外事件的发生。应详细记录患者的言行、情绪反应,并体现相应的护理措施。发生意外事件时,应详细记录其发生的时间、地点、范围及具体经过。

5.出院护理评估单

一般采用表格填写与叙述法相结合的记录方法,内容如下。

(1)健康教育评估:指患者通过接受入院、住院、出院的健康教育后,对良好生活习惯、精神卫生知识、疾病知识以及对自身疾病的认识如何。

(2)出院指导:对患者出院后的服药、饮食、作息、社会适应能力锻炼、定期复查等进行具体的指导。

(3)护理小结与效果评价:主要对患者住院期间护理程序实施的效果与存在的问题做总结记录,最后经护士长全面了解后做出评价记录。

6.其他

如新入院护理病例讨论记录,阶段护理记录,转出记录,转入记录,返院护理记录,死亡护理记录等。

(二)记录的要求

(1)客观、真实、准确、及时、完整。特别注重护士接触患者过程中观察到的一些客观病情及所采取的护理措施的描述,尽可能把患者原话记录下来,及时、准确、具体、简明、清晰地记录所见所闻的事实状况。

（2）了解病史要全面，除了直接与患者了解外，还应于其亲属处了解有关患者的病症。

（3）一律使用阿拉伯数字书写日期和时间，时间采用24小时制，具体到分钟。

（4）书写项目齐全，使用中文、医学术语（精神科尽量引用患者的原话）和通用的外文缩写，字体端正，字迹清晰，表述准确，语句通顺，标点正确，使阅读者一目了然。书写过程中出现错别字时，应当用双划线在错别字上，保持原错字清晰可见，将正确字写在上方并签名、签修改时间，不可用刮、粘、涂等方法掩盖或去除原来的字迹。记录完整后签全名及时间。记录为电子版时，应当打印出来后签名，不可在打印出的护理记录单中涂改.

（5）实习护士、试用期护士、未取得护士资格证书或未经注册护士书写的护理记录，应由本医疗机构具有合法执业资格的护士审阅并签名。

（祝海涛）

第二节　器质性精神障碍

一、护理评估

器质性精神障碍大多数是原发疾病发展到一定严重程度，影响到大脑功能活动，在一定条件下出现的精神障碍。护理人员在各种情境中都可能遇到器质性精神障碍的患者，包括一般综合医院的急诊处、门诊、内外科病房、特护病房、精神病医院或是患者的家庭。因此护理人员必须对器质性精神障碍症状的特性及其原因有充分的了解才能准确地评估患者是否为器质性精神障碍。器质性精神障碍所表现的症状常因中枢神经系统受损部位的不同而有很大差别。患者的病态行为不单是反映中枢神经系统的功能障碍，也反映患者对本身功能障碍的适应性如何。因此在评估时须小心分辨。

(一)脑器质性精神障碍

1.生理方面

（1）患者生长发育史、疾病家族史、药物过敏史、外伤和手术史。

（2）患者原发疾病的进展情况，包括原发疾病的主要症状表现、发展趋势、治疗情况、疗效以及预后等。

（3）患者的一般情况，包括生命特征、身体状况、各器官功能、有无外伤、营养状况、进食情况、有无作呕反射或呕吐、大小便和睡眠情况等。是否存在神经系统症状，有哪些阳性特征。

2.心理方面

（1）患者人格特征、现在主要的心理问题、兴趣爱好、人际关系如何，生活、学习、工作能力状况如何；对自身疾病的态度如何，是否配合治疗，对治疗有无信心，是否了解该病。

（2）有无注意障碍：脑器质性疾病患者的注意障碍是多种多样的，可有注意狭窄、注意涣散、注意固定等。

（3）有无记忆障碍：脑器质性疾病患者常发生记忆障碍，表现为远、近记忆力不良。在评估记忆力时，应当在自然的情况下进行，因为这样患者可以从容地回忆。

(4)有无思维障碍：思维障碍在脑器质性疾病患者中并不少见，通常表现为缺乏主动性思维、持续言语、联想加快、抽象思维障碍、妄想等。在评估时，评估者可以通过物品联想、问题转换、完形填空、抽象名词的解释、物品归类等任务去把握患者存在的症状。

(5)有无智能障碍：大脑弥漫性损害时多伴有智能损害，有的表现为计算能力下降，有的表现为抽象理解能力受损、缺乏概括和判断能力，更为严重的患者会丧失所有的生活技能和以往的知识经验。在评估时，评估者可以让患者进行一些数字计算、物品分类、故事复述等任务。

(6)有无情感障碍：脑器质性疾病患者的情感障碍往往是明显的，在临床观察和交谈中即可发现。患者的表情、言语和姿势均可作为判断情感障碍的参考。通常患者会存在情感迟钝、情绪不稳以及悲观抑郁等情感表现。

(7)有无意识障碍：意识障碍在脑器质性疾病患者中并不少见，尤其是脑外伤，因此应根据心理过程及神经系统特征评估患者的意识状况。

3.社会功能方面

(1)患者病前是否发生过严重的生活事件，患者对它的反应如何。

(2)目前症状对患者的日常生活能力、患者人际关系以及患者的工作能力有何影响。

(3)患者亲属与患者的关系如何，是否能给患者提供支持和关心。

(二)躯体疾病所致精神障碍

1.生理方面

(1)患者既往史、疾病家族史、药物过敏史、外伤和手术史。

(2)患者的一般状况，包括生命体征、营养状况、进食情况、排泄和睡眠情况等。

(3)患者躯体疾病起病的缓急，早期症状表现，与精神症状之间的关系，发展规律和演变过程。

(4)有无缺氧、腹水、黄疸、水肿、少尿或无尿等表现。

(5)是否存在与原发疾病相关的神经系统症状和体征，如共济失调、肌阵挛、锥体束征阳性、脑膜刺激征、手足震颤、扑翼样震颤、末梢神经炎等。

(6)实验室及其他辅助检查结果。

2.心理方面

(1)有无意识障碍：意识障碍的程度；定向力如何，包括自我定向及对时间、地点、人物、周围环境的定向能力。

(2)有无认知障碍：患者有无感觉障碍，如感觉过敏、错觉、幻觉等；有无思维障碍，如思维迟钝、思维散漫、妄想等；有无注意力下降、记忆障碍和智能受损等，如学习功能减退。

(3)有无情感障碍：了解患者有无情绪低落、焦虑不安、抑郁、悲观绝望以及自杀行为；或兴奋话多、情绪不稳、易激惹等表现。

(4)有无意志行为改变：观察患者有无活动过度、烦躁不安或躯体疲倦、少语少动、生活懒散、行为迟缓等症状。

(5)患者的性格特征和心理应激状态，有无长期的心理压力等。

3.社会功能方面

(1)患者发病前主要生活经历、职业及受教育程度、生活方式。

(2)目前症状对患者的日常生活能力、工作能力等有何影响。

(3)患者的家庭支持系统、社会支持系统情况。

二、常见护理诊断(问题)

经过对患者的评估以后,护理人员应分析患者和患者的家庭有哪些问题和需要,进一步了解这些问题和需要对患者功能的影响。器质性精神障碍除了精神症状之外,同时还存在各种躯体症状,因而相比精神障碍更加复杂,涉及的护理诊断更为广泛。

(一)脑器质性精神障碍

1.营养失调

低于机体需要量与生活无规律、食欲下降有关。

2.睡眠型态紊乱

睡眠型态紊乱与脑部疾病导致缺氧有关。

3.语言沟通障碍

语言沟通障碍与意识障碍、认知功能下降有关。

4.思维过程改变

思维过程改变与脑部受损、认知功能下降等有关。

5.定向力障碍

定向力障碍与记忆力减退、注意力不集中、意识障碍有关。

6.意识障碍

意识障碍与脑部的感染、脑血管疾病、脑外伤、变性改变、肿瘤等有关。

7.身体活动能力受损

身体活动能力受损与神经系统病变有关。

8.生活自理能力缺陷

生活自理能力缺陷与意识障碍、认知功能减退、神经系统病变等有关。

9.社会隔离状态

社会隔离状态与意识障碍、智能障碍、医源性限制等有关。

10.持家能力受损

持家能力受损与所患躯体疾病、肢体活动或躯体移动障碍、活动无耐力、生活技能障碍等有关。

11.社交能力受损

社交能力受损与思维障碍、人际关系问题回避、缺乏动力、躯体疾病所致的外表或功能改变等有关。

12.家庭功能受损

家庭功能受损与家庭应对无效或缺乏支持、照顾者角色困难等有关。

(二)躯体疾病所致精神障碍

1.营养失调

低于机体需要量与生活自理能力差导致营养摄入不足有关。

2.睡眠型态紊乱

睡眠型态紊乱与情绪改变、环境变化、高热或躯体不适等有关。

3.体液平衡的潜在紊乱

体液平衡的潜在紊乱与发热、摄入不足、感染有关。

4.有受伤的危险

有受伤的危险与意识障碍、神经系统症状（肢体震颤、全身痉挛发作等）、相关精神症状有关。

5.急性意识障碍

急性意识障碍与躯体疾病、体温过高等有关。

6.感知觉改变

感知觉改变与病理生理方面的改变、注意力改变等有关。

7.思维过程改变

思维过程改变与躯体疾病所致的幻觉、妄想等精神症状有关。

8.生活自理能力缺陷

生活自理能力缺陷与意识障碍、智能障碍、躯体疾病导致移动受损、极度兴奋状态或抑郁状态等有关。

三、护理目标

器质性精神障碍的护理目标总的来说是强调把患者的功能提高到最大的程度，同时也使患者及家属的生活质量获得最大改善。目标的制定必须符合实际，而且应根据患者的病情演变随时作出调整。

四、护理措施

（一）生理方面

1.加强对原发疾病的观察与护理

根据病情需要观察患者的体温、脉搏、呼吸、血压、意识状态、缺氧程度、尿量等。生命体征的变化与脑部疾病的关系十分密切，应严密监测。观察两侧瞳孔的大小是否正常，是否等大、同圆，对光反应是否正常。意识障碍的程度是提示脑功能损伤轻重程度的重要指标，要随时注意意识状态的变化。避免和预防诱发因素，保持呼吸道通畅，改善缺氧状态。

2.饮食护理

根据患者不同的营养情况采取相应措施，保证患者营养、水分的补充及维持电解质的平衡。为患者创造清洁、舒适的进餐环境，提供充足的进餐时间，督促患者细嚼慢咽，预防噎食。结合原发疾病的情况，为患者提供含丰富营养成分、清淡、易消化的食物，同时注意水分的摄入。

3.睡眠护理

（1）密切观察和记录患者的睡眠情况和失眠表现，不定时巡视；评估导致患者睡眠障碍的具体原因、程度及目前的睡眠状态；尽量减少或消除影响患者睡眠的各种因素，保证睡眠。

（2）帮助患者尽快适应新的生活环境，消除陌生感和不安全感。

（3）为患者创造一个安静舒适的睡眠环境，如病房内空气新鲜，温度适宜，周围环境安静，夜间减少重复性操作等。

（4）为患者建立有规律的生活习惯，日间为其安排适当的活动，如定时做早操、看电视、散步、读报等，以减少白天卧床、睡眠的时间，避免睡眠规律颠倒。

（5）帮助患者做好入睡前的准备，如洗漱、关灯；避免睡前兴奋或多次排泄而影响睡眠质量，如不宜看刺激、紧张的电视，不宜长久谈话，不宜喝浓茶、咖啡、可乐类饮料，避免过饱或饮水过多等。

（6）做好睡前心理护理，对于紧张、焦虑的患者，护理人员可在其视线内活动，让患者有安全感。

（7）指导患者采用协助睡眠的辅助方法,如温水泡脚、放松训练等。

（8）如患者在半夜醒来,应给予轻声安慰,有助于患者再次入睡;如果患者以为是日间,切勿与之争辩,可陪伴患者一段时间,再劝说其入睡。

（9）必要时可遵医嘱给予药物辅助入睡,协助医师调整影响睡眠规律的药物种类、剂量及给药的时间。尽量避免使用约束带来限制患者的行动,这样只会令患者尊严受损,更加躁动不安,容易发生危险。

（10）向患者及照顾者介绍有关睡眠卫生知识,使其了解影响睡眠的因素,掌握诱导睡眠的技巧。

4.个人卫生护理

定期督促或协助患者料理日常个人卫生,如洗澡、更衣、理发、剪指甲等;重视皮肤的清洁,保持床单位整洁和干燥,防止褥疮及感染的发生。在给患者洗漱时,要注意水温不要过热,以免发生烫伤。严重痴呆的患者多数不知洗漱,且帮助其洗脸或洗澡时,患者可表现为不合作、拒绝,这可能与老人的不安全感有关,或担心脱了衣服会被别人偷走等,这时可让患者熟悉的人帮助他,脱下的衣服应放在他能看到的地方。由于失用,有的痴呆患者拿着衣服不知如何穿,常会出现把裤子当上衣穿,或把鞋子戴在头上,把袜子当成手套等,此时应协助患者穿好衣物,尽管做起来很慢,也要训练患者保持穿衣的功能。

（二）心理方面

与患者建立治疗性人际关系,主动发现患者的身心需要,并及时采取措施,尽可能地满足合理需要。同时鼓励患者表达自己的想法和需要,给予他们发泄情绪和悲伤的机会,从而减轻患者的焦虑、恐惧和抑郁等情感障碍的程度。

（三）社会功能方面

1.提高患者生活自理能力

对尚保存部分自理能力的患者,应给予鼓励、指导并帮助患者料理生活,以延缓残留部分功能的减退,提高生活质量。对患有慢性痴呆、长期卧床、病情较重伴有意识障碍、生活不能自理的患者,护理人员应给予周到的照顾,保证患者的清洁、舒适,防止并发症的发生。

2.提高患者应对能力

指导患者正确处理有关的社会矛盾和生活事件,尽量避免有害的应激源造成对自身的不良影响,协助患者维护身心平衡。帮助患者认识与疾病有关的社会心理问题,根据患者自身的实际情况及疾病恢复情况,与患者共同制定具有可行性和可操作性的康复目标和措施。

五、护理评价

（一）生理方面

（1）患者营养状况是否良好、营养摄入是否充分,有无营养失调及水、电解质失衡。

（2）患者的睡眠是否改善。

（3）患者的大小便情况是否正常。

（4）患者是否发生感染等并发症。

（5）患者有无受伤。

（二）心理方面

（1）患者的意识障碍有无好转,感知觉障碍、思维、记忆力、定向力等有无改善。

（2）患者能否正确认识疾病,恐惧、焦虑心理是否有所改善。

（3）患者是否发生暴力行为,有无因抑郁或兴奋状态而出现自杀、伤人等意外事件。

（4）患者是否了解一定的疾病知识。

（三）社会功能方面

（1）患者的自理能力是否加强,能否主动料理自己的生活,生活是否有规律。

（2）患者的社交能力是否有所改善,能否与他人进行有效交流。

（3）患者维护自我健康的能力有无提高。

（4）患者家属对疾病的知晓程度是否增加,家庭社会参与和支持程度有无提高。

（陈小英）

第三节　网络成瘾症

一、概述

网络成瘾症是由于反复使用网络,不断刺激中枢神经系统,引起神经内分泌紊乱,以精神症状、躯体症状、心理障碍为主要临床表现,从而导致社会功能活动受损的一组症候群,并产生耐受性和戒断反应。多发于青少年。男性多于女性,多发生在初次上网的 1 年以内,以聊天和网络游戏为主。网络成瘾对个体、家庭和社会产生一定负面影响。

（一）危害

1.生理方面的危害

（1）电磁辐射的危害:世界卫生组织通过大量的实证研究表明,电磁辐射有可能诱导细胞产生变异。生物体是细胞构成的,其遗传物质是 DNA。母细胞复制子细胞就是 DNA 的复制传递及表达过程。因而细胞变异会导致神经系统、内分泌系统、免疫系统的失调及各功能器官的损害。

（2）对视力的危害:医学研究证实眼睛长时间的注视电脑屏幕,视网膜上的感光物质视红质消耗过多,若未能补充其合成物质维生素 A 和相关蛋白质,会导致视力下降、近视、眼睛疼痛、怕光、暗适应能力降低等眼疾,过度疲劳还会引起房水运行受阻,导致青光眼。干眼症甚至失明等。

（3）对神经内分泌系统的损害:神经系统是人类思维、认知交流、情感传递的主要通道。网络成瘾不仅会对神经系统产生不良的刺激,而且会引起神经系统功能的异化。由于上网时间过长,会使大脑神经中枢持续处于高度兴奋状态,引起肾上腺素水平异常增高,交感神经过度兴奋,血压升高,体内神经递质分泌紊乱。这些改变可以引起一系列复杂的生理生化的变化,尤其是自主神经功能紊乱(如紧张、神经衰弱),体内激素水平失衡,机体免疫功能降低,可能导致个体生长发育迟缓,还可能引发心血管疾病、胃肠神经性疾病、紧张性头痛、焦虑症、抑郁症等,甚至可导致猝死。

（4）对身体功能的损害:长时间的上网,而缺乏必要的锻炼会使人们进入一个亚健康状态。①电脑操作时所累及的主要部位是腰、颈、肩、肘、腕等,长时间的操作电脑而缺乏锻炼,容易导致脊椎增生,出现脊椎畸形、颈椎病、腰椎间盘突出、腕关节综合征、关节无菌性炎症等慢性病。

②长时间的使用网络会引发依赖骨骼肌收缩,回流的下肢静脉的压力增高,而长时间的静脉管腔扩张会引起静脉瓣功能性关闭不全,最终发展为器质性功能不全。③由于操作电脑时总是保持相对固定的身体姿势和重复、机械的运动,强迫体位的比重越来越大,极易突发肌肉和骨骼系统的疾病,出现重力性脂肪分布异常,产生肥胖症。有些甚至出现视屏晕厥现象,伴有恶心、呕吐、大脑兴奋过度,严重者还会造成睡眠节律紊乱。④电脑发出的气体可以危害人体的呼吸系统,导致肺部疾病的发生。

2.心理方面的危害

(1)认知发展受阻:青春期时逻辑能力、空间能力以及发散性创造思维能力高度发展的关键时期,青少年本来应该有着活跃的思维和丰富的想象力,但是过度使用网络却让他们失去了平衡和多元化发展思维的关键时期。由于网络活动信息交流途径的单一,认知方式的刻板导致神经系统突触链接的次数减少或停止,产生神经回路废用现象,这将直接影响青少年认知思维的全面发展,更甚者会产生信息焦虑综合征和物理时间知觉错乱。

(2)反应功能失调:网络成瘾的患者整天把自己的思想情感沉浸于媒介内容之中,视野狭窄,对未来漠不关心,极端自我内化。久而久之,会造成抑郁焦虑的心理,甚至发展成抑郁等各类神经症。使得情感反应功能发生严重倒错,甚至出现"零度情感"现象。

(3)人格异化:患者长期生活在这种虚拟的环境中,必然使现实生活中形成的人格特质发生变化。他们会按照网络虚拟行为模式去组织生活方式,规范行为,最终导致心理层面的模式化和网络人格的变异,如分裂型、癔症型、强迫型、自恋型、偏执型、依赖型、反社会型、表演型等人格。

(4)此外网络成瘾会导致患者学业荒废、工作无序、人际关系淡漠产生亲子冲突、情绪低落、思维迟缓、甚至产生自残和攻击的意念和行为,使人的社会性功能受到严重的损害。

3.公共社会方面的危害

(1)网络成瘾引发信任危机:网络空间是一个虚拟的数字社会,它很难形成像现实世界那样的社会规范,有很多行为也难以受到法律的明确约束。他们都以化名的形式上网,放纵自己的言行,忘却自己的社会责任,有的甚至任意说谎,伤害他人,从而丧失了道德感和责任感。久而久之,会使他们在现实生活中缺失真诚性而造成现实社会人际交往的混乱。

(2)网络成瘾引发网络犯罪:网络交往具有弱社会性和弱规范性的特征,他们自由自在、无所不为的网上行为特征使网络安全与犯罪问题凸显。

(3)网络成瘾引发道德沦丧:如因"网恋"而引发的婚外情,导致的家庭破裂和重组,有些网恋的双方在网上互相调情,后来证实是父女或是母子等。

(4)网络成瘾引发暴力犯罪:大多数网络成瘾的青少年没有经济来源,但因迷恋网络,又无法支付上网的费用,为弄钱上网而走上犯罪的道路。有关专家指出,目前网络成瘾症正在成为诱发青少年犯罪的重要因素。

据此,网络成瘾或者网络病态,已成为一个世界性的社会问题,成千上万的人因此不能有正常的生活,成千上万的家庭也因此不能有正常的功能。所以,救治网络成瘾患者不仅是在拯救个人,也是在拯救社会。

(二)临床类型

网络成瘾症的类型可分为网络游戏成瘾;网络关系成瘾;网络色情成瘾;网络信息成瘾;网络交易成瘾等。其临床表现形式也多种多样,初期患者只是表现为对网络的精神依赖,之后就很容易发展成为躯体依赖。羞耻和隐瞒、回避是网瘾的根本特征。主要表现如下。

（1）患者随着反复使用网络，感觉阈限增高，对原有的上网行为不敏感，为了获得满足不断增加上网的时间和投入程度，即表现为耐受性增强。

（2）上网占据了患者整个思想与行为，表现为强烈的心理渴求与依赖。

（3）患者一旦停止或减少上网就会产生消极的情绪，表现出坐立不安、情绪波动、失眠、焦虑、双手颤抖、烦躁、食欲下降、注意力不集中、神情呆滞等症状，体现了戒断反应。

（4）对他人隐瞒迷恋网络的程度或因使用网络而放弃其他活动和爱好。

（5）在生理症状上，由于患者上网时间过长，会使大脑神经中枢持续处于高度兴奋状态，引起肾上腺素水平异常增高，交感神经过度兴奋，血压升高，体内神经递质分紊乱。

（6）精神症状与心理障碍认知的改变，思维迟缓，注意力不集中，自知力不完整。情感反应及行为活动的异常；包括淡漠僵化和情绪极不稳定，表现冲动、毁物等行为，甚至萌生自杀或攻击性意念和行为。

（7）社会功能的缺失孤僻、不合群、胆小沉默、不爱交往，社会活动兴趣减弱、进取心缺乏、意志薄弱等，甚至引发亲子冲突、人际交往受阻等。

以上症状并不单一存在，病情严重者可以继发或伴有焦虑、抑郁、强迫、恐惧、人格改变及精神分裂症样的症状。

（三）辅助检查

首先完善其他病因的检查，然后进一步完善实验室及其他检查实验室检查，对网络成瘾症并发症的诊断有着重要意义，根据疾病诊断的需要，进行必要的检查，如血、尿、大便、脑脊液等的检查，心电图、脑电图、超声波、核素及放射影像学检查等，心理测验和诊断量表也有一定的帮助。

（四）诊断要点

如果根据患者病史提示诊断该疾病并不困难，但是也需要排除其他疾病所致相同症状。

1.诊断标准

目前国际上没有明确统一的诊断标准，但是每个国家诊断的核心依据大致相同，国内较为认可的是师建国提出的网络瘾诊断标准，如下。

（1）自己诉说具有难以控制的强烈上网欲望，虽然努力自控，但还是欲罢不能。

（2）戒断症状，如果有一段时间减少或停止上网后就会明显地焦躁不安。

（3）每周上网至少5天以上，每次至少4小时以上。

（4）专注于思考或想象上网行为或有关情景。

（5）由于上网社会功能明显受损。

（6）上网的时间越来越长。

（7）企图缩短上网时间的努力总以失败告终。

如果在过去12个月内表现出以上3条相符就可以确诊为网络瘾。

2.中国网瘾评测标准

（1）前提条件：上网给青少年的学习、工作或现实中的人际交往带来不良影响。

（2）补充选项：总是想着去上网；每当网络的线路被掐断或由于其他原因不能上网时会感到烦躁不安、情绪低落或无所适从；觉得在网上比在现实生活中更快乐或更能实现自我。

在满足前提条件的基础上必须至少满足补充选项中的任意一个，才能判定该网民属于网瘾，这是目前国内常用的网瘾测评标准。

3.网瘾临床病症分级

(1)偶尔上网,对正常生活与学习基本没有什么负面影响。

(2)时间比第一项稍长,但基本上自己可以控制。

(3)自己有些控制不住,但在家长的提醒下可得以控制,对学习已经产生一定影响。

(4)开始对家长的限制有反感,逐步对学习失去兴趣。

(5)有时瞒着家属上网,并且用说谎的方式为自己掩饰,开始厌学。

(6)已产生对网络的依赖,一天不上网就不舒服。

(7)与父母有公开的冲突,亲子关系紧张,上网成了生活的主要目的。

(8)对父母的强烈厌倦,经常逃学,连续上网,通宵不归。并有其他很不理智的行为:如开始在家有暴力行为,敲打或毁坏东西等。

(9)不顾一切也要上网,若父母干涉,非打即骂,不但毫无亲情,甚至伤害亲人、逼父母分居或离婚。

(10)为了上网不惜走上犯罪的道路。

4.网瘾诊断量表

目前网络瘾的诊断也可以通过量表进行测量,常用的量表有:网络成瘾倾向的检测量表、网络瘾的诊断量表、网络瘾严重程度的测定量表(表14-1~表14-3)。

表 14-1　网络成瘾倾向的检测量表

(1)如果你不上网冲浪你是否会感到烦躁不安?	是	否
(2)你是否原来只打算上网 15 分钟,但最终竟超过了 2 个小时?	是	否
(3)你每月的电话账单是否越来越长?	是	否

注:如果以上回答均为是,则肯定有网络成瘾倾向。

表 14-2　网络瘾的诊断量表

(1)是否觉得上网已占据了你的身心?
(2)是否觉得只有不断增加上网的时间才能感到满足,从而使得上网的时间经常比预定的时间长?
(3)是否无法控制自己使用因特网的冲动?
(4)是否因在线线路被掐断或由于其他原因不能上网时感到焦躁不安或情绪低落?
(5)是否将上网作为解脱痛苦的唯一方法?
(6)是否对家人或亲人隐瞒迷恋因特网的程度?
(7)是否因迷恋因特网而面临失学、失业或失去家庭的危险?
(8)是否在支付高额上网费用时有所后悔,但第二天却依然忍不住还要上网?

注:如果有其中 4 项以上的表现肯定,且持续时间达 1 年以上,即为网瘾。

本病主要通过鉴别致瘾原来与其他成瘾行为进行鉴别。

(五)治疗要点

网络成瘾症的治疗是需要多种治疗相结合的系统治疗,包括药物治疗,饮食治疗,物理治疗,心理治疗等。

1.药物治疗

在临床实践中,发现相当一部分网络成瘾的患者会伴有体内微量元素含量的异常及精神症状,如抑躁状态、焦虑症状、强迫症状、睡眠障碍等生理、心理问题。故患者可通过有效的药物使用来纠正患者神经内分泌紊乱和排除体内重金属物质的蓄积,改善所伴有的精神症状,中医补气、补血,调整体内的阴阳失衡,也可使患者恢复正常的身体状况。

表 14-3　网络严重程度的测定量表

仔细阅读每道题,然后划出适合你的分数:1.几乎不会;2.偶尔会;3.有时候;4.大多数时间;5.总是				
(1)你会发现上网时间常常超过原先计划的时间吗?	1	2	3	4
(2)你会不顾家事而将时间都用来上网吗?	1	2	3	4
(3)你会觉得上网时的兴奋感更胜于伴侣之间的亲密感吗?	1	2	3	4
(4)你常会在网上结交新朋友吗?	1	2	3	4
(5)你会因为上网费时间而受到他人的抱怨吗?	1	2	3	4
(6)你会因为上网费时间而产生学习和工作的困扰吗?	1	2	3	4
(7)你会不由自主地检查电子信箱吗?	1	2	3	4
(8)你会因为上网而使得工作表现或成绩不理想吗?	1	2	3	4
(9)当有人问你在网上做什么的时候,你会有所防卫和隐藏吗?	1	2	3	4
(10)你会因为现实生活纷扰不安而在上网后得到欣慰吗?	1	2	3	4
(11)再次上网前,你会迫不及待地想提前上网吗?	1	2	3	4
(12)你会觉得"少了网络,人生是黑白的吗"?	1	2	3	4
(13)当有人在你上网时打扰你,你会叫骂或是感觉受到妨碍吗?	1	2	3	4
(14)你会因为上网而牺牲晚上的睡眠时间吗?	1	2	3	4
(15)你会在离线时间对网络念念不忘或是一上网便充满"遐思"吗?	1	2	3	4
(16)你上网时会常常说"再过几分钟就好了"这句话吗?	1	2	3	4
(17)你尝试过欲缩减上网时间却无法办到的体验吗?	1	2	3	4
(18)你会试着隐瞒自己的上网时间吗?	1	2	3	4
(19)你会选择把时间花在网络上而不想与他人出去走走吗?	1	2	3	4
(20)你会因为没上网而心情郁闷、易怒、情绪不稳定,但一上网就百病全消吗?	1	2	3	4

　　评分标准:各题分数相加,得总分。得分 20~49 分:你是正常上网行为,虽然有时候你会多花了时间上网消遣,但仍有自我控制能力;得分 50~79 分:你正面临着来自网络的问题,虽然并未达到积重难返的地步,但是你还是应该正视网络带给你人生的全面冲击;得分 80~100 分:你的网络生涯已经到了引起严重生活问题的程度了,你恐怕需要很坚强的意志力,甚至需要求助于心理医师才能恢复正常了。

2.饮食治疗

　　经过对人类的大脑的深入研究,人的精神行为除了与遗传因素和环境因素有关外,饮食结构对精神行为亦有一定的影响。如:体内维生素 C 缺乏可引起抑郁症、孤僻、性格改变等精神障碍。因此针对网络成瘾患者调配适合他们营养状态的饮食,如牛奶、动物肝脏、玉米、绿叶蔬菜、鱼类、水果等。如香蕉可以更好地补充因上网带来的营养物质的缺乏及造成的精神行为的改变。此外多饮绿茶可以抵抗电脑的射线。

3.物理治疗

　　利用物理治疗仪参照中医穴位针灸刺激治疗,以及运用中医理论给予经络针灸给氧疗法。提高血氧含量,调节大脑供血等来缓解患者的自主神经功能紊乱症状。

4.心理治疗

心理治疗在网络成瘾症患者的治疗中很重要,但大多数患者是在家长的要求下,被迫接受治疗的。其对心理治疗的接受、顺从或抵触程度也各有不相同,缺乏治疗的积极动机,对治疗的过程和目标也缺乏认识;对言语性的治疗不感兴趣,部分存在的或完全不存在的自制力等是他们所共有的特性。因此,他们需要专业的心理治疗师根据他们各自不同的情况给予制定各自不同的治疗方案,并给予足够的耐心去解决他们各自的问题。

5.其他治疗

(1)家庭治疗:孩子戒除网瘾,父母也得改错。必须打破原来一味地打骂埋怨或者放纵溺爱,应该学会转移孩子的兴趣。

(2)内观疗法:是日本吉本伊信先生于1937年提出的一种源于东方文化的独特心理疗法。内观疗法的三个主题是:"他人为我所做的""我给他人的回报"和"我给他人带来的麻烦"。内观者围绕这三个主题,把自己的一生分成若干年龄段进行回顾,对自己人生中的基本人际关系进行验证,从而彻底洞察自己的人际关系,改变自我中心意识。这种治疗方法有一定的效果。

(3)此外,临床心理学家奥尔扎克认为:网瘾治疗方案与治疗赌博和酗酒的方法类似,但是网络瘾患者面临着一大挑战,就是电脑已经成为日常生活的一部分,诱惑依然存在。他们必须学会有节制地使用电脑,就像饮食失调症患者必须学会为了生存而进食一样。

二、护理

网络成瘾患者的护理对护理人员的要求较高,它涉及多门学科,专业知识面广,患者心理依赖突出,应实行整体护理,另外还需配合医师和专业心理治疗师进行有针对性的护理干预,以提高网络成瘾患者在住院期间的康复护理质量。

(一)护理评估

进行生理、心理和社会状态评估的主要方法是客观检查、心理测评、访谈以及心理和行为观察。

1.生理方面

(1)患者的营养发育是否正常,有无躯体疾病,以及健康史。

(2)患者的生活习惯,有无特殊嗜好,生活自理能力,个人卫生等。

(3)患者的生理功能方面,睡眠情况,二便情况等。

(4)患者的自主神经功能状态。

2.心理方面

(1)患者对住院的态度及合作程度。

(2)患者以前的应激水平,正常的应激能力的高低。

(3)患者对疾病的理解程度。

(4)患者的精神状态焦虑、抑郁、认知状态、情感反应等。

(5)患者对网络的认识程度。

3.社会功能方面

(1)患者的一般社会情况与同伴、家人的关系及社会适应能力。

(2)患者文化程度的高低、家属的文化程度,以及对患者的关心程度、教育方式等。

(3)患者网络成瘾后主要的心理社会问题。

(二)护理诊断

(1)幻觉妄想、焦虑抑郁、自卑：与网络依赖引起的认知改变、情感反应变化有关。

(2)潜在或现存的冲动行为：与网络依赖引起的认知改变、焦虑等情感反应有关。

(3)自知力不全或缺乏：与网络依赖引起的认知改变有关。

(4)潜在或现存的自伤自杀行为：与网络依赖引起羞耻和隐瞒、回避症状等有关。

(5)社会功能障碍：与网络依赖引起认知改变、情感反应变化、自知力不全或缺乏有关。

(6)有外走的危险：与网络依赖引起认知改变、情感反应变化有关。

(7)不合作：与网络依赖引起认知改变、自知力不全或缺乏有关。

(8)应激能力减退：与网络依赖引起的认知改变、焦虑等情感反应有关。

(9)网络依赖：与反复使用网络，所产生的精神依赖与躯体依赖有关。

(三)护理问题

(1)患者潜在或现存的营养不足，少食、偏食。

(2)睡眠障碍，失眠。

(3)生活自理能力下降或丧失。

(4)知识缺乏。

(四)护理目标

(1)患者能够摄入足够的营养，保证水、电解质的平衡。

(2)患者的睡眠状况改善。

(3)患者没有受伤，并能述说如何预防受伤。

(4)患者未因感知、思维过程改变出现意外，并能正确应对。

(5)患者能对疾病有恰当的认识和评价，适应环境的改变，焦虑和恐惧情绪减轻。

(6)患者生活应激能力逐步提高。

(7)患者维护健康的能力和信心得到提高。

(8)患者对网络的依赖程度下降。

(五)护理措施

1.生活安全护理

(1)提供良好的病房环境，安全、安静、卫生。

(2)做好日常生活护理，注意态度，建立良好的护患关系。

(3)注意对患者的安全教育，争取病友、家属的理解和支持。

(4)遵医嘱给予相关的治疗，并观察药物的治疗作用与不良反应。

2.心理护理

(1)患者心理依赖突出，应予整体认知治疗护理。

(2)年龄跨度大，护理措施应予个性化实施。

(3)大部分患者系被动入院，抵触情绪较大，环境的改变也会加重患者的焦虑程度，是心理活动复杂化，应积极与患者进行语言或非语言的沟通。

(4)积极开展心理治疗与护理，协助患者根据个人能力和以往的经验培养其解决问题的能力。

(5)重视非语言性的沟通，因其对思想，情感交流有重要作用。

（6）经常深入的接触患者，了解病情的动态变化和心理活动。针对不同病情的患者采取不同的心理护理方法。

3.特殊护理

（1）大多数患者思想活跃，反应灵敏，但自律能力差，缺乏自理能力，因此应予进行社会行为技能的训练，包括生活、学习、工作能力与社交能力等方面，主要培养患者生活自理能力，建立个人卫生技能量表，如洗漱，洗衣、饮食、整理内务等活动。要求整理房间规范、整齐、培养患者的自立、责任感。

（2）通过工娱治疗和适当的健身训练，鼓励患者积极参与群体活动，扩大交往接触面，达到提高生活情趣、促进身心健康的目的。如听音乐、看电视、庆祝节日等，以及带有学习和竞技的参与性活动，如健身、球类、书画等，通过大量的体能训练过剩的能量得到宣泄释放，恢复健康的心理状态。

（3）组织患者观看优秀的青春励志影片，共同探讨积极的话题，引导患者从积极的方面去思考和解决生活中的实际问题。

（4）网络成瘾的患者一旦脱离网络会产生不同程度的戒断反应，甚至伴有精神症状和冲动行为，必要时应予保护性约束和隔离，因病情具有突发性和爆发性。应避免强光、声音等刺激，经常巡视病房，预防自伤、自残、毁物等意外情况的发生。应避免患者接触可能产生伤害的刀叉，玻璃等锐利工具。外出活动应予患者适当的活动指导，防止肌肉拉伤。

（5）尽可能地创造一个社会性的体验学习环境，提高患者应对现实问题的能力。

（六）护理评价

（1）患者的饮食生活规律。

（2）患者的独立生活能力增强。

（3）患者的精神状态，情感活动正常。

（4）患者未发生冲动行为。

（5）患者对网络的依赖性减弱或消失。

（七）健康指导

（1）指导患者以理智的态度严格控制网络使用时间。网上娱乐一天不要超过 2 小时，通常连续操作电脑 1 小时应休息 5～10 分钟，父母与患者共同签订一个协议，并使他们懂得人生的任何游戏也像网络游戏一样，是有规则的，遵守规则才能继续，从而达到预防网络成瘾的目的。

（2）鼓励患者积极参加社会活动，逐步建立信任的、和谐的、支持的人际关系。保持正常而规律的生活，娱乐有度，不过于痴迷。每天应抽出时间与同学、同事、家人交流，感受亲情、友情。

（3）应对家属和患者同时进行指导，对患者作出行为界定，并与家属和患者达成共识。

（4）患者要以健全的心态进入网络。强化自我防范意识，增强抵御网上不良诱惑的心理免疫力。随时提醒自己上网的目的，在面对网络上纷繁复杂的信息时，有一个清醒的辨识。

（5）患者如果发现自己无法控制上网的冲动，要尽快借助周围的力量监督自己，从而获得支持和帮助，培养自己对家庭和社会的责任心。

三、预后及预防

（一）预后

网络成瘾症经过一段时间的系统治疗后，一般可以完全康复，但是需要家庭、社会、学校对患者的关注,加强警戒教育,并指导其正确的使用网络,避免再次成瘾。

(二)预防

青少年网络成瘾症的预防要以个人-家庭-社会总动员的模式:首先,自己要培养成熟的心理品质、积极自我的认知,培养自己的自尊自信及有效的压力管理能力,培养自己的沟通技巧及有效的时间管理能力;其次,对于家庭来说,良好的亲子沟通对于预防网瘾有着举足轻重的作用,根据他们的身心特征调整教养方式,和孩子有效的沟通帮助其规划人生,了解网络知识并言传身教,正确使用网络;第三,对于学校来说,应该构建多维的评价体系,丰富学校的主题活动,建立良好的师生关系,开展网络实践活动,正确的利用网络提高青少年的学习兴趣;而对于社会,我们应该建立完善的网络法规和监管制度,努力净化网络环境。总之,建立科学有效的预防策略已是迫在眉睫的首要任务。

(陈小英)

第四节　神　经　症

一、概述

神经症是由不同心理因素影响而成的缺乏器质性病变为基础的大脑功能紊乱,它不是指某一特定的疾病单元,而是指包括病因、发病机理、临床表现及治疗均不一致的一组轻度精神障碍的总称。

根据1993年我国拟定的精神疾病分类方案,神经症可分为恐怖性神经症、焦虑性神经症、强迫性神经症、癔症和神经衰弱。各种神经症均有如下共同特点。①起病可与精神应激或心理社会因素有关。②症状复杂多样,但无任何可证实的器质性基础。③患者有自知力,求医心切。④社会适应良好。

神经症与重性精神病(如精神分裂症)比较,相同点在于都有头痛、失眠、乏力、焦虑、内感不适等精神症状,不同点则为神经症没有幻觉、妄想等认知障碍,也没有情绪行为异常,精神患者不仅如此,还有自知力缺乏,不愿就医,社会功能严重受损,不能适应社会环境。

神经症与心身疾病(如糖尿病、胃溃疡)比较,心身疾病不仅有类似神经症的主观症状,而且可查到体征性或器质性疾病存在。而神经症除了主观体验,不能查出相应的客观体征。

二、发病原因

神经症的病因尚不十分明了,一般认为与下列三种因素有关。

(一)促发因素

促发因素即导致神经症的种种心理社会因素,如学习工作负担过重,任务要求过高难以完成等;长期精神应激状态使神经系统功能过度紧张和疲劳,可引起神经兴奋和抑制的调节紊乱;心理冲突和精神创伤,引起负性情绪体验,使患者感到压抑、怨恨、委屈等。

(二)易感素质

易感素质主要指遗传倾向和人格类型。迄今为止,尚无研究证实神经症是一种遗传性疾病,但已证实与遗传有某种关系。在人格类型方面,具有胆怯、敏感、多疑、依赖性强、缺乏自信、遇事紧张无自制力的内向型人格容易罹患此病。

(三)持续因素

持续因素指患者所处的社会文化背景及个体病后附加的反馈信息不良,使疾病形成恶性循环,迁延不愈。如长期的家庭不和睦导致发病,发病后仍处于这种环境,得不到理解和支持,使疾病难以治愈,治愈后又易复发。

三、表现

神经症的临床表现多种多样,常见症状如下。

(一)精神易兴奋、易疲劳

患者事无巨细均能引起兴奋,对声、光刺激或细微躯体不适高度敏感,而又易感到疲劳,休息后也不恢复。

(二)情绪不稳

焦虑、恐惧、抑郁、易激惹。

(三)强迫症状

有强迫观念、强迫情绪和冲动,强迫动作。

(四)内感不适

内感不适多表现为慢性疼痛,胃肠不适等。

(五)睡眠障碍

睡眠障碍有失眠、早醒、多梦、觉醒不充分。

(六)疑病观念

患者怀疑患了某种躯体疾病,与健康状况不符,医师解释和检查结果也不足以消除患者疑虑。

四、发病率及预后

神经症的总发病率为 22.2‰,女性多于男性,发病年龄多在 20～29 岁,文化程度低,经济水平差,家庭关系不和睦者发病率高。神经症一旦消除顾虑,改善社会环境,适当休息,及时治疗,可得到缓解和治愈,预后一般较好。若合并人格障碍,预后则差。

五、治疗

神经症的治疗以心理治疗为主,辅以药物治疗。心理治疗方法有行为疗法、认知疗法、精神分析法和人本主义方法。药物治疗包括抗焦虑药,抗抑郁药,促进大脑代谢及调节自主神经功能药。此外还可尝试体疗、针灸等物理疗法。

六、护理

(一)心理护理

(1)首先要关心患者,安慰患者,引导患者认识疾病性质是功能性而非器质性,是可以治愈的,以消除患者的疑虑。

(2)对有心理社会因素为诱因的,要指导患者正确对待病因,改变自己的不良个性,不要有不切实际的过高要求,注意调整人际关系,在缓解矛盾的同时,提高自己对挫折的应付能力,纠正不良行为模式,主动适应环境,避免形成恶性循环。

(3)对伴有焦虑、恐惧、绝望的患者,要设法稳定患者的情绪,教会他们正确的疏导情绪方法,正确评价自己,避免过激行为发生。

(4)对有强迫观念或强迫行为的患者,要为其制定切实可行的行为训练计划,并督促患者执行。

(5)做好患者周围人的工作,增加患者的社会支持,为患者创造一个和谐的现实环境,打破恶性循环,巩固疗效,避免复发。

(二)服药指导

治疗神经症的药物有抗焦虑药,如地西泮、艾司唑仑、阿普唑仑,小剂量短期使用,无特殊不良反应,若长期服用高剂量,可产生耐受性和依赖,一旦停药便可出现戒断症状。抗抑郁药一般选用丙咪嗪、阿咪替林、赛洛特、百忧解等。不良反应有口干、视物模糊、便秘、震颤、静坐不能,可有心电图的改变,一旦药物不良反应明显不能耐受,要寻求医师给予帮助,调整药量或使用拮抗剂。促进大脑代谢药有 γ-氨酪酸,调节自主神经功能药有谷维素,一般无明显不良反应。

(三)饮食指导

神经症患者在饮食上无特殊禁忌,只要求饮食富于营养即可,品种力求多样化以增进食欲。

(四)活动与睡眠指导

神经症患者大多白天思睡、乏力、不愿活动,晚上又不能入睡,因此,要协助患者制定作息时间表,建立规律的活动与睡眠习惯,白天多参加体育锻炼和做一些力所能及的劳动,工作要有张有弛,不要全休在家,以免更加焦虑。按时就寝,保持良好的睡眠环境,必要时服催眠药,对顽固性失眠的患者要主动关心,多方开导,引导其入睡,尽量减少由失眠引起的继发症状。

(陈小英)

第五节　精神分裂症

一、概述

精神分裂症是一种常见的病因未明的精神病,占我国住院精神病患者的50%左右。其主要症状有特殊的思维、知觉、情感和行为等多方面的障碍和精神活动与环境的不协调,一般无意识障碍及智能障碍。精神分裂症多发于青壮年,尤其好发于青年期。病程迁延、缓慢进展,有相当一部分患者病情缓解后常有复发,部分患者趋向慢性化,甚至最终走向精神衰退。

人们对精神分裂症的认识,经历了一个漫长的过程。早在公元4至7世纪,祖国医学就有类似精神分裂症的描述。如隋代医学家巢氏在《诸病源候论》中记载:"其状不同,或言语错谬,或啼笑惊走,或癫狂错乱,或喜怒悲哭……"清代钱镜湖著《辨证奇闻》中记载:"人有患呆病者,终日闭门独居,口中喃喃,多不可解……"等,生动描述了近似本病症状多种多样的言语荒谬、喜怒无常及行为离奇等特点。19世纪中叶,现代医学迅速发展,欧洲许多精神病学家对精神分裂症进行观察与研究。德国精神病学家克雷丕林(Kraepelin)在长期临床观察研究的基础上认为:上述多种多样的描述与命名并非多种疾病,而是同一种疾病的不同类型。他观察到这种病多发病于青年时期,最后发展为痴呆,因而建立了"早发性痴呆"的概念。20世纪初(1911年),瑞士精神病学家布鲁勒(E.Bleuler),在克雷丕林的研究基础上做了进一步细致的临床观察与研究,他通过大量病历资料发现:本病并非都发病于青年期,最终也并不全部出现痴呆的结局。同时,他发现本病主要表现是精神活动的分裂,于是,布鲁勒修改了"早发性痴呆"的概念,命名为精神分裂症。以后,布鲁勒及其儿子(M.Bleuler)对精神分裂症的研究,做了大量艰苦的工作。克雷丕林和布鲁勒父子对精神分裂症的研究具有巨大贡献,至今被称为精神病学奠基人。他们对精神分裂症基本概念的理解,至今仍被全世界精神病学家所接受,布鲁勒命名精神分裂症的名称沿用至今。

近年来,由于精神药物的广泛应用,尤其是精神病社区防治工作的发展及管理水平的提高,使精神分裂症患者的寿命普遍延长,因此,精神分裂症的患病率也在逐年增长。

二、病因

精神分裂症的病因,虽经多方面研究,但至今尚未完全明了。大量研究资料只能证明其发病与以下因素有很重要的关系。

(一)内在因素

1.遗传因素

致病因素如何造成精神分裂症的病理生理尚不清楚,目前对精神分裂症的研究,只限于对患者亲属的调查。国内外的调查发现一般群体中精神分裂症的患病率约为1%;而父母一方患精神分裂症,子女患同病的风险约为15%;父母双方均患精神分裂症,子女患同病的风险高达40%。20世纪80年代以来,分子遗传学技术的进步,定位了一些染色体的部位,分析并确定了特殊的候选基因。临床遗传学的研究成果,将会对指导精神分裂症的预防产生巨大的应用价值,但目前精神分裂症的遗传方式尚无定论。

2.素质

素质是一个人与生俱来的心理与解剖生理特点,特别是神经系统方面的特点。素质,指的是一个人的先天解剖生理学特征,主要包括感觉器官,神经系统及运动系统的生理特点,素质与遗传有密切关系。素质的形成,除先天因素,可通过后天的环境因素的作用而逐渐形成一个人的素质。一般是在遗传基础上,经过幼年期环境与躯体作用,逐渐形成个体特性,如由于后天发展与生活经验所塑造的行为反应模式,到青春期即基本定型。素质是大的心理发展的生理条件,素质在生活实践中逐步成熟。素质的一些缺陷可能容易得某些疾病,如对一般的精神刺激即易引起焦虑,反应快速而强烈,一旦反应出现,久久不易平静。有这类表现的人则易于患精神分裂症。

3.年龄

精神分裂症有60%～70%在20～30岁发病。25岁是发病的高潮。至于为什么在青壮年时期发病,目前尚无明确解释。

(二)环境因素

1.生物学因素

赫尔辛基一项母孕期环境因素的调查研究发现,胎儿第4～6个月暴露于A2病毒流行者,成年后精神分裂症的发生率高于对照组,推测病毒感染影响胎儿神经发育。而围生期的产科并发症也会使精神分裂症的患病率增加。

2.家庭环境

母亲是婴儿的第一位老师,母亲的性格直接影响儿童性格的形成。其他成员如父亲,兄弟姐妹等对性格形成虽然都有影响,但最主要的是母亲。母亲患精神分裂症,不但对儿童有遗传影响,而且又形成了环境影响。儿童与精神分裂症患者生活在一起,使他们发病机会增多。家庭成员之间的不和睦,影响着儿童性格的形成与发展。尤其是父母的不和睦及对儿童教育不当,都可使儿童性格怪僻,形成精神分裂症的发病温床。幼年丧亲(17岁以前父母死亡或永久性分离)同样会使精神分裂症的患病率增加,特别是9岁以前丧亲的影响更为明显。

3.社会环境

我国于1982年对全国12个地区精神病流行病学的协作调查发现,精神分裂症的患病率城市明显高于农村;不论城乡,精神分裂症的患病率均与家庭经济水平呈负相关。

三、临床表现

典型的精神分裂症,临床经过可分为早期阶段、症状充分发展阶段、慢性阶段及精神衰退阶段。不同的疾病阶段,有不同的症状表现。

(一)早期(初发阶段)

1.起病形式及主要表现

(1)缓慢起病:约占全部精神分裂症的70%。一般说来,起病缓慢者,病程进展也缓慢,有时很难确切估计起病时间。缓慢起病的概念是:在数月、甚至数年中,精神分裂症的基本症状零散出现。症状的严重程度也呈缓慢演进,开始症状可极轻微,甚至使人觉察不到,经过一段相当时间才较明显。

缓慢起病的早期症状表现多种多样。有的患者初发症状酷似神经衰弱。如一位两年前考取外贸学院的学生黄某某,性格孤僻,不好交往,入学后因英语学习较吃力而经常开夜车。在第一学期末,他经常感到头痛、失眠,上课注意力不集中,有时情绪急躁,表现为好与同学发脾气。同学们都说他患了神经衰弱。但他自己却对疾病漠不关心,后来由班主任督促并陪同,他才肯到精神科门诊检查。医师询问病史发现,在患者头痛,失眠等症状出现之前,在1年之间,他生活明显较前懒散,很少洗漱,不更换衣服;长时间不洗澡以致身上有异味。几个月都不与家里联系。同学们多次催促他去找医师看看"神经衰弱"病,总是被他说声"没什么,不用看"搪塞而过。根据这些情况分析,他患的不是神经衰弱,而是精神分裂症早期。还有的患者疾病初起时表现无端地怕脏、怕自己说错话、怕别人看自己等类似强迫症状。这些患者可逐渐出现焦虑、多疑和疑病观念等症状。也有部分患者无原因地渐渐孤独、淡漠、沉默、消极、懒散、寡言、离群。少数患者疾病早期出现躯体感知综合障碍:感到自己体形变了,认为面孔变得极为难看而常常照镜子。也有的患者早期出现幻觉和妄想。由于早期症状轻微,有的患者尚能工作和学习,故不易被人发现。如果仔细深入观察,与患者交谈时,就能发现其回答问题不中肯,表情较平淡,对任何事物都缺乏应有的热情和相应的内心情感体验。进一步接触及深入交谈会使你感到情感与思想交流困难。

(2)亚急性起病:从可疑症状出现到明显精神异常2周至3个月。多以情感障碍为初发症状如无原因地忧郁、急躁、看谁都不顺眼、周围一切事物都不称心等,或者出现强迫性症状、疑病症状。精神分裂症的基本症状比缓慢起病者明显。

(3)急性起病:有些患者可在明显的精神刺激下起病,或在躯体感染、中毒或分娩等因素下急性起病。症状在1~2周内急骤出现及迅速发展。突出表现是兴奋、冲动,伤人,毁物,思维凌乱,言语破碎,内容荒诞无稽,可出现意识障碍。如一位黑龙江建设兵团女战士杨某某,有一天在清晨起床后,杨某突然对女伴大喊大叫,只穿内衣往田野里跑去,声称要和世界的美男子举行婚礼,有个国王在向她求婚。时而又大哭不止,说是有人破坏了她的婚姻。由数人陪护送到精神病医院,诊断为青春型精神分裂症。

2.早期阶段持续时间

精神分裂症早期阶段持续的时间,各病例不尽相同,一般为数周、数月,有的长达数年。曾有多位学者统计过入院患者早期症状出现时间,但因所用的调查工具不同,结果也不尽相同,大致范围为 2.1～5.0 年。

3.先兆期症状

Hafner(1992 年)曾对德国 232 例首次发病的患者在症状缓解后进行症状评定结合知情人提供资料,发现大多数患者(73%)非特异性症状或阴性症状在精神病性症状出现之前已有数年之久。在再次出现精神分裂症典型症状以前,所出现的失眠、多疑、易激惹、反应迟钝、记忆力下降和头痛等,称为先兆症状。先兆症状常随之疾病复发。

(二)症状发展期(急性期)

1.主要临床表现

典型的精神分裂症历经早期阶段,进入症状充分发展期。此期的临床标志是精神活动与社会脱节以及精神活动不协调的特征充分显现出来。患者在短时间内出现大量荒谬离奇的思维联想障碍、思维逻辑障碍或思维内容障碍。如破裂性思维、象征性思维和各种妄想等。与此同时,早期不易被人发觉的细微情感缺乏发展到明显的情感淡漠、情感不稳定或情感倒错。意志行为障碍也常常较严重,如意志减退、生活懒散、终日闭门不出,与世隔绝,或到处裸体乱跑。有的患者受幻觉妄想支配出现病理性意志增强,终日废寝忘食到处告发他的妄想对象。精神分裂症发展到此阶段,整个精神活动的统一性与完整性遭到明显破坏,患者的言行与社会活动格格不入。患者完全生活在自己的病态精神世界之中。尽管精神活动的破坏极为严重,但在一般情况下无智能障碍,全部精神症状多在意识清晰背景下发生,查体缺乏特殊阳性所见,患者不具有自知力,因此,坚决否认自己有精神病。

2.临床类型

疾病进入充分发展期,临床症状明朗化,形成各种占主导地位的症状群,临床上据此划分出不同的临床亚型。但应该认识到在疾病过程中不同时期,特殊的亚型可能同时存在或互相转化。

精神分裂症的临床分型,自 1896 年 Kraepelin 将“早发性痴呆”分为紧张型、青春型、类偏狂型;1911 年 E.Bleuler 又将早发性痴呆命名为“精神分裂症”;增添了单纯型以后,迄今国内外对四个传统性基本类型的划分看法较为接近。众所周知,近年来经典类型如青春型、单纯型、紧张型比较少见了,分析原因可能主要是精神症状得到不同程度的早期干预,使症状不能按照自身的规律发生发展。同时,随着对疾病诊断的研究,有取消精神分裂症分型的趋势。

(1)单纯型(简单型):此型发病较早,多于青少年时期起病,发病前多无明显精神诱因。缓慢起病,病程多呈缓慢持续进展,很少有自发缓解。临床主要表现为逐渐加重的孤独、淡漠、退缩症状群。如生活懒散、行为乖僻、对亲人冷漠无情,对学习工作缺乏进取心。也可有独语、自笑及窥镜等离奇行为,少有兴奋或躁动不安。思维贫乏,少语寡言,交谈时很少有主动言语,思想交流及情感交流均极为困难。单纯型患者精神症状的突出特点是日益加重的情感淡漠、思维贫乏与意志减退,行为退缩等整个精神活动的广泛异常。严重时,患者可终日闭门独居,与他人毫无来往,饮食、起居与大小便均需他人督促。精神活动严重脱离现实,社会功能减退。由于以上症状缓慢发生、零散出现,病程又极缓慢持续进展,因此早期症状往往不被人发现。就诊时往往已经过了数月甚至数年,错过了最佳的治疗时机,预后不良。

部分单纯型患者偶有幻觉、妄想及感知觉障碍等附加症状,但这些症状具有片段、不系统与一过性的特点。

我国统计资料,本型占住院精神分裂症患者 $1\%\sim4\%$。此型多数患者治疗效果不佳,具有明显慢性化倾向,大部分患者最终出现精神衰退。

(2)青春型(混乱型):本型临床以思维联想障碍为主导症状,主要表现思维联想散漫,严重时出现大量破裂性思维。思维内容支离破碎,荒谬离奇,缺乏逻辑性使人难以理解。青春型患者的情感障碍特点是喜怒无常、变幻莫测,患者可无原因地哈哈大笑或突然号啕大哭不止。有时做鬼脸、出怪相,表情显得轻浮、幼稚、愚蠢可笑,称为愚蠢性欢乐。也可表现为情感倒错。如一位女患者听到母亲去世的噩耗后高声大笑。青春型患者的意志行为障碍极为突出,常常在思维联想障碍与情感反复无常的同时,出现低级意向活动,如裸体外跑,不避亲疏、追随异性、打人毁物。如一位男患者在街上突然拥抱一个女青年,声称:"我爱你,你一定要和我结婚"。一位女患者,表现本能活动亢进,暴食暴饮,抢食别人的东西。另一位大学文化程度的女患者,表现意向活动倒错,吃大便、喝痰盂中的污水。另一男患者无端地把自己住所点火焚烧,燃起熊熊大火,他站在一旁捂嘴笑。

荒谬离奇的思维障碍、反复无常的情感异常以及各种奇特行为、荒诞无稽的意向活动常同时出现,构成青春型特有的临床症状群。这种以兴奋性增高的整个心理过程四分五裂,临床上称为不协调的精神运动性兴奋。也有人称之为青春性兴奋。

青春型精神分裂症患者的幻觉、妄想等附加症状,具有内容杂乱、片段且多变的特点。患者对妄想内容肯于暴露,但很少支配行为。其临床表现可简单归纳为以下几条:经常出现的思维破裂,不系统的幻觉妄想,情感倒错及不适当的愚蠢的行为。

青春型好发于青春期前后,多数患者起病于25岁以前,主要诊断依据是其特有的临床相。发病年龄仅为参考。我们曾见到30岁以上发病的典型的青春型精神分裂症。

青春型病前部分患者可有精神刺激诱因,呈急性或亚急性起病较多见。部分患者病程进展迅速,1~2年内病情急骤恶化,很快出现精神衰退,即所谓急骤恶化、预后恶劣的危险型精神分裂症。然而我们观察到,近年由于抗精神病药物的广泛、早期应用,这种类型几乎不见。部分患者可自发缓解,但很快复发。大多数患者经治疗后症状缓解。复发倾向仍较突出。因此,病程呈现多次复发与缓解交替出现。历经多次复发后最终进入慢性期,疾病后期则表现为精神衰退。

青春型占住院精神分裂症患者 $8\%\sim26\%$。

(3)紧张型:本型为精神分裂症较少见的类型。占住院精神分裂症患者的 $6\%\sim16\%$。近年由于人们对精神疾病认识的提高,患者能够较早地得到治疗,此型患者具有典型症状的患者在临床上已很少见。

紧张型发病年龄较晚,一般起病于青壮年时期。病前可有一定精神刺激诱因,急性或亚急性起病较多见。临床主要症状是以不同程度的精神运动性抑制占主导地位的紧张综合征。具体表现紧张性木僵与紧张性兴奋交替出现,或单独出现紧张性木僵。如患者突然表现不同程度的精神运动性抑制。轻者动作缓慢、言语减少。重者则终日卧床不起,不食不动,缄默不语,对外界刺激毫无反应。甚至由于咽喉部的肌肉运动抑制而使唾液含在嘴里不下咽。部分患者可有木僵状态、蜡样屈曲、空气枕头和被动服从。个别患者可有幻觉妄想。需用特殊的检查方法才能使其暴露出来(如麻醉分析法)。

紧张性木僵的患者虽然由于广泛的运动抑制而不吃不喝,不语不动,但这些症状是在意识清晰背景上发生的,对周围环境中发生的一切事物都有感知的能力。因此,在木僵状态的患者面前仍要注意保护性医疗制。木僵状态可持续数天、数周至数月、数年。不少患者由紧张性木僵突然转为紧张性兴奋。

紧张性兴奋的表现为突然产生的兴奋,但言语及行为单调刻板、不可理解。比如有一紧张型男患者入院后数天不吃不喝、不语、不动,天天需鼻饲进餐以维持必要的营养。每天突然下床打毁病房门窗玻璃并打伤 1 名患者。问其为什么打人与打碎玻璃,患者一言不发。茫然张望四处,并刻板地模仿医师的某一句话。

紧张型精神分裂症的病程具有发作性特点,有些患者不经治疗可自然缓解,因此,预后比其他类型好。少数患者会多次复发,最终走向慢性化。

(4)偏执型(妄想型):临床表现以各种妄想症状群为主,是精神分裂症最常见的一个类型。社区资料和住院患者资料占精神分裂症患者的一半以上。

偏执型发病年龄较晚,常在 30 岁以后起病,病前精神刺激因素不明显。多数患者缓慢起病,疾病初期,常先有多疑、敏感、逐渐发展形成各种系统妄想。近年发现不少偏执型患者呈急性或亚急性起病,突然产生大量原发性妄想。

偏执型患者的妄想有以下特点。①妄想具有发生-泛化-系统化的过程:如患者开始只怀疑单位某人迫害他。以后随病情加重,妄想对象的范围逐渐扩大,邻居也与单位某人合谋加害于己。由于患者自知力缺乏否认自己有精神病而把送他住院的亲人、为他医疗的医护人员也视为仇敌。以至坚信这些人勾结在一起对他进行种种迫害。②妄想内容多为被害妄想、关系妄想、嫉妒妄想或钟情妄想等,妄想内容互有联系,结构较完整。③与妄想同时,常伴随幻觉。两者互为因果。除原发性妄想以外,可伴有幻觉以及与幻觉内容有关的继发性妄想。④偏执型患者的妄想,常常隐蔽不肯暴露,但多支配情感与行为。不少偏执型患者,衣着整洁如常人,生活能自理,可在一段时间内能上班工作。使周围人看不出他是一个精神患者,实际上存在着严重的思维内容障碍,将顽固、系统的妄想隐蔽着,如果恰好是他妄想中的攻击对象时,他可出乎意料地实行攻击与伤害。因此,偏执型精神分裂症对社会及他人安全的危害性极大。如一患者长时间怀疑他的班组长给他向领导做了不好的汇报,后来坚信班组长对他进行暗算与迫害,预谋将班组长杀害。一天正在干活时,趁班组长不备,用斧头将其击伤。另一位男性患者,受嫉妒妄想支配,认为妻子不贞,与某男性有不正当性关系,他的一子一女均不是自己的孩子。这种妄想从未向别人泄露,妻子也毫无防备。一天深夜用菜刀将妻、子、女砍死。有的患者受妄想支配,可能伴有病理性意志增强,用尽各种办法,经受千辛万苦,长途跋涉到北京控告他想象中的仇人。也有的患者上街演讲,到公共场所出丑闹事。因此,偏执型精神分裂症在症状活跃时,应严加管理及早采取必要的医疗措施。

(5)未分化型:由于精神分裂症的临床症状常常同时存在致使难以分型者并不少见,称为未分化型。未分化型精神分裂症指的是患者的精神症状符合精神分裂症的诊断标准,有明显的精神病症状,如幻觉、妄想、破裂思维或严重的行为紊乱,但又不完全符合单纯型、紧张型、青春型或偏执型的诊断。往往这时患者存在不止一个类型的精神症状,但又难以判断何种为主要临床相。

(三)慢性期

1.慢性期的划分

精神分裂症历经早期阶段,症状充分发展阶段后,不少患者发展为慢性阶段,即精神分裂症慢性期。部分患者起病后可在早期即表现慢性期的临床相,缺乏从早期症状充分发展期过渡到慢性期的典型的临床演变过程,对这类患者也称为慢性精神分裂症。

急性精神分裂症与慢性精神分裂症的区别在于前者急性起病,临床症状急骤出现,活跃而明显,有治愈的可能,慢性精神分裂症则相反。多数慢性期精神分裂症是由急性发展而来。

2.慢性期的临床标志

精神分裂症充分发展期的丰富症状逐渐平淡,不再有新的症状出现,预示慢性期开始。原有内容复杂的幻觉妄想变得单调、刻板与支离破碎。患者对妄想的内容已不认真对待,与残留幻觉能"和平共处"。如与患者交谈,涉及其被害妄想时,患者听之任之,既无动怒与气愤的情感体验,也无与之抗争的举动。慢性期患者思维内容逐渐贫乏,表现了整个精神活动的减少。各种治疗只能改善症状,减缓疾病向不良结局的演变进程,而不能使症状全部消失。因此,慢性精神分裂症的临床标志是:阳性症状消失、病情相对稳定、各病型界限模糊、治疗效果不佳。以上4条并非同时出现,而是历经一个临床过程,这个过程中,只具备4条中的1~3条时,称慢性化倾向。4条全部出现后连续病期5年以上,才应诊断慢性精神分裂症或慢性期精神分裂症。

3.慢性期临床类型

当精神分裂症演变到慢性期,充分发展期各类型的特别症状群已不多见。

为了便利分类管理及采取恰当的康复治疗措施,国内曾有精神病工作者将慢性期的种种临床表现进行总结归类,试分成各种临床类型,以精神活动的某些特征性症状群分为以下4个类型。①孤独型:长年孤独离群,淡漠无欲,不能情感交流,突出表现为情感障碍。②兴奋冲动型:意志减退、易激惹、常冲动伤人、毁物、意向倒错,以意志行为障碍为主。③思维紊乱型:平时安静,交谈时可引出大量思维联想障碍、破裂性思维或片段,零散的幻觉妄想。以认知活动障碍为主。④安静合作型:此型患者情感淡漠、意志低下、思维贫乏、安静合作,无主动要求,能简单自理生活但不能出院。在工作人员督促下,可从事简单劳动。突出表现为社会功能减退。

临床上更常用到且得到公认的慢性精神分裂症临床类型则包括以下几类。

(1)残留型:系指精神分裂症的慢性期,疾病从明显的精神活动期进入晚期,以长期、但并非不可逆转的阴性症状为特征。残留症状可以是某些片段零散的阳性症状、阴性症状或人格改变,以及那些以缓慢形式起病,经短暂急性发作后,症状的明显性很快消失,突出表现思维障碍、情感淡漠、社会功能减退但尚能维持简单生活的患者。此类患者在某种程度上酷似单纯型。

(2)衰退型:系指一组缓慢起病、病程进展缓慢冗长、突出表现行为孤僻退缩、思维杂乱无章、孤独淡漠、整个精神活动与社会隔绝的病例。此型以缓慢起病、病情急骤恶化、迅速走向精神衰退的青春型为主。

(3)老年期精神分裂:指首次发病于60岁以后,或在60岁之前发病且症状持续到60岁之后未缓解或存在残留症状的患者。临床以持续的偏执观念为主要特征,思维松散、情感不协调比青壮年发病者少见。患者意识清楚,人格保持完整,且有充分的依据排除脑器质性疾病所致的精神病。

(4)分裂症后抑郁:克雷丕林曾提出过抑郁症状是精神分裂症的常见症状,有数据显示精神分裂症患者抑郁症状的发生率为20%~70%。原发因素复杂,发生机制是否类似抑郁症与神经递质有关还在探索之中。而继发因素则可能与长期用药导致药源性抑郁,自知力恢复时社会心理因素的影响,以及反复发作的病程给患者造成的压力有关。

(四)精神衰退

克雷丕林提出早发性痴呆概念时,认为此病最后结局全部出现痴呆。布鲁勒命名为精神分裂症后提出有 1/4 发展为痴呆(精神衰退)。目前精神病临床工作者对衰退的看法,意见尚不一致。人们通过临床观察认识到精神分裂症的精神衰退,不同于器质性痴呆,而是由于长期情感淡漠、意志低下、对周围事物不关心所造成的一种特殊痴呆状态。精神衰退产生于精神分裂症慢性期的症状基础之上。但并非所有慢性精神分裂症最后都产生精神衰退。

精神衰退的本质及临床相较为复杂,很多问题目前正在研究与探讨之中。临床见到的精神衰退临床相与精神分裂症慢性期症状群缺乏严格界限,它们的区别在于,慢性期的症状不像急性期那样丰富、活跃。通过治疗不能使症状消失,但能取得某些症状的好转。在经过精心调整治疗,药物维持在一定剂量时,某些类型患者可较好地从事文娱治疗。而精神衰退患者则是整个精神活动的广泛缺损,各种治疗难以使这种衰退状态有所改善,如果让这些患者从事简单劳动,也需花费大气力进行训练与再教育后才能做到。

精神衰退的临床标志应该是:整个精神活动表现缺损,社会功能丧失,治疗无效,病情不可逆转。

精神衰退是精神分裂症最恶劣的结局,其标准应严格掌握。

四、诊断与鉴别诊断

(一)诊断

在精神分裂症的病因与发病机制尚未明了之前,其诊断方法仍有赖于详尽可靠的病史、精神检查所见、症状的动态变化、病程特点、病前个性等综合性临床资料作出诊断,即建立在临床观察和描述性精神病理学的基础上。

(1)完整的病史能为诊断提供重要线索。采集病史时,要设法向家属询问对诊断有帮助的各种资料,如准确的发病年龄、起病时间、起病形式、异常表现等。弄清上述情况对诊断和鉴别诊断都有重要意义。

在采集病史时,还要对患者有同情态度,使病史提供者感到亲切而愿意提供真实的资料。医师在询问病史时,不要用暗示性语句,如“某某患者有骂人症状吗”,而应使用提醒式的询问,如“有没有…表现”或“怎么不正常”。有时病史提供者说些笼统的话,如“患者经常胡说八道”。医师应详细询问具体内容,有助于诊断及精神检查。在询问病史时,对个人史、家族史、既往史等应予以注意,尤其是个人史。对有助于诊断及鉴别诊断的内容详细记载。

(2)精神检查通过对患者听其言、观其行及深入交谈,以获得患者全面精神活动的全部情况。当接触患者进行精神检查时,要设法与患者做深入交谈。可发现谈话缺乏主题、内容松散,使人难以理解等对诊断有特殊意义的症状。同时在交谈过程中应详细观察患者面部表情。有时一次精神检查不易成功,应多次检查才能发现症状。医师与患者交谈时,需进行情感交流,思想交流,要注意交流的困难程度,兴奋患者可有哭笑无常或情感倒错。与患者完全不能进行思想与情感交流时,则应依靠观察。精神检查时,应注意相似症状之间的区别,边查边肯定或否定,并记录具体的症状内容。一般情况下:精神分裂症患者应意识清晰,因此,判断患者的意识情况对诊断极为重要。

（二）鉴别诊断

典型的精神分裂症病例，按照诊断标准操作，诊断并不困难。但在疾病早期或者精神症状尚未充分发展的阶段，明确诊断就存在一定的困难。所以在诊断精神分裂症时须与下列疾病鉴别。

1.情感性精神障碍

精神分裂症青春型，常有兴奋、话多，需与躁狂症鉴别。其区别在于躁狂症情感高涨、思维奔逸、行为增多，其精神活动互相配合、协调，症状富有感染力。部分躁狂患者，当其行为受到约束时，可能产生妄想，但其多持续时间短暂，缺乏系统、泛化、固定的妄想结构的特点，其内容与情感、行为一致。而精神分裂症则思维紊乱、情感反复无常、行为古怪奇特，精神活动呈现互不统一的不协调的精神运动性兴奋，具有杂乱、四分五裂的青春性兴奋特点。

精神分裂症单纯型的情感淡漠以及紧张型的精神运动性抑制，常常需要与抑郁症区别开来，尤其当抑郁症患者也出现听幻觉时。要注意到抑郁症的情感低落是一种负性情感增强的表现，患者情绪低沉，终日忧心忡忡，愁眉不展，悲观失望，抑郁症的幻觉常与精神抑郁内容相一致。如有自罪妄想的抑郁症，听到声音说他有罪，应该死等。与情感淡漠有本质区别。而且精神分裂症的情感淡漠常与思维贫乏、意志低下同时存在。

2.偏执性精神病

偏执型精神分裂症，除了具有精神分裂症基本症状外，同时有各种系统的妄想，应与偏执性精神病进行鉴别。偏执性精神病包括偏执狂、偏执状态与妄想痴呆。

偏执性精神病的临床突出症状是妄想。妄想多具有顽固、系统、持久的临床特征。其内容多不荒谬和现实生活有一定联系，与精神分裂症妄想的荒谬、离奇及脱离现实的临床特征截然不同。偏执性精神病从精神病理学角度来看，除妄想外，其他心理、社会功能多保持正常。而精神分裂症则是整个精神活动的损害。偏执性精神病的妄想具有治疗效果不佳，甚至持续终身，不出现精神衰退的特点，而精神分裂症的妄想，多数在各种抗精神病药物治疗后变得淡化，甚至消失。

3.心因性精神障碍

部分急性起病的精神分裂症，病前具有明显发病诱因，疾病早期酷似心因性精神障碍，要注意鉴别。

心因性精神障碍的急性应激障碍是由急剧、重大精神刺激作用而发病的。不仅发病时间与精神刺激因素的时间密切相关，而且精神症状也与精神刺激因素有内在联系，其病程和预后也取决于精神因素是否能及早去除。而精神分裂症的临床症状经常与精神因素联系不密切。开始时，言语内容可能与精神刺激因素有些联系，但随病程发展逐渐背离，精神刺激去除后也不能使疾病获得缓解。

4.神经症

不少单纯型精神分裂症早期具有类神经衰弱症状群。表面看上去酷似神经衰弱。曾有1例男性患者误诊为神经衰弱达3年之久，失去了早期治疗机会。

神经衰弱与精神分裂症的主要区别在于前者为轻性精神病，疾病无论多严重，大脑精神活动始终保持着完整性与统一性。患者虽周身不适，主诉颇多，但能坚持学习与上班工作，精神活动的社会功能保持良好，人际关系以及进行情感与思想交流全无障碍，对疾病关心，迫切求医。而精神分裂症则在"神经衰弱"症状群掩盖下，存在着精神分裂症的蛛丝马迹，如症状虽多，但缺乏应有的内心痛苦体验，无迫切求医的积极性，与其交谈能发现患者的谈话内容空洞，思维结构显得松散，缺乏主题，自知力也欠完整。偶可有呆愣、窥镜等行为异常或感知综合障碍等。

癔症与精神分裂症的共同点是临床表现症状均多种多样。但其疾病本质却迥然不同。青春型精神分裂症急性起病时,常突然表现兴奋躁动、话多,个别患者呈癔症情感暴发样表现,情感色彩显得较突出,确需进行鉴别。癔症患者全部都有明确的心理因素致病,各种症状都只有明显的暴发性,而精神分裂症发病多无明显诱因,大部分患者缓慢起病。癔症患者的症状多具有明显暗示性,通过暗示治疗可获得戏剧性效果。如经言语暗示后给一次电针或电痉挛治疗即可疾病痊愈,完全恢复常态。精神分裂症的兴奋、躁动等症状则较持久,暗示治疗无效。非经系统精神药物治疗不能使症状缓解。

强迫性神经症:有些精神分裂症,突出表现强迫症状,需与强迫性神经症进行区别(表 14-4)。

表 14-4　强迫性神经症与精神分裂症的区别

项目	强迫性神经症	精神分裂症
病因	多有明显精神症状	多无明显诱因
病前个性	强迫个性	分裂个性
症状特点	单调、而容易理解	同时两个以上症状荒谬不可理解
对症状的体验	深刻	不深刻
要求摆脱症状态度	迫切	不迫切
社会适应能力	良好	不良
病程	症状持久,病程冗长	症状多变,病程可短可长
预后	良好	差

5.器质性精神障碍

精神分裂症青春型、紧张型急性起病,伴有意识障碍时,应注意与急性脑器质性精神病相鉴别。前者意识障碍程度往往较浅,持续时间短暂,后者则意识障碍较深,伴随意识障碍出现进行性加重的智能障碍。缓慢起病的精神分裂症以及精神分裂症慢性期的临床相酷似器质性痴呆。慢性脑器质性精神障碍以突出的进行性智能障碍为特点,而精神分裂症则以精神活动的四分五裂为特征。两者表面相似,但有本质区别,可用智力检查的方法进行鉴别。

总之,精神分裂症诊断与鉴别诊断的方法,目前多以临床表现、症状学特点进行综合分析。不少诊断标准可作为日常工作参考。典型病例的诊断并不困难,疑难病例则需经临床动态观察,根据病程演变、症状的转归,到一定时间后才能做出肯定诊断。如临床曾有病例经病程 5 年,3 次住院才被确定诊断。

五、治疗

(一)治疗原则

根据疾病不同阶段和临床症状特点,应掌握以下原则。

(1)早期及症状充分发展期:在精神症状活跃阶段,应采取药物或合并物理治疗充分治疗以尽快控制精神症状。药物包括第一代抗精神病药如氯丙嗪、奋乃静、氟哌啶醇等,第二代抗精神病药如氯氮平、利培酮、奥氮平等,物理治疗则包括电痉挛、经颅磁刺激等治疗。

(2)当精神症状减轻,疾病进入恢复阶段时,有针对性的治疗方案是药物治疗合并心理及工娱治疗,用来帮助患者认识症状,自知力恢复,解除因患精神病所带给患者的精神负担,鼓励他们积极参加活动,较好地配合治疗,以达到早日康复的目的。

(3)慢性阶段:精神分裂症慢性期,患者处于不同程度的精神缺损状态,有各种残留症状。如好发脾气或情感反应迟钝或对任何事缺乏意向活动(缺乏进取、上进心),零散的幻觉、片段的妄想等。设法加强这些患者与社会的联系,活跃患者生活,以延缓或避免进入精神衰退是治疗的总原则。因此,慢性阶段的合理治疗措施是必要的药物维持治疗合并有组织的工娱治疗及行为治疗。

总之,精神分裂症的治疗在急性阶段,以药物治疗为主。慢性阶段,必须药物维持治疗,心理社会康复指导也很重要。

(二)治疗方法

1.药物治疗

抗精神病药物,又称为神经阻滞剂,能有效地控制精神分裂症的症状。自20世纪50年代发现氯丙嗪,至现在临床上已普遍应用的第二代抗精神病药物,各种抗精神病药物都有控制精神分裂症症状的作用。从临床治疗实践中也可以体会到某些药物对某些症状群,有相对选择性。

(1)急性期药物治疗:首次发病或者缓解后复发的患者,抗精神病药物治疗力求充分和系统,已达到较高的临床缓解。一般急性期治疗需要8~10周。常用的抗精神病药物如下。

氯丙嗪:在无躯体禁忌证情况下,氯丙嗪为控制兴奋的首选药物。立即控制兴奋,可采取静脉注射途径给药。常用剂量为盐酸氯丙嗪50~100 mg,溶于0.9%氯化钠20 mL中。缓慢静脉注射,每天1~2次,能有效地控制青春型精神运动性兴奋及偏执型受各种幻觉妄想支配而兴奋躁动。亚急性兴奋者,可用复方氯丙嗪(盐酸氯丙嗪与盐酸异丙嗪混合液)作臀部深层肌内注射,每次50~100 mg,每天2~3次。各种类型精神分裂症,兴奋控制后可改为口服法给药,做系统的疗程治疗。

氟哌啶醇:兴奋躁动同时伴肝功异常,或以行为障碍为突出症状者,应选用氟哌啶醇。开始可肌内注射5~20 mg,每天3~4次。

有效地控制精神分裂症的兴奋躁动,与使用抗精神病药物治疗同时,可辅助以一般镇静安眠药,如肌内注射或静脉注射地西泮注射液10~20 mg、睡前口服水合氯醛等。

氯丙嗪与氟哌啶醇不但能有效地控制兴奋,而且对精神分裂症的幻觉妄想也有良好效果。这两种方法目前在临床上也在广泛应用。第一代抗精神病药物中还有其他种类的药物,但在急性期治疗中多受到起效时间的限制,使用时常合并上述的两种治疗方式。如奋乃静、三氟拉嗪、氟哌噻吨及舒必利等。这几种药物以及氯丙嗪、氟哌啶醇都对幻觉、妄想有良好的效果,其中氟哌噻吨、舒必利还对阴性症状有一定的改善作用。具体用法见药物治疗章节。

自20世纪90年代以来,出现了第二代抗精神病药物。这类药物的药理作用不仅限于D_2受体,同时作用于$5-HT_2$受体及其他受体。其特点是锥体外系不良反应明显低于第一代抗精神病药物。其代表药物为氯氮平。

氯氮平:虽然其具有明显的抗精神病作用,且锥体外系不良反应轻,曾有多项研究显示,氯氮平是目前唯一一个对难治性精神分裂症有效的药物。但因其有引起粒细胞减少甚至缺乏的可能,而使其在临床的应用一波三折,故在使用此药治疗时需要定期监测粒细胞,一旦出现粒细胞减少,应立即停药。如果长期应用,有引起血糖增高、血脂代谢异常的可能性,比其他药物所致的风险更高,因此定期检查血糖和血脂也是必要的。由于氯氮平长期应用常引起难以处理的代谢综合征,因此,选用氯氮平治疗,应当慎重考虑。可将氯氮平作为三线用药。

利培酮:是较早出现的新型抗精神病药物,特点是 $5-HT_2/D_2$ 受体平衡拮抗剂,除对阳性症状有效外,也能改善阴性症状。此药有片剂、口服液及长效针剂三种剂型,可适用于不同的患者,是目前临床上使用比较广泛的第二代抗精神病药。常见的不良反应有锥体外系不良反应和月经间隔延长或停经等。利培酮有长效注射剂,对依从性不良者可以应用。

奥氮平:药理作用与氯氮平相似,但罕见粒细胞减少或缺乏的不良反应,也很少见锥体外系不良反应。对阳性和阴性症状均有疗效。在不良反应方面,应当注意体重增加、血脂代谢异常和镇静作用。

喹硫平:对精神分裂症的阳性症状的治疗作用较弱,但可改善情感症状,并对精神分裂症伴随的强迫症状有一定的改善作用。常见不良反应有镇静作用。

阿立哌唑:结构和药理作用都较特殊,是 DA 和 5-HT 系统稳定剂。对精神分裂症的阳性和阴性症状及抑郁症状都有改善作用。无催乳素升高的不良反应,对糖脂代谢无明显影响。常见的不良反应有恶心呕吐,随用药时间加长而逐渐减轻或消失。

齐拉西酮:该药与餐同服可使其生物利用度增加到 100%,因此服药时间应在进餐时,或最晚不超过饭后半小时。其特点为对精神分裂症的阳性和阴性症状及抑郁症状都有改善作用。基本不影响糖脂代谢和体重。此药有胶囊、片剂和针剂三种剂型。针剂用于快速控制精神分裂症的兴奋、激越、冲动,疗效与氟哌啶醇注射液相当。常见不良反应有镇静作用,可引起嗜睡或睡眠失调,表现为入睡困难,昼间睡眠时间过长。

帕利哌酮:为利培酮代谢物的有效成分,特点是起效迅速,每天一次服药,不良反应较少,有的病例可能出现和利培酮相似的不良反应,一般程度较轻。对改善患者的社会功能有一定作用。

氨磺必利:具有独特的药理学特性,对精神分裂症阳性和阴性症状疗效较好,不良反应轻。

(2)继续治疗与维持治疗:在急性期症状得到控制后,应继续使用抗精神病药物治疗,剂量维持时间目前尚无统一意见,但是近年来趋向于长时间用药,多数学者意见维持治疗不低于 3 年或 5 年,如果有复发的病史的患者应当长期用药。有关维持其治疗药物的剂量问题,争论的时间已经很久。选用第一代抗精神病药,其维持治疗的剂量可用急性期有效剂量的 1/3～1/2。而第二代的维持治疗剂量就是急性期治疗的有效剂量。有的研究显示(2010 年),在维持治疗期降低利培酮原用的有效剂量,复发率和再住院率都明显提高。可见维持治疗的药物剂量保持其急性期治疗量将减少患者病情的复燃与复发的概率。

维持治疗的目的在于减少复发或症状波动,有资料表明药物的维持治疗对预防本病的复发十分重要。有学者报道维持治疗三年的观察,发现抗精神病药物维持治疗组在预防复发上较安慰剂组高 2～3 倍。因间断治疗症状再现,恢复治疗后其疗效不如连续服药治疗。

在继续治疗与维持治疗阶段,对于有明显症状而拒绝服药,以及处于巩固疗效、预防复发的患者可使用长效针剂。长效针剂主要有:氟奋乃静癸酸酯、癸酸氟哌啶醇、哌泊噻嗪棕榈酸酯及棕榈酸帕利哌酮,这几种针剂均为每月注射一次。还有利培酮微球注射液,需要每月注射 2 次。另外,还有一种五氟利多片,可每周服用一次。

2.心理治疗

除兴奋躁动、不合作的患者外,在精神分裂症的不同疾病阶段,均应配合药物给予心理治疗。

3.工娱治疗

疾病恢复期及慢性期,要在药物维持治疗基础上,组织患者从事各种工娱治疗活动。

六、精神分裂症患者的护理

(一)临床护理

1.一般护理

由于这些患者的精神活动脱离现实和情感淡漠,护士应督促,提醒或协助其料理个人卫生,使其注意自己的仪表,督促患者进食、饮水。对因疑心而不敢进食者,可让其从饭菜中挑选,也可由护士尝吃,以释其疑。对退缩和木僵患者,要劝吃、喂吃,实在不吃即鼻饲。应鼓励患者多饮水。为保证患者安全,对有冲动、攻击、自伤及伤人行为者,应适当隔离、保护,定时进行危险物品的检查。

2.对症护理

精神分裂症患者行为多退缩,爱幻想,喜欢孤居独处。可通过为患者更衣、扫床、理发、剪指甲等,引导其与别人交流、来往。劝其参与学唱歌、做游戏、下象棋、打扑克等,以与现实外界接触,将其注意力转移到外部世界。对于幻觉和妄想,患者多信以为真,护士尽量不与其争辩,但可列举其他患者的事例来说明,尽量不给当事人以直接否定。事实上,与患者争论幻觉和妄想的真实性是无济于事的,应使其随着治疗的进行而逐渐动摇、消失。对于那些具有迫害、嫉妒妄想患者的叙述,最好是只听不表态。

3.治疗护理

精神分裂症患者一般病期较长,治疗显效较慢,即便病情缓解,仍有相当一部分患者复发。患者本人及其家属,往往对治疗信心不足,配合不够默契。这就要求做好其心理护理,积极协助、配合治疗的进行。患者服药时。一定亲自看着其将药服下,并注意观察药物不良反应。对胰岛素休克治疗的患者,一定要观察患者的进食情况,督促进餐,减少继发性低血糖反应的发生。电痉挛治疗者,治疗前晚八点后禁食,执行疗前药物注射等。

(二)康复护理

抗精神病药物的维持治疗,是巩固治疗效果、预防病情复发、进行康复治疗和护理的基础。药物的品种和剂量,因人而异。但以能够保持原来的治疗效果,而又无明显不良反应的最小剂量为宜。药物维持治疗,贵在持之以恒。药物剂量可以适当减低,但绝不能停止应用。一定要定期门诊复查,在医师的指导下用药。注意工作技能训练,有利于促进康复并重反社会,其具体措施是发掘患者原有的才能,促使其特长得以发挥,同时给予一定的经济报酬,以激励其向正常人身份的角色转移。也可通过工娱治疗或集体活动,改善其社会活动能力,以减轻脱离社会现实的倾向。通过对患者家属教育、讲课,改善其家庭气氛,提高帮助患者对付应激的保护能力,减少病情的波动和复发。也可为精神分裂症患者创设一个"模拟社会生活区",该生活区有几名医护人员做指导,进行必要的医疗照顾,生活上患者自己管理自己,贴近现实生活。白天各自去工作、学习,晚上回生活区休息。通过一个阶段的过渡,然后重返社会。

(陈小英)

第六节　精神发育迟滞

精神发育迟滞是指个体在中枢神经系统发育阶段(通常指 18 岁以前),因先天或后天的各种不利因素导致精神发育停滞或受阻,以各种技能不同程度损害和社会适应困难为主要临床表现的一组精神发育障碍性疾病。

一、概述

(一)临床表现

精神发育迟滞主要表现为不同程度的智能低下和社会适应困难。世界卫生组织根据智商检测的结果将精神发育迟滞分为轻度、中度、重度、极重度 4 型。

1.轻度精神发育迟滞

轻度精神发育迟滞约占精神发育迟滞患者总数的 80%,患者智商为 50～69,早期不易被发现,在婴幼儿期可能有语言和运动功能发育迟缓,躯体和神经系统发育无明显异常迹象。在学龄期可逐渐出现学习困难,语言发育虽稍落后,但社交用语尚可,个人生活尚能自理,可从事简单的劳动和技术性操作。计算、读写、应用抽象思维有困难,缺乏灵活性并依赖别人。躯体方面一般无异常,平均寿命接近正常人。

2.中度精神发育迟滞

中度精神发育迟滞约占精神发育迟滞患者总数的 12%,患者智商为 35～49,通常在 3～5 岁时被发现。患者早年各方面的发育均较正常儿童迟缓,尤其是语言理解与使用能力,虽然可学会说话,但吐词不清,词汇与概念缺乏,言语简单,常词不达意,也缺乏抽象的概念,对周围环境的辨别能力、认识事物趋于表面与片段。患者成年后,可在监护下从事简单刻板或机械的体力劳动,智力水平相当于 6～9 岁的正常儿童。患者的躯体发育较差,多数可发现器质性病变,但一般可存活至成年。

3.重度精神发育迟滞

重度精神发育迟滞约占精神发育迟滞患者总数的 8%,患者智商在 20～34,通常在 20 岁之前被发现。患者社会适应能力缺陷明显,日常一切生活起居均需要他人照顾,且不知躲避危险。从小可发现明显的言语发育障碍,只能学会一些简单的语句,不能理解别人言语的含义。同时有躯体和神经系统的异常,运动功能发育很差,通常不能接受学习教育,严重者不能坐、立和走路。常伴有癫痫或先天畸形。并且容易感染疾病而较早夭折。

4.极重度精神发育迟滞

极重度精神发育迟滞占精神发育迟滞患者总数的 1%以下,患者智商在 20 以下。出生时即可见到明显的先天畸形,不能学会走路与说话,也无法接受训练。完全丧失自理生活的能力,终生需别人照料,不知躲避危险。多在婴幼儿期因原有疾病或继发感染而死亡。

(二)诊断

《中国精神障碍分类与诊断标准》(第三版)规定对精神发育迟滞的诊断须全面符合以下三条:①起病于 18 岁以前;②智商低于 70;③存在不同程度的社会适应困难。

(1)轻度精神发育迟滞诊断标准:①智商在 50～70,心理年龄为 9～12 岁;②学习成绩差(在普通学校学习中时,常不及格或留级)或工作能力差(只能完成较简单的手工劳动);③能自理生活;④无明显言语障碍,但对语言的理解和使用能力有不同程度的延迟。

(2)中度精神发育迟滞诊断标准:①智商在 35～49,心理年龄为 6～9 岁;②不能适应普通学校学习,可进行个位数的加、减法计算,可从事简单劳动,但质量低、效率差;③可学会自理简单生活,但需督促、帮助;④可掌握简单的生活用语,但词汇贫乏。

(3)重度精神发育迟滞诊断标准:①智商在 20～34,心理年龄为 3～6 岁;②表现显著的运动损害或其他相关的缺陷,不能学习和劳动;③生活不能自理;④言语功能严重受损,不能进行有效的语言交流。

(4)极重度精神发育迟滞诊断标准:①智商在 20 以下,心理年龄在 3 岁以下;②社会功能完全丧失,不会逃避危险;③生活完全不能自理,大小便失禁;④言语功能丧失。

二、治疗

(一)病因治疗

有些精神发育迟滞病因明确,可以针对病因进行有效治疗。①苯丙酮尿症可采用低苯丙氨酸饮食,限制苯丙氨酸的摄入量,可采用低苯丙氨酸水解蛋白治疗,常用量为每天 3～10 g。②半乳糖血症要停止应用乳类食品,早期食用米麦粉或代乳粉、代乳类食品,并辅以多种维生素和无机盐。③对地方性呆小症应早期使用甲状腺素治疗和碘的应用。④先天性睾丸发育不全,可用丙酸睾酮 25 mg,肌内注射,每周 2 次。⑤对先天性脑积水患儿做脑室分流术。

(二)对症治疗

对于精神发育迟滞患者共患的各种精神障碍,如活动过度、注意障碍、行为异常、情绪障碍等,可用相应的精神药物进行治疗。对于合并癫痫者,可用抗癫痫药物进行治疗。此外,还可用多种促进和改善脑细胞功能的药物促进患儿的智力发展,如吡拉西坦、脑氨肽、酪氨酸、赖氨酸、脑活素及一些益智中药等。这些药物可提高脑内部分酶的活性,促进脑内葡萄糖及氨基酸代谢

(三)康复治疗

精神发育迟滞的康复强调早期发现、早期干预的重要性;根据智力残疾的程度、年龄及社区、家庭的条件安排训练和教育的目标、长期和近期计划,有计划、有步骤地进行康复。

(1)物理治疗:相对智力而言,精神发育迟滞患儿的运动系统发育良好,但其矫正反应、保护性伸展反应及平衡反应发育却常落后于正常儿童。立位保持训练可强化平衡反应。此外,坐位平衡训练也有效。

(2)作业治疗:针对精细动作,特别是手的功能训练,对改善患儿的日常生活活动能力(如进食、穿衣、洗漱、画画、劳动等)有很大帮助。

(3)感觉统合训练:训练中着重前庭平衡功能、本体感觉、触觉、视觉等刺激,有利于改善患儿的适应性行为。

(4)言语治疗:有利于患儿言语理解、言语表达及交流能力的提高。既可采用一对一的个别训练,又可采用寓教于乐的集体训练。在早期治疗中,应重视日常生活中的口腔锻炼,如强化摄食功能、加强呼吸发音的锻炼及进行活动口腔的游戏等,均可视为说话前练习。言语学习阶段要增加感觉输入,通过视觉、触觉、嗅觉、味觉等所有感觉器官的充分体验而进行学习。

(5)教育康复:教育是智力低下患儿的主要康复方法之一,应强调早期进行。若早期进行,可

能取得较理想的康复治疗效果。教育应有学校教师、家长、临床心理治疗师相互配合进行。根据患儿的病情轻重不同,按照小儿正常的发育进程进行有目的、有计划、有步骤的教育,使患儿能够掌握与其智力水平相当的文化知识、日常生活和社会适应技能。

三、护理

(一)护理评估

(1)语言交际能力:有无言语障碍,能否使用通常的社会交往用语,以及是否能用语言较好的表达自己的感受和意愿。

(2)智力测试:目前国内常用的量表包括格塞尔发展量表、韦氏学龄前儿童智力量表、中国比奈智力量表等,必要时还可使用其他检查量表,如图片词汇测验、丹佛发育筛查测验等。

(3)行为评定:婴儿-初中生社会生活能力量表,文兰适应行为量表。

(4)患儿情绪的稳定性、表达能力、控制力等。

(5)患儿有无躯体畸形或缺陷,有无贪食、食欲减退、便秘、睡眠障碍等。

(二)护理诊断

1.生理功能

(1)营养失调:与患儿的智能水平低下所致的食欲减退及长期的消化不良等有关。

(2)易受伤害:与患儿智力水平低下,长期需要提供日常生活照顾有关。

(3)睡眠形态紊乱:与个人角色困难、适应障碍、中枢神经系统功能改变有关。

2.心理功能

(1)焦虑、恐惧与精神症状:与疾病的演变过程有关。

(2)个人角色困难:与智力水平低下,长期需要提供日常生活照顾有关。

(3)个人应对无效:与患儿智力水平低下有关。

3.社会功能

(1)生活自理缺陷:与患儿智力水平低下有关。

(2)言语沟通障碍:与智能低下及神经发育有关。

(3)社交障碍:与智力低下、丧失语言能力及缺乏社会行为能力等有关。

(4)家庭角色改变,父母角色冲突:与智力水平低下,需要照顾增多有关。

(三)护理目标

(1)患儿能维持正常的营养状态,体重维持在正常范围。

(2)患儿不发生受伤现象。

(3)患儿的个人生活自理能力逐步改善。

(4)患儿的语言能力、社交能力、学习能力逐步改善。

(5)患儿的家庭功能改善,父母的角色冲突减轻或消除。

(四)基础护理

1.安全护理

由于患儿智力低下,认知、感知功能缺陷,语言又发生障碍,因此,患儿通常不能正确申诉自己的不适或不能辨别自己的行为是否有危险性,有时会以伤害自己或他人、毁物来发泄,这样对患儿及他人都不安全。因此,护理人员要密切观察患儿的表现,要细心、耐心地理解患儿所要表达的意思,对患儿的情绪改变及环境因素做到心中有数,一旦患儿出现冲动、伤人等行为,护理人员要及时控制事态的发展,改善环境因素,避免因暴力行为伤人或伤及自身。严重者可以给予特殊监护,必要时遵医嘱给予药物治疗。护理人员还应训练患儿怎样提高防御能力,避免危险,保证自身安全的能力。

2.生活护理

由于患儿智力低下,缺乏自我照顾、自我保护意识和能力,因此,生活需要他人照顾。首先要保证患儿基本的生活需求,督促协助进食,并要注意饮食卫生、饮食量的控制。做好大小便的护理,严重者要进行大小便的训练。做到定期洗澡、修剪指(趾)甲。训练内容从基本生活行为开始,如进食、洗漱、穿衣、各种生活卫生以及怎样表达自己需求的方式等。

3.心理护理

注意患儿的心理特点,使患儿得到关爱。根据患儿智力低下的程度不同,教导患儿用正确的方式来表达自己的内心感受、躯体的疼痛以及心中的气愤。家属要正确面对现实,有正确的心态,帮助患儿享有正常儿童生活的一切权利。

(五)康复护理

1.社会适应能力训练

(1)尽可能创造交往的条件,指导患儿与他人交往,预防和控制不良交往行为的发生。

(2)安排患儿多参加集体性的娱乐活动,活动中有意识使其参与需和他人协同完成的游戏,锻炼与他人合作协调的能力。

(3)训练患儿注意自己的仪表,与人接触、交往的方式等。

(4)在活动中要善于发现患儿的兴趣、爱好,改善程度,有的患儿会存在一种正常儿童所不及的技能,应进一步给予支持、发展。

(5)指导家长教养精神发育迟滞患儿的知识与技巧,特别是患儿如何回归社会,如何在社会中求生,这对患儿的发展和生存有着重要的意义。

2.教育训练

由于患儿有认知、记忆、思维等心理功能障碍,获得知识比较困难。教育训练应由简到繁坚持不懈,按分级进行康复护理。

(1)轻度:①需要以形象、生动、直观的教学方法进行教学;②协助患儿从游戏及参与其他现场活动中获得知识;③加强对适应社会生活能力方面的培养和训练,如辨认钱币、学会做小数目的购物、打电话、写便条等;④对部分患儿进行职业训练,如编织、刺绣、绘画、书法等内容。

(2)中度:①以训练生活自理能力及适应社会能力为主;②对语言能力较差的常给予发言训练及语言训练;③教会他们日常生活中的礼貌待人,与人交往的举止,以及如何正确表达自己的要求和愿往;④训练他们生活自理模式如洗漱、换衣、正确使用餐具及卫生习惯等。

(3)重度:①以训练患儿会配合治疗护理和一定的生活自理及自卫能力为主,如进食、如厕、如何避免烫伤、碰伤、自伤等危险;②教会患儿表达饥饿、冷热和身体不适的能力。

(4)极重度:①少数患儿合并其他器官的疾病,或伴有感觉运动功能的缺陷,应同时治疗并发症及训练肢体的运动功能;②配合理疗、体疗能取得更好的效果。

(六)健康教育

1.家长

帮助家长了解正常儿童心理发展规律,对儿童的动作、行为、语言进行早期观察。帮助家长判断孩子是不是与同龄儿童有较大的差异,如果发现滞后,要进一步观察在哪方面落后,以便及早进行训练,包括动作训练,爬、坐、立、走的训练。教育家长让患儿有机会与正常儿童在一起活动,鼓励患儿多与外界接触、多说话,多练习,及时表扬和强化,提高患儿的学习兴趣和信心,切忌操之过急和歧视打骂。

2.患儿

做好患儿的品德教育,爱护和保护患儿的自尊心,把缺陷行为和不道德行为严格区分开,对患儿尽量少批评、少责罚,多给予表扬和鼓励。

(七)护理评价

患儿的个人生活自理能力有所改善,营养状况良好;患儿的语言能力、社会功能(社交能力、学习能力和劳动能力)有所改善;患儿伴发的精神症状有所改善,没有受伤情况的发生;患儿家属对疾病的认知、对患儿的态度、对病态行为的应对方法、家庭养育态度和方式、家庭成员之间的关系等有所改善。

(祝海涛)

第七节　儿童孤独症

儿童孤独症也称儿童自闭症,多起病于 3 岁前,以社会交往障碍、沟通障碍和局限性、刻板性、重复性行为为主要特征,是由多种因素导致的、具有生物学基础的心理发育性障碍。儿童孤独症以男孩多见,其患病率与种族、地域、文化和社会经济发展水平无关,遗传因素是儿童孤独症的主要病因。

一、概述

(一)临床表现

儿童孤独症主要表现为社会交往障碍、交流障碍、兴趣狭窄和刻板重复的行为方式。

1.社会交往障碍

(1)婴儿期:患儿回避目光接触,对他人的呼唤及逗弄缺少兴趣和反应,被抱起时身体僵硬、不愿与人贴近。

(2)幼儿期:患儿仍然回避目光接触,对他人的呼唤常常不理,对抚养者不产生依恋,对陌生人缺少应有的恐惧,缺乏和同龄人交往、玩耍的兴趣。患儿不会与他人分享快乐、寻求安慰,不会表示安慰和关心。

(3)学龄期:随着年龄的增长和病情的改善,患儿对父母可能变得友好,但仍不同程度地缺乏与他人主动交往的兴趣和行为,其交往方式和技巧存在问题,很难遵循一般的社会规则。

(4)成年期:患者仍然缺乏社会交往的兴趣和技能,对他人的兴趣、情感等缺乏适当的反应,难以理解幽默和隐喻等,较难建立友谊、恋爱和婚姻关系。

2.交流障碍

(1)言语交流障碍:①言语发育迟缓或缺如;②言语理解能力受损;③言语形式及内容异常;④语调、语速、节律、重音等异常;⑤言语运用能力受损。

(2)非言语交流障碍:患儿常拉着别人的手伸向他想要的物品,但是用于沟通和交流的表情、动作及姿势却很少,与人交往时表情常缺少变化。

3.兴趣狭窄和刻板重复的行为方式

(1)兴趣范围狭窄:患儿的兴趣较少,感兴趣的事物常与众不同。患儿通常对玩具、动画片等事物不感兴趣,却迷恋于看旋转物品、排列物品或听某段音乐、某种单调重复的声音等。部分患儿可专注于文字、数字、日期、时间表的推算、地图、绘画、乐器演奏等,并可表现出独特的能力。

(2)行为方式刻板重复:患儿常坚持用同一种方式做事,拒绝日常生活规律或环境的变化。

(3)对非生命物体的特殊依恋:患儿对人或动物通常缺乏兴趣,但对一些非生命物品可能产生强烈依恋。如果被拿走,则会烦躁哭闹、焦虑不安。

(4)刻板重复的怪异行为:患儿常会出现刻板重复、怪异的动作,还可能对物体的一些非主要、无功能的特性产生特殊兴趣和行为。

除了以上的核心症状以外,患儿还常常存在感知觉的异常、智力和认知功能的缺陷、睡眠障碍等。

(二)诊断

(1)3岁以前就出现发育异常或损害。

(2)症状标准:具有严重的社会交往障碍,不同程度的社交用语或语言发育障碍,重复刻板单调的动作或行为。

(3)严重标准:社会交往功能明显受损。

(4)排除标准:排除其他精神疾病。

二、治疗

(一)康复治疗

孤独症目前主要是依据学习原理和儿童发展原则,建立教育矫治的策略,在家长积极参与下,教育患儿学习适当的行为及消除不适当的行为。

1.特殊教育和强化训练

教育的目标重点应该以生活技能训练、语言训练、交往能力训练为主,教会患儿掌握基本的生活技能、语言技能、学习技能和有用的社交技能,其中注视和注意力的训练是最基本和最重要的,要及早进行。特殊教育和强化训练由家长、儿科医师、心理医师、特教老师、行为治疗师和语言治疗师共同完成,但应该以家庭为中心开展训练。因此,教给家长有关教育和训练知识特别重要,也可开办专门的日间训练机构开始训练。

2.行为治疗

治疗重点应放在促进患儿的社会化和语言发育上,尽量减少那些干扰患儿功能和与学习不协调的病态行为,如刻板、自伤、侵犯性行为。一般采用在高度结构化的环境中进行特殊行为矫正。亦有学者发明了动画交流训练的方法,主要通过各种变换的图片与患儿交流。对患儿进行干预训练,包括声音、姿势、模仿等,从利用简单的图标到利用组成句子,促使患儿建立和改善社交方式。

(二)药物治疗

目前尚缺乏针对儿童孤独症核心症状的药物,药物治疗为辅助性的对症治疗措施。使用药物进行治疗前,必须向其监护人说明可能的效果和风险,在充分知情并签署知情同意书的前提下使用药物。根据药物的类别、适应证、安全性与疗效等因素选择药物,尽可能单一用药,且药物剂量不得超过药物说明书推荐的剂量。

三、护理

(一)护理评估

1.一般情况

了解患儿的人际交往能力、语言交流及行为特点。对患儿的出生史、生长发育史、母亲孕期情况也应详细了解。既往有无中枢神经系统感染、外伤、中毒等病史,有无发育迟缓及家族中有无孤独症、认知缺陷精神病等病史。

2.身体及功能评估

对于语言发育较好又合作的患儿,可采取面对面交谈,但对幼儿或低功能患儿则采用直接观察或参与游戏以了解其与人的交往、合作,模仿情况、运动水平,有无刻板、重复的动作,奇特姿势、行为以及他们的兴趣和注意力等。对功能水平较高的患儿可选用韦氏儿童智力量表、韦氏学前儿童智力量表,对语言发育障碍者可选用瑞文渐进模型测验、图片词汇测验,对学龄前或婴幼儿可用贝利婴儿发展量表、格赛尔发育量表等,对不合作者可用社会适应量表。

3.孤独症评定量表

应用较广泛的儿童孤独症评定量表,有儿童孤独症评定量表、孤独症行为量表、克氏孤独症行为量表等。

(二)护理诊断

(1)社交障碍:与语言发育障碍、兴趣范围狭窄、行为刻板有关。

(2)语言沟通障碍:与语言发育障碍、语言理解能力下降有关。

(3)生活自理缺陷:与行为刻板、自理能力下降有关。

(4)暴力行为的危险:与语言发育障碍、情绪不能正常表达有关。

(5)个人应对无效:与语言发育障碍、社交能力受阻有关。

(6)与父母角色冲突:与语言发育与行为能力受阻有关。

(7)家庭作用改变:与疾病导致个体作用发挥不良有关。

(8)执行治疗方案无效:与父母角色冲突、个体维持健康的能力下降有关。

(9)营养失调,低于机体需要:与个体语言表达不良,维持营养平衡的能力下降有关。

(10)睡眠形态紊乱:与情绪表达困难、中枢神经系统功能受阻有关。

(11)焦虑、恐惧:与语言发育障碍、情绪表达受阻、行为能力受阻有关。

(三)护理目标

(1)患儿的社交能力、学习能力逐步改善。

(2)患儿的语言能力逐步改善。

(3)患儿的个人生活自理能力逐步改善。

(4)患儿不发生受伤和伤害别人的现象。

(5)患儿的家庭功能改善。

(6)患儿与父母角色的冲突减轻或消除。

(7)患儿能维持正常营养状态,体重维持在正常范围。

(8)患儿的焦虑、恐惧状态改善,睡眠形态良好。

（四）基础护理

1.安全护理

为患儿提供安全的环境，随时排查有危险隐患的物品和设施。护理人员要密切观察患儿的表现，要细心、耐心地去理解他所要表达的意思，对患儿情绪改变及环境因素做到心中有数，一旦患儿出现冲动、伤人等行为，护理人员要及时地控制事态的发展，改善环境因素，避免因暴力行为伤人或伤及自身。同时应训练患儿提高防御能力，避免危险，保证自身安全。

2.生活护理

首先要保证患儿基本的生活需求，督促协助进食，并要注意饮食卫生、饮食量的控制；做好排泄护理，严重者要进行大小便的训练；做到定期洗澡、修剪指（趾）甲。训练内容从基本生活行为开始，如进食、洗漱、穿衣、各种生活卫生以及怎样表达自己需求的方式等。

3.心理护理

护理人员要注意患儿的心理特点，使患儿得到关爱。根据患儿智力低下的程度不同，教导患儿用正确的方式来表达自己的内心感受、躯体的疼痛以及心中的气愤。家属要正确面对现实，有正确的心态，帮助患儿享有正常儿童生活的一切权利。

4.社会适应能力训练

（1）语言能力训练：①创造一定的语言环境，把语言训练融入日常生活的各个环节之中。尽量启发患儿多讲话，边做边说，强化对语言的理解，提供一个语音和语义相结合的环境。②通过与患儿一起玩游戏，或让患儿反复模仿大人简单的问话，训练患儿记住并慢慢可以正确回答。

（2）人际交往能力训练：①开展循序渐进的、多样化的训练游戏活动项目。活动多由父母或训练老师主导，内容包括各种互动游戏，例如目光对视、表情辨别、捉迷藏、"两人三腿"、抛接球等。②训练患儿用语言表达自己的意愿和用语言传递信息。可以利用情景或利用患儿提出要求时进行，反复训练使患儿能用语言表达自己的愿望。也可让患儿进行传话训练，使患儿能主动与他人建立关系，改善交往。③使患儿理解常见体态语言的含义，如点头、摇头等，还可以通过游戏逐步学习与他人交往，扩大交往范围。

（3）行为矫正训练：可以应用阳性、阴性强化法，系统脱敏，作业疗法等方法。训练时一定要有极强的耐心，不能急于求成，步骤要由简单到复杂，方法要形象、具体、直观、生动。同时，对孩子的进步要及时给予表扬和赞美。

（五）康复护理

1.环境指导

情感环境是重要的教育资源，应通过情感环境的创设、利用，有效地促进患儿的发展。患儿周围的人给予患儿一个表扬、一个鼓励对患儿都十分重要，要不放过任何一个微小的动作，努力去挖掘、放大他的优点，只要是行为意义积极的，都要给予口头肯定、鼓励，也可给予适当的物质奖励，以此不断强化其积极向上的认同心理。

2.功能训练

（1）回合式试验教学法：由指令、反应和结果三个环节构成。护理人员给患儿一个简单明确的指令，要求每次"试验"时，患儿必须做出反应，并根据反应的情况给予不同的结果。为了促使患儿对指令做出正确而及时的反应，可以使用提示。回合试验强调任何一种行为变化都和它自身的结果有关联，护理人员对孩子的积极态度会强化孩子的行为。

开始对孤独症患儿训练时，往往能够使用的只是初级强化物，包括食物、饮料等。在使用初级强化方式时,也要同时使用次级强化手段等,这样才可以逐渐引导患儿接受次级强化手段,如表扬、赞赏、拥抱等。

（2）结构化教学法：护理人员在利用结构化教学法时,大量利用视觉线索使孤独症患儿了解其一天或一个时段内所要从事的活动内容,并结构化其活动的场所与内容,使得每一个场所都与所从事的某个特定活动内容相关。结构化教学法的区域可以分成若干工作区和休息区（自由活动区）。比如在其已完成的活动图片上打"√"或画"×",或将下一步活动的图片取下,放到相应的工作区。一旦孤独症患儿理解了这些视觉线索的意义,他就会显示了明显的独立性和活动中的自主性。

（3）设定目标,充分细化训练内容：护理人员与孤独症患儿交往,先要使患儿对护理人员感兴趣,双方能相互沟通。训练时不可操之过急,需要把要求他们所学的技能分为若干个细小步骤,一步步地朝着制定的目标靠近,直到患儿学会并固定下来。一个项目要反复多次进行训练,但训练时间不宜过长,一般在半小时左右,以免患儿烦躁而放弃学习,护理人员要有耐心,持之以恒,同时要一边教做一边鼓励。

（4）做到动作-言语-奖励有机结合：护理工作中要适时采用行为治疗中的"积极强化法",在教患儿某一技能时,不断讲解每一步的意义,完成了便给患儿以言语鼓励,并适当地给予物质奖励或正性强化,以增加患儿对训练的兴趣和减少不愉快情绪的发生。在教育时对患儿的行为要宽容和理解,严禁体罚和责骂；还要积极改变对孤独症患儿表现的某一方面的能力,要善于发现、利用和转化。教育和训练强调个体化,训练前后的评估是制订个体化护理方案所必需的,这对治疗结果判断以及进一步治疗的方案制订有重要意义。

3.心理康复护理

护理人员要有爱心、耐心,正确对待孤独症患儿,有效掌握康复训练方法,在与患儿接触的过程中,通过与患儿一起游戏,如搭积木、玩玩具等,促进与患儿的感情交流。努力创造一个患儿与其他孩子一起生活游戏的正常环境,经常带患儿外出活动,增加与人群、社会的接触,逐步改变患儿的孤僻性格,提高其社会适应能力。

对于患儿家长,要给予充分的理解和支持,了解他们的想法和要求,耐心解答他们提出的问题,减轻家长的焦虑心理,使他们树立信心,并积极配合和参与对患儿的康复训练,为患儿的康复治疗创造一个良好的氛围。

4.家庭康复护理

重视教育训练中父母所起的作用,在教育训练中父母不仅作为教师和训练人员出现,而且作为一个"人",通过训练使孤独症患儿对父母、对人感兴趣,并且学会交往技能和技巧,以及不同的交往方式。患儿不宜长期住院,有条件可让其父母与患儿同时住院,目的在于让父母学会训练的方法。以家庭为中心的早期训练教育应是孤独症患儿训练的首推方案。

（六）健康教育

家长得知患儿有孤独症后,会出现焦虑、恐慌和内疚等不健康情绪,给患儿的治疗带来困难。要给家长讲述孤独症患儿的主要问题是什么,并说明孤独症的病因至今仍不明确,与家庭环境和养育方式无关,消除内疚情况,如能早期进行有计划的医疗和矫治教育并长期坚持,可取得一定疗效,从而使家长由消极被动转为积极主动参与。同时要注意患儿家属的心理状态,避免不良情绪影响患儿的康复。

(七)护理评价

患儿的生活自理能力得到改善,营养状态和睡眠状态良好;患儿的语言交流能力、社交能力、学习能力和劳动能力有所改善,对外界的兴趣有明显的扩大等;患儿刻板的日常生活习惯有所改变,仪式化或强迫行为减少,自伤、自残、冲动或怪异行为减少,精神症状好转或消失;患儿家属对疾病的认知、对患儿的态度、对病态行为的应对方法、家庭养育态度和方式、家庭成员之间的关系有所改善。

(祝海涛)

第八节 儿童少年期情绪障碍

儿童少年期情绪障碍是指特发于童年的焦虑、恐惧、强迫、抑郁、羞怯等异常情绪。异常情绪的发生与社会心理因素、儿童的发育和境遇有一定关系。

一、概述

(一)临床表现

1.儿童分离性焦虑障碍

儿童分离性焦虑障碍指儿童与所依恋的对象分离时,产生过度的焦虑情绪。大多6岁以前起病,焦虑程度甚至达到惊恐状态。他们过分担心依恋对象可能遇到伤害,或者一去不复返;有的每次分离时出现头痛、恶心、呕吐等躯体症状;也可表现为在分离时或分离后出现烦躁不安、发脾气、哭喊、痛苦、淡漠或社会性退缩。

2.儿童恐惧症

儿童恐惧症以学龄前儿童多见,表现为对日常生活中对一般事物或情境产生过分的惧怕情绪,出现回避与退缩行为,这种惧怕不因解释而得到缓解和消失。恐惧对象繁多,如对躯体损伤的恐惧,对自然界现象的恐惧,对学校的恐惧,对动物、昆虫、黑暗、尖锐声、死亡的恐惧等。接近恐惧对象时,出现恐惧情绪和回避行为,还可出现焦虑与强迫症状,影响正常生活。

3.儿童社交恐惧症

儿童社交恐惧症大多发生在5~7岁,表现为对新环境或陌生人产生恐惧、焦虑情绪和回避行为,表现紧张不安,过分害羞、尴尬,对自己的行为过分关注,或感到痛苦和身体不适,或出现哭闹、不语、退缩等行为,但与家人或熟悉者在一起时社交关系良好。

(二)诊断

1.儿童分离性焦虑障碍

(1)症状标准:至少有下列表现中的3项。①过分担心依恋对象可能遇到伤害,或害怕依恋对象一去不复返。②过分担心自己会走失、被绑架、被杀害或住院,以致与依恋对象离别。③因不愿离开依恋对象而不愿上学或拒绝上学。④非常害怕一人独处,或没有依恋对象陪同绝不外出,宁愿待在家里。⑤没有依恋对象在身边时不愿意或拒绝上床就寝。⑥反复做噩梦,内容与离别有关,以致夜间多次惊醒。⑦与依恋对象分离前过分担心,分离时或分离后出现过度的情绪反应,如烦躁不安、哭喊、发脾气、痛苦、淡漠或退缩。⑧与依恋对象分离时反复出现头痛、恶心、呕吐等躯体症状,但无相应躯体疾病。

(2)严重标准:日常生活和社会功能受损。

(3)病程标准:起病于6岁前,符合症状标准和严重标准已经1个月以上。

(4)排除标准:不是由于广泛性发育障碍、精神分裂症、儿童恐惧症及具有焦虑症状的其他疾病所致。

2.儿童恐惧症

(1)症状标准:对日常生活中的一般客观事物和情境产生过分的恐惧情绪,出现回避、退缩行为。

(2)严重标准:日常生活和社会功能受损。

(3)病程标准:符合症状标准和严重标准已经1个月以上。

(4)排除标准:不是由于精神分裂症、心境障碍、癫痫所致精神障碍以及广泛性发育障碍等疾病所致。

3.儿童社交恐惧症

(1)症状标准:①与陌生人(包括同龄人)交往时,存在持久的焦虑,有社交回避行为。②与陌生人交往时,患儿对其行为有自我意识,表现出尴尬或过分关注。③对新环境感到痛苦、不适、哭闹、不语或退出。④患儿与家人或熟悉的人在一起时,社交关系良好。

(2)严重标准:显著影响社交(包括同龄人)功能,导致交往受限。

(3)病程标准:符合症状标准和严重标准至少已1个月。

(4)排除标准:不是由于精神分裂症、心境障碍、癫痫所致精神障碍、广泛性焦虑障碍所致。

二、治疗

治疗原则是心理治疗为主,必要时配合使用小剂量抗焦虑药或抗抑郁药。心理治疗方法有支持性心理治疗、家庭治疗及认知行为治疗等。

(一)心理治疗

1.支持性心理治疗

耐心与患儿交谈,倾听患儿诉说内心体验,对其痛苦适当地表示同情,增强克服情绪障碍的信心,指导其适应环境。

2.家庭治疗

了解患儿的家庭结构和功能,评估引起其焦虑的家庭动力学原因,改变患儿与家庭成员之间的不良互动和关系,纠正家庭成员不良的教养方式,教导父母学会强化患儿的适当行为,尽量给予患儿更多感情上的交流和支持。

3.认知行为疗法

对于特定性恐惧障碍和社交恐惧症,可用暴露治疗、系统脱敏治疗、示范学习治疗、阳性强化治疗等行为治疗方法。对于少年可进行认知治疗,通过纠正其对恐惧事物或情境不恰当的认知,缓解焦虑情绪。

(二)药物治疗

药物治疗常选用抗焦虑药、三环类抗抑郁药,使用时应小剂量开始,缓慢增加剂量,当病情缓解后逐渐减少药物剂量,酌情停药,一般不需要长期用药。

三、护理

(一)护理评估

(1)一般资料:患儿的学校年级、在校成绩、在校品行情况、老师评语、伙伴关系,以及所在的家庭背景、父母职业和养育方式等;疾病的主要临床表现、起病形式与病期、病程特点等,以及其他可能存在的相关疾病和需要鉴别的临床症状;生长发育史、母亲孕期和生产史、既往史、个人史和家族史。

(2)一般表现:接触情况、日常生活。

(3)情绪障碍,包括焦虑、抑郁、恐惧、害怕等;社交情况等。

(4)排除知觉障碍、思维障碍、记忆障碍和智力障碍。

(5)情绪和行为症状:主要留意患儿的语言、认知水平,情绪、社会行为及异常行为等表现。

(二)护理诊断

(1)焦虑:与患儿情绪障碍有关。

(2)恐惧:与患儿对日常生活中某些并不具有危险性的事物或情境产生过分害怕有关。

(3)社会交往障碍:与患儿交往时紧张不安,过分害羞、尴尬,对自己的言行过分关注有关。

(4)个人应对无效:与疾病所致过度的焦虑、恐惧、自我调节障碍有关。

(5)知识缺乏:与患儿缺乏同龄儿的相关知识有关。

(6)自我形象紊乱:与患儿缺乏独立性,过分担心依恋对象、分离时表现烦躁不安、发脾气、哭喊、痛苦、淡漠或社会性退缩行为有关。

(7)执行治疗方案无效:与患儿情绪障碍、遵医行为下降有关。

(8)父母角色冲突:与患儿情绪障碍、个人角色适应困难有关。

(三)护理目标

(1)患儿不再过分担心依恋对象可能遇到伤害或一去不复返。

(2)患儿不再过分担心自己会走失、被绑架、被杀害或住院。

(3)患儿愿意上学或外出跟同伴玩耍。

(4)患儿在没有依恋对象在身边时不再害怕一人独处及愿意上床就寝。

(5)患儿情绪反应得到改善并逐渐恢复正常。

(四)基础护理

1.生活护理

创造良好的训练环境,消除能导致孩子出现异常情绪的人为因素。尽量消除环境中的不利因素,防止太多的环境变迁与刺激,对环境中有可能发生变化时提前告诉患儿。与学校联系,了解患儿在学校的困难,解除患儿的精神压力,恢复其自信心。

2.心理护理

以耐心、关爱、同情及温和的态度接触患儿,取得患儿的信任,与患儿交朋友,使其愿意倾诉自己的痛苦与烦恼。耐心倾听患儿诉说自己的内心体验,对他们的痛苦表示同情和理解,指导他们如何去适应环境,增强克服情绪障碍的信心。

(五)康复护理

严格执行各项医嘱,督促服药,协助医师开展各项心理行为治疗,包括家庭治疗、认知疗法、支持性心理治疗,针对焦虑行为可采用系统脱敏疗法、消退法、暴露疗法、放松训练等。针对儿童社交恐惧症患者还可在采用暴露疗法的基础上,给予心理教育、社交训练和角色扮演等治疗。

(六)健康教育

指导家庭成员如何培养孩子有一个健康开朗、独立自信的性格;改变家庭成员的不良教养方式,如过分的指责和过分的包容等,尽量给予患儿更多感情上的交流和支持,使家庭气氛和睦等;向患儿家长宣传有关儿童精神卫生的知识,使家长了解孩子最常见的问题。

(七)护理评价

患儿的饮食、睡眠及其他生理功能恢复正常;患儿的病态情绪改善,焦虑、恐惧及抑郁症状消失,伴随的异常行为改善;患儿的社会功能增强,对外界的兴趣范围扩大,社会交往能力及社会适应能力改善,与周围环境的接触恰当,伙伴关系改善;家庭配合治疗的程度有所提高,家庭不良的养育态度与方式得到纠正。

(祝海涛)

第十五章

康复科护理

第一节　康复护理程序

一、康复护理评估

评估是指有目的地、系统地收集资料。此步骤在康复护理程序中很关键，是顺利进行康复护理工作的基础和制定护理计划的重要依据。评估阶段包括收集资料、整理分析资料和资料的记录。

(一)康复护理评定的作用

康复功能评定是康复治疗的基础，客观地、准确地评定功能障碍的性质、部位、范围、程度、发展趋势和预后，为制定康复治疗原则、计划奠定科学、合理依据。工作中又分初期、中期、末期评定，评定的项目和内容主要包括躯体方面、精神方面、言语方面和社会方面四大方面的功能。

康复评定不同于临床医学的疾病诊断，它不是寻找疾病的病因和论断，而是客观地评定功舒障碍的性质、部位、严重程度、发展趋势、预后和转归。

康复护理评定是一个反馈过程，通过评定可以为提出护理诊断提供依据，了解护理计划、实施护理活动的效果以及患者的康复进展情况。利用康复评定我们可以检验原有康复计划的有效性，为下一个护理计划的制订提供新的起点。

(二)康复护理评定的要求

康复护理评定的方法很多，无论是仪器评定还是非仪器评定都要求有足够的准确性和可靠性，也就是要求评定的方法具有一定的效度、信度、灵敏度和统一性。

1.效度

效度又称准确性，是指一种评定方法的评定结果与评定目的的符合程度。

2.信度

信度又称可靠性，是指评定方法的可重复性和稳定性。

3.灵敏度

进行评定时选择的评定方法应该能敏感的反应评定的内容，也就是能够灵敏地反映出评定内容的微小变化。

4.统一性

统一性是指选择的评定内容和方法要有全国甚至全世界统一的标准,这样可以比较治疗的效果,便于经验的交流。

(三)康复护理评定分类

1.分类

(1)残疾评定。

(2)运动功能评定。

(3)感觉功能评定。

(4)日常生活活动功能评定。

(5)言语评定。

(6)心血管功能评定。

(7)呼吸功能评定。

(8)心理评定。

2.残疾评定

世界卫生组织(WHO)1998年的国际病损、失能、残障分类,已被世界各国康复医学界所普遍采用。此标准根据残疾的性质、程度及日常生活的影响,把残疾分为病损、失能和残障3类。

(1)病损:病损是指由于各种原因造成患者身体的结构、功能以及心理状态的暂时或永久性的异常或丧失,影响个人的正常生活、学习或工作,但仍能生活自理。病损可以理解为器官或系统水平上的功能障碍,即它对患者的某个器官或系统的功能有较大影响,从而影响患者功能活动,生活和工作的速度、效率、质量,而对整个个体的独立影响较小。

(2)失能:失能是指患者身体结构、功能及心理状态的缺损较严重,以至于使按照正常方式进行独立的日常生活活动、工作或学习的能力减弱或丧失。失能应被理解为个体水平的能力障碍。

(3)残障:残障是指患者的功能缺陷及个体能力障碍严重,以致限制或妨碍了患者正常的社会活动、交往及适应能力。残障是社会水平的障碍。

(四)康复护理评定方法

1.收集资料

(1)资料的来源:①资料的主要来源是康复对象。②与康复对象有关人员,如:亲属、朋友、邻居、同事、其他医务人员。③有关文字记录,如病案、各种检查、检验报告、既往健康检查记录、儿童预防接种记录以及查阅的文献等。

(2)资料的种类。①主观资料:指康复对象的主诉和主观感觉。是康复对象对其所经历、感觉、担心以及所听到、看到、触到的内容的诉说。②客观资料:指通过观察、体格检查或借助医疗器械检查而获得的患者的症状、体征,以及通过实验室检查而获得的有关资料。

(3)收集资料的方法:有使用仪器和不使用仪器两种方法。

不使用仪器:①与康复对象及其家属或陪护人员交谈。②直接观察康复对象的ADL能力、水平以及残存的功能。③直接检查和评定康复对象的ADL能力、水平以及残存功能的程度等。

使用仪器:肌电图、诱发电位、等速运动、测定仪,计算机评定认知等。

(4)资料的内容。①基本情况:如姓名、性别、出生年月、民族、职业、文化程度、宗教信仰、个人爱好、婚否、工作单位、工作性质、住址等。②既往史:过去健康情况及有无药物过敏史。③生活状况及自理程度:包括饮食、睡眠、排泄、清洁卫生、生活自理情况以及现在有无并发症等。

④护理体检：主要项目包括生命体征、身高、体重、意识、瞳孔、皮肤黏膜、四肢活动度以及呼吸、循环、消化等系统的阳性体征；重点是对现有残存功能的检查，如感觉、运动、认知、语言及 ADL 能力水平状况。⑤致残原因：包括致残性质是先天性的，还是后天外伤所致，起始时间和经过等。⑥康复对象的心理状态：如有无精神抑郁、焦虑、恐惧等心理；对残障有无认识、对康复有无信心等。⑦康复愿望：包括了解康复对象和家属对康复的要求，希望达到的健康状态等。⑧家庭环境：包括经济状况、无障碍设施条件如何，康复对象和家属有无康复方面的常识等。

2.整理分析资料

整理分析资料即将资料进行整理、分类、比较，对含糊不清的资料进一步复查，以便能迅速地发现康复对象出现的健康问题。

将资料进行分类的方法很多，可按 Maslow 的基本需要层次分类或按上 Gordon 的 11 个功能性健康形态分类。目前临床应用较多的是按后者分类法。

3.资料的记录

目前临床上常采用表格形式记录资料，根据各医院、甚至同一医院中各病区的特点先将表格设计好，收集资料时可边询问、检查，边填写记录，这样不仅可以指导应该收集哪些资料，还可以避免遗漏。

记录资料时应注意，主观资料应尽量记录患者的原话，客观资料应使用医学术语，同时尽量避免使用无法衡量的词语，如佳、尚可、增加、减少等。

二、康复护理诊断

康复护理诊断是根据收集到的资料确定康复对象功能障碍和健康问题的过程，是康复护理程序的第二步。

(一)护理诊断的定义

北美护理诊断协会(NANDA)在 1990 年第 9 次会议上提出并通过的定义为：护理诊断是有关个人、家庭、社区对现存的或潜在的健康问题或生命过程的反应的一种临床判断。

(二)护理诊断的陈述

护理诊断的陈述即在分析资料和确定问题后，对问题进行描述。目前常用的陈述方式有3 种。

1.三部分陈述

三部分陈述即 PSE 公式，问题＋症状或体征＋原因。P——问题(护理诊断的名称)，S——临床表现(症状或体征)，E——原因(相关因素)。常用于现存的护理诊断。当能较熟练使用时可省略掉 S 部分。

例如，清理呼吸道无效：发绀、肺部有啰音与痰液黏稠有关。如厕自理缺陷：自述下蹲或站起费力，不能自己解开或系上裤带与关节僵直有关。

2.二部分陈述

二部分陈述即 PE 公式，问题＋原因。常用于"有……危险"的护理诊断，因危险尚未发生，故没有 S 部分，只有 P、E。

例如，有皮肤完整性受损的危险：与长期卧床无力翻身有关。

3.一部分陈述

一部分陈述只有 P 一部分。常用于健康的护理诊断。

例如,执行治疗方案有效,潜在的精神健康增强。

在陈述护理诊断时需注意以下问题。

(1)问题这部分应尽量使用我国于1998年在NADNA 128项护理诊断的基础上增加修订的148项护理诊断的名称。

(2)原因的陈述,应用"与……有关"来连接。

(3)一项护理诊断只针对一个问题。

(4)以收集的主、客观资料为依据。

(5)护理诊断必须是用护理措施能够解决的问题。

(三)护理诊断的种类

1.自现存的护理诊断

这是对康复对象已经存在的健康问题或目前已有的反应的描述。如进食自理缺陷;沐浴或卫生自理缺陷;功能障碍性缺陷等。

2."有……危险"的护理诊断

这是对康复对象可能出现的健康问题或反应的描述。虽然目前尚未发生问题,但有发生的危险因素。如有活动无耐力的危险;有废用综合征的危险;有感染的危险等。

3.健康的护理诊断

这是对康复对象具有保持或进一步加强健康水平潜能的描述。1994年才被NANDA认可。如潜在的婴儿行为调节增强;执行治疗方案有效等。

三、康复护理计划

(一)康复护理计划的概念

康复护理计划是针对康复护理诊断制定的具体康复护理措施,是对患者实施康复护理的行动指南。它以康复护理诊断为依据,以使康复对象尽快地恢复功能、重返社会为目标。

康复护理计划应体现个体差异性,一份护理计划只对一个患者的护理活动起指导作用。康复护理计划还应具有动态发展性,随着患者病情的变化、康复护理效果的优劣而补充调整。

(二)康复护理计划的实施

1.排列康复护理诊断顺序

康复护理诊断应按轻、重、缓、急确定先后顺序,以保证护理工作高效、有序地进行。

(1)首优问题:首优问题指威胁患者的生命,需立即解决的问题。

(2)中优问题:中优问题指虽然不直接威胁患者的生命,但给其精神上或躯体上带来极大的痛苦,严重影响健康的问题。

(3)次优问题:次优问题指那些人们在应对发展和生活中变化时所产生的问题。这些问题往往不很急迫或需要较少帮助即可解决。

2.排序原则

(1)优先解决危及生命的问题。

(2)按需要层次理论先解决低层次问题,后解决高层次问题,特殊情况下可作调整。

(3)在无原则冲突的情况下,患者主观上迫切需要解决的问题应优先解决。

(4)潜在的问题应根据性质决定其顺序。

3.确定康复护理目标

康复护理目标是护理活动预期的结果,是针对护理诊断而提出,指患者在接受护理后,期望能够达到的健康状态,即最理想的护理效果,是评价护理效果的标准。

(1)目标分类:康复护理目标可分为短期目标和长期目标两类。短期目标指在相对较短的时间内(一般指一周)可达到的目标。长期目标指需要相对较长时间(一般指数周或数月)才能实现的目标。长期目标需通过若干短期目标才能逐步实现。

例如,运动受损——与右侧偏瘫有关。

短期目标:一周后,患者能独立地从床转移到轮椅。

长期目标:3个月后,患者能独立地在家活动。

(2)目标要求:①目标应是康复护理活动的结果,而非护理活动本身;②目标应具有明确的针对性;③目标必须切实可行,属于康复护理工作范畴;④目标应与康复医疗工作相协调;⑤目标必须具体、可测量。

4.制订康复护理措施

康复护理措施是康复护士协助患者实现护理目标的具体方法与手段,规定了解决康复问题的护理活动方式与步骤,也可称为护嘱。

(1)护理措施的类型。护理措施可分为依赖性、独立性和协作性护理3类。①依赖性护理措施:是指护士执行医嘱的措施。②独立性护理措施:是指护士根据所收集资料,独立思考、判断后做出的决策。③协作性护理措施:是指康复护士与其他康复医务人员合作完成的护理活动。

(2)护理措施的内容:护理措施内容主要包括病情观察、基础护理、检查及手术前后护理、心理护理、功能锻炼、健康教育、执行医嘱及症状护理等。

(3)制订康复护理措施的要求:①与康复医疗工作协调一致,与其他康复治疗师相互配合;②针对康复护理目标,一个康复护理目标可通过几项护理措施来实现,按主次、承启关系排列;③护理措施必须切实可行;④护理措施应明确、具体、全面,应保证患者安全,使患者乐于接受;⑤护理措施应以科学的理论为依据。

5.构成康复护理计划

康复护理计划是将护理诊断、目标、措施等各种信息按一定规格组合而形成的护理文件。

康复护理计划一般都制成表格形式。各医院的规格不完全相同,大致包括日期、诊断、目标、措施、效果评价等几项内容。

四、康复护理措施的实施

(一)康复护理措施实施的概念

康复护理实施是将康复护理计划付诸行动,实现康复护理目标的过程。从理论上讲,实施是在康复护理计划制订之后,但在实际工作中,特别是抢救危重患者时,实施常先于计划之前。

(二)康复护理措施的实施

1.实施的步骤

(1)准备:准备包括进一步审阅计划,分析实施计划所需要的护理知识与技术;预测可能会发生的并发症及如何预防,安排实施计划的人力、物力与时间。

(2)执行:在执行护理计划过程中要充分发挥患者及家属的积极性,并与其他医护人员相互协调配合;熟练准确地运用各项护理技术操作;同时密切观察执行计划后患者的反应,有无新的问题发生;及时收集、分析资料,迅速、正确地处理一些新的健康问题以及病情的变化。

(3)记录:实施各项康复护理措施的同时,要准确进行记录,此记录也称护理病程记录或护理记录。记录内容包括实施护理措施后患者和家属的反映及护士观察到的效果,患者出现的新的功能问题与障碍变化,所采取的临时性治疗、康复护理措施,患者身心需要及其满意情况;各种症状、体征、器官功能的评价,患者的心理状态等。护理记录可采用 PIO 记录格式:P(问题)、I(措施)、O(结果)。

例如,P:运动受损,与右侧偏瘫有关。I:①指导患者用健侧的上肢和下肢帮助患侧的上肢和下肢进行身体移动。②连续 3 天指导患者在早晨将自身移动到床边。O:一周后,患者能独立地从床移动到轮椅。

2.实施的方法

(1)分管护士直接为康复护理对象提供康复护理。

(2)与其他康复医师、康复治疗师合作。

(3)教育护理对象及其家属共同参与康复护理。

在教育时应注意了解患者及其家属的年龄、职业、文化程度和对改变患者目前状况的信心与态度,患者目前的残疾状态和功能障碍,掌握教育的内容与范围,采取适当的方法和通俗的语言,以取得良好的效果。

五、康复护理效果的评价

(一)康复护理效果评价的概念

康复护理评价是将实施康复护理计划后所得到的患者康复状况的信息有计划、有系统地与预定的护理目标逐一对照,按评价标准对护士执行护理程序的效果、质量做出评定。

评价还可以帮助再次发现问题,引出其他护理诊断,使护理活动持续进行,康复评价贯穿于患者康复的全过程。

(二)康复护理效果评价步骤

1.收集资料

根据收集各类主,客观资料,列出执行护理措施后患者的反应。

2.对照检查

将患者的反应与预期目标进行比较,来衡量目标实现程度及各项工作达标情况。衡量目标实现程度的标准有 3 种:目标完全实现、目标部分实现、目标未实现。

3.分析原因

对目标未实现部分及未达标的工作内容进行分析讨论,以发现导致目标未实现的原因。

4.重新修订护理计划

对已经实现的护理目标与解决的问题,停止原有的护理措施。对继续存在的健康问题,修正不适当的诊断、目标或措施。对出现的新问题,在收集资料的基础上做出新的诊断和制订新的目标与措施,进行新一轮循环的护理活动,直至最终达到护理对象的最佳健康状态。应在不同阶段对患者的情况进行评价。通常采用三次评价(早期、中期、后期)制度,每次评价会同康复医师、康复护士、物理治疗师、作业治疗师、语言治疗师、心理治疗师及社会工作者等专业人员组成。护士在评价会上要通报护理的评价结果,并认真记录其他专业人员的意见和措施,以便全面掌握患者康复的情况,并全面评价康复护理目标的执行情况。患者出院时,护士要根据其康复效果对患者住院期间康复护理目标指定的是否合适,护理措施是否完全落实等情况进行评价,促使不断提高康复护理工作的质量。

(杨翠翠)

第二节　常用康复护理评定

一、躯体一般状况评定

(一)性别

通常以性征来区别,正常人性征很明显,性别也易区分。某些疾病可以引起性征发生改变,如肾上腺皮质肿瘤可以导致男性女性化。

(二)年龄

问诊或观察。通过观察皮肤的光泽、弹性、肌肉状况、毛发颜色及分布、面与颈部皮肤及皱纹、牙齿状态等判断。由于人的健康状态及衰老速度存在个体差异,这些可影响对年龄的判断。

(三)生命体征

1.体温

人体内部的温度称为体温。机体深部的体温较为恒定和均匀,称为深部体温;体表温度受多种因素的影响,变化和差异较大,称为表层温度。临床所指的体温是平均深部温度。体温测量采用腋测法,正常值为 36～37 ℃。

(1)操作方法:患者卧位或坐位,解开衣扣→将腋窝汗液擦干→体温计水银端放置腋窝深处,屈肘过胸夹紧→10 分钟后查看体温计度数。

(2)注意事项:①测量体温前后,清点体温计数目,甩表时勿碰及他物,以防破碎。②沐浴、乙醇擦浴后应在 30 分钟后再测量。③体温与病情不相符时,应守护在身旁重新测量。④体温过高或过低,及时联系医师,严密观察、处理。

2.脉搏、呼吸

(1)脉搏:动脉有节律的搏动称为脉搏。正常成人安静时脉率 60～100 次/分。

(2)呼吸:机体在新陈代谢过程中,不断地从外界吸取氧气排出二氧化碳,这种机体与环境之间的气体交换,称为呼吸。成人安静时呼吸频率为 16～20 次/分。

(3)测脉搏方法:患者卧位,手臂处于舒适位置→示指、中指和无名指的指端按住患者桡动脉(力度以能清楚触及脉搏波动为宜)→数 30 秒(异常不规则时应数一分钟)。短绌脉者,应两人同时分别测量,一人测心率,一人测脉搏)→报数/记录。测呼吸方法为测脉搏后手按住桡动脉不动→观察患者胸部或腹部起伏(一呼一吸为一次)→数 1 分钟→报数/记录。

(4)注意事项:①环境安静,患者情绪稳定。活动或情绪激动时,休息 20 分钟后再测量。②不用拇指诊脉,以免拇指小动脉搏动与患者脉搏相混淆。③偏瘫患者应选择健侧肢体。④测量呼吸次数同时,注意观察呼吸的节律、深浅度及呼出气味等。

3.血压

血压是指在血管内流动的血液对血管壁的侧压力。临床所谓的血压一般是指动脉血压。理想血压为收缩压＜16.0 kPa(120 mmHg)，舒张压＜10.7 kPa(80 mmHg)，正常血压收缩压＜17.3 kPa(130 mmHg)，舒张压＜11.3 kPa(85 mmHg)；正常血压的高值是收缩压 16.0～18.0 kPa(120～139 mmHg)，舒张压 10.7～11.9 kPa(80～89 mmHg)；收缩压≥18.7 kPa(140 mmHg)和(或)舒张压≥12.0 kPa(90 mmHg)则为高血压；收缩压≤12.0 kPa(90 mmHg)和(或)舒张压≤8.0 kPa(60 mmHg)为低血压。

(1)上肢血压测量：测量方法为平卧位或坐位，暴露被测量的上肢→手掌向上，肘部伸直→打开血压计开关→驱除袖带内空气，缠置袖带于上臂中部，袖带下缘距肘窝上 2～3 cm(松紧以能放入一手指为宜)→手持听诊器置于肱动脉搏动处，轻轻加压→另一只手关闭气门后向袖带内平稳充气，水银高度以动脉搏动音消失后再升高 2.7～4.0 kPa(20～30 mmHg)为宜→松开气门缓缓放气，听搏动音并双眼平视观察水银柱→听到第一声搏动时水银柱所指刻度为收缩压→继续放气，听到声音突然减弱或消失，此时的刻度数值为舒张压→报数/记录。

(2)注意事项：①定期检查血压计。②测血压时，心脏、肱动脉在同一水平位上。③做到"四定"，即定时间，定部位，定体位，定血压计。④当发现血压异常或听不清时，应重测，重测时先将袖带内气体驱尽，将汞柱降至"0"点，稍待片刻后，再测量。⑤打气不可过猛、过高，以免水银溢出。⑥偏瘫患者测血压，应测量健侧，以防患侧血液循环障碍，不能真实地反映血压的动态变化。

(四)发育

发育状态是以年龄与智力、体格成长状态(如身高、体重、第二性征)的关系进行综合判断。发育正常者，其年龄与智力水平、体格成长状态之间均衡一致。发育正常的常用指标包括：头部长度为身高的 1/8～1/7，胸围约为身高的 1/2，双上肢展开长度约等于身高，坐高约等于下肢的长度。

通过观察患者，体型可以分为以下 3 种类型：无力型(瘦长型)、超力型(矮胖型)、正力型(匀称型)。

(五)营养状态

营养状态与食物摄入、消化、吸收和代谢等多种因素有关，是判断机体健康状况、疾病程度以及转归的重要指标之一。通常有以下 2 种方法判断营养状态。

1.综合判断营养状态

观察皮肤黏膜、皮下脂肪、肌肉、毛发的发育情况综合判断。最简便的方法是判断皮下脂肪的充实程度。可分为良好、中等和不良 3 个等级。评估部位有三角肌下缘、肩胛骨下缘以及脐旁的皮下脂肪厚度。

(1)营养良好：毛发和指甲润泽，皮肤光泽，弹性良好，黏膜红润，皮下脂肪丰满，肌肉结实，体重和体重指数在正常范围或略高于正常。

(2)营养不良：毛发稀疏，干燥，易脱落，皮肤黏膜干燥，弹性减退，皮下脂肪菲薄，肌肉松弛无力，指甲粗糙无光泽。体重和体重指数明显低于正常。

(3)营养中等：介于良好和不良两者之间。

2.根据体重判断

根据患者身高计算其标准体重，再将实际体重与标准体重比较。实际体重在标准体重±10%范围内属于正常。

标准体重(kg)=身高(cm)-105(男性)。

标准体重(kg)=身高(cm)-107.5(女性)。

体重指数（BMI）＝体重（kg）/身高（m）^{2}。

成人的 BMI 正常标准为 18.5～23.9，BMI 在 24～27.9 者为超重，BMI≥28 者为肥胖，BMI＜18.5者为消瘦。

（六）面容与表情

健康人表情自然、神态安逸。疾病及情绪变化等可引起面容与表情的变化。

（七）体位

健康人为自动体位。疾病常可使体位发生改变，常见有强迫体位、被动体位。

（八）姿势与步态

姿势指一个人的举止状态，靠骨骼结构和各部分肌肉的紧张度来保持，并受健康状况及精神状态的影响。步态指一个人在走路时的姿态。健康成人躯干端正，肢体动作灵活自如，步态稳健。某些疾病可使姿态、步态发生变化。

二、皮肤评估

（一）颜色

在自然光线下观察，检查患者皮肤黏膜有无苍白、黄染、发绀等改变，有无色素沉着等。

（二）弹性

弹性即皮肤的紧张度。检查皮肤弹性常用示指和拇指将手背或前臂内侧皮肤捏起，1～2 秒后松开，观察皮肤平复情况。弹性好者于松手后皱褶立即恢复。弹性减弱时，皮肤皱褶恢复缓慢，见于长期消耗性疾病、营养不良和严重脱水患者。

（三）湿度

皮肤湿度与皮肤的排泄功能有关。排泄功能是由汗腺和皮脂腺完，出汗增多见于甲状腺功能亢进、佝偻病、淋巴瘤等。夜间睡后出汗为盗汗，常见于结核病。汗液中尿素过多则有尿味，称尿汗，见于尿毒症。

（四）皮疹

正常人无皮疹。若有皮疹，应仔细观察其出现和消失的时间、发展顺序、皮疹分布、颜色、状态大小、平坦或隆起、压之是否褪色及有无瘙痒、脱屑等。常见皮疹如下。

1. 斑疹

局部皮肤发红，一般不隆起，不凹陷，常见于斑疹伤寒、丹毒等。

2. 丘疹

局部皮肤颜色改变且突出于皮面，常见于药物疹、麻疹、湿疹等。

3. 斑丘疹

在丘疹周围有皮肤发红的底盘，见于药物疹、风疹、猩红热等。

4. 荨麻疹

荨麻疹为隆起皮面苍白色或红色的局限性水肿，见于食物或药物变态反应。

5. 玫瑰疹

玫瑰疹为一种鲜红色的圆形斑疹，直径 2～3 mm，一般出现于胸、腹部，常见于伤寒、副伤寒。

(五)皮下出血

1.紫癜

皮下出血直径 3～5 mm 者。

2.瘀斑

直径 5 mm 以上者。

3.血肿

片状出血伴有皮肤显著隆起,常见于造血系统疾病、重症感染、外伤等。

(六)蜘蛛痣与肝掌

1.蜘蛛痣

皮肤小动脉末端分支性血管扩张所形成的血管痣,形似蜘蛛。压迫蜘蛛痣中心,其辐射状小血管网即褪色或消失,压力去除则又出现。常见于急慢性肝炎、肝硬化,健康的妊娠妇女也可出现。

2.肝掌

慢性肝病的大、小鱼际肌处,皮肤常发红,加压后褪色。

(七)水肿

检查部位一般为足背、踝部、胫骨前、腰骶部,用拇指直接由下至上顺序压迫检查部位并停留 3～5 秒,观察有无凹陷及其平复速度。按压后该处出现凹陷即为可凹性水肿,水肿按程度分为 3 种。

1.轻度

眼睑、眶下软组织、胫骨前、踝部皮下组织,指压后轻度凹陷,平复较快。

2.中度

全身软组织均可见明显水肿,指压后明显凹陷,平复较慢。

3.重度

全身组织明显水肿,身体低垂部位皮肤张紧发亮,有液体渗出,胸腔、腹腔、鞘膜腔有积液,外阴处可见明显水肿。

(八)压疮

压疮是由于局部组织长期受压,持续缺血、缺氧、营养不良而致组织溃疡坏死。好发于受压和缺乏脂肪组织保护、无肌肉包裹或肌层较薄的骨骼隆突处。仰卧时好发于枕外隆凸、肩胛部、肘部、脊椎体隆突处、骶尾部、足跟部等处。侧卧时好发于耳部、肩峰、肋部、髋部、膝关节的内外侧、内外踝。俯卧位时好发于耳、颊部、肩部、女性乳房、男性生殖器、髂嵴、膝部、脚趾。压疮分为 4 期。两种特殊情况:①不可分期;②可疑深部组织损伤。

1.淤血红润期

皮肤出现红、肿、热、麻木或有触痛。

2.炎性浸润期

局部红肿向外浸润、扩大、变硬,皮肤表面呈紫红色,压之不褪色,皮下有硬结,表皮有小水疱形成,有疼痛感觉,表皮或真皮破损,极易破溃。

3.浅度溃疡期

表皮水疱扩大,破溃,真皮创面有黄色渗出液,感染后表面有脓液覆盖,导致浅层组织坏死,疼痛加剧。

4.坏死溃疡期

坏死组织浸入真皮下层和肌肉层,脓液较多,坏死组织边缘呈黑色,有臭味。向周围和深部组织扩展,可达到骨面,严重者可引起脓毒败血症,造成全身感染,危及生命。

三、淋巴结

正常人可触及耳前、耳后、颌下、颏下、颈部、锁骨上窝、腋窝、腹股沟的浅表淋巴结,直径0.1～0.5 cm,光滑,质软,无粘连,无压痛。

检查方法:滑动触诊法。

(一)颌下、颏下

患者坐位,头稍低或偏向评估侧,护士面向患者,左手(四指并拢)触摸右颌下淋巴结,同法用右手检查左颌下淋巴结。

(二)颈部

患者坐位,护士面向患者,双手(四指并拢)进行触诊,以胸锁乳突肌为界分前后两区。

(三)锁骨上窝

患者坐位或卧位,护士双手(四指并拢)进行触诊,分别触摸两侧锁骨上窝。

(四)腋窝

护士以左(右)前臂扶持患者左(右)前臂使其放松并稍外展,右(左)手手指并拢微弯曲触诊左(右)侧腋窝,触摸患者左(右)腋窝处,沿胸壁表面从上向下移动。

(五)腹股沟

患者平卧,下肢自然伸直,护士用双手触摸两侧腹股沟。

四、日常生活活动能力评定

(一)定义

日常生活活动(activities of daily living,ADL)能力是指人们为独立生活而每天反复进行的、最基本的、具有共同性的一系列活动,即衣、食、住、行、个人卫生等的基本动作和技巧,对每个人都是至关重要的。康复训练的基本目的就是要改善患者的日常生活活动能力,因此,必须了解患者功能状况,进行日常生活活动能力评定。就是用科学的方法,尽可能准确地了解并概括患者日常生活的各项基本功能状况。它是患者功能评估的重要组成部分,是确立康复目标、制订康复计划、评估康复疗效的依据,是康复医疗中必不可少的重要步骤。

(二)分类

根据日常生活活动的性质可分为基础性日常生活活动和工具性日常生活活动。

1.基础性日常生活活动(basic activities of daily living,BADL)

其又称为躯体日常性生活活动(physical activities of daily living,PADL),是指人们为了维持基本的生存、生活需要而每天必须反复进行的基本活动,包括进食、更衣、个人卫生等自理活动和转移、行走、上下楼梯等身体活动。

2.工具性日常生活活动(instrumental activities of daily living,IADL)

其是指人们为了维持独立的社会生活所需的较高级的活动,完成这些活动需借助工具进行,包括购物、炊事、洗衣、交通工具的使用、处理个人事务、休闲活动等。

IADL是在BADL的基础上发展起来的体现人的社会属性的一系列活动,它的实现是以

BADL 为基础的。BADL 评定反映较粗大的运动功能,适用于较重的残疾,常用于住院患者。IADL 评定反映较精细的功能,适用于较轻的残疾,常用于社区残疾患者和老年人。

(三)评定目的

ADL 的各项活动对于健康人来说易如反掌,但对于病、残者来说其中的任何一项都可能成为一个复杂和艰巨的任务,需要反复的努力和训练才能获得。科学的评估是进行有效康复训练的基础,ADL 评定的目的是综合、准确地评价患者进行各项日常生活活动的实际能力,为全面的康复治疗提供客观依据。评定目的如下。

1.确定日常生活独立情况

通过评定全面、准确地了解患者日常生活各项基本活动的完成情况,判断其能否独立生活和独立的程度,并分析引起日常生活活动能力受限的来自躯体、心理、社会等各方面的原因。

2.指导康复治疗

根据 ADL 评定结果,针对患者存在的问题、日常生活活动能力的状况,结合患者的个人需要,制订适合患者实际情况的治疗目标,进行有针对性的 ADL 训练。在训练过程中要进行动态评估,总结阶段疗效,根据患者日常生活活动能力恢复的情况调整下阶段训练方案。

3.评估治疗效果

日常生活活动能力是一种综合能力,反映患者的整体功能状态,是康复疗效判定的重要指标。临床康复告一段落后,根据治疗后情况作出疗效评价,并对预后作出初步的判断。通过观察不同治疗方案对患者 ADL 恢复的影响情况,还可以进行治疗方案之间的疗效比较。

4.安排患者返家或就业

根据评定结果,对患者回归社会后的继续康复和家庭、工作环境的改造及自助具的应用等作出指导和建议。

(四)评定的注意事项

1.加强医患合作

评定前应与患者交流,使其明确评定的目的,取得患者的理解与合作。

2.了解相关功能情况

评定前应了解患者的一般病情和肌力、肌张力、关节活动范围、平衡能力、感觉、知觉及认知状况等整体情况。

3.选择恰当的评定环境和时间

评定应在患者实际生活环境中或 ADL 评定训练室中进行,若为再次评定而判断疗效应在同一环境中进行,以避免环境因素的影响。评定的内容若是日常生活中的实际活动项目,应尽量在患者实际实施时进行,避免重复操作带来的不便。

4.正确选择评定方式和内容

由于直接观察法能更为可靠、准确地了解患者的每一项日常生活活动的完成细节,故评定时应以直接观察为主,但对于一些不便直接观察的隐私项目应结合间接询问进行评定。评定应从简单的项目开始,逐渐过渡到复杂的项目,并略去患者不可能完成的项目。

5.注意安全、避免疲劳

评定中注意加强对患者的保护,避免发生意外。不能强求在一次评定中完成所有的项目,以免患者疲劳。

6.注意评定实际能力

ADL 评定的是患者现有的实际能力,而不是潜在能力或可能达到的程度,故评定时应注意观察患者的实际活动,而不是依赖其口述或主观推断。对动作不理解时可以由评定者进行示范。

7.正确分析评定结果

在对结果进行分析判断时,应考虑患者的生活习惯、文化素质、工作性质、所处的社会和家庭环境、所承担的社会角色以及患者残疾前的功能状况、评定时的心理状态和合作程度等有关因素,以免影响评定结果的准确性。

(杨翠翠)

第三节 痉 挛

一、概述

痉挛是中枢神经系统损害后出现的肌肉张力异常增高的综合征,是牵张反射亢进的一种临床表现,是一种以速度依赖的紧张性牵张反射亢进为特征的运动功能障碍。痉挛的速度依赖是指伴随肌肉牵伸速度的增加,肌肉痉挛的程度也增高。痉挛可以影响患者的日常生活活动和康复训练,严重痉挛是患者功能恢复的主要障碍,给患者的身心带来很大的痛苦,不利于身心健康的恢复。

痉挛是一种病理生理状态,由于肌肉的张力增高,从而使随意运动失去了良好的活动背景,运动变得笨拙、吃力、肌肉容易疲劳。并且由于痉挛使肢体长期处于某种体位而导致软组织挛缩,形成畸形。对患者的影响包括:①增加运动的阻力,使随意运动难以完成;②由于阻力增加,运动迟缓,难以控制,难以完成精巧的动作;③由于反应迟钝,动作协调困难,容易摔倒;④强直痉挛,不便护理,容易发生压疮等并发症;⑤影响步态和日常生活活动。

二、分类

痉挛的发生为脑损伤后上运动神经控制系统对下位神经元的抑制作用下降或中断,使得周围的 β、γ 神经元兴奋性升高,从而增加了肌梭对刺激的敏感性,降低反射的阈值,从而出现牵张反射亢进,肌肉痉挛。

(一)脑源性痉挛

一般在发病后 3～4 周出现。脑干、基底节、皮质及其下行运动径路受损,皆可表现出瘫痪肢体的肌张力持续性增高、痉挛,肢体的协调性下降,精细活动困难,呈现典型的"画圈"行走步态。脑瘫儿双下肢痉挛呈现剪刀步态。

(二)脊髓源性痉挛

一般在发病后 4～6 个月出现,晚于脑源性痉挛出现的时间。颈、胸、腰段的高位脊髓完全损伤临床表现为痉挛,骶段的脊髓完全性损伤临床表现为迟缓性瘫痪。

(三)混合性痉挛

多发性硬化损伤脑白质和脊髓的轴突而出现痉挛。

三、康复护理评定

(一)病因评估

确定是脑源性痉挛、脊髓性痉挛还是混合性痉挛。评估内容包括:体检、痉挛的质和量评价、痉挛的功能评价等。

(二)痉挛程度评定

改良 Ashworth 分级法是临床上评定痉挛的主要方法。手法检查是检查者根据受试者关节被动运动时所感受的阻力来进行分级评定。生物力学评定方法包括钟摆试验和等速装置评定方法。

(三)对痉挛产生的影响进行评估

(1)有无肌肉的挛缩、异常的姿势及关节畸形。

(2)有无功能的下降和活动困难。

(3)有无运动速度下降、协调性运动困难和活动容易疲劳。

(4)有无日常生活活动和社会功能下降。

四、康复治疗

痉挛的表现个体差异较大,制订治疗方案时应因人而异,首先针对每个患者分析其问题特殊所在。单以痉挛不能决定是否治疗,治疗痉挛与否以及如何积极实施应以患者的功能状态为指导,加强康复小组协作共同进行。综合多种方法治疗痉挛才能收到较好成效。常用的治疗方案为七步阶梯治疗方案。

(一)解除诱因

痉挛与各种外界刺激有关,因此在治疗前应积极预防诱发肌痉挛的因素,如发热、结石、尿路感染、压疮、疼痛、便秘和加重肌痉挛的药物等。通常诱因解除后,肌痉挛会有明显减轻。

(二)姿势和体位

某些姿势和体位可以减轻肌痉挛。患者应该从急性期开始采取抗痉挛的良好体位,可使异常增高的肌张力得到抑制,如脑血管意外、颅脑外伤的急性期采取卧位抗痉挛模式体位,可减轻肌痉挛;脊髓损伤患者利用斜板床站立,也可减轻下肢肌痉挛。脑瘫患儿的正确抱姿等。

(三)物理治疗

1.电疗

将波宽和频率相同,但出现的时间有先有后的两组方波,分别刺激痉挛肌及其拮抗肌,使两者交替收缩,利用交互抑制和高尔基腱器兴奋引起的抑制以对抗痉挛。经皮神经电刺激疗法是一种使用广泛的低频电疗方法。在痉挛患者的治疗中,主要是通过刺激痉挛肌的拮抗肌收缩,通过交互抑制的原理,降低痉挛肌的张力。

2.冷疗

用冰敷或冰水浸泡痉挛肢体 5～10 秒,可使肌痉挛产生一过性放松。因为突然的冷刺激常常引起肌肉的紧张和张力的升高,但是持续的冷疗则可以降低神经肌肉的兴奋性,从而降低肌肉张力。

3.水疗

水压对肌肉持久的压迫与按摩有利于肌痉挛的缓解。室温保持在 25 ℃,水温宜在 30 ℃

左右。

4.热疗

温热疗法也可以降低神经张力,降低肌肉的张力。如各种传导热(如蜡、砂、泥等)、辐射热(红外线)及内生热(超短波)等。

5.肌电生物反馈

肌电生物反馈可减少静止时肌痉挛及其相关反应,也可抑制被动牵伸时痉挛肌的不自主活动。利用肌电生物反馈再训练痉挛肌的拮抗肌,也能起到交替抑制的作用。

(四)运动疗法

包括主动运动、被动运动和按摩等治疗手法。如肱二头肌痉挛可练习肱三头肌的主动和抗阻收缩;被动屈曲足趾可降低肌张力;深而持久的肌肉按摩,或温和地被动牵张痉挛肌可降低肌张力。

(五)康复工程技术

主要是运用矫形器材预防和治疗痉挛带来的肌肉和关节的挛缩、关节活动度下降及被动牵拉痉挛肌肉以降低张力。如用于内收肌痉挛的外展矫形器,用于屈肘肌痉挛的充气压力矫形器,用于足下垂内外翻的踝足矫形器等。

(六)药物治疗

如单曲林、巴氯芬、A型肉毒素、神经溶解阻滞技术等。

(七)手术治疗

手术治疗痉挛,不仅可通过对神经进行手术,切断某些神经通路而降低神经的兴奋性,例如脊神经后根切断术、脊髓切开术等,目前已经较少采用;还可通过手术矫正痉挛导致的肢体畸形,从而提高患者的功能和生活质量。

五、康复护理

(1)积极进行康复教育,预防伤害性刺激,减轻或消除增强和加重痉挛的因素,如压疮、骨折、感染、焦虑或精神过度紧张、不良体位、便秘等。

(2)告知患者控制痉挛有利于预防畸形及挛缩,便于护理,增加耐受力和肢体运动能力。鼓励患者参加静止站立、踏车、散步等活动,以助于减轻肌肉强直。

(3)由于运动阻力增加,患者运动迟缓,难以控制,难以完成精巧的动作,护士应注意协助患者完成;由于躯干的伸肌群收缩会破坏坐位和站立平衡,要防止患者突然摔倒。

(4)不是所有的痉挛都需要治疗。部分患者的轻度痉挛对其功能使用有重要帮助,如下肢的伸肌一定程度的痉挛对下肢伸展的关节的扣锁有一定的辅助作用,但严重痉挛则影响患者活动,应考虑治疗。需向患者解释清楚。

(5)被动运动及按摩时,嘱患者做痉挛肌等长收缩.然后主动放松,再做被动牵张时,能显著减少牵张阻力。视患者情况可行1天多次进行被动运动及按摩。

(6)严密观察药物的疗效及不良反应。如单曲林不良反应有无力、头晕、胃肠道反应、肝脏损害;巴氯芬不良反应有头昏、乏力、恶心和感觉异常。告知患者留陪护,防跌倒。

(杨翠翠)

第四节 排尿功能障碍

排尿功能障碍是康复护理学中常见的问题,这里主要介绍神经源性膀胱功能失调的康复护理。神经源性膀胱是指控制膀胱的中枢或周围神经双侧损伤而导致的排尿功能障碍,有潴留型障碍和失禁型障碍。

一、功能评定

通过询问、观察患者的排尿情况,结合一些检查来评定排尿功能。主要有以下内容。

(一)排尿次数和量

次数和量有无异常,能否自主支配,有无排尿困难、疼痛等。

(二)辅助排尿情况

有无间歇导尿、留置导尿等辅助措施。

(三)排尿习惯

如患者排尿体位姿势,如厕能否自理等。

(四)残余尿量的测定

残余尿量的测定是对膀胱功能的判断。一般在采取膀胱功能训练方法诱导自行排尿后,立即进行导尿,并记录尿量。残余尿量大于 150 mL 的说明膀胱功能差;残余尿量小于 80 mL 的视为膀胱功能满意;残余尿量在 80~150 mL 的为膀胱功能中等。

(五)其他检查

常规尿液分析、尿培养。必要时做膀胱内压力容积测定、膀胱造影、测定尿流率、尿道压力分布、括约肌肌电图、尿流动力学、B 超或 X 线联合检查等。

二、康复治疗与护理

排尿障碍的康复目标主要为控制或消除感染,保持或改善上尿路功能,使膀胱贮尿期保持低压并适当排空,尽量不使用导尿管和造瘘,同时能更好地适应社会生活和职业需要。

(一)潴留型障碍

此类排尿障碍主要表现为膀胱内潴留尿液而不能自主排出。康复护理目标是促进膀胱排空功能。

1.增加膀胱内压与促进膀胱收缩

(1)增加膀胱内压训练。①手法增压(Crede 法):患者取坐位,先用指腹对膀胱进行深部按摩,再手握拳置于脐下 3 cm 处用力向骶尾部方向滚动加压,同时患者身体前倾,直至尿流出为止。加压时须缓慢轻柔,避免使用暴力和在耻骨上直接加压,以免损伤膀胱和尿液返流到肾。②屏气增压(Valsalva 法):患者取坐位,身体前倾腹部放松,快速呼吸 3~4 次后深吸气,再屏住呼吸10~12 秒,用力向下做排尿动作,将腹压传到膀胱、直肠和骨盆底部,同时使大腿屈曲贴近腹部,防止腹部膨出,增加腹部压力,促使尿液排出。增加膀胱内压训练只可用于逼尿肌活动功能下降伴有括约肌活动功能降低或括约肌机制功能不全者,括约肌反射亢进和逼尿肌——括约肌协调失调时禁忌做膀胱按压。

（2）排尿反射训练。①发现或诱发"触发点"叩击下腹部的膀胱区,找到一个敏感的刺激点。训练到可以构成原始放射,周期性排尿。一般在导尿前 20 分钟叩击 10～20 分钟。叩击频率 50～100 次/分,叩击次数 100～500 次。叩击时宜轻而快,避免重叩,以免引起膀胱尿道功能失调。②其他方法:摩擦大腿内侧,牵拉阴毛,挤压阴茎龟头(或阴唇),以手指扩张肛门等,听流水声、热饮、洗温水浴等均有辅助性效果。

（3）使用药物:逼尿肌松弛者用胆碱能制剂,膀胱痉挛者用抗胆碱能药物,括约肌松弛者还可考虑采用 α 肾上腺素能药物和 β 受体激动剂。

（4）电刺激:直接作用于膀胱及骶神经运动支。用于逼尿肌活动减弱者。

2.减低膀胱出口处阻力

通过手术解除尿道梗阻、降低尿道内括约肌张力、切开尿道外括约肌等以减低膀胱出口处阻力。

3.间歇性清洁导尿

间歇性清洁导尿是指可由非医务人员(患者、亲属或陪护者)进行的不留置导尿管的导尿方法。这种方法能使膀胱有周期性的扩张与排空,促使膀胱功能的恢复。还可以降低感染率,减少患者对医务人员的依赖性,提高患者的生活独立性。

（1）适应证:不能自主排尿或自主排尿不充分(残余尿超过 80～100 mL)的脊髓损伤或其他神经瘫痪,神志清楚并主动配合患者。

（2）禁忌证:尿道严重损伤或感染,以及尿道内压疮;患者神志不清或不配合;接受大量输液;全身感染或免疫力极度低下;有显著出血倾向;前列腺显著肥大或肿瘤。

（3）用物:10 号导尿管(浸泡在 0.1％苯扎溴铵溶液中)、香皂或沐浴露、液状石蜡或开塞露、生理盐水、便盆。

（4）具体方法:①便盆置于会阴下,用香皂或沐浴露清洗会阴部。操作者清洗双手。②用生理盐水溶液冲洗导尿管。③用液状石蜡或开塞露润滑导尿管前端,手持导尿管轻缓插入尿道,直到尿液流出。男性患者插管时注意尿道口朝腹部方向以避免尿道峡部的损伤。④导出尿液 350～400 mL 后将导尿管拔出,用清水清洗后放入无黏膜刺激的医用消毒液或生理盐水溶液内保存。

（5）注意事项。①准确记录每次导尿的时间和尿量。②每次导尿前,应先让患者试行排尿。一旦开始自主排尿,则需测定残余尿量。两次导尿之间如能自动排尿 100 mL 以上,残余尿量 300 mL 以下时,则每 6 小时导尿一次,每天 3～4 次;如两次导尿之间能自动排尿 200 mL 以上,残余尿量 200 mL 以下时,则每 8 小时导尿一次,每天 1～2 次;如残余尿量少于 80～100 mL 或为膀胱容量 20％以下时,则应停止清洁导尿。③患者建立定时、定量饮水和定时排尿的制度,以便合理选择导尿时机。每天摄入液体量应严格限制在 2 000 mL 以内,保持尿量 800～1 000 mL/d。每次饮水量以 400～450 mL 为宜,饮水和排尿的时间间隔一般在 1～2 小时。④也可以使用一次性导尿管。反复使用的导尿管虽不强调严格消毒,但仍要充分地清洗和合理保存。⑤插入动作轻柔,不可有暴力,以避免尿道损伤。

4.留置导尿管

对于无法进行间歇性清洁导尿的患者,需行留置导尿管。要注意保持导尿管的正确方向,加强对留置导尿管的护理以防感染。

5.尿流改道

手术耻骨上造瘘或回肠代膀胱。

6.心理护理

向患者进行耐心细致的心理工作,对于患者的问题给予鼓励性的回答,帮助患者建立信心,积极参加康复训练。

(二)失禁型障碍

此类排尿障碍主要表现为排尿失去控制,尿液不自主地流出。康复护理目标是促进膀胱贮尿功能。

1.抑制膀胱收缩、减少压力刺激感觉传入与增加膀胱容量

(1)使用药物:应用抗胆碱能制剂减少膀胱收缩力。

(2)手术:通过手术阻断神经传导或选择性骶神经根切断。

(3)尿意习惯训练:每天规定患者排尿时间,以建立规律性排尿的习惯。一般白天每3小时排尿1次,夜间2次,也可视具体情况恰当调整。对于功能障碍或年老体弱无法如厕者,应尽量提供便器,定向力差者应给予帮助。

2.增加膀胱出口阻力

(1)使用药物:使用仅肾上腺素能药物和β受体激动剂增加尿道压力。

(2)手术治疗:植入人工括约肌。

(3)膀胱括约肌控制力训练:常用盆底肌练习法。指导患者收缩耻骨、尾骨周围的肌肉(会阴及肛门括约肌),但不收缩下肢、腹部及臀部肌肉。每次持续10秒,重复10次,每天5~10次,这种训练方法可减少漏尿的发生。

3.设法接尿

可以使用外部集尿器装置。男性可用长颈尿壶接尿或用一个阴茎套套在阴茎上,另一端剪开个小口,用胶管连接,通过胶管将尿液排出。注意每天清洗阴茎及更换阴茎套,以防引起局部感染;女性可用固定于阴唇周围的乳胶制品或尿垫,也可以用女式尿壶紧贴外阴接取尿液。

4.留置导尿管

采用定时开放导尿管,让膀胱适当地充盈和排空的方法,促进膀胱肌张力的恢复。日间视饮水量的多少,每4~6小时开放导尿管一次,入睡后持续开放。待病情有一定恢复后,可嘱患者在开放导尿管时做排尿动作,每天训练几次,直至拔管后患者可自行排尿。注意加强对留置导尿管的护理以防感染。

5.皮肤护理

协助患者保持皮肤清洁干燥,及时用温水清洗会阴部,衣物应该勤洗勤换,避免尿液刺激皮肤,除去不良异味,预防感染和压疮的发生。

6.心理护理

失禁型障碍患者因为尿液刺激和尿液异味等问题,常常感到自卑和忧郁,心理压力大。因此护理人员应尊重、理解、关心患者,随时提供必要的帮助。

(杨翠翠)

第五节 脑 卒 中

一、概述

脑卒中,又称脑血管意外,是指突然发生的、由脑血管病变引起的局限性脑功能障碍,并且持续时间超过 24 小时或引起死亡的一组临床综合征。具有起病急骤,突发头痛、头晕、意识障碍等全脑症状和偏瘫、失语及感觉减退等局灶性神经功能缺损的特征。按病理过程可分为两大类:缺血性脑卒中(脑血栓和脑梗死)和出血性脑卒中(脑出血和蛛网膜下腔出血)。脑卒中是神经系统的常见病和多发病,目前已成为世界人口的第二大死因,2008 年公布的我国居民第三次死因抽样调查结果显示,脑卒中已成为我国居民第一位死亡原因,几乎每 4 个死亡者中就有 1 个的死因归于脑卒中。多年来,我国脑卒中的发病率、死亡率、致残率在疾病谱中也一直处于前三位。我国现有脑卒中患者 1 300 余万人,每年有 150 万～200 万新发脑卒中患者,脑血管疾病的年发病率为(116～219)/10 万人口,年死亡率为 120/10 万人口。近年来,脑卒中发病率在我国持续走高,每年新发病例超过 200 万,平均每 21 秒就有一个人死于脑卒中,我国现存活的脑卒中患者为 600 万～700 万,其中 3/4 的患者留有不同程度的残疾,由此造成的经济损失高达 400 亿元。而且脑卒中多会引起运动、言语、感觉、吞咽、认知及其他障碍,这些严重影响患者的身心健康,从而使其生活质量明显下降。大量的临床实践证明,积极、早期、科学、合理的康复训练能改善患者的障碍程度,从而改善其生活质量。

脑卒中发病的危险因素分为两类:一类是不可控因素,如年龄、种族、性别、遗传等;另一类是可控因素,如高血压、心脏病、糖尿病和短暂性脑缺血发作(TIA)。这些诱发脑卒中发病的危险因素,可以通过有效干预来预防其发生。大力开展缺血性脑卒中的三级预防,对降低其发病率、死亡率及致残率有很重要的现实意义。

二、主要功能障碍及评定

脑卒中发生后,引起的功能障碍是多方面的,常见的功能障碍有以下几种。

(一)运动功能障碍及评定

运动功能障碍是脑卒中后最突出的问题,因病灶部位的不同会引起各种不同的障碍现象。运动功能障碍由锥体系统受损引起,是致残的重要原因。运动功能障碍多表现为一侧肢体不同程度的瘫痪或无力,即偏瘫,出现共同运动和联合反应等异常的运动模式。运动功能的恢复一般经过四个时期:软瘫期、痉挛期、恢复期和后遗症期。常见运动功能障碍有以下几种。

1.典型的偏瘫痉挛姿势

(1)头颈向患侧屈曲并旋转,面朝向健侧。

(2)患侧上肢肩胛骨回缩,肩带下沉,肩关节内收、内旋;肘关节屈曲伴前臂旋后或旋前;腕关节屈曲并向尺侧偏斜;拇指对掌、内收、屈曲;其余四指屈曲内收。

(3)患侧下肢骨盆旋后上提,髋关节后伸、内收、内旋,膝关节伸展,踝跖屈、足内翻,趾屈曲、内收。

（4）躯干向患侧侧屈并后旋，脑卒中患者上肢常表现为典型的屈肌模式，下肢表现为典型的伸肌模式。

2.共同运动

脑组织损伤后出现的一种肢体异常活动，表现为患侧肢体某一关节进行主动运动时，会引发相邻关节甚至同一肢体的所有关节出现不可控制的运动，并形成特有的活动模式。在主动用力运动时共同运动表现典型，上肢屈肌功能占优势，下肢伸肌功能占优势。

3.联合反应

偏瘫患者在进行健侧肢体的肌肉抗阻力收缩运动时，其兴奋可以波及患侧而引起瘫痪肢体肌肉的收缩，这种反应称为联合反应。表现为对称性和不对称性两种反应状态，包括上肢联合反应、下肢联合反应和同侧联合反应。运动功能障碍评定主要是对运动模式、肌张力、肌肉协调性进行评定。目前最常用来评价脑卒中偏瘫肢体运动功能的方法是 Brunnstrom 6 阶段评定法（又称 Brunnstrom 分级），该方法根据脑卒中恢复过程中的变化，将手、上肢及下肢运动功能分为6 个阶段或等级。应用其能精细观察肢体完全瘫痪之后，先出现共同运动，后又分解成单独运动的恢复过程。但这也只是一种定性或半定量的评定方法。

（二）感觉功能障碍及评定

脑卒中患者以偏身的感觉障碍为常见。其中包括一般感觉障碍，如浅感觉的痛、温、触觉；深感觉的关节位置觉、振动觉、运动觉等；复合感觉障碍，如皮肤定位感觉、两点辨别觉、体表图形觉、实体觉等；特殊感觉障碍最常见，如偏盲。偏盲是因为患者半侧视野缺陷导致，表现为看不到盲侧空间的物体，因此产生身体姿势异常和生活困难。

（三）认知功能障碍及评定

认知是大脑对感知信息进行处理、储存、记忆和应用的过程，是大脑的高级功能，包括注意、记忆、思维等心理活动。当大脑不同部位出现不同程度损伤时将会导致相应的感知功能障碍，主要类型有失认症和失用症等。认知功能障碍是脑卒中患者发生率较高的症状，也是导致该类患者日常生活活动能力下降，工作和家庭生活严重受限的主要因素之一。因此，全面评定认知功能有助于预测预后，且可以指导康复护理计划。

（四）言语功能障碍及评定

言语功能障碍是指个体利用语言，如口语、书面语及手势语等进行交际活动过程中出现的运用障碍，主要包括失语症、失用症和构音障碍等。言语功能评定主要评定患者发音情况及各种语言形式的表达能力，包括说、听、读、写和手势表达等。

（五）吞咽功能障碍及评定

吞咽功能障碍主要是确定患者是否存在吞咽困难，对其程度进行量化，了解吞咽困难发生在哪一期，为下一步的康复护理及判断预后打下基础。

（六）日常生活活动能力障碍及评定

脑卒中患者由于运动功能、认知功能、感觉功能、言语功能等多种功能障碍并存，常导致衣、食、住、行、个人卫生等基本动作和技能下降或丧失。因此，须对患者进行日常生活活动能力的评定，制订具体的康复护理计划。

（七）心理障碍及评定

脑卒中患者由于不同程度的神经功能受损，如肢体瘫痪、失语症时，必然会产生心理困扰或障碍，出现情绪、认知和行为问题。因此，须评定患者心理状态、人际关系与环境适应能力，了解有无抑郁、焦虑、恐惧等心理障碍,评定患者的社会支持系统是否健全有效。

三、康复护理措施

康复护理措施要在充分评定患者功能水平下制订并实施,实施后要积极进行护理评价,根据评价结果制订下一步的护理措施。患者处于急性期时应采取积极的康复护理措施,预防并发症发生,将损伤降低到最低。从急性期开始,须对患者进行正常行为模式的输入,抑制痉挛,抑制共同运动和联合反应对患者造成的影响。

(一)软瘫期的康复护理

软瘫期是指发病 1~3 周内(脑梗死 1 周左右,脑出血 2~3 周)的患者。主要特点:患者意识清楚或有轻度意识障碍,生命体征平稳,但患肢肌力、肌张力低下,腱反射减弱或消失。在不影响临床抢救,不造成患者病情恶化的前提下,康复护理措施应尽早介入,一般待病情稳定 48~72 小时后,本期康复护理即可与临床诊治同时进行。其目的是预防并发症的发生,如关节挛缩、肩关节半脱位、压疮、肺部感染及继发性损害,同时为下一步功能训练做准备。

1.良肢位摆放

为防止或对抗痉挛模式的出现,保护肩关节、防止肩关节半脱位,防止骨盆后倾和能关节外展、外装及早期诱发分离运动而设计的一种治疗性体位,是早期抗痉挛治疗的重要措施之一。良肢位有患侧卧位、健侧卧位、仰卧位和床上坐位,通常前三种体位交替使用,每 2 小时更换 1 次,病情允许,应鼓励患者尽早在床上坐起。每次良肢位摆放应评估患者情况,如出现下列情况应禁止变换体位,头部轻屈即出现瞳孔散大;病灶侧瞳孔散大,对光反射消失;呼吸不规律;频繁呕吐;频发全身痉挛;低血压,收缩压在 12.0 kPa(90 mmHg)以下;双侧迟缓性瘫痪;去皮质强直发作;发病后 1 小时内深昏迷。几种体位的具体摆放如下。

(1)仰卧位:因体位变换或其他需要采取仰卧位,摆放时头部放在枕头上,稍偏向健侧,面部朝向患侧,枕头高度合适,保持胸部平直,胸椎不出现屈曲,患臂应放在体旁的枕头上,肩关节前伸,保持伸肘,腕背伸,手指伸展。患侧臀部和大腿下放置垫枕,使骨盆前伸,防止患腿外旋,膝下可置一小枕,使膝关节微屈,足底避免接触任何支撑物,以免足底感受器受刺激,通过阳性支撑反射加重足下垂。应避免半卧位,因该体位的躯干屈曲和下肢伸直姿势直接强化了痉挛模式,因此,在痉挛明显时尽量少摆仰卧位。

(2)健侧卧位:患者最舒适的体位,易将患侧肢体置于抗疼痛体位,而且可防止压疮、利于患侧肢体血液循环、预防患肢水肿及促进患侧的胸式呼吸。摆放时患肩前伸,肘、腕、指各关节伸展,放在胸前的枕上,掌心向下,手腕不可悬空,上肢向头顶方向上举约 100°;健侧上肢放于最舒适的位置上;患腿屈曲向前放在身体前面的另一支撑枕上,髋关节自然屈曲,踝关节保持中立位避免足内翻,注意患足不可悬空;健侧下肢髋关节伸展,膝关节轻度屈曲。

(3)患侧卧位:最有利的体位,在早期即可以采取该体位。摆放时使头颈稍前屈,避免后伸,躯干稍向后,背部放一枕头倚靠,取放松体位;患肩前伸,将患肩拉出,避免受压和后缩,肘关节伸直,前臂旋后,指关节伸展,患侧能关节伸展,膝关节微屈,健腿屈曲向前置于体前支撑枕上。该体位可以增加患侧感觉输入,牵拉整个偏瘫侧肢体,有助于防止痉挛。

2.肢体的被动运动

有防止关节挛缩、促进肢体血液循环和增强患侧感觉输入的作用。只要生命体征平稳,患者即可进行被动运动。关节被动运动一般先从健侧开始,然后参照健侧关节活动度再做患侧,训练时需遵守的运动原则:①关节活动度的被动活动应包括身体的各个关节;②每个关节必须进行功能范围内的关节活动,固定关节的近端,被动活动远端;③运动时动作要平稳,缓慢、均匀,训练项目要尽早集中,避免频繁变换体位;④每天训练 2 次,每次各方向进行 3～5 遍;⑤每次活动只针对一个关节,固定的位置应以尽量接近关节的中心为佳;⑥维持正常关节活动度的被动运动,不得出现疼痛;⑦关节被动运动前,要向患者做好解释工作,以取得患者合作;⑧患者的体位舒适,被固定的部位要稳定、牢固,如骨折或肌腱缝合术后的患者;⑨对昏迷、肢体瘫痪的患者,应与肌力训练同时进行,尤其是负重关节,防止加重关节的不稳定性。

对患侧肢体训练前可进行按摩以促进血液循环、淋巴液回流,防止和减轻水肿,同时也可对患侧进行运动感觉的刺激,有利于恢复运动功能。按摩时动作要轻柔、缓慢、有节律地进行,不使用强刺激性手法。对肌张力高的肌群用安抚性质的按摩,对肌张力低的肌群则予以摩擦和揉捏等。

3.肢体的主动运动

脑卒中导致肌肉失控、正常姿势放射机制紊乱和运动协调性异常,而这些功能恢复是需要患者主动参与的再学习过程,患者主动参与程度越高,恢复越快,恢复程度越高。所以当患者清醒,生命体征稳定,体能有一定程度恢复后,宜尽早开展主动运动训练。软瘫期的所有主动运动训练都是在床上进行的。主要原则是利用躯干肌的活动及各种手段,促进肩胛带和骨盆带的功能恢复。

(1)翻身训练:翻身是预防压疮的重要措施,可以通过躯干的旋转和肢体的摆动促进全身反应和肢体活动,抑制痉挛,促进平衡和协调功能恢复,这对患者十分重要。开始应以被动运动为主,待患者掌握翻身动作要领后,在护士的帮助下由辅助翻身过渡到主动翻身,包括向健侧翻身和向患侧翻身。

向健侧翻身:①患者取仰卧位,护士站在患者的患侧;②患者双手十指交叉,患侧手拇指压在健侧手拇指的上方(即 Bobath 式握手);③嘱其肘关节伸展,肩关节屈曲90°,双上肢上举;④护士指导患者用健侧下肢将患侧下肢从腘窝下勾起呈屈膝位(如果患者不能自行维持屈膝位,护士可在患膝侧给于辅助);⑤健侧脚掌平放并支撑于床面,双腿屈膝并拢,上下肢同步进行左右摆动,由健侧带动患侧依靠惯性翻向健侧。辅助翻身时护士双手分别放在患侧肩胛下方和髂嵴部位,帮助患者转动肩胛和骨盆,翻向健侧。

向患侧翻身:患侧卧位及上下肢开始姿势同健侧翻身,摆动翻转时与健侧翻身相反,左右摆动借助惯性使健侧翻转向患侧。辅助翻身时护士站在患侧,双手分别放在健侧肩胛下方和髂嵴部位,帮助患者转动肩胛和骨盆,翻向患侧。

(2)床上移动训练:①患者取仰卧位,护士站在患者的患侧;②指导患者用健腿下肢从患侧下肢腘窝下插入勾起患足;③健腿抬起患腿向左(右)移动;④健足和肩支撑臀部并移动;⑤以健腿、臀部为支点,移动头、肩部。

(3)桥式运动:骨盆及下肢的控制训练,通过充分地伸髋屈膝控制训练,抑制下肢伸肌痉挛,促进分离运动的产生,避免患者今后行走时出现偏瘫步态及预防压疮的发生。桥式运动主要有双侧桥式运动、单侧桥式运动和动态桥式运动。

双侧桥式运动:患者取伸卧位,双上肢 Bobath 式握手,伸肘、伸腕置于肩前屈 90°位,双下肢屈曲,双足底平踏于床面,护士站在患者的患侧帮助患肢放置于屈膝位,然后一手放于患膝上,协助患者向前向下拉和压膝关节,另一手放在臀下,帮助患者提升臀部使其抬离床面,髋自然伸展,骨盆保持水平,防止向健侧后旋。通过训练使患者能够逐渐主动完成该运动。

单侧桥式运动:在患者能主动完成双侧桥式运动后,让患者抬起健肢(或把健腿驾于患腿上),患侧下肢支撑负重将臀部抬离床面做以上动作。

动态桥式运动:为了获得下肢内收、外展的控制能力,患者仰卧位屈膝,双足支撑床面,双膝平行并拢,健腿保持不动,患腿交替做幅度较小的内收和外展动作,并学会控制动作的幅度和速度。然后患腿保持中立位,健腿做内收、外展练习。

4.直立性低血压的适应性训练

对一般情况良好、症状较轻的患者,可以在护士的指导下尽早进行从卧位到坐位的体位变化训练,以克服直立性低血压。利用可以调节角度的病床,从床头抬高 30°、维持 5 分钟开始,每天增加床头抬高的角度 10°～15°,维持时间 5～15 分钟,遵守增加角度不增加时间、增加时间不增加角度的原则,逐渐增加至床头抬高 80°,可维持床上坐位 30 分钟。在此基础上逐渐增加坐位训练的次数,并开始床边和轮椅坐位训练,争取尽早离开病房到训练室训练。进入训练室后可在电动起立床依照上述方法继续训练,使患者重获直立的感觉,为后期康复做准备。

(二)痉挛期的康复护理

痉挛期一般在发病 2～3 周后出现并逐渐加重,持续时间大概 3 个月,此期瘫痪侧肌张力由弛缓性逐渐向痉挛性转换,突出的问题是痉挛和联合反应导致共同运动日益加强引发异常运动模式形成。共同运动是病理性的异常运动模式,其动作虽然是由患者意志引起的,但运动模式是刻板的、固定的,患者难以进行各个关节的随意运动,无法实现功能性动作。如果得不到科学有效的康复治疗,就会陷入恶性循环,严重影响康复效果。临床上很多患者由于本期未得到及时、正确的康复治疗而遗留下严重的功能障碍。此期主要康复护理目标是控制痉挛和异常的运动模式,促进正常运动模式的出现。

1.抗痉挛训练

脑卒中患者大部分患侧上肢以屈肌痉挛占优势,下肢以伸肌痉挛占优势。常用的抗痉挛训练方法有以下几种。

(1)卧位抗痉挛训练:早期卧床时可指导患者采用 Bobath 式握手,上举上肢,使患侧肩胛骨向前,患肘伸直,该训练可以很好地抑制上肢屈肌痉挛。仰卧位时双腿屈曲,Bobath 式握手抱住双膝,将头抬起,前后摆动使下肢更加屈曲,该运动不仅可以降低下肢伸肌痉挛,还可以抑制上肢屈肌痉挛。此外,还可以进行桥式运动来抑制下肢伸肌痉挛。

(2)坐位及站立位抗痉挛训练:坐位时可借助浪筒、沙板模进行训练或指导患者将患肘伸直,手指伸展分开,撑于椅面或床面上,然后将身体重心缓慢移至患侧;站立位时,双手平放抵于墙壁上,肘关节伸直身体重心向前。上述方法有利于抑制上肢屈肌痉挛模式。

(3)患肢的功能与训练:此期的特点是腱反射亢进、出现联合反应、肌张力增高,患者的患侧处于异常运动模式,所以不仅要进行抗痉挛训练,还得控制异常运动,促进分离运动的出现。

肩胛带和肩关节的被动运动:患者取仰卧位,采用 Bobath 式握手,上举上肢,尽量前伸肩胛带,护士可一手放入患者腋下帮助患者将肩胛骨向前、向上移动,但不能向后;坐位或站立位时,可采用 Bobath 式握手,上举上肢,高举过头,然后将手放在头顶、头后方,再返回。该训练可帮助恢复上肢运动功能,也可预防肩痛和肩关节挛缩。

肘的控制训练:患者取仰卧位,患侧上肢上举,伸直肘关节,然后缓慢屈肘,用手摸自己的口、对侧耳朵和肩。该训练不仅训练肘的伸展,还增强肘的控制能力,促进上肢分离运动的出现。

前臂的旋前、旋后训练：患者取坐位，指导患者用患手翻动置于桌子上的扑克牌或在患手的手背侧放一个橡皮泥，让患者以手的小指为轴，用手背做压面的动作；亦可在任何体位上让患者转动手中的小物体。

腕指伸展训练：让患者坐于墙前，左右手十指交叉将掌面翻向外，手背靠胸前，然后伸肘，举手过头，掌心向上，返回胸前，再向前方的墙面推去，抵在墙上，向上、向下、向健侧滑动。此法锻炼腕指伸展的同时可以拉长患侧腰部组织，防止躯干挛缩。

屈膝训练：患者取俯卧位，护士一手握住患侧腿踝部，一手放于臀部，帮助患者屈膝。随着患者主动运动的出现，可让患者取仰卧位，采用 Bobath 式握手上举上肢的抗痉挛模式，在护理人员的帮助下主动屈髋屈膝。

伸髋屈膝训练：患者取仰卧位，护士托住患足，让患者屈膝后将患肢放于床沿以下做伸髋，然后护士协助其将患足放回原位，以后可逐步过渡到患者主动练习。

踝屈训练：患者取仰卧位，患足支撑在床上，护士一手向下按压踝关节，另一手将患足和足趾提至充分背屈并外翻。该方法有利于对抗踝关节跖屈痉挛。

伸髋屈膝屈踝训练：患者取仰卧位，患腿屈膝垂于床沿，伸髋，护士托其患足于背屈位，将足推向患者头的方向，协助患者在不屈髋的情况下继续屈膝和踝背屈。此法有利于对抗下肢伸肌痉挛和促进下肢分离运动的出现。

2.坐位训练

长期在床上制动，尤其是老年人，可产生许多严重并发症，如压疮、坠积性肺炎等，因此只要病情允许，应今早采取床上坐位训练。

（1）坐位耐力训练：开始训练时可能发生直立性低血压，故应首先进行坐位耐力训练。

（2）从卧位到床边坐起训练：①从患侧坐起，患者取仰卧位，指导患者将患腿置于床边外，使膝关节屈曲，开始时需护士帮助完成这一动作，或用健腿把患腿抬到床边。然后健侧上肢向前越过身体，同时旋转躯干，健手在患侧推床以支撑上身，并摆动健腿到床外，帮助完成床边坐位。②从健侧坐起，先向健侧翻身，健侧上放屈曲缩到身体下，双腿远端重于床边，头向患侧（上方）侧用，健侧上肢支撑慢慢坐起。患者由床边坐位到卧位，运动程序与上述相反。

（三）恢复期的康复护理

恢复期早期患侧肢体和躯干肌力较弱，还没有足够的平衡能力维持良好姿势，因此，恢复期应先进行平衡训练，再进行步行及改善手功能练习。脑卒中平衡训练包括坐位平衡训练和立位平衡训练。

1.坐位平衡训练

先评定患者平衡能力的级别，根据评定结果采取针对性训练。一般先进行静态平衡训练，再进行动态平衡训练，最后进行耐力训练即可。①静态平衡训练：患者取无支撑下床边或椅子上静坐位，能关节、膝关节和踝关节均屈曲 90°，足踏地或踏支持台，双足分开约一脚宽，双手置于膝上。护士协助患者调整躯干和头至中间位，当感到双手已不再用力时松开双手，保持该体位数秒，然后慢慢地倒向一侧，要求患者自己调整身体至原位，必要时给予帮助。②动态平衡训练：指导患者双手手指交叉在一起，伸向前、后、左、右、上方和下方并有重心相应的移动进行动态平衡训练。患者掌握动态平衡训练后，接下来最主要的就是耐力训练。

偏瘫患者坐位时常出现脊柱向健侧侧弯，身体重心向健侧臀部偏移。护士应立于患者对面，一手置于患侧腋下，协助患侧上肢肩胛带上提，肩关节外展、外旋，肘关节伸展，腕关节背伸，患手支撑于床面上;另一手置于健侧躯干或患侧肩部,调整患者姿势,使患者躯干伸展,完成身体重心向患侧转移,达到患侧负重的目的。

2.站立位平衡训练

(1)起立训练:患者双足分开约一脚宽,双手手指交叉,上肢伸展前伸,双腿均匀持重,慢慢站起;此时护士应站在患者前面,用双膝支撑患者的患侧膝部,双手置于患者臀部两侧帮助患者重心前移,伸展能关节并挺直躯干,坐下时动作相反。要注意防止仅用健腿支撑站起的现象。

(2)站立位平衡训练:静态站立位平衡训练时在患者站起后,让患者松开双手,上肢垂于体侧,护士逐渐去除支撑,让患者保持站立位。注意站立位时不能有膝过伸。患者能独立保持静态站立位后,让患者重心逐渐移向患侧,训练患腿的持重能力,同时让患者双手交叉的上肢(或仅用健侧上肢)伸向各个方向,并伴随躯干的相应摆动,训练动态站立位平衡。如果在受到突发外力的推拉时仍能保持平衡,说明已达到站立位平衡,即可以进行步行训练。

(3)患侧下肢支撑训练:患者患侧下肢负重能力提高后,就可以开始进行患侧单腿站立训练。患者站立位,身体重心移向患侧,健手可握一固定扶手以起保护作用,健足放在护士腿上。为避免患侧膝关节过度伸展,用手帮助膝关节保持屈曲1左右。随着患侧下肢负重能力提高,可用另一手握住患者健足,使之向下踩的力量减弱,进而使患侧下肢负重能力逐渐接近单足站立位平衡能力。

3.步行训练

患者达到自动站立位平衡后,患腿持重达体重的一半以上,且可向前迈步时才可开始步行训练。

(1)步行前准备:先练习扶持站立位,接着进行患腿前后摆动、踏步、屈膝、伸髋等活动,以及患腿负重,双腿交替前后迈步和进一步训练患腿平衡。

(2)扶持步行:护士站在患侧,一手握住患手,掌心向前,另一手从患侧腋下穿出置于胸前,手背靠在胸前处,与患者一起缓慢向前步行,训练时要按照正确的步行动作行走或在平行杆内步行,然后从扶杖步行到徒步步行。

(3)改善步态训练:步行训练早期常有膝过伸和膝打软(膝关节突然屈曲)现象,应进行针对性的膝控制性训练。如果出现患侧骨盆上提的画圈步态,说明膝屈曲和踝背屈差,应重点训练。

(4)复杂步态训练:如高抬腿部、走直线、绕圈走、转换方向、跨越障碍、各种速度和节律的步行及调练步行耐力,增加下肢力量(加上斜坡),调练步行稳定性(如在窄步道上步行)和协调性(如踏固定自行车)。

(5)上下楼梯训练:上下楼梯训练应按照健腿先上、患腿先下的原则。护上站在患侧后方,一手协助控制患膝关节,另一手扶持健侧腰部,帮助患者将重心转移至患侧,健足先登上一层台阶。健肢支撑稳定后,重心充分前移,护士一手固定腰部,另一手协助患腿抬起,髋膝关节屈曲,将患足置于高一层台阶。如此反复进行,逐渐减少帮助,最终能独立上下楼梯。下楼梯时,护士站在患侧,协助完成膝关节的屈曲及迈步。患者健手轻抚楼梯以提高稳定性,但不能把整个前臂放在扶手上。

(四)言语功能的训练

语言是交流沟通的重要手段,发病后要尽早开始言语功能的训练。尽管患者失语但仍需与其进行语言或非语言交流,通过交谈和观察,全面评价言语功能障碍的程度,并列举语言功能恢复良好的案例,同时加强心理疏导,增强其语言训练的信心。

(五)吞咽功能的训练

昏迷患者最初禁食 1～2 天,待病情稳定后进行鼻饲。大多数患者仅在初期需要鼻饲,严重的吞咽困难者需要终身鼻饲或用其他方法替代进食。早期进行吞咽训练,可以改善吞咽困难,预防因吞咽障碍导致的误吸、营养不良等并发症。

(六)日常生活活动能力的训练

日常生活活动能力的训练早期即可开始,通过持之以恒的训练,争取能生活自理,并可进行必要的家务和户外活动等,从而提高患者的生活质量。

(七)心理障碍的训练

由于患者对疾病认识的异常,病后的抑郁状态及情感失控,所以脑卒中患者会出现不同程度的心理障碍,而心理障碍也会反过来影响整个康复训练的进展。因此,心理障碍的康复护理尤为重要。

四、康复护理指导

康复护理的指导原则是教育患者主动参与康复训练,并持之以恒;积极配合治疗原发病;指导患者合理膳食,养成有规律的运动习惯,保证充足的睡眠,避免过度疲劳;鼓励患者日常生活活动自理,保持心情舒畅,忌激动、发怒等不良情绪;争取有效的社会支持系统,包括家庭、朋友、同事、单位等社会支持。具体指导方法包括以下几个方面。

(一)用药指导

指导患者遵医嘱正确用药,耐心讲解各类药物的作用、不良反应及使用注意事项。

(二)计划性指导

制订康复护理教育计划,耐心向患者及家属讲解所患疾病的有关知识、危险因素及预防方法,介绍本病的新药物、新方法等。目的是使健康教育对象对所患疾病有切合实际的认识和评价,重新建立起病损后的生活和工作目标,为患者重返社会打下基础。

(三)随机指导

根据患者及家属不同时期的健康问题及心理状态进行随机教育。一般可利用晨、晚间护理,巡视病房及在护理操作中向患者及家属讲解相关知识。

(四)示范性指导

指导患者及家属早期进行良肢位摆放及肢体锻炼的方法,积极促进患者进行自我康复训练,经过行为替代适应正常生活,最大限度地发挥潜能。

(五)交读答疑式指导

对于患者及家属提出的疑点、难点。应积极给予回答和解决。通过交谈将患者最渴望得到的相关知识讲述给患者及家属。从而使他们更积极主动地参与到康复活动中。

(六)出院指导

提供科学的护理和协助锻炼的方法,做好定期随访的指导,鼓励患者参加职业康复训练,争取早日回归社会。由于脑卒中患者的康复训练是长期、艰苦的,因此坚持不懈是至关重要的。

(杨翠翠)

第六节　帕 金 森 病

一、概述

(一)概念

帕金森病(Parkinson disease,PD),又称震颤麻痹,是中老年常见的神经系统变性疾病,以静止性震颤、肌强直、运动迟缓和姿势步态异常等为临床特征,主要病理改变是黑质多巴胺(DA)能神经元变性和路易小体形成。而高血压、脑动脉硬化、脑炎、外伤、中毒、基底核附近肿瘤及吩噻嗪类药物等产生的震颤强直等症状,称为帕金森综合征。

(二)病因

帕金森病的病因包括年龄老化、环境因素、遗传因素、氧化应激、线粒体功能缺陷和泛素蛋白酶体功能异常等。本病主要发生于 50 岁以上的中老年人,40 岁以前很少发病,65 岁以上发病明显增多,提示年龄因素可能与发病有关;流行病学调查显示,长期接触杀虫剂、除草剂或某些工业化学品可能是帕金森病发病的危险因素;本病在一些家族中呈聚集现象,有报道 10％左右的帕金森病患者有家族史,包括常染色体显性遗传或常染色体隐性遗传。

(三)诊断和鉴别诊断

帕金森病的临床诊断标准为中老年发病,缓慢进行性病程;四项主征(静止性震颤、肌强直、运动迟缓、姿势步态异常)中必有运动迟缓一项,其余三项至少具备其中之一;左旋多巴治疗有效;帕金森病无眼外肌麻痹、小脑体征、直立性低血压、锥体系损害和肌萎缩等。

(四)流行病学

帕金森病全球患病率为 0.32％,按年龄分层,40～49 岁的患病率为 0.04％,50～59 岁的患病率为 0.11％,60～69 岁的患病率为 0.43％,70～79 岁的患病率为 1.09％,80 岁以上的患病率为 1.90％。我国近两年间帕金森病的患病率为 0.19％,80 岁以上的患病率可达 1.66％,患者人数已超过 200 万。

二、主要功能障碍及评定

(一)主要功能障碍

1.运动功能障碍

(1)震颤性功能障碍:震颤是多数帕金森病患者最常见的首发症状,常表现为静止性震颤,多数患者在活动中也有震颤,多从一侧上肢远端开始,呈现有规律的拇指对掌和手指屈曲的不自主震颤,类似"搓丸"样动作。具有静止时明显震颤、动作时减轻、入睡后消失等特征,随病程进展,震颤可逐步涉及下颌、唇、面和四肢。15％的患者在病程中可无震颤,尤其是发病年龄在 70 岁以上者。

(2)强直所致的功能障碍:强直引起主观上的全身僵硬和紧张。多从一侧的上肢或下肢近端开始,逐渐蔓延至远端、对侧和全身的肌肉。这也是帕金森病患者常见的主诉,但是患者的主诉与强直程度之间并不一定平行,强直限制了帕金森病患者的活动程度,在早期即出现明显的笨拙,患者心理上有残疾感,后期患者全身肌肉僵硬成为主要问题,最终逐渐发展呈现木僵,甚至植物状态。

2.认知功能障碍

随着疾病的发展,逐渐出现认知功能损害。具体表现为抽象思维能力下降,洞察力及判断力差,理解和概括形成能力障碍,对事物的异同缺乏比较,言语表达及接受事物能力下降,以及学习综合能力下降。视空间能力障碍是帕金森病患者最常见的认知功能障碍,早期即可出现,发生率高达93%。

3.言语功能障碍

言语是一种高度复杂的讲话机制参与的活动,受人的呼吸、唇、舌、下颌运动的影响。由于帕金森病导致患者肌肉强直和协调功能异常,多数患者逐渐出现言语功能障碍而影响正常的生活交流。多数患者常出现缺乏语调、节奏单调等。还会出现下列症状。①音量降低:通常是较早出现的症状,随着时间的推移,音量严重降低甚至难以听见。②语调衰减:在开始讲话时音量较强,而后逐渐衰减。③单音调:声音维持在同一水平,缺乏表情和重音变化。

4.精神和心理障碍

震颤和渐进的运动迟缓导致患者在社会活动中出现害迫心理;异常步态、易跌倒、言语和发音困难等将增加患者的精神压力和严重的残疾;患者害怕出现生活自理能力的缺失。在帕金森病长达数年的病程中,患者表现出一种较典型的人格类型,患者脑内黑质细胞进行性变性脑内DA减少,势必造成患者的智能和行为改变。患者常表现出抑郁、出现幻觉、认知障碍等表现。

(二)评定

1.综合评定

(1)韦氏帕金森病评定法:该法用于帕金森病综合功能障碍评定,采用4分制,0分为正常,1分为轻度,2分为中度,3分为重度,总分为每项累加,1~9分为早期残损,10~18分为中度残损,19~27分为严重进展阶段。

(2)Yahr分期评定法:目前国际上较通用的帕金森病病情程度分级评定法,它根据功能障碍水平和能力水平进行综合评定。其中Ⅰ、Ⅱ级为日常生活活动能力一期,日常生活活动无需帮助;Ⅲ、Ⅳ级为日常生活活动能力二期,日常生活活动需部分帮助;Ⅴ级为日常生活活动能力三期,日常生活活动完全需要帮助。

2.运动功能评估

(1)关节活动度测量:关节活动度是指远端骨所移动的度数,即关节的远端向着或离开近端运动,远端骨所达到的新位置与开始位置之间的夹角。

(2)肌力评定:常采用徒手肌力检查法来评估肌肉的力量。

(3)肌张力评定:多数采用Ashworth痉挛量表或改良Ashworth痉挛量表。

三、康复护理措施

(一)康复护理原则与目标

1.康复护理原则

早期康复护理,制订动态康复护理计划,循序渐进、贯穿始终、综合的康复护理要与日常生活活动和健康教育相结合,鼓励患者及家属主动参与和配合;积极预防并发症。

2.康复护理目标

康复护理目标短期目标和长期目标。

(1)短期目标:患者能适应卧床或日常生活活动能力下降的状态,采取有效的沟通方式表达自己的需要和情感,为患者提供舒适的环境,选取恰当的进食方法,维持正常的营养供给,使患者生活需要得到满足,情绪稳定。

(2)长期目标:通过康复护理技术,最大限度地促进帕金森病患者功能障碍的恢复,防止失用和误用综合征,减轻后遗症。

(二)康复护理措施

1.运动功能障碍

运动锻炼的目的在于防止和推迟关节强直与肢体挛缩,根据帕金森病患者的震颤、肌强直、肢体运动减少、体位不稳的程度,尽量鼓励患者自行进食、穿衣,锻炼和提高平衡协调能力的技巧,做力所能及的事情,减少依赖性,增强主动运动。患者可采取自己喜爱的运动方式,如散步、慢跑、跳舞、太极拳、舞剑等。

(1)面部表情肌锻炼:通过皱额、张嘴、伸舌、皱鼻、皱眉、舌尖右偏、舌尖左偏、下吹气、闭右眼、鼓右腮、口左喎及口右喎等动作锻炼面部表情肌,改善面具脸。

(2)头部向下,下颌尽量触及锁骨。左右转动:头部水平左右转动,尽量达到90°。

2.认知功能障碍

认知功能障碍常常给患者带来许多不便,所以认知训练对患者的全面康复起着极其重要的作用。

3.言语功能障碍

(1)音量的锻炼:目的是增加吸气的频率限制呼气时所讲出的单词的数量。①感知呼吸的动作:双手放在腹部,缓慢吸气和呼气,感觉腹部的运动,重复几次。②呼气练习:吸气然后呼气,呼气时持续发元音的声音,要求能平衡发音10～15秒。

(2)音词的练习:每次发音前先吸气,然后发“ke”或“de”“po”音,从轻柔逐渐调高声音至最大,重复数次”o”。在不同声级水平上重复一些简单的词语。

4.精神和心理障碍

帕金森病患者早期动作迟钝笨拙、表情淡漠、流涎。随着病程延长,患者病情进行性加重,丧失劳动能力,生活自理能力也逐渐下降,会产生焦虑、恐惧甚至绝望心理。鼓励患者尽量维持过去的兴趣与爱好,多与他人交往。督促进食后及时清洁口腔,随身携带纸巾擦尽口角溢出的分泌物,注意保持个人卫生和着装整洁等,以尽量维护自我形象。

5.吞咽困难

指导患者进行如鼓腮、伸舌、噘嘴、龇牙、吹吸等面肌功能调练,可以改善面部表情和吞咽困难,协调发音;对于咀嚼能力和消化功能减退的患者应给予易消化、易咀嚼的细软、无刺激性软食或半流质饮食,少量多餐;对于进食困难、饮水反呛的患者要及时给予鼻饲,并做好相应护理,防止经口进食引起误吸、窒息或吸入性肺炎。护士协助和指导患者进行吞咽相关的康复训练。

6.膀胱功能障碍

对于尿潴留患者可指导患者精神放松,腹部按摩、热敷以刺激排尿;膀胱充盈无法排尿时在无菌操作下给予导尿。尿失禁患者注意皮肤护理,必要时留置导尿,并应注意正常排尿功能重建的训练。

四、康复护理指导

(一)用药指导

告知患者及家属本病需要长期或终身服药治疗,让患者了解常用药物的种类、用法、用药注意事项、疗效及不良反应。告诉患者长期服药过程中可能会突然出现某些症状加重或疗效减退的情况,让患者及家属了解用药过程中的"开-关"现象及应对方法。

(二)康复训练

鼓励患者维持和培养兴趣爱好,坚持适当的运动,做力所能及的家务等,可以延缓身体功能障碍的发生和发展,从而延长寿命,提高生活质量。患者应树立信心,坚持主动运动,如散步、打太极拳等,保持关节活动的最大范围。

(杨翠翠)

第七节　颅　脑　损　伤

一、概述

(一)概念

颅脑损伤(traumatic brain injury,TBI)是指由于头颅部受到外来暴力作用导致脑部功能改变的损伤,临床常见意识障碍、记忆缺失、癫痫发作及神经功能障碍等。

(二)病因

颅脑损伤常见于交通事故、工伤、建筑意外、运动损伤、失足跌倒、火器伤及各种锐器、钝器伤等。其中最常见的原因为交通意外,约占50%。

(三)流行病学

颅脑损伤具有发病率高、死亡率高、致残率高的特点。它是危害人类生命健康的重要疾病之一,在青年人的意外死亡中,头部外伤是主要的死亡原因。在我国,颅脑损伤年发病率约为55.4/10万人口。其中发病年龄以10~29岁高,占62%。有关顾脑损伤的研究发现,男性发生率高于女性,两者比例为2∶1,男性死亡率也是女性的3~4倍。

(四)损伤类型

颅脑损伤的类型繁多,不同的致伤条件可造成不同类型的颅脑损伤。

1.按损伤方式分类

可以分为闭合性损伤和开放性损伤。前者指脑组织不与外界相通,头皮、颅骨和硬脑膜的任何一层保持完整;后者指脑组织与外界相通,同时头皮、颅骨、硬脑膜三层均有损伤。

2.按损伤部位分类

可以分为局部脑损伤和弥漫性脑损伤。当造成损伤的外力作用于局部脑组织时,可导致额叶、顶叶、颞叶、脑干等部位的损伤,损伤部位不同,表现不一。如额、颞叶损伤时可出现对侧肢体共济失调、记忆力注意力减退、思维和综合能力下降、运动性失语、感觉性失语及精神情感异常、行为障碍等;小脑受损会出现小脑共济失调。当外力较强,脑组织损伤广泛时,可出现弥漫性脑组织损伤,患者表现为深度昏迷、自主功能障碍,植物状态持续数周。

3.按损伤性质分类

可以分为脑震荡、脑挫裂伤和颅内血肿。脑震荡以受伤后患者出现短暂性昏迷、逆行性健忘、头痛、头晕、无力、记忆力障碍等为特征,一般预后良好。脑挫裂伤是在不同外力与方向作用下脑任何部位出现脑组织断裂的表现。临床上表现为相应的具有特征性的严重的神经损害。颅内血肿是颅脑损伤后常见和重要的继发性病变之一,颅内血肿按血肿来源和部位可分为硬膜外血肿、硬膜下血肿和脑内血肿,以硬膜外血肿和硬膜下血肿常见。

二、主要功能障碍及评定

(一)主要功能障碍

1.认知功能障碍

认知是认识和理解事物过程的总称,包括知觉、注意、思维、言语等心理活动。颅脑损伤后的认知功能障碍是多方面的,包括注意力分散、思想不能集中、记忆力减退、学习困难,归纳、演绎推理能力减弱等。

2.行为功能障碍

颅脑损伤患者经受各种各样的行为和情感方面的困扰,对受伤情景的回忆、头痛引起的不适、担心生命危险等不良情绪可导致否认、抑郁、倦怠、嗜睡、易怒、攻击性及躁动不安等行为异常。严重者会出现人格改变、类神经质的反应、行为失控等。

3.言语功能障碍

言语是人类特有的复杂的高级神经活动,言语功能障碍直接影响患者的社会生活能力和职业能力,使其社交活动受限。颅脑损伤后的言语功能障碍常见的有构音障碍、言语失用。

4.运动功能障碍

由于颅脑损伤的形式多样,导致运动功能障碍的差异很大,通常以肌张力异常多见,出现痉挛、姿势异常、偏瘫、截瘫或四肢瘫、共济失调、手足徐动等症状。临床表现为患侧上肢功能下降,不能穿脱衣物及洗漱,下肢活动障碍,移动差,站立平衡差,不能如厕、入浴和上下楼梯。

5.迟发性癫痫

约50%的患者在损伤后半年至1年内有癫痫发作的可能。它是神经元阵发性、过度超同步放电的表现。其原因是癫痫、粘连和慢性含铁血黄素沉积的刺激。全身发作以意识丧失5～15分钟和全身抽搐为特征。局限性发作以短暂意识障碍或丧失为特征,一般持续数分钟,无全身痉挛现象。

6.日常生活自理障碍

主要由于认知能力不足及运动受限所致,在日常生活自理及家务、娱乐等诸多方面受到限制。

7.就业能力障碍

中、重度损伤的患者恢复伤前的工作较难,持续的注意力下降、记忆缺失、行为控制不良、判断失误等使他们不能参与竞争性的工作。

(二)康复护理评定

1.意识功能评定

常用格拉斯哥昏迷量表进行简单、客观、定量评定昏迷及其深度,而且对预后也有估测意义。

需特别注意的是有两种情况在采用格拉斯哥昏迷量表进行评定时不计入评分:①颅脑损伤入院后6小时内死亡;②颅脑火器伤。

2.运动功能评定

颅脑损伤后常发生广泛性损伤和多发性损伤,部分颅脑损伤患者可同时存在多种运动功能障碍。运动功能评定主要是对患者的运动模式、肌力、肌张力、平衡与协调能力等方面进行评定,对其康复计划提供科学依据。

3.言语功能评定

言语功能评定主要针对失语症进行评定。国内常用失语症评估方法有汉语失语症成套测验、汉语标准失语症检查。

4.认知功能评定

(1)Rancho Los Amigos认知功能评估表:是描述颅脑损伤后患者恢复过程中的认知和行为变化的常用量表之一,从无反应到有目的反应共八个等级。

(2)注意力评定:注意力是对事物的一种选择性反应。根据参与器官的不同可以分为听觉注意、视觉注意等。常用评定方法如下。①视跟踪:要求患者目光跟随光源做左、右、上、下移动,每1个方向记1分,正常为4分。②形态辨认:要求患者临摹画出垂线、圆形、正方形和A字各1个。每项记1分,正常为4分。③字母删除测试:要求患者用铅笔以最快速度划去随机排列的一行或多行字母中的某个或某两个字母(试测字母大小应按规格),100秒内划错超过1个为注意力有缺陷。④听认字母测试:在60秒内以每秒1个的速度念无规则排列的字母给患者听,其中有10个为指定的同一个字母,要求患者听到此字母时举手,举手10次为正常。⑤背诵数字:以每秒1个的速度念一列数字给患者听,要求患者立即背诵。从两位数开始至不能背诵为止,背诵低于5位数为不正常。⑥词辨认:向患者放送一段短文录音,其中有10个为指定的同一个词,要求患者听到此词时举手,举手10次为正常。⑦声辨认:向患者放送一段有嗡嗡声、电话铃声、钟表声和号角声的录音,要求患者听到号角声时举手。号角声出现5次,举手少于5次为不正常。

(3)记忆力评定:记忆力是人对过去经历过的事物的一种反应,是对获得的信息的感知及思考、储存和提取的过程。记忆障碍是颅脑损伤者最常见的认知缺陷,不同程度颅脑损伤均可导致记忆障碍。临床上常用韦克斯勒记忆量表(Wechsler memory scale,WMS)进行评定。

(4)思维能力评定:可选自认知功能成套测验中的某些分测验,如韦克斯勒成人智力量表(WAIS)中的相似性测验和图片排列测验或Halstead-Reitan神经心理成套测验中的范畴测验等,还可以结合患者对具体事例的分析判断能力进行评定。

(5)失认症评定:患者因颅脑损伤而丧失了对物品、人、声音、形状或者气味的识别能力。常见的失认症类型及其评定方法如下。①单侧忽略:患者对大脑损伤对侧一半视野内的物体的位置关系不能辨认的症状。病变部位常位于右侧顶叶、丘脑。常用的评定方法可用平分直线法,治疗师在一张白纸上画一条横线,让患者用一条垂线将其平分为左右两段,如果患者画的垂线明是偏向一侧,即为阳性;还可用看图说物法,治疗师用一张由左至右画有多种物品的图片,让患者看图说出物品的名称。如果患者漏说一侧的物品,甚至因对一个物品的半侧的失认而说错,即为阳性。②触觉失认:患者不能通过触摸识别原已熟悉的物品及其功用,但经视觉或嗅觉途径则常能辨出的症状。病变部位一般位于大脑顶叶。常用触觉功能试验进行评定。③疾病失认:患者不承认自己生病,因而安然自得,表现出对自己不关心、淡漠、反应迟钝的症状。病变部位多位于右侧顶叶。常根据患者临床表现进行评定。④视觉失认:患者对所见的物体、颜色、图画不能辨别其名称和作用,但一经触摸或听到声音或嗅到气味则常能辨出的症状。病变部位一般位于优势半球的枕叶。常用视觉功能测试进行评定。

(6)失用症评定:失用症即运用障碍,指患者因颅脑损伤而不能随意完成其原先能够完成的活动。常见的失用症类型及其评定方法如下。①结构性失用:患者因颅脑损伤导致视空间关系的结构性运用技巧障碍的病证。其病灶常在非优势半球顶、枕叶交界处。常用评定方法有Benton 三维结构测验等。②运动性失用:患者不能按命令执行上肢的简单动作,如洗脸、刷牙、梳头等,但可自动完成这些动作。其病变部位常在非优势半球的顶叶,枕叶交界处。常用 Goodglass 失用试验评定。③穿衣失用:患者不能正确辨认衣服各部位结构,因而不能正确穿衣的病症。其病变部位常在右顶叶。临床上常通过患者给玩具娃娃穿衣来进行评定。④意念性失用:正常有目的的运动需要经历认识-意念-运动的过程。意念性失用是指患者意念中枢受损时,不能产生运动的意念,此时即使肌力、肌张力、感觉、协调能力正常也不能产生运动的病症。病变部位常在左侧顶叶后部或缘上回及胼胝体。临床上可通过观察患者进行活动的逻辑性进行评定。⑤意念运动性失用:患者意念中枢与运动中枢之间的联系受损所引起的病症。通常表现为患者可进行无意识的运动却不能进行有意识的活动。病变部位常在缘上回运动区和运动前区及胼胝体。临床上可通过患者进行模仿动作、执行口头指令等情况来进行评定。

5.精神心理功能评定

心理评定是运用心理学的理论和方法对康复对象的心理品质及状态做出鉴定。心理测评是对患者的各种心理障碍用各种心理测验(包括智力测验、人格测验、神经心理测试及精神症状评定)进行测评,以评定心理障碍的性质和程度,为制订心理康复计划提供科学依据。

三、康复护理措施

(一)康复护理原则

1.早期规范治疗

国际上一致强调颅脑损伤的康复治疗应及早介入,当患者病情稳定后即可开始早期规范康复治疗,往往能最大限度地恢复患者的各种功能缺损。

2.长期、全面康复

颅脑损伤所引起的功能障碍具有多样性及多变性的特征,因此应结合患者具体病情制订一个既能长期有效实施,又能综合应用多种康复护理措施的整体康复方案。以确保患者的康复治疗效果,促使患者早日康复。

3.个体化方案

由于每位患者损伤的部位及病情轻重的不同,患者体质、个性的差异,因此在制订康复方案时,应因人而异,采取个体化的康复方案,并随时根据患者病情与功能状况的变化来进行修订。同时在康复护理措施的实施过程中,应遵循难度由简单到复杂,时间由短到长的原则,使患者易于适应,保证康复护理措施的有效性。

4.家属全程参与

大量临床数据显示,患者家属全程主动参与康复护理措施的实施过程对于稳定患者的情绪、保持患者的训练热情,提高患者的自我护理能力、改善患者的功能障碍等方面有着非常积极的促进作用。

(二)康复护理措施

1.急性期康复护理措施

颅脑损伤急性期治疗的重点是及时处理各种并发症,预防脑疝形成,防止颅脑损伤进一步加重恶化。因此,此期的康复护理措施是尽可能排除影响意识恢复的因素,防治各种并发症,同时应加强营养,进行关节被动运动,预防关节僵硬,为下一步康复训练打好基础。颅脑损伤患者的生命体征稳定,特别是颅内压持续 24 小时稳定在 2.7 kPa(20 mmHg)以内即可进行康复治疗与护理。

(1)加强营养,维持水、电解质平衡:昏迷患者给予鼻饲流食,所提供的热量宜根据功能状况和消化能力逐步增加,以维持正氮平衡。给予富含蛋白质、高热量饮食,纠正低蛋白血症,提高机体免疫力,促进伤口愈合及神经组织修复和功能重建。

(2)定时翻身叩背,预防并发症:每 1～2 小时翻身叩背一次,防止局部受压过久发生压疮或坠积性肺炎,必要时可使用气垫床。辅助翻身时,护士应注意避免牵拉患者瘫痪的上肢,防止肩部并发症的出现。

(3)保持肢体良肢位:偏瘫患者应进行床上良好肢位的正确摆放才能防止关节挛缩和足下垂等并发症的发生,常用体位包括仰卧位、健侧卧位和患侧卧位。

(4)关节被动活动:为了保持关节活动度,促使患者偏瘫肢体主动功能的早日出现,应对偏瘫侧肢体进行被动活动,活动顺序为从近端关节到远端关节,每个关节活动 3～5 次,每天 2～3 遍,活动时要注意手法轻柔、缓慢,避免产生疼痛及出现肌肉拉伤。

(5)呼吸道的管理:是颅脑损伤全身管理中的重要环节。颅脑损伤患者多因并发胸腹部损伤、出血等使呼吸功能受阻,导致气管插管、气管切开行人工呼吸或呼吸机辅助呼吸。要求严格进行呼吸道观察,按时吸痰、雾化、湿化,若行呼吸机辅助呼吸,严格管理呼吸机管路,保持患者呼吸道通畅,防止呼吸道感染。

2.恢复期康复护理措施

颅脑损伤患者急性期过后,生命体征持续稳定 1～2 周,即可开始恢复期康复训练。此期应重点加强认知、行为、运动、言语、日常生活活动能力及心理等多方面的功能康复,提高患者的生活质量。

(1)认知障碍的康复:认知康复是在脑功能受损后,通过训练和重新学习,患者重新获得较有效的信息加工和执行行动的能力,以减轻其解决问题的困难和改善其日常生活活动能力的康复措施。认知功能训练是提高智能的训练,应贯穿在康复治疗的全过程。方法包括记忆力、注意力、理解判断能力、思维能力、失认症训练等。

(2)行为障碍的康复:对于颅脑损伤患者的行为障碍,其康复目标在于积极消除患者不正常的、不为社会所接受的行为,促进他们的亲社会行为。①躁动不安与易激惹的处理:最大限度减少或降低患者接触环境中的不良刺激,如导管、引流管、约束带等应用;避免患者治疗次数过多或时间过长,尽量在患者所住房间提供治疗;对于患者不安的情绪提供合理宣泄的方式,如散步或其他体力性活动;最大限度减少患者与不熟悉的工作人员的接触;必要时可选择应用卡马西平、奥氮平等镇静类药物。②易冲动的处理:为患者提供一个布局合理、安静的房间;应用简单的奖励方法,如实物、代币券等教会患者学会自我控制;对患者所有恰当的行为进行奖励;当患者出现不恰当行为时应用预先声明的惩罚;在患者不恰当行为发生后的短时间内拒绝奖励性刺激;在患者出现极严重的不良行为后,及时给患者所厌恶的刺激。③言语障碍的康复:颅脑损伤患者急性期已过,全身一般状况稳定,最好能够逐渐延长坐位时间至1～2小时,即可开始进行言语训练。训练内容以听觉刺激法为中心,训练次数1～6次/周,每次30分钟。④运动障碍的康复:颅脑损伤患者往往伴有不同程度的运动功能障碍,其运动控制训练的目的是通过抑制异常运动模式,使脑损伤患者重新恢复其机体的平衡、协调及运动控制功能。一般应在患者生命体征稳定后,在医师或治疗师的指导下,尽早开展,具体康复方法同脑卒中的康复护理。⑤迟发性癫痫的康复:目前有关预防性应用抗癫痫药物仍存在争议,临床应结合患者具体病情综合考虑。一般常规服用抗癫痫药物至少2年,完全控制后仍应再服用2年。对药物治疗2～3年仍不能控制的癫痫发作,发作频繁且严重者,可慎重考虑外科手术切除癫痫病灶。⑥日常生活活动能力障碍的康复:颅脑损伤患者由于精神、情绪异常、行为失控常出现拒绝进食、不能自我料理日常生活的情况,作业治疗对其功能恢复有着特殊的意义。⑦心理康复:颅脑损伤多因突然发生的意外所致,患者心理的变化大都经历震惊期、否认期、抑郁期、努力期及承受期,各个时期有时交错出现。患者由于多方面的身体功能障碍,其心理上面临巨大的压力和打击,常表现出消沉、抑郁、悲观和焦虑,甚至会产生轻生的念头及其他异常的行为举止。因此,医务人员工作时需认真负责,尊重患者,对患者充满同情和理解,避免使用伤害性语言,以免加重患者的猜疑和痛苦。康复护士应对患者进行行为矫正,促使患者建立健康行为,使患者能面对现实,学会放松,逐渐学会生活自理,早日融入家庭及社会生活中。

四、康复护理指导

(一)全面康复护理

全面康复指既要选择适当的运动治疗进行反复训练,又必须进行认知、心理等其他康复训练,并持之以恒。根据患者的具体情况综合运用各种康复措施,如各种运动疗法、认知康复、心理康复、言语康复、日常生活活动能力训练、康复工程和药物治疗等,只有进行综合康复才能达到良好的治疗效果。

(二)家庭康复护理

积极提高患者家属参与训练的意识与能力,通过对患者及其家属的健康教育,使其掌握基本的康复护理知识和训练技能,并懂得其意义和重要性。保证患者在家庭中也能得到长期、系统、合理、有效的训练,使其早日回归家庭和社会。

(三)康复护理指导原则

教育患者主动参与康复训练,并持之以恒;指导患者规律生活、合理饮食、睡眠充足、适当运动、劳逸结合;保持大便通畅,鼓励患者日常生活活动自理;指导患者保持情绪稳定,避免不良情绪刺激;获得有效的社会支持系统,包括家庭、朋友、同事、单位等的支持。

(杨翠翠)

第十六章

消毒供应室护理

第一节 物品的回收、分类

一、回收

(一)目的

对重复使用的医疗器械、器具和物品进行集中回收处理,防止污染扩散,减轻临床负担。

(二)操作规程

1.工作人员着装

穿外出服,戴网帽、口罩。

2.回收工具

密闭回收车、密封回收容器或贮物袋,密闭同收车要有污车标记。车上备有手套和快速手消毒液。同收工具存放在标示明确,固定的存放区域。

3.同收

(1)使用科室包括门诊、病区和手术室负责人员,应将重复使用的污染诊疗器械、器具和物品直接放置于密封的容器或贮物袋中,并注明科室、物品名称、数量。

(2)沾染较多血液和污物的器械应在使用科室进行简单冲洗,如手术器械、阴道窥镜、直肠窥镜,来不及处理的采用保湿液保湿并且密封储存。

(3)消毒供应中心下收人员每天定时收回,回收时与使用科室负责人员当面点清已封存好的物品名称、数量,并做好登记,双方签字。在诊疗场所不再对污染的诊疗器械、器具和物品进行拆封清点,以减少对环境的污染。

(4)回收时,污染器械应放在有盖的容器中或使用密封专用车。精密器械应单独放置在容器中运送,防止损坏。

(5)被朊毒体、气性坏疽及突发原因不明的传染病病原体污染的诊疗器械、器具和物品,使用者应用双层黄色胶袋密封,胶袋外标明科室、传染病名称、器具数量,由消毒供应中心单独回收处理。

(6)在回收过程中,应尽量缩短回收时间,防止有机污染物的干涸,降低清洗难度。

(7)保障运输过程中装载物不会发生掉落等意外,任何的撞击对手术器械都会造成一定的伤害,同时也会出现污染的问题。

(8)维护装载物的安全性,任何人不得私自打开/拆开密封容器。也就是说负责运送的操作人员对内装物品不具数量的责任,如容器在运送途中有打开过的迹象,责任就在运送人员,而如果封存完整则出问题就在临床或消毒供应中心两者上。

(9)使用后的医疗废弃物和材料,不得进入消毒供应中心处理或转运。

(10)回收人员将回收污染器械物品通过消毒供应中心污物接收口与接收分类人员交接,无误后整理、清洗、消毒回收工具。

4.回收工具的处理

回收车、容器等用具,每次使用后用消毒液擦拭消毒,清水冲洗后擦干备用。消毒液通常使用含氯消毒剂擦拭消毒。

(三)质量标准

(1)按规定的时间到科室对被污染的、可重复使用的医疗器械器具和物品进行回收。

(2)与科室责任人做好交接登记,包括日期、时间、科室、物品名称、数量,交与接人员同时签全名。

(3)不在科室内清点数目,直接把科室移交的被封存的污染物品放入密封污物车或密封容器中。分类清楚,摆放整齐,运输途中无丢失、拆封、器械坏损。

(4)严格遵守消毒隔离原则,不得污染环境及工作人员,包括消毒供应中心到科室之间途经的场所、通道、电梯、门等,携带快速手消毒液。

(5)做好个人防护,回收人员必须戴口罩、戴手套,不得徒手操作。

(四)注意事项

(1)回收科室物品时,与科室主管人员当面交接,并认真做好每项登记。

(2)采用密封回收方式,不得将污染液体外漏,以防污染环境。

(3)消毒供应中心回收人员将回收的物品送到去污区及时清点数目,发现与登记不符按规定时间与科室联系,要求科室增补或记账赔偿。

二、分类

(一)目的

将回收后的污染器械、器具、物品进行接收清点、检查和分类,保证物品数量准确、结构完整,同时防止器械在清洗过程中被损坏、洗不干净以及工作人员被锐器刺伤。

(二)操作规程

(1)工作人员着装:隔离衣、圆帽、口罩、手套、防护鞋。

(2)在消毒供应中心的去污区,回收人员与接收分类人员对回收的诊疗器械、器具和物品进行清点数目、检查其结构的完好性,并做好登记,包括日期、科室、物品名称、数量、清点人员签字。发现问题立即与相关科室联系。

(3)根据器械物品材质、结构、污染程度、污染物性质、精密程度等进行分类处理。根据器械的材质可分为金属、橡胶、玻璃等,根据形状可分为尖锐器械、单管腔类器械,套管腔类器械、轴节器械、盆、盘、瓶等。各种分类的物品应放置在不同的容器或清洗装置上,注明标记防止混乱。

(4)根据器械、物品的材质、结构、污染程度,选择清洗的方式,如手工清洗、超声清洗机清洗、全自动消毒清洗机清洗。

（5）标有"特殊感染"的器械，按国家规定选择处理方法。

（6）一些专科器械可根据使用科室的要求，进行特别处理。

（三）质量标准

（1）数目清点及时准确，器械、器具、物品结构完好。

（2）分类清晰、摆放整齐。

（3）选择清洗方法正确。

（四）注意事项

（1）做好接收分类前的准备工作。将各类清洗容器、篮筐、清洗架等摆放在分类操作台上或周围，便于分类时物品有序摆放，操作便捷。

（2）尖锐器械摆放方向一致，避免清洗时人员被刺伤。

（3）对缺失、坏损的器械，在与科室及时沟通的同时要与护士长请领补充，以保证器械数量，使无菌物品正常供应。

（4）做好自身防护，严格按要求着装，手套破损时及时更换。

（袁　菲）

第二节　物品的清洗、消毒、保养干燥

一、清洗

（一）目的

去除医疗器械、器具、物品上的污物（如微生物、颗粒异物、其他有害污染物），使物品灭菌前其污染量降低到可以接受的水平。

（二）操作规程

根据器械、器具、物品的材质、结构、污染程度、污染物性质、精密程度等选择手工清洗、机械清洗。机械清洗包括自动清洗消毒器清洗和超声清洗机清洗。选择不同的清洗方式遵循相应的工作流程。

1.工作人员着装

戴网帽、口罩、眼罩或面罩，戴手套，穿防水隔离衣或防水围裙及工作鞋。

2.物品准备

（1）清洁剂：碱性清洁剂，PH≥7.5，对各种有机物有较好的去除作用，对金属腐蚀性小，不会加快返锈的现象。中性清洁剂：pH 6.5～7.5，对金属无腐蚀。酸性清洁剂：pH≤6.5，对无机固体粒子有较好的溶解去除作用，对金属物品的腐蚀性小。酶清洁剂：含酶的清洁剂，有较强的去污能力，能快速分解蛋白质等多种有机污染物。根据物品的性质及污染程度，选择适宜的清洁剂。不得使用去污粉。

（2）手工清洗用具：棉签，用于擦拭穿刺针针座内部。不同型号的管腔绒刷，用于管腔器械的刷洗。手提式尼龙刷，用于带轴节、咬齿器械的刷洗。禁止使用钢丝球，以防损坏器械。

（3）除垢除锈剂，用于去除器械上的锈迹或污垢。

3.机械清洗流程

(1)将待清洗器械、物品有序摆放在清洗架上,打开轴节,能拆卸的拆至最小结构,进入清洗机。

(2)检查清洗酶、润滑剂液面是否在吸管口之上,吸引管是否通畅和完好。检查电、蒸汽、自来水压力、蒸馏水制水机工作状况是否满足清洗机工作需要。

(3)根据需要选择清洗程序进行清洗。

(4)清洗过程注意观察机器运行情况并做好记录。如有故障,可根据报警提示原因及时处理。

(5)机械清洗程序。①冲洗:使用流动水去除器械、器具和物品表面污物。②洗涤:使用含有化学清洗剂的清洗用水,去除器械、器具和物品污染物。③漂洗:用流动水冲洗洗涤后器械、器具和物品上的残留物。④终末漂洗:用软水、纯化水或蒸馏水对漂洗后的器械、器具和物品进行最终的处理。

(6)进入消毒程序。

4.手工清洗流程

(1)工作人员洗手戴手套、穿专用鞋、戴圆帽、口罩、防水罩衣、面罩。

(2)将器械分类。

(3)将器械在流动自来水下冲洗。

(4)器械浸泡在规定配比浓度的多酶清洗液中5~10分钟。

(5)各种穿刺针座用棉签处理,有水垢、锈迹的除垢除锈处理。

(6)自来水清洗(管腔用高压水枪冲洗)。

(7)进入消毒程序。

近年来,大量实验证明,物品的清洗质量直接影响灭菌质量,生物膜、有机物污垢均可阻碍灭菌因子的穿透,从而影响灭菌效果,造成医院内感染恶性事件的发生。所以清洗是消毒供应中心工作的一项重要环节。

(三)质量标准

(1)工作人员着装符合要求和分区规定。

(2)环境清洁,地面无杂物、无水迹,垃圾分类处理。

(3)备用物品摆放整齐、保持台面、设备清洁。

(4)正确选择处置方式(机洗/手工清洗)。

(5)清洁剂浓度配制符合要求并做好记录、器械分类浸泡过面。

(6)每批次监测清洗消毒器的物理参数及运转情况并记录。

(7)清洗消毒器维护运转正常、腔体机面无锈迹,清洗程序选择正确。

(8)机洗器械摆放整齐、有轴节器械充分打开。

(9)保证金属类器械表面光亮,齿牙处无血迹、无锈迹、无污渍。

(10)橡胶类干爽,管内壁干净、无血迹。

(11)按要求进行清洗、制水设备的维修、保养并有记录。

(四)注意事项

(1)清洗组应做好个人防护工作,防护用具包括帽子、面罩、口罩、防水罩袍、防护胶鞋、双层手套。清洗过程中,不慎污水溅入眼睛,立即用洗眼器彻底清洗眼睛,防止感染或化学试剂对眼睛的损伤。

（2）清洗时应保证待清洗器械关节全部打开，以保证清洗效果。

（3）手工清洗时应使用软毛刷，在水面下清洗，以防气溶胶对人体的危害。

（4）当使用自动清洗机时，每层摆放数量应最小化，能拆卸的器械拆卸到最小单位。

（5）管道器械应配合管道刷和气枪、水枪清洗。

（6）超声波清洗器（台式）适用于精密、复杂器械的洗涤。超声清洗时间宜3～5分钟，可根据器械污染情况适当延长清洗时间，不宜超过10分钟。

（7）清洗亚光手术器械禁用除锈除垢剂浸泡，以免破坏器械表面镀层而变色。应用清洗酶浸泡时严格掌握浸泡时间和浓度。

二、消毒

（一）目的

通过物理或化学方法，进一步降低清洗后器械、器具和物品的生物负荷，消除和杀灭致病菌，达到无害化的安全水平

（二）操作规程

清洗后的器械、器具和物品应进行消毒处理。根据器械、器具、物品的材质及消毒后用途，选择消毒方式。消毒可分为物理消毒和化学消毒。物理消毒包括机械热力消毒、煮沸消毒，化学消毒应选择取得卫生健康委员会颁发卫生许可批件的安全、低毒、高效的消毒剂。

1.物理消毒

（1）机械热力消毒方法的温度、时间应参照下表的要求。此流程一般经过清洗程序后自动转入消毒程序，无须人工操作，但要密切观察机器运行参数，温度和时间达到表16-1的规定标准。

表16-1　湿热消毒的温度与时间

温度	消毒时间	温度	消毒时间
90 ℃	≥1 分钟	75 ℃	≥30 分钟
80 ℃	≥10 分钟	70 ℃	≥100 分钟

（2）煮沸消毒，将清洗后清洁的耐湿热的器械、物品放入盛有软水的加热容器中煮沸，有效消毒时间从水沸腾开始计算并保持连续煮沸。在水中加入1％～2％碳酸氢钠，可提高水沸点5 ℃，有灭菌防腐作用。一般在水沸后再煮5～15分钟即可达到消毒目的，可杀死细菌繁殖体、真菌、立克次氏体、螺旋体和病毒。水温100 ℃，时间≥30分钟，即可杀死细菌芽孢达到高水平消毒。

2.化学消毒

（1）按要求着装。

（2）根据选用的化学消毒剂使用说明配制消毒液。消毒供应中心常用的化学消毒剂，一般为高水平消毒剂和中度水平消毒剂。高水平消毒剂包括2％戊二醛，浸泡20～90分钟，主要用于内窥镜的消毒；0.2％过氧乙酸，浸泡10分钟，或0.08％过氧乙酸，浸泡25分钟，主要用于手工清洗器械的消毒处理。中水平消毒剂包括500～1 000 ppm（百万分之一）含氯消毒剂，浸泡10～30分钟，主要用于手工清洗器械的消毒；250～500 ppm含氯消毒剂用于擦拭操作台面、车、储物架等物品消毒。75％乙醇，用于台面、手的消毒。0.5％碘伏，用于皮肤损伤时的消毒。2％三效

热原灭活剂,浸泡1小时以上,主要用于器械的消毒和去热原。

(3)将清洗达标的器械、物品浸泡在消毒液面以下,记录时间。

(4)浸泡规定的时间后进行自来水彻底冲洗,去离子水再次冲洗后进入干燥程序。

(三)质量标准

(1)消毒后直接使用的诊疗器械、器具和物品,湿热消毒温度应≥90 ℃,时间≥5分钟,或A0值≥3 000;消毒后继续灭菌处理的,其湿热消毒温度应≥90 ℃,时间≥1分钟,或A0值≥600。

(2)在全自动或半自动清洗消毒器工作运行中要密切观察各项参数并有记录,以保证消毒质量。

(3)煮沸消毒每次消毒物品的锅次、器械名称、数量、水沸腾时间、停止煮沸时间有记录。

(4)化学消毒剂配制浓度、浸泡时间有记录,可测试浓度的,将测试结果留档。消毒剂在有效期内使用。

(四)注意事项

严格按照器械、物品的材质要求选择消毒方式。

1.物理消毒

(1)煮沸消毒时,器械、物品浸没在水面以下,煮沸时容器要加盖。

(2)水沸腾开始计时后,中途不增加其他物品。

(3)防止烫伤。

2.化学消毒

(1)配置化学消毒剂时要注意安全防护,戴手套、口罩和眼罩。

(2)正确选择和使用消毒剂,严格按照产品使用说明书配置消毒剂浓度,测试消毒剂浓度达到有效浓度标准时方可使用。

(3)消毒剂现用现配,浸泡消毒时一定要加盖。

(4)使用对金属器械有强腐蚀作用的消毒剂时,按产品要求加放抗腐蚀剂,并严格控制浸泡时间,以免损坏器械。

(5)亚光金属器械禁止使用强腐蚀性消毒剂,以防破坏表面镀层而变色。

三、保养干燥

(一)目的

防止器械表面及轴节腐蚀生锈、藏污纳垢,保证各种灭菌方法的灭菌质量,延长器械的使用寿命。

(二)操作规程

清洗消毒后的器械应及时干燥处理。保养干燥目前也有机械和手工两种方式,如经济条件允许应首选机械保养干燥。消毒后直接使用的物品,应机械干燥,不允许使用手工干燥或自然干燥方法,以防止细菌污染。

1.机械器械保养干燥

保养液应该使用水溶性润滑剂,以利于灭菌因子穿透,保证灭菌效果。操作流程如下。

(1)根据选用的水溶性润滑剂的产品使用说明书,调节全自动或半自动清洗消毒器抽吸润滑剂的时间,达到需要的浓度。

(2)根据器械的材质选择适宜的干燥温度,金属类干燥温度70～90 ℃,需时间为

20～30 分钟;塑胶类干燥温度 65～75 ℃,防止温度过高造成器械变形,材质老化等问题,一般烘干所需时间约需要 40 分钟。

(3)机器根据设定的干燥时间结束程序自动开门。

2.手工器械保养干燥

(1)根据选用的水溶性润滑剂的产品使用说明书配置润滑剂浓度。

(2)将器械浸泡在润滑剂液面以下,浸泡时间遵照产品说明书的要求。

(3)捞出器械,用低纤维絮擦布擦干。穿刺套管针及手术吸引头等管腔器械可用高压气枪或95%的乙醇干燥,软式内窥镜等器械和物品根据厂商说明书和指导手册可用也可选用 95%的乙醇处理,保证腔内彻底干燥。

(三)质量标准

(1)器械、物品干燥无水迹。

(2)器械有光泽,无锈迹(润滑剂浓度过低易生锈)。

(3)器械表面无白斑、花纹(出现此现象可能是润滑剂浓度过高或水质不达标所致)。

(4)操作台面用 500 mg/L.含氯消毒剂擦拭每天 2 次。

(5)低纤维絮擦布一用一清洗、消毒、干燥备用。

(四)注意事项

(1)禁止使用液状石蜡作为润滑剂保养。液状石蜡为非水溶性油剂,阻碍水蒸气等灭菌因子的穿透,影响灭菌效果。

(2)消毒后直接使用的器械、物品禁止采用手工干燥处理,以防在擦拭过程中再次污染。

(3)不使用容易脱落棉纤维的棉布类擦布,如纱布等。避免影响器械洁净度,造成微粒污染。

(4)不允许采用自然干燥方法进行器材干燥。

(袁　菲)

第三节　物品的检查、制作、包装

一、检查

(一)目的

保证器械物品的清洗、消毒、干燥质量,以及器械物品的功能完好,便于临床科室使用。

(二)操作规程

(1)物品准备:设备设施(应备带光源的放大镜、带光源的包布检查操作台)、棉签、纱布等。

(2)着装:戴圆帽、口罩,穿专用鞋,戴手套。

(3)器械检查:在打开光源的放大镜下逐个查看器械,如刀子、剪子、各种钳子表面、轴节、齿牙是否光亮、洁净,用棉签检查穿刺针座内部是否清洁。用纱布检查管腔器械腔体内部是否洁净,擦拭器械表面是否有油污。

(4)将检查出的有污渍、锈迹的器械进行登记,并由传递窗传回去污区,重新浸泡、去污、除锈、清洗处理,按登记数目及时索要,保证临床供应数目相对恒定。

(5)检查有轴节松动的器械,将轴节螺钉拧紧。穿刺针尖有钩、不锋利的可在磨石上修复。检查剪刀是否锋利,尖部完好。

(6)将不能修复的坏损器械进行登记,交护士长报损并以旧换新。

(7)检查合规的器械进入包装程序。

(8)敷料检查:将各种敷料如包布、手术中单、手术衣等单张放在打开光源的包布检查操作台上检查,检查是否有小的破洞、棉布纱织密度是否均匀、清洁、干燥。检查手术衣带子是否齐全、牢固,袖口松紧是否适度。洗手衣腰带、橡皮带、扣子是否整齐牢固。

(9)将不合规的手术敷料挑拣并登记数量,以备到总务处报损,领取新敷料。护士长补充当天检出的敷料,保证临床和手术室无菌物品的供应。

(10)检查质量合规的敷料进入包装程序。

(三)质量标准

1.日常检查有记录

其意义有二,首先便于器械物品流通时的查找,保证器械物品数量的恒定,满足临床工作需要;其次,为管理者提供数据资料,便于管理者发现问题,保证器械物品清洗、消毒质量,使灭菌合格率达100%。

2.每周定期抽查有记录

记录内容包括:检查时间、检查内容、检查者、责任人、出现的问题、原因分析、整改措施。

3.每月定期总结有记录

记录整月出现问题整改后的效果,对屡次出现而本科室采取积极措施不能解决的问题,报有关职能部门请求帮助解决。

(四)注意事项

(1)有效应用带光源放大镜和操作台,要求保持功能完好。

(2)各项检金记录要翔实,不能流于形式,对工作确实起到督促指导作用,以保证工作质量。

(3)定期进行清洗、消毒等各个环节质量标准的培训学习,对检查中发现的问题及时组织讨论,查找原因,提高消毒供应中心全员的责任心和业务水平。

二、制作

(一)目的

根据临床各个科室的工作特点和需要,制作出不同规格、数量、材质的无菌物品。

(二)操作规程

制作过程是消毒供应中心一项细致而严谨的工作。把好这一关,不但能满足临床工作需要,提高临床科室对消毒供应中心的满意度,而且能降低消耗,避免浪费。需要制作的物品种类繁多,大体可遵循如下原则。

(1)明确物品的用途。

(2)明确物品制作的标准。

(3)物品、原料准备。

(4)制作后、包装前检查核对(此项工作需双人进行)。

(5)放置灭菌检测用品(生物或化学指示物)。

(6)进入包装流程。

(三)质量标准

(1)用物准备齐全,做到省时省力。

(2)物品制作符合制作标准。

(3)器械、物品数量和功能满足临床科室需要。

(4)例行节约原则,无浪费。

(四)注意事项

(1)敷料类、器械包类分室制作,以防棉絮污染。

(2)临床科室的特殊需求,要与科室护士长或使用者充分沟通并得到其认可后制作。

(3)定期随访临床科室使用情况,根据反馈信息及时调整制作方法。

三、包装

(一)目的

需要灭菌的物品,避免灭菌后遭受外界污染,需要进行打包处理。

(二)操作规程

1.包装材料的准备

根据包装工艺和消毒工艺的需要选择包装材料的材质、规格。无菌包装材料包括医用皱纹纸、纸塑包装袋、棉布、医用无纺布等。

(1)医用皱纹纸。有多种规格型号,用于包装各种诊疗器械及小型手术器械,为一次性使用包装材料,造价贵,抗拉扯性差。

(2)纸塑包装袋。用于各种器械和敷料的包装,需要封口机封口包装。为一次性使用包装材料,造价贵,对灭菌方式有要求,高温高压蒸汽灭菌的有效期相对低温灭菌短,适用于低温灭菌。

(3)棉布。用于各种器械、敷料的包装。要求其密度在140支纱/每平方英寸以上,为非漂白棉布。初次使用应使用90 ℃水反复去浆洗涤,防止带浆消毒后变硬、变色。严禁使用漂白剂、柔顺剂,防止对棉纱的损伤和化学物品的残留。棉质包布可重复使用,价格低廉,其适用于高温高压蒸汽灭菌、皱褶性、柔顺性强、抗拉扯性强。但需要记录使用次数,每次使用前要检查其质量完好状态。当出现小的破洞、断纱、致密度降低(使用30~50次)时,其阻菌效果降低,应检出报废。

(4)医用无纺布。用于各种器械、敷料的包装。其皱褶性、柔顺性强,抗拉扯性次于棉布。阻菌性强,适用于高温高压蒸汽灭菌和指定低温灭菌的包装。为一次性使用包装材料,造价贵。

(5)包装材料的规格根据需要包装的物品大小制定。

2.包装

(1)打器械包和敷料包的方法通常采用信封式折叠或包裹式折叠,这样打开外包装平铺在器械台上,形成了一个无菌界面,有利于无菌操作。这种打包方法适用于布类、纸类和无纺布类包装材料。①信封式包装折叠方法:内层包装,将内外双层包布平铺在打包台上,将器械托盘沿包布对角线放置包布中央,将离身体近的一角折向器械托盘,将角尖向上反折,将右侧一角折向器械,角尖向上反折,重复左侧,将对侧一角盖向器械,此角尖端折叠塞入包内,外留置角尖约5 cm长度。外层包布的包装方法同内层。用封包胶带粘贴两道封严包裹,在一侧封包胶带上粘贴5 cm长带有化学指示剂的胶带。并贴上标有科室、名称、包装者、失效日期的标示卡。②包裹式包装折叠方法:内层包装,将内外双层包布平铺在打包台上,将器械托盘沿包布边缘平行的十字线放置包布中央,将身体近侧一端盖到器械托盘上,向上反折10 cm,将对侧一端盖到器械托盘上,包裹严密,边缘再向上反折 10 cm,将左有两侧分别折叠包裹严密。外层包布的包装方法同内层。用封包胶带粘贴两道封严包裹,在一侧封包胶带上粘贴 5 cm 长带有化学指示剂的胶带。并贴上标有科室、名称、包装者、失效日期的标示卡。

(2)用包装袋包装的物品,应根据所包装物品的大小选择不同规格的包装袋,剪所需要的长度,装好物品,尖锐物品应包裹尖端,以免穿破包装袋。包内放化学指示卡,能透过包装材料看到指示卡变色的包外不再贴化学指示标签。用医用封口机封口。在封口外缘注明科室、名称、包装者、失效日期。

(三)质量标准

(1)包装材料符合要求。有生产许可证、营业执照、卫生检验报告。

(2)物品齐全。

(3)体积、重量不超标。用下排气式压力蒸汽灭菌器灭菌,灭菌包体积不超过 30 cm×30 cm×25 cm,预真空或脉动真空压力灭菌器灭菌,灭菌包体积不超过 30 cm×30 cm×50 cm,敷料包重量不超过 5 kg。金属器械包重量不超过 7 kg。

(4)标示清楚。包外注明无菌包名称、科室、包装者、失效日期。

(5)植入性器械包内中央放置生物灭菌监测指示剂或五类化学指示卡或称爬行卡,其他可放普通化学指示卡以监测灭菌效果。

(6)准确的有效期。布类和医用皱纹纸类包装材料包装的物品有效期为 1 周,其他根据包装材料使用说明而定。

(7)清洁后的物品应在 4 小时内进行灭菌处理。

(8)包布干燥无破洞,一用一清洗。

(9)封口应严密。

(四)注意事项

(1)手术器械应进行双层包装,即包装两次。

(2)手术器械筐或托盘上垫吸水巾。

(3)手术器械码放两层时中间放吸水巾,有利于器械的干燥。

(4)纸塑包装袋封口和压边宽度不少于 6 mm。

(5)新的棉布包装必须彻底洗涤脱浆后使用,否则变硬、变黄呈地图状。每次使用后要清洗。

(6)化学气体低温灭菌应使用一次性包装材料。

(7)等离子气体低温灭菌使用专用的一次性包装材料。

(袁　菲)

第四节　物品的灭菌、储存、发放

一、灭菌

(一)目的

通过压力蒸汽或气体等灭菌方法对需要灭菌的物品进行处理,要求达到无菌状态。

（二）操作规程

压力蒸汽灭菌器。

1.灭菌操作前灭菌器的准备

（1）清洁灭菌器体腔，保证排汽口滤网清洁。

（2）检查门框与橡胶垫圈有无损坏、是否平整、门的锁扣是否灵活、有效。

（3）检查压力表、温度表是否在零位。

（4）由灭菌器体腔排汽口倒入 500 mL 水，检查有无阻塞。

（5）检查蒸汽、水源、电源情况及管道有无漏气、漏水情况。打开压缩机电源、水源、蒸汽、压缩机，蒸气压力达到 300～500 kPa；水源压力 150～300 kPa；压缩气体压力≥400 kPa 等运行条件符合设备要求。

（6）检查与设备相连接的记录或打印装置处于备用状态。

（7）进行灭菌器预热，当夹层压力≥200 kPa 时，则表示预热完成。排尽冷凝水，特别是冬天，冷凝水是导致湿包的主要原因。

（8）预真空压力蒸汽灭菌器做 B-D 试验，以测试灭菌器真空系统的有效性，B-D 测试合格后方可使用。

具体操作如下：①待灭菌器预热之后，由消毒员将 B-D 测试包平放于排气孔上方约 10 cm 处，关闭灭菌器门，启动 B-D 运行程序（标准的 B-D 测试程序即 121 ℃、15 分钟或 134 ℃、3.5 分钟）。②B-D 程序运行结束，即在 B-D 测试纸上注明 B-D 测试的日期、灭菌锅编号、测试条件以及操作者姓名或工号。③查看B-D测试结果：查看B-D测试纸变色是否均匀，而非变黑的程度。B-D 测试纸变色均匀则为 B-D 测试成功，即可开始运行灭菌程序；否则 B-D 测试失败，查找失败原因予以处理后，连续进行 3 次 B-D 测试，均合格后方可使用。④B-D 测试资料需留存 3 年以上。

标准 B-D 测试包的制作方法如下：①100％脱脂纯棉布折叠成长 30±2 cm、宽 25±2 cm、高 25～28 cm 大小的布包，将专门的 B-D 测试纸放入布包中心位置；所使用的纯棉布必须一用一清洗。②测试包的重量为 4 kg＋5％（欧洲标准为 7 kg；美国标准为 4 kg）。

标准 B-D 包与一次性 B-D 包的区别如下：①标准 B-D 包需每次打包，费时费力；打包所用材料多次洗涤，洗涤剂的残留，影响到测试的稳定性；受人为因素影响大，打包的松紧程度不同会影响到测试的结果。②一次性 B-D 包使用简便，受人为及环境因素影响小，但成本较高。③模拟 B-D 测试装置，使用简便，包装小，灭菌难度可控，但处于发展阶段。

2.灭菌物品装载

装载前检查灭菌包外标志内容，并注明灭菌器编号、灭菌批次、灭菌日期及失效日期。

具体装载要求如下。

（1）装载时应使用专用灭菌架或篮筐装载灭菌物品，物品不可堆放，容器上下均有一定的空间，灭菌包之间间隔距离≥2.5 cm（物品之间至少有足够的空间可以插入伸直的手），以利灭菌介质的穿透，避免空气滞留、液体积聚，避免湿包产生。

（2）灭菌物品不能接触灭菌器的内壁及门，以防吸入冷凝水。

（3）应将同类材质的器械、器具和物品，置于同一批次进行灭菌。若纺织类物品与金属类物品混装时，纺织类物品应放置于灭菌架上层竖放，且装载应比较宽松；金属类则置于灭菌架下层平放，底部无孔的盘、碗、盆等物品应斜放，且开口方向一致；纸袋、纸塑袋亦应斜放。

(4)预真空灭菌器的装载量不得超过柜室容积的90％,下排气灭菌器的装载量不能超过柜室容积的80％,同时预真空和脉动真空压力蒸汽灭菌器的装载量分别不得小于柜室容积的10％和5％,以防止"小装量效应"残留空气影响灭菌效果。

(5)各个储槽的筛孔需完全打开。

(6)易碎物品需轻拿轻放,轻柔操作。

(7)将批量监测随同已装载好的灭菌物品一同推入灭菌器内,批量监测放置在灭菌柜腔内下部、排气孔上方。

3.灭菌器工作运行中

(1)关闭密封门,根据被灭菌物品的性质选择灭菌程序,检查灭菌参数是否正确,启动运行程序。如根据蒸汽供给的压力,判断灭菌所能达到的最高温度,选择采用温度132～134 ℃,压力205.8 kPa,灭菌维持时间4分钟;或温度121 ℃,压力102.9 kPa,灭菌维持时间20～30分钟。目前多数灭菌器采用电脑自动控制程序,当温度达不到132 ℃时自动转入121 ℃灭菌程序。

(2)灭菌过程中,操作人员必须密切观察设备的运行时仪表和显示屏的压力、温度、时间、运行曲线等物理参数,如有异常,及时处理。

(3)每批次灭菌物品按要求做好登记工作:灭菌日期、灭菌器编号、批次号、装载的主要物品、灭菌程序号、主要运行参数、操作员签名或工号,便于物品的跟踪、追溯。

4.无菌物品卸载

(1)灭菌程序结束后,从灭菌器中拉出灭菌器柜架或容器,放于无菌保持区或交通量小的地方,直至冷却至室温,冷却时间应＞30分钟,防止湿包产生。

(2)灭菌质量确认。确认每批次的化学批量监测或生物批量监测是否合格;对每个灭菌包进行目测,检查包外的化学指示标签及化学指示胶带是否合格,检查有无湿包现象,湿包或无菌包掉落地上均应视为污染包,污染包应重新进入污染物品处理程序,不得烘烤。

(三)质量标准

(1)物品装载正确:①包与包之间留有空间符合要求。②各种材质物品摆放位置、方式符合要求。③在灭菌器柜室内物品的摆放符合要求,避免接触门或侧壁,以防湿包。④有筛孔的容器必须把筛孔打开,其开口的平面与水平面垂直。

(2)按《消毒技术规范》要求完成灭菌设备每天检查内容。

(3)灭菌包规格、重量符合标准。装载容量符合要求,容量不能超出限定的最大值和最小值。

(4)灭菌包外应有标志,内容包括物品名称、检查打包者姓名或编号、灭菌器编号、批次号、灭菌日期和失效日期。

(5)每天灭菌前必须进行 B-D 检测,检测结果合格方可使用,B-D 检测图整理存档,保留3年。

(6)根据灭菌物品的性能,所能耐受的温度和压力确定灭菌方式。凡能耐受高温、高压的医疗用品采用压力蒸汽灭菌。油剂、粉剂采用干热灭菌。不耐高温的精密仪器、塑料制品等采用低温灭菌。

(7)选择正确的灭菌程序。根据灭菌物品的材质如器械、敷料等选择相应的灭菌程序。

(8)选择正确的灭菌参数,每锅次灭菌的温度、压力、灭菌时间等物理参数有记录。

(9)严格执行灭菌与非灭菌物品分开放置。

(10)每周每台灭菌器进行生物检测1次,结果登记并存档保留3年。

(11)每批次有化学指示卡检测,检测结果有记录并存档保留 3 年。

(12)植入性器械每批次有生物检测合格后方可发放,急诊手术有五类化学指示卡批量检测合格后可临时发放并做好登记以备召回。

(13)无菌物品合格率达 100%。确认灭菌合格后,批量监测物存档并做好登记。

(14)按要求做好设备的维护和保养,并有记录。

(四)注意事项

(1)开放式的储槽不应用于灭菌物品的包装。

(2)严格执行安全操作,消毒员经过培训合格,持证上岗。

(3)排冷凝水阀门开放大小要适当,过大蒸汽大量释放造成浪费,过小冷凝水不能排尽,造成湿包,灭菌失败。

(4)灭菌器运行过程,消毒员不得离开设备,应密切观察各个物理参数和机器运行情况,出现漏气、漏水情况及时解决。

(5)灭菌结束,开门操作时身体避开灭菌器的门,以防热蒸汽烫伤。

(6)待冷却的灭菌架应挂有防烫伤标示牌,卸载时戴防护手套,防止烫伤。

(7)压力蒸汽灭菌器不能用于凡士林等油类和粉剂的灭菌,不能用于液体的灭菌。

二、储存

(一)目的

灭菌物品在适宜的温度、湿度独立空间集中保存,在有效期内保持无菌状态。

(二)操作规程

1.空间要求

无菌物品应存放在消毒供应中心洁净度最高的区域,尽管卫生健康委员会对无菌物品存放区未做净化要求,对其空气流向及压强梯度做了明确规定:空气流向由洁到污;无菌物品存放区为洁净区,其气压应保持相对正压。湿度低于 70%,温度低于 24 ℃。目前有些医院消毒供应中心的无菌物品存放区与消毒间无菌物品出口区域连通,其弊病是造成无菌物品储存区域温度、湿度超标。无菌物品存放间与灭菌间的无菌物品出口区域应设屏障。

2.无菌物品储存架准备

无菌物品的储存架最好选用可移动、各层挡板为镂空的不锈钢架子,优点是根据灭菌日期排序时不用搬动无菌包,直接推动架子,减少对无菌包的触摸次数且省时省力。挡板为镂空式,有利于散热,及时散发无菌包内残留的热量,防止大面积接触金属,蒸汽转化为冷凝水造成湿包现象。

3.无菌物品有序存放

无菌物品品种名称标示醒目且位置固定。根据灭菌时间的先后顺序固定排列,先灭菌的物品先发放,后灭菌的后发放。库存无菌物品基数有备案,每天或每班次物品查对有记录。

4.及时增补

根据临床需要无菌物品情况,及时增补,以保证满足临床使用。

(三)质量标准

(1)进入无菌物品存放区按要求着装。

(2)无菌物品存放区不得有未灭菌或标示不清物品存放。

(3)外购的一次性使用无菌物品,须先去掉外包装方可进入无菌物品存放区。

(4)室内温度保持在 24 ℃以下,湿度在 70%以下。

(5)存放间每月监测 1 次,要求:空气细菌数≤200 cfu/m³;物体表面数<5 cfu/cm²;工作人员手细菌数<5 cfu/cm²;灭菌后物品及一次性无菌医疗器具不得检出任何种类微生物及热原体。

(6)物品存放离地 20～25 cm、离顶 50 cm、离墙 5 cm。

(7)无菌包包装完整,手感干燥,化学指示剂变色均匀,湿包视为污染包应重新清洗灭菌。

(8)无菌包一经拆开,虽未使用应重新包装灭菌,无过期物品存放,物品放置部位标示清楚醒目,并按灭菌日期有序存放,先人先发,后人后发。

(9)凡出无菌室的物品应视为污染,应重新灭菌。

(四)注意事项

环境的温度、湿度达到标准时,使用纺织品材料包装的无菌物品有效期为 14 天;未达到环境标准时,有效期为 7 天。医用一次性纸袋包装的无菌物品,有效期为 1 个月;使用一次性医用皱纹纸、医用无纺布包装的无菌物品,有效期为 6 个月;使用一次性纸塑袋包装的无菌物品,有效期为 6 个月。硬质容器包装的无菌物品,有效期为 6 个月。

三、发 放

(一)目的

根据临床需要,将无菌物品安全、及时运送到使用科室。

(二)操作规程

(1)与临床科室联系,确定各科室需要的无菌物品名称、数量。并记录在无菌物品下送登记本上。根据本院工作量进行分组,按省时省力的原则分配各组负责的科室。

(2)准备下送工具。无菌物品下送工具应根据工作量采用封闭的下送车或封闭的整理箱等。下送工具每天进行有效消毒处理,并存放在固定的清洁区域内。

(3)于无菌物品发放窗口领取并清点下送无菌物品。

(4)发放车上应备有下送物品登记本,科室意见反馈本。与科室负责治疗室工作人员认真交接,并在物品登记本上双方签字。定期征求科室意见,并将科室意见反馈给护士长。

(三)质量标准

(1)运送工具定点存放标示清楚。

(2)无菌物品下送车或容器不得接触污染物品,污车、洁车严格区分,并分别定点放置。每次使用后彻底清洗、消毒,擦干备用。

(3)严格查对无菌物品的名称、数量、灭菌日期、失效期、包装的完整性、灭菌合格标示及使用科室。

(4)物品数目登记完善准确;下发物品账目清楚。

(5)及时准确将消毒物品送到临床科室。

(6)对科室意见有记录,并有相应整改措施和评价。

(四)注意事项

发放无菌物品剩余物品不得返回无菌物品存放区,按污染物品重新处理。

(袁　菲)

参 考 文 献

[1] 李艳.临床常见病护理精要[M].西安:陕西科学技术出版社,2022.

[2] 刘爱杰,张芙蓉,景莉,等.实用常见疾病护理[M].青岛:中国海洋大学出版社,2021.

[3] 王美芝,孙永叶,隋青梅.内科护理[M].济南:山东人民出版社,2021.

[4] 杨春,李侠,吕小花,等.临床常见护理技术与护理管理[M].哈尔滨:黑龙江科学技术出版社,2022.

[5] 高淑平.专科护理技术操作规范[M].北京:中国纺织出版社,2021.

[6] 石晶,张佳滨,王国力.临床实用专科护理[M].北京:中国纺织出版社,2022.

[7] 栾彬,李艳,李楠,等.现代护理临床实践[M].哈尔滨:黑龙江科学技术出版社,2022.

[8] 叶丹.临床护理常用技术与规范[M].上海:上海交通大学出版社,2020.

[9] 王林霞.临床常见病的防治与护理[M].北京:中国纺织出版社,2020.

[10] 张红芹,石礼梅,解辉,等.临床护理技能与护理研究[M].哈尔滨:黑龙江科学技术出版社,2022.

[11] 王霞,李莹,连伟,等.专科护理临床指引[M].哈尔滨:黑龙江科学技术出版社,2022.

[12] 王玉春,王焕云,吴江,等.临床专科护理与护理管理[M].哈尔滨:黑龙江科学技术出版社,2022.

[13] 任秀英.临床疾病护理技术与护理精要[M].北京:中国纺织出版社,2022.

[14] 安旭姝,曲晓菊,郑秋华.实用护理理论与实践[M].北京:化学工业出版社,2022.

[15] 于翠翠.实用护理学基础与各科护理实践[M].北京:中国纺织出版社,2022.

[16] 张晓艳.临床护理技术与实践[M].成都:四川科学技术出版社,2022.

[17] 张翠华,张婷,王静,等.现代常见疾病护理精要[M].青岛:中国海洋大学出版社,2021.

[18] 孙慧,刘静,王景丽,等.基础护理操作规范[M].哈尔滨:黑龙江科学技术出版社,2022.

[19] 杨青,王国蓉.护理临床推理与决策[M].成都:电子科学技术大学出版社,2022.

[20] 肖芳,程汝梅,黄海霞,等.护理学理论与护理技能[M].哈尔滨:黑龙江科学技术出版社,2022.

[21] 张俊英,王建华,宫素红,等.精编临床常见疾病护理[M].青岛:中国海洋大学出版社,2021.

[22] 崔杰.现代常见病护理必读[M].哈尔滨:黑龙江科学技术出版社,2021.

[23] 王庆秀.内科临床诊疗及护理技术[M].天津:天津科学技术出版社,2020.

[24] 雷颖.基础护理技术与专科护理实践[M].开封:河南大学出版社,2020.

［25］吴雯婷.实用临床护理技术与护理管理［M］.北京:中国纺织出版社,2021.

［26］王婷,王美灵,董红岩,等.实用临床护理技术与护理管理［M］.北京:科学技术文献出版社,2020.

［27］赵衍玲,梁敏,刘艳娜,等.临床护理常规与护理管理［M］.哈尔滨:黑龙江科学技术出版社,2022.

［28］屈庆兰.临床常见疾病护理与现代护理管理［M］.北京:中国纺织出版社,2020.

［29］于红,刘英,徐惠丽,等.临床护理技术与专科实践［M］.成都:四川科学技术出版社,2021.

［30］刘涛.临床常见病护理基础实践［M］.哈尔滨:黑龙江科学技术出版社,2020.

［31］姜鑫.现代临床常见疾病诊疗与护理［M］.北京:中国纺织出版社,2021.

［32］马英莲,荆云霞,郭蕾,等.临床基础护理与护理管理［M］.哈尔滨:黑龙江科学技术出版社,2022.

［33］万霞.现代专科护理及护理实践［M］.开封:河南大学出版社,2020.

［34］窦超.临床护理规范与护理管理［M］.北京:科学技术文献出版社,2020.

［35］孙立军,孙海欧,赵平平,等.现代常见病护理实践［M］.哈尔滨:黑龙江科学技术出版社,2021.

［36］张薇,包丽艳,查敏.急救护理流程对急性心肌梗死患者的影响［J］.齐鲁护理杂志,2023,29(2):158-159.

［37］李姗姗,张桂英.循证护理对急性心肌梗死后心律失常患者护理效果的影响［J］.中国医药指南,2023,21(2):28-31.

［38］陈萍.老年慢阻肺患者的优质护理干预效果分析［J］.数理医药学杂志,2022,35(12):1852-1854.

［39］曹飞,韩雪迎,李燕.全方位系统护理在重症急性胰腺炎患者中的应用效果［J］.临床医学工程,2022,29(12):1721-1722.

［40］张颖,贾慧,张文凤.现代化健康教育对病毒性肝炎患者的干预效果［J］.河南医学研究,2022,31(22):4201-4204.